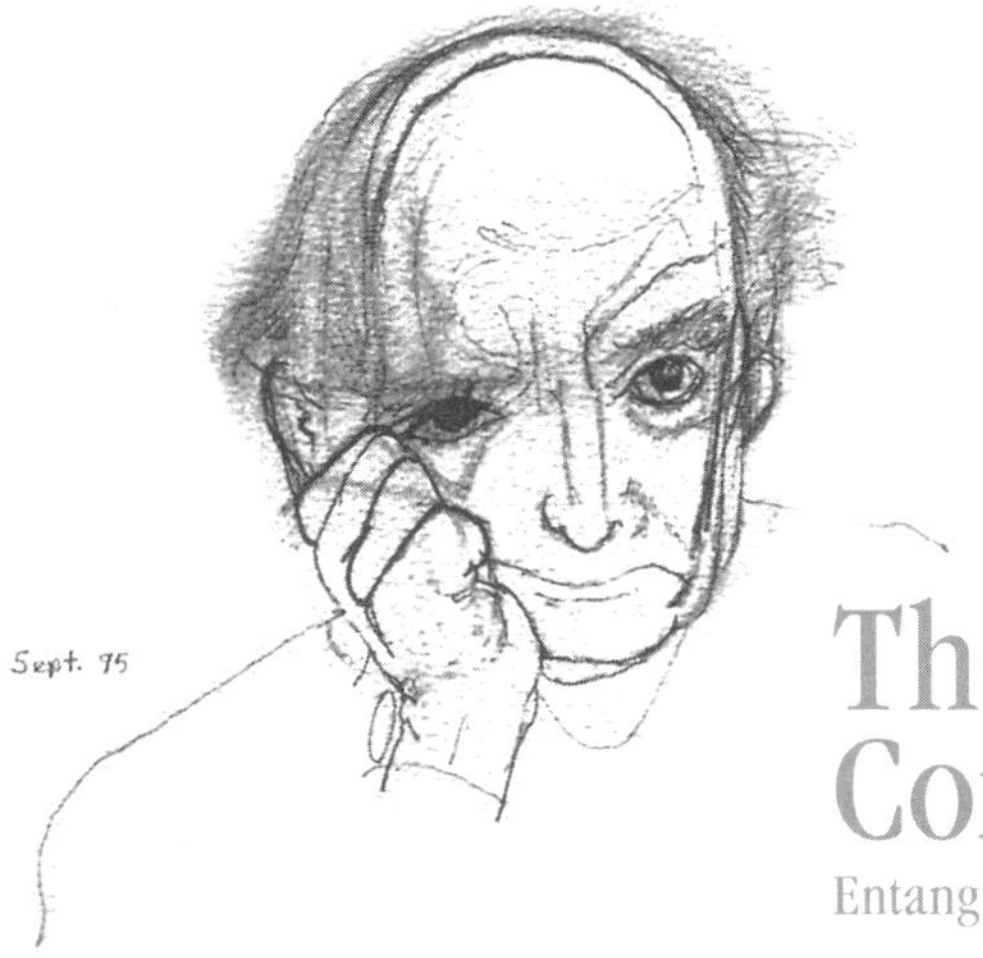

The Alzheimer Conundrum

Entanglements of Dementia and Aging

アルツハイマー病の謎

認知症と老化の絡まり合い

マーガレット・ロック 著　坂川雅子 訳

名古屋大学出版会

今は亡き，父アルバート・A. フォアマンと
母アン・フォアマンに捧ぐ

THE ALZHEIMER CONUNDRUM
by Margaret Lock

Japanese translation published by arrangement with Princeton University Press
through The English Agency (Japan) Ltd.

アルツハイマー病の謎——目　次

はじめに

二十一世紀のエピデミック

私たちは、様々な「エピデミック」――肥満、糖尿病、自閉症、前立腺がん、乳がん、ＨＩＶ／エイズ、児童虐待、犯罪、テロなど――とともに暮らしているが、その中でも最近とくに急増しているエピデミック、すなわちアルツハイマー病［以下、ＡＤとも表記］に関する記事が、メディアでも大きく取り上げられるようになってきている。

老年学を専門とする精神科医であり、ピュリッツァー賞も受賞したロバート・バトラーは、『寿命革命（*The Longevity Revolution*）』の中で、二十世紀に人類がなしとげた大きな成果の一つは、老年生存者数の劇的な増加であると述べているが、それにつづけて、「その結果、認知症の患者数が増加した。アルツハイマー病などの深刻な認知症を予防し、また治療する方法を見出さなければ、世界はやがて、二十一世紀のエピデミックに直面することになるだろう」とつけ加えている。(1) 老化と認知症との間には明らかに関連がある。それを考えると、世界における高齢者の比率の増加は、ともすれば、爆発的な世界規模の病気の流行――パンデミック――を引き起こし、世界経済を破綻させることになるかもしれない。[2]

ところで、「エピデミック」という語は、古くはホメーロスの時代から（あるいはそれ以前から）用いられていたが、その意味は時代とともに変化してきた。[3]十九世紀後半には、新しい学問分野である「疫学」が誕生し、この語は、感染症とその蔓延を指す言葉として限定的に用いられるようになった。しかし、二十世紀半ばには、「エピデミック」という語は感染症を指すものではなくなり、規模や数量の大きい病気や災害を指すようになり、そのため、心疾患やがん（特に肺がん）は、発症件数の統計学的増加によって、医学界やメディアにおいて、エピデミックとして扱われるようになった。そして現在ではアルツハイマー病が、グーグルのエピデミックに関する検索件数の上位を占めている。「アルツハイマー病――世界的エピデミック」、「アルツハイマー病のエピデミックが、マイノリティの人々をおそう」、「肥満のエピデミックに続くのは、アルツハイマー病のエピデミックだ」、「ベビーブームに生まれた一千万人もの人々がアルツハイマー病のエピデミックに直面する」など、様々な言葉が目につく。また、二〇一一年に放送されたラリー・キングの特別番組には、「アルツハイマー病のエピデミックは我々の想像を超える」というタイトルがつけられていた。[4]

一九〇八年にアルツハイマー症が初めて正式に病気とされてから、人々はその治療法を見出すことを最終目標として、アルツハイマー病の臨床的・神経病理学的特徴をより正確に記述するための努力を繰り返してきた。しかしながら、数十年間にわたって、何十億ドルもの資金を投じて行なわれた研究においても、その治療法は見つからなかった。現在、処方によって入手できるわずか四種類の薬剤は、何ヶ月間か症状を軽減するが、しばしば副作用をともない、その効果もまちまちで、人によってはまったく効かない。今後、認知症になる人は増加すると予想される。この、甚大な被害をもたらす病気を「予防」するための研究が、アルツハイマー病に関わる人々の中で加速しているのは当然である。アルツハイマー病の初期徴候と見なされている、人体における分子の変化を検出するために比較的最近開発された、様々な生物医学のテクノロジーは、それらの動きの代表的なものと言える。これらのテクノロジーは、人間を対象にした臨床試験を済ませ、今後、臨床治療で用いるために、現在、基準化のプロセスにある。そしてその目標は、年を取っていく私たちに、将来どのような手立てが用意されているのかを明確にし、ADを初期のうちに、できれば、認知症と結びつく行動の変化が現れるずっと前のつぼみのうちに摘み取る薬剤を開発することである。

二〇〇二年に、本書で使用したデータを集めはじめたとき、私の最初の目的は、いくつかの複雑な病気の遺伝子テストを行なうことが社会にどのような影響を与えるかについて書くことであった。そのために、分子遺伝学における進歩と、アルツハイマー病を、例証として用いるつもりだったのである。腰を据えて文献を読みはじめた私は、分子遺伝学と集団遺伝学の複雑さに直面した。当時、これほどの複雑さは、他の研究分野では見られないほどだった。したがって、通常の（若年性以外の）ADに関する個々のリスクアセスメントを、遺伝子テストのみに基づいて行なうことが、非常に危険なものであることは、きわめて明らかであった。アルツハイマー病の専門的ガイドラインも、自分のテスト結果をたずねる権利を放棄するという同意書に人々が慣例的に署名する研究の場においてでないかぎり、一般的なアルツハイマー病に関する個人テストに反対していた。臨床研究者たちはみな、この立場をとっていた。何故ならば、ADに結びつく「危険な」遺伝子は、決定的なものではなく、その遺伝子をもっているることがわかったところで、個人のリスクについて意味のある推測を行なうことはできないからである。よって、私の研究目標は、明らかに修正する必要があった。もしくは、完全に断念する必要があった。

ADのような複雑な病気を引き起こす遺伝子を明らかにすることがいかに困難かということを徐々に把握しはじめた私は、社会科学的観点からの取り組み――遺伝学のみではなく、ADの現象自体を対象にするもの――が必要であることに気づいた。その頃には、ADにおける遺伝子の働きは決して単純なものではないということが明らかにされ、専門家の間では、ADというカテゴリーそのものが、疑問視されるようになっていた。そして、そのカテゴリーとしてのADは崩壊もしくは再編を余儀なくされるという、未曾有の事態が引き起こされていた。

その二年後、フィラデルフィアで開催されたアルツハイマー病に関する国際会議で人々の発表を聴いたときには、私は自分の企ての無謀さを痛感したのだが、すぐに自分の計画がいかにタイミングに恵まれているかがわかった。というのも、ちょうどその頃、技術革新の結果、めざましい疫学的洞察が生まれ、また、ADとは正確にいかなるものなのかという存在論的な問題に、研究者たちを真正面から取り組ませるに足りる研究結果がもたらされていたからである。ADの現象は老化のプロセスそのものと深く絡まり合っているという認識は、もはや、これまでのように都合よく脇に追いやることのできるものではなくなり、何が「正常」であり何が「病理」なのかという問題が表面化した。ADを撲滅することで、ADが今後ますます世界経済に与えるであろう悪影響を取り除こうとする一致協力した努力において、それに携わる科学者たちの一部がもたらそうとしているものは、関係者たちにはパラダイムシフトと呼ばれているが、実際にはそれほど大仰なものではない。トマス・クーンならば、それを「通常科学における改変」と呼ぶであろう。

本書には一つの民族誌学的記述が登場するが、それは、アルツハイマー病の現象を予防されるべきものとして捉えなおす動きにつながる出来事と、それにまつわる論争に関する、ケーススタディである。そのような動きは、それ以前に行なわれていた論争、すなわち、ADとされているものをいかに描写すべきかという論争に、ふたたび火をつけた。高度に専門的な施設以外の場で行なわれる診断には一貫性がないために、そして現在ではADの決定的な診断は後になってから、つまり死後の解剖によってなされるために、ADというレッテルに関連する不確実性は今なお残存している。しかも多くの場合、実際には死後解剖は行なわれないのである。また、不確実性の一因は、ADの原因が解明されていないことにある。これまで、老化のほかにも、教育水準、脳の外傷、ライフスタイルなど、様々な要因について、ADとの因果関係が示されてきたが、それにも拘らず、長い間ほとんどの研究者は、解剖時に明らかになる特定の分子的変化が、ADという疾患の紛れもない原因であると考えてきた。この考えには確かな根拠があるわけではなく、今日では、このような姿勢に疑念を表明する専門家も増えはじめているが、分子的変化の重要性を完全に退ける者はほとんどいない。ただし、脳内にＡＤの病理がありながら、認知症の徴候を示さない者がいることが繰り返し示されてきたこともあり、これまで考えられていたよりも事態は複雑である、という考えが広まりつつある。脳の状態と心の状態は必ずしも同期しない。それゆえに、アルツハイマー病は、捉えがたいターゲットなのである。

いわゆる「ＡＤ」の正確なアセスメントは、国家レベルにおいても国際的レベルにおいても不可能であるが、メディアや、ＡＤの支援団体によって発行されている出版物では、強い確信をもって、症例の推定数や差し迫っているカタストロフィに関する予想が報じられている。これらの報道にはたしかに政治的効果があるが、いかなるものがアルツハイマー病を構成しているのか、そしてそれにどう対処するのが最善なのかということを正確に知ろうとするときには、それらの断定的な報道が事態を混乱させる要因になりかねない。

本書が取り上げる現在のＡＤに関する議論とそれらの暫定的解決（研究結果がまもなく問題を終結させるという見通しはない）は、この二十一世紀の「疫病《エピデミック》」を阻止しようとする私たちにとって、とても重要なものである。それらは、患者やその家族たち、そして政策決定や将来の研究の方向に対して、直接的な影響を及ぼすであろう。ＡＤは明らかに複雑で、したがって不確実な性質を帯びているが、私たちは希望を捨てず、この研究の資金が絶えないように努力しつづけなければならない。ＡＤの治療法がもうすぐ見つかるはずだという楽天的な考えは、もはや無効なものとなった。ただし合衆国政府は、二〇一二年に「二〇二五年までにアルツハイマー病を予防し効果的に治療する」という声明の一環として、ＡＤのための資金を増加しつつあることを、発表している[5]。

本書は、ＡＤの不確実性と複雑さがますます強く認識されている時代において、ＡＤに関する専門的な知識と実践が形成され、それらが変化していくことに焦点を当て、アルツハイマー病に関する議論が、研究と臨床の場で、あるいは医学雑誌や、メディアが発表する出版物で、そして大きな会議や一般向けの談話の中で、どのように展開されているかということについて論じる。そしてそのような議論が、来たるべき「予防の時代」において体系的にモニターされることになる、何百万人もの健康な人々に対して、どのような影響を及ぼすかを考察する。研究の場で遺伝子検査などを受けた人々に対する、広範囲に及ぶインタビューも、抜粋して収録している。実験の場でそのような検査の結果を開示する目的の一つは、人々が自分の遺伝子型を知ったときにどのような反応を示すかを調べることである。

本書の最終章では、より広い視点で、エピジェネティクス[6]と疫学の研究における新しい知見を提示する。そして、ライフスタイルの変化や、有害物質への曝露の減少、貧困の減少、コミュニティのサポートの増加といった、公衆衛生学的アプローチによる予防の形に大きな可能性がひそんでいることを明らかにする。それらは、たまたま富裕な国に住んでいる人々に対して、分子レベルでのマイクロ医療に限定された高価なアプローチを行なうよりもはるかに、世界における認知症の蔓延を減じると考えられる。しかも、ＡＤの予防に対する分子的アプローチは、時には一八歳ほどの若く健康な人々を被験者にして、繰り返し検査を受けてもらう必要がある。現在、北米、ヨーロッパ、アジア、オーストラリアの五〇以上のウェブサイトで、被験者ボランティアを募っているのだが、これらの被験者が受けなければならない（その一部はかなり侵襲的である）徹底的な医学的処置と、何年にもおよぶモニタリングに対しては、批判的注意が必要である。

老化する脳の概念化——基本的問題

高齢化社会によって間違いなくもたらされるであろう危機に、アルツハイマー病研究の専門家たちが対応する際、重要とされる三つの問題がある。互いに絡まり合っているこれらの問題は、今までにも何度かあったように、様々な議論を呼び、それにより、アルツハイマー病の再概念化をもたらしている。最近、二人の著名な神経学者が、アルツハイマー病を神話のようなものだと規定した。しかしもちろん彼らは、認知症の恐ろしい現状を否定することはしなかった。[7] 数多くの専門家が、近い将来、アルツハイマー病のレッテルは、最近の研究結果に基づき、多くの下位区分に分けられるであろうことを認めている。ただし、資金の調達や、ADのことを一般の人々にわかりやすく伝えるなどの目的のために、アルツハイマー病という包括的なレッテルは用いられつづけるであろうと考えられている。

二十世紀初頭にアルツハイマー病が「発見」されたことで明白になった最初の問題は、心と体の関係の問題であった。この問題自体は、実は古くからあり、十八世紀に神経学の分野でとくに頻繁に取り上げられたものである。たとえば「局在論」と呼ばれる考えがある。これは、脳内の神経病理学的変化が、人々の特定の行動上の変化の原因であるとする考え方であり、多くの信奉者をもつ。十七世紀の英国の医師トマス・シデナムは、疾病は「発見される」のを待っている自然の事実であり、人間の介入から完全に独立した実体として存在しているということを唱えた、最初の一人であるが、彼の考えは、局在論の普及に大きく寄与した。局在論の信奉者たちは、実際、心や意識をADをひきおこすものとしては認めていない。一方で、心や人格が、生活における出来事や、老化や、環境とあいまって、病理学的な神経学的・行動的変化を引き起こすという考え方をとる専門家たちがいる。この考え方を、私は、認知症の「絡まり合い理論」と呼んでいる。この二つのアプローチのうち、二十世紀を通して優勢だったのは、局在論である。ただし最近になって、疫学、神経発生学、エピジェネティクス等における様々な研究の結果、人生全体を通した、心、身体、環境の絡まり合いをより強く認識する方向へと向かう、部分的な再考が行なわれるようになってきた。

二つ目の問題は「高齢者に一般的に見られ、しばしば認知症と呼ばれている行動上の変化」が、不可避的な老化の一部なのか、それとも明確な病理学的症状なのか、というものである。この問題も、アルツハイマー病という命名がなされるよりもずっと以前から存在していたものであり、長い歴史をもっている。そしてそれは、最近ふたたび盛んに取り上げられるようになった。神経画像診断という新しい技術によって、それまで死後解剖によってはじめて明らかにされていた、認知症のない「正常な」人々のほぼ三分の一が脳内に「アルツハイマー神経病理」を示すという事実が、生きているうちに確認できるようになったからである。この問題に取り組もうとする人々は、正常な状態と病理学的状態を区別するのが本質的に難しい事であると思い知らされる。脳が病んでいても、精神は健全だということがありうるからである。ただしその場合は、他の原因による死に邪魔されないかぎり、何年か経てば認知症になるという想定がなされているのも事実である。そして、ヒトゲノムがマッピングされたのに伴って明らかになったパラドックスによって、三つ目の問題が浮上した。数人の人々のＤＮＡのプールから作られた単一のマップだけで、十分にヒトゲノムの輪郭を示し、他の生物との重要な違いを明らかにすることができると、ヒトゲノムのマッピングに関わった研究者たちの多くが考えたのだが、ゲノム構造のマッピングの段階を過ぎ、遺伝子の機能を調べる段階に進むと、もはや、個人間の分子的違いを無視することはできなくなるということが、当時すでに、はっきりとわかっていたのである。人間が環境に適応していくことについて説明しようとする時には、個人間の遺伝的違いに関する知識が不可欠になるが、それは、多くの疾病や障害の流行や発生率について説明しようとする際にも同様である。長年にわたって研究され、ポストゲノム研究[8]によって実証された発見に基づいて、遺伝子は、ダイナミックなエピジェネティクスのネットワークの一部であるということが、現在では広く受け入れられている。このネットワークは、時間と空間上に不均一に分布している、物理的・社会的な環境から成り立っており、遺伝子の「発現」を作動させたり停止させたりする役割も担っている。このようなＤＮＡの働きに関する再認識は、アルツハイマー病に関連のある遺伝子がどのように機能するのかという問題に取り組む際にも、当然、重要な意味をもつ。また、予防というものがＡＤの舞台の中央におかれる時代に入っていくにつれて、認知症リスクに関わる社会的・環境的変数の考察は、新しい重要性を帯びてくる。したがって、この問題は、再構築された「生まれと育ち」の論争をめぐって展開されることになるのである。

テクノフェノメノンと現実

先に挙げた、脳と心、老化と病理、遺伝子と環境の対立は、いずれも歴史の中で、繰り返し再概念化されている。研究対象をいかに捉え理解するかということに関する新しい動きは、目下進行中の様々な実験や、技術革新、被験者（またはその代用の動物モデル）への介入の結果生まれたものであり、それらは最先端のＡＤの知見を修正しつづけている。そしてそれにより、これらの相互に関連のある問題が本質的に不安定なものであり、完全に解決されることがないということが明らかになりつつある。

物理学者であり哲学者であるカレン・バラッドは、科学において「真実（real）」と「事実（factual）」を区別することに関する根本的な困難を説く。彼女は、科学における「真実」は、実在ではなく、実体をもたず、また「固有の属性を有する独立した存在物」ではないと主張する。[9] 物理学者ニールス・ボーアの影響を受けて、彼女は、科学研究において第一義的であるのは、ボーアが「現象」と呼んだものであると主張した。[10] その考えにのっとれば、物体の物理的実在はともかくとして、科学的発見は「事実」などではありえないのである。[11]

以前にも、バラッドの主張と同様の主張が、ブルーノ・ラトゥール、イアン・ハッキング、ダナ・ハラウェイ、ハンス＝イェルク・ラインバーガーといった社会科学者や哲学者たちによってなされている。[12] 医学の研究を行なっている社会科学者たちは、今日、病理を「物理的／社会的産物」として捉えるようになってきている。したがって、様々な種類の人体への介入が、ある身体的状態に病気としての名を与え、それらを明るみに出し、現実のものとし、基準化するのである。[13]

このような「介入」は通常、「研究対象」を新たな角度から見せてくれる、テクノロジーの革新によって変化するが、その変化は非常にゆっくりとしたものになる。ルドヴィック・フレックの梅毒に関する意義深い論文を見るとよくわかるが、知識が構築されるときには、特定の主張が支配的パラダイムとして広く受け入れられるようになるまで、科学者や臨床医たちによって、数限りない議論・検証が繰り返される(14)。最近で言えば、クールー病として知られる神経疾患やＨＩＶ／エイズに関する論争がそうである。遺伝子をマッピングすることができるようになったことで、数多くの疾病において分類の修正がなされ、しばしばサブタイプが生み出されてきた(15)。このような傾向は、とくにがん研究の分野で顕著である。しかし、腫瘍の形成、細菌の感染、有害物質の摂取、あるいは特定の遺伝子の異常などが発症に直接関わっている疾病群とは対照的に、老化以外の原因がきわめて複雑で、事実上わかっていない、アルツハイマー病のような現象においては、その分類に関して一貫した主張を保ち、コンセンサスに達するのは、不可避的に困難である。

本書を読みすすめれば、アルツハイマー病の歴史が論争の歴史であること、そしてまた、最近の研究結果によって生み出された主張が、場合によっては非常に辛辣なものであることが明らかになるであろう。高齢者人口の増加によって認知症――その最も一般的なサブタイプはＡＤである――が急激に増加したことを否定する者はいないが、その中身については意見が分かれており、先に挙げた三つの問題をめぐっては、ＡＤの実体と構成要素が、専門家たちの論争の対象となっている。アミロイド斑（分子カスケードを誘発し、アルツハイマー病の神経病理につながると想定されている物質）を保有している人々が、かなりの割合で正常な認知機能を保ちつづけているために、不可避的に人々を認知症にする病気としてのアルツハイマー病の「事実性」をも疑問視する専門家が増えはじめている。彼らの多くは、たくさんの病理をかかえた脳がなぜ認知症にならないのかと問いかける。一方、一部の専門家たちは、研究が進めば、関連する分子の経路がよりはっきりし、ＡＤのサブタイプが同定されるものと信じている。また他の研究者たちは、そのような可能性を認めながらも、研究のエネルギーをもっと大元に向けるべきこと、そして、一般的な身体の変化のうち、認知症に関わっているとされる、慢性的炎症、酸化ストレス、肥満症などの要因に注目すべきことを主張する。さらに、いわゆる認知的予備力や教育レベルとＡＤの発症率との関係を調べている研究者や、サッカー、ホッケー、ボクシング、その他のスポーツによって繰り返し受ける脳の外傷（このようなスポーツによる認知機能障害は、一般に「パンチドランカー」と呼ばれている）とＡＤとの関係を掘り下げている人々などもいる。今までのところ、ＡＤの発症率と、貧困、社会的不平等、家族の健康歴との関係に注目している研究者は比較的少数であるが、この状況は、エピジェネティクスの研究結果に促されて、変化しはじめている。ＡＤの予防への取り組みは、分子的操作、個人の健康状態の向上、ライフスタイルや社会的状況の改善など、様々な側面から試みられており、そのいずれを選ぶかは、主として、研究者が属している専門領域によって左右される。たとえば、分子生物学者と疫学者の取り組みは、不可避的に、非常に異なるものとなる（このことについては後述する）。これらの予防法のいくつかあるいはすべてを、それらが互いに排除し合わないかぎり、体系的に用いることに反対する研究者はほとんどいないだろう。しかし現状では、資金の分配が平等に行なわれているとは言えず、大半の資金が分子的操作による取り組みに与えられている。なぜなら、この方法が製薬大手の利益と直接的に結びついているからである。

治療から予防へ

急速に出現したアルツハイマー病のパンデミックに関しては、数多くの報告がなされている。このことを考えると、この疾病を予防する、あるいは、少なくとも進行を遅らせるための研究が、急務であることがわかる。分子レベルの研究を続けている研究者たちのうちの一部は、アミロイド斑を構成しているアミロイドβペプチドから作られるワクチンの開発こそが、有効な予防法につながると考えている。一方で、ＡＤにおける最終的な破壊的神経病理学的変化が起きる直前に生じる、ある種の分子的変化に関する理解を深めようと努めている人々もいる。しかし、より多くの研究者たちは、認知症の最終段階が始まるよりも二〇年あるいはそれ以上前に見つかる、ＡＤの前駆的変化と想定されている分子的経路を明らかにすることが、最も見込みのあるアプローチであると信じている。「発症前の認知症」とも呼ばれるＡＤの前駆的症状に関して過去一〇年間に開発されたテクノロジーは、ＡＤの予防の可能性を多くの人に信じさせるのに十分な、たくさんの研究結果をもたらした。たとえば、ＡＤを引き起こすと考えられている分子的変化を調整することによって、将来の認知症を回避できるという想定がなされるようになったのも、このテクノロジーのおかげである。しかし、このアプローチが本当に効果的なものになるためには、多数の、健康な中年あるいは青年に、被験者になってもらわなければならない。厳密な研究を行なおうとするのであれば、それらの被験者は、世界中の、慎重に選ばれた集団から集められなければならない。最近、ＡＤ協会のウェブサイトその他で、研究ボランティアを募っているのを、よく見かける。

研究結果によっては公的資金や保険会社の資金援助が得られるような地域があるが、そこでは、前駆的認知症の臨床診断が日常的に行なわれるようになるだろう。遠からぬうちに、私たちは、自分の運命を回避するために、いわば「二十一世紀の予言」とも呼べるような様々な指標を利用することになるかもしれない。今後私たちの将来を指し示すものは、亀甲のひび割れや、牛・羊・鹿の肩甲骨を熱したもの（易学で用いられる道具）から、「バイオマーカー」と呼ばれる分子的存在に変わったのである。ブルーノ・ラトゥールならば、それを体内に隠れている変化の「刻印」と呼ぶであろう[16]。

前駆的認知症から、臨床で検知できる軽度認知障害へ、そしてさらに、初期のアルツハイマー病へと進行していく徴候を検知するために行なわれる厳しい医学的監視には、何万人もの人々が、その対象者に志願すると考えられている。これは、バイオマーカー検査の時の経験を基にした予想である。この世界規模の試みは、もし成果を上げることができたならば、これまでで最大のスクリーニングプログラムと言えるものになる可能性がある。ただしこれを行なうには、莫大な費用がかかる。また、乳がんや前立腺がんを検知するためのスクリーニングプログラムと同様の問題も懸念される。すなわち、個々人のリスクの推定と、それらの推定に基づいてとるべき妥当な行動を決定することは、特定のハイリスクケースを除いて、本書が示すように非常に大きな不安の領域を作り出すのである[17]。重要な医学的徴候が、専門家たちによって明らかにされ命名されていくにつれて、より深い洞察が可能になるが、他方で私たちが分子生物学の世界について知れば知るほど、そこには逆説的に、あらゆる種類の占いに共通の、ある性質が現れてくる。すなわち、未知のものをコントロールしようとすると、本書で明らかになるように、新たな曖昧さ、不安、不確実性が、どうしても表出してくるのである[18]。そしてそれは、研究者たちの世界だけでなく患者たちの日常生活にも、同じように充満していく。

研究者たちは、前駆的ＡＤの輪郭をはっきりさせるために、ＡＤなどの認知症のリスクと関わりのある、特定のバイオマーカーを同定しているが、その中でも、とくに顕著なものが三つある。一つ目は、腰椎穿刺で得られる脳脊髄液中のたんぱく質に起こる一連の変化、二つ目は、神経画像検査によって生体の脳に見つかる、不溶性のアミロイド斑の存在、そして三つ目は、遅発性アルツハイマー病（いわゆる早発性・家族性ＡＤのような、希少な単一遺伝子性疾患とは異なるＡＤ）のリスクの増加につねに関連している、遺伝的変異体の存在である。ただ、これらのバイオマーカーは、あらゆる予言的指標がそうであるように、リスクが増加することを示しはするが、病気を予測することはない。今日までの長期にわたる研究によって、検査時に異常なバイオマーカーを示す人々のうちの多く（正確な数はわからないが、一般に三〇パーセントと言われている）が、その後ＡＤにはならないことがわかっている。

ＡＤの早期の検知への動きは、個々のリスクを確率的に計算することを促す。それにより、「正常な老化」と「病理学的老化」が混同され、難しい倫理的問題が生じている。認知症を予防しようとするこれらの試みは、一生における早い時期、すなわち臨床症状が現れるずっと前の時期にさかのぼってＡＤを捉えることにより、結局のところ、局在論を復活させる。この立場は、認知症と老化は基本的に絡まり合っているという立場[19]とは対照的である。ＡＤは老化による衰えと切り離せないとする立場の専門家たちは、体内の分子的変化のみではなく、一生を通して作用する身体外部のリスク要因にも注目する。しかしこの立場をとれば、必ず個々人のＡＤリスクを予想することの非常な難しさを思い知らされることになる。とくに気をつけなければならないのは、前駆的認知症を診断する際に、偽陽性を作り出さないようにすることである。

ここで強調しておかなければならないことがある。それは、この二つのアプローチ——一つは局在論に基づくもの、もう一つは老化と認知症の絡まり合いに基づくもの——は、必ずしも互いに排除し合うものではないということである（専門家の間の議論を見ると、とてもそうは見えないかもしれないが）。二つのアプローチの違いは、どちらかというと、ＡＤの現象を概念化する方法が異なっているところから生じるのである。局在論者たちは、ＡＤを、実証できる神経病理学的実体として考えている。一方、老化との絡まり合いを主張する論者たちは、人生を文脈で捉え、その最後に現れるのがＡＤであると考えているのである。もちろん、いずれかの基本的な傾向を全面的に否定するような「純粋主義者」は比較的少数である。そしてすべての専門家が、認知症に関連した行動上の変化を、何らかの点で、脳内で起きている変化と密接に結びついているものだと考えている。

しかし前述したように、行動上の変化と神経病理学的変化は、実際にはそれほど相関しているわけではなく、アミロイド沈着などの認知症に関連した物理的変化は、健康な高齢者の三〇パーセントほどに存在していると考えられているのである。このような不一致は、最近まであまり問題にされてこなかった。それは、ＡＤの臨床診断自体があまり正確ではないと考えられていたからである。これまで、ある人の脳内の変化が、実際のところどのようなものであったかは、死後解剖によってはじめて明らかにされてきた。ＡＤを示す黄金基準である、アミロイド斑、神経原線維変化、細胞消失などの存在が確認されるのは、その時だったのである。しかし、テクノロジー——主として、生体内の神経画像検査や、アミロイドの働き自体に関する進行中の研究など——の介入によって、事態は変わった。そして、変異を無視することが次第に困難になってきた。ただし、脳内のアミロイド沈着は、前駆的ＡＤの最も初期の徴候としては、以前から注目されつづけてきたものであり、その早期の検知は、ＡＤの予防への動きの最先鋒となっていた。

前駆的ADの診断を行なうにあたり、研究者たちは、パラダイムシフトが起きているということを、繰り返し主張する。しかし、この言葉を生み出したトマス・クーンの意図にそえば、そのような主張は正当なものではない。なぜなら、ADの予防への動きは、科学革命をもたらすようなものではないからである。クーンに言わせれば、科学革命とは「通常科学」の途絶なのである。一方、アミロイドが、脳内で悲劇のカスケード（滝）を引き起こすという仮説は、現在もそのまま残っている。そして、アミロイドの検知は以前より早期に行なわれるようになっている。アミロイドカスケード仮説は、現在のアルツハイマー病をめぐる物語における、立役者である。この仮説は発表されて以来、次第に神聖なものとなり、ほとんどの薬剤の開発のターゲットとなってきた。そのため、それを否定して新しい考え方をすること自体、困難になっている。有効な薬剤を作り出そうとする試みが繰り返し失敗に終わったことで、新たな動きが起こりはじめてはいるものの、現在もっとも望まれているのは、ADが進行して取り返しのつかないことになる前に、最初の徴候が現れた時点で効くような薬剤の開発であり、アミロイドは依然として、この物語の根幹でありつづけているのである。そして、もし効果的な薬剤が見出されることになれば、この高齢化社会においてそのような薬剤を市場に送り出す会社には、間違いなく計り知れない富がもたらされるのである。

なお、本書で私は「アルツハイマー病」「AD」「アルツハイマー病の現象」という語を交互に用いているが、それらの言葉を明確に区別しているわけではない。私の立場は、今日のアルツハイマー病研究における主要な研究者の大多数と同じく、一般に認知症と呼ばれている状態は、紛れもない事実として存在しているというものである。そしてそれにともなう行動上の変化は、脳内の変化と結びついているというものである。認知症には様々なケースがあり、その一部には十分に理解されているものもあるが、最もよく診断される認知症のサブカテゴリーであるアルツハイマー病は、とりわけ捉えがたい現象であると言える。疫学や神経画像検査における最近の発見を見ると、いっそう痛感させられる。要するに、それは非常に難解な謎なのである。

確率論に基づくリスクの推定が、アルツハイマー病予防の中心におかれはじめていることを考えると、ここでリスクの概念について、そしてそれが臨床、公衆衛生、政治目的においてどのように用いられているかということについて、簡単に考察しておいたほうがいいだろう。カナダの哲学者イアン・ハッキングは、一九九〇年に著した古典的な名著『偶然を飼いならす（*The Taming of Chance*）』の中で、リスクの概念の系譜を提示している。まず、ハッキングは「リスクを専門的に計測することに対する渇望」が最初に出現したのは、産業革命時であったと述べる。[20]この時に作られた、いわゆる「数字の雪崩」が、それ以前から存在していたギャンブル、宝くじ、占いなどの、本質的に確率の要素を内包している物事と直接的に結びついているかどうかということについては、歴史家たちの間でも意見が分かれている。[21]ハッキングは、この「リスクの計測」に過去との関連を認めながらも、それはあまり重要なことではないと主張する。それよりも、十六世紀から十七世紀にかけて非常に支配的であった科学的決定論が部分的に浸食されたことに、より注目すべきだと言うのである。この確率数学という形で起こった変化のことを、ハッキングは最終的に「二十世紀前半の哲学的サクセスストーリー」と呼んだ。十九世紀のヨーロッパにおいて、統計学的研究のバイオメトリクス学派が確立されたとき、「物事の体系のなかに偶然の場を認める、根本的な非決定論のための舞台が整えられた」とハッキングは述べる。[22]

さらにハッキングは、識字力、計算力、簿記、そして人口調査が、また、最終的に社会を支配することを目指して、人々を様々なグループや集団に組織的に分けることができるという考えが、広く普及することによって、現在私たちの生活に浸透している「確率の帝国主義」がはじめて可能になったことを明らかにする。「確率の帝国主義」は、十九世紀後半から二十世紀初頭にかけてヨーロッパや北米で見られた「リサーチ・メンタリティ（研究気質）」

と密接に関連しており、今日これらのデータ収集のテクノロジーは、不均一ながらも世界中に広まっている。

リスクの概念は、十七世紀に新しく登場した「保険会社」によって、最初は輸送や貿易関連で用いられたものであるが、確率論ではそれが大いに利用される。リスクの概念は今日、保険の実践や研究、臨床医学などにおいて、事実上すべての側面に浸透しているし、また大抵のビジネス計画にも埋め込まれている。ドイツの社会学者ウルリッヒ・ベックは「リスクのカテゴリーは、ある時は知識の有無に明らかに左右されるが、ある時には、それらを超越して一つの世界を開く」と述べている。[23] そして、続けて次のようにつけ加える。「しかしリスクのカテゴリーは、あらゆる種類の確かな知識を無効にするわけではなく、確率の、意味論的地平の内部のみで、知識と無知識を融合させるのである」[24]と。

ベックは、ハッキングが提示したリスクの統計学的見解には深い関心を示さず、それよりも様々な惨事、とくに、テロ、異常気象、最近見られる経済破綻、そして、高齢化社会のカタストロフィなど、「前例のない危険」と見なされる状況に対して今日広く用いられている、一般的な現象論的概念としてのリスクについて書く。[25] 彼は、そのような危険は、皮肉なことに近代化の産物あるいは派生物であると指摘し、「我々は、自ら生み出した危険な状況のもとで、その将来に関して決定を下さなければならない世界に生きているのである」と述べる。自分自身で自分の身に招いたものを、我々はもはやコントロールできなくなっているということが、次第に明らかになりつつある。[26] その代表例の一つが、世界中の人口に占める高齢者の割合の増加であろう（人によっては、この増加を桁外れなものだと言うだろう）。ベックは、次のように結論づける。リスクは、もちろんカタストロフィと同義ではなく、カタストロフィの予測を可能にするものである。ＣＮＮの番組「ラリーキングショー」のある回には「想像を絶する未来――アルツハイマー病の流行」というタイトルがつけられたが、このことが示唆しているように、リスクは「起こりうる出来事が、黙って放っておけないほどに現実味を帯びている状態」を意味するのである、と。[27]

アルツハイマー病リスクの政治的側面

ベックは、特定の出来事が、いかにして危険の前兆になるかということだけではなく、その政治的側面にも関心を向ける。高齢化と、それが経済等の形で社会に課す広範囲なリスクは、今日、メディアの報道によって盛んに取り上げられ、クローズアップされている。それらの報道は、たいてい専門的な文書に基づいており、繰り返しメディアに登場する人物たちは、次のように言明する。「二〇一〇年には三五六〇万の人々が認知症を抱えて暮らしていたと考えられる。そしてこの数字は、二〇年ごとにほぼ二倍になり、二〇三〇年には六五七〇万人に、二〇五〇年には一億一五四〇万人になるものと、推定される」[28]。彼らがこのように明確な数字を提示するのは、もちろんそれによって政治的活動を起こさせ、ADの研究資金を増加させることを意図するからである。

とくに、小規模な家族形態が一般的である現在、多くの者が施設に入れられなければならないことを考えると、認知症に関するこの驚くべき数字が莫大な経済的・社会的負担に直結することは明らかである。二〇〇五年に、認知症のケアに関するグローバルなコストが三一五〇億ドルを超えたという報告がなされたとき[29]、二〇一〇年までにケアの年間コストはおよそ二倍の六〇〇〇億ドルになるという推定がなされた。医学雑誌『ランセット』は、「マクロ経済とミクロ経済のすべての要因が変化しない場合、このコストは二〇三〇年までに八五パーセント増加し、様々な医療制度にとって、そして世界中のコミュニティにとって、最も大きな経済的重圧の一つになるだろう」と書いている[30]。『マクリーンズ』誌の報告によると、カナダのベビーブーム世代が高齢者になることによって、療養病床の需要は一〇倍になる。カナダAD協会は、この増加が、比較的規模の小さいカナダ経済に、一〇七〇億ドルのコストを課すと推定している[31]。

アルツハイマー病に関するメディアの報告は、たいてい、国際AD協会（Alzheimer's Disease International）と、その下部組織である世界中の国や地域のＡＤ協会から得られた数字を基にしており、また、『ランセット』や『ニューイングランド医学ジャーナル（*New England Journal of Medicine*）』などの医学雑誌に掲載された論文や記事、および政府報告書からも情報を得て作成されている。その報告には、広範囲にわたってコメントがつけられ、またその内容は様々なブログで扱われる。しかし、特記すべきは、医学雑誌や政府報告書に記されたアルツハイマー病に関する「事実や数字」は、しばしば、ＡＤ協会の文書から直接とられたものだということである。たとえば、信望があるとされる『アルツハイマー病と認知症（*Alzheimer's & Dementia*）』誌に二〇〇八年に掲載された記事には、次のような数字が挙げられているが、これは、米国ＡＤ協会の職員によって直々に執筆されたものである。

> 現在、五〇〇万人以上のアメリカ人がアルツハイマー病であると推定されている。七一秒ごとに、米国にいる誰かがアルツハイマー病を発症しているのである。二〇五〇年までに、その発症は三三秒ごとになると予想されている。さらに、これからの数十年の間、六五歳以上のベビーブーム世代は、毎年一〇〇〇万人ずつ増えていくと考えられており、それに伴い、アルツハイマー病の患者数は、合計一一〇〇万から一六〇〇万人になると推定されている。[32]

この一〇年で、アルツハイマー病に関する専門書の出版や、アルツハイマー病がメディアで公に扱われる機会は急激に増加したが、その一部は、急増する高齢者数の単純な集計では測ることのできない、恒久的な問題を強調している。すなわち、認知症の高齢者の数の増加が、社会、家族、そして個々の介護者に課す負担に対して、建設的に取り組もうとするのであれば、その前にまず、一般に認知症と結びついている、無知、恐れ、汚名、恥辱、差別、拒絶、そして無関心を明るみに出して、それらを克服しなければならないというのである。これは、一九七〇年代に数々のアルツハイマー病権利擁護団体が生まれて以来、ずっとその目標の一つでありつづけてきたものである。アルツハイマー病が、単に**もうろく**として片づけられ、老化の避けがたい一部と見なされてしまう状況を改善し、それが治療されるべき医学的疾患として認められるようになることを、彼らはもともと目指していた。そしてこの目標を達成するために、英国と米国でＡＤ協会が設立され、患者家族の活動家たちとともに、認知症が医療の対象とされるように、そして研究、薬剤の開発、介護施設の創設のために政府の資金が充てられるように、努力してきた。

アルツハイマー病は、臨床ではその存在が注目されてきたが、社会的にはごく最近まで、特別な優先事項としては考えられてこなかった。それは主に、アルツハイマー病につきまとう汚名や、病気に対する周囲の拒絶的な態度のせいであるが、それこそがまさに、ＡＤ協会が克服しようとしたものであった。がんや心臓疾患の治療のために政府が割り当てる資金、そしてそのための一般の人々の寄付に比べて、アルツハイマー病のための資金調達は、つねに後回しにされてきた。神経遺伝学者ピーター・セントジョージ＝ハイスロップが述べているように、「アルツハイマー病はそれほど魅力的なものではない。それは、乳がんやＨＩＶのようには人々の興味をそそらないのである」[33]。罹患している人々が自分で話すことができない場合は、ロビー活動もうまくいかない。じっさい英国では、最近まで、認知症研究に費やされる額の一二倍が、がんの研究に費やされてきたと考えられる[34]。

しかしながら、経済的・社会的・人道的理由から、アルツハイマー病を緊急事項として認めさせようと、医療専門家、ＡＤ協会、そしてメディアが一致団結して努力しており、この数年間、その努力は報われはじめている。介護が必要な認知症患者が、近い将来、急速に増加することに関して繰り返しメディアで挙げられる数字は、ますます無視することが困難なものになってきている。彼らはおそらく、経済の一角を破綻させる要因になるであろう。二〇一〇年九月二一日には、第一回「世界アルツハイマーデー」が開催されたが、それに伴って発行された「世界アルツハイマー報告書」にも、深刻な数字がならんだ。一方、過去数年間に、アルツハイマー病患者のウォーキング、マラソン、サイクリングなどが、ヨーロッパ、北米、アジアで行なわれ、また、国際アルツハイマー病協会は、最近、世界保健機関（ＷＨＯ）に、アルツハイマー病を世界的優先事項にするように求めた。このような活動によって、医療政策の策定者や経済アドバイザーの心の中に、アルツハイマー病の経験が罹患者や家族に及ぼす破壊的な影響が世界中に広がっているイメージが作られていく。そしてそのイメージは、年金受給世代の高齢者が急増することによる急速な人口構成の変化、そして経済衰退の時代において、働き手である家族や労働者世代に与える経済的影響へとつながっていく。

医療化と脱汚名化

統合失調症や精神病、うつ病、閉経、自閉症、注意欠損多動障害などを医学的に扱うことによって、それまでばらばらな事象だった身体のトラブルの原因に関して、その責任の所在がニュートラルなものになる。一旦、病気が医療化されると、その治療のターゲットは主に、病原菌や有毒物質、生活習慣、老化、そして自然に引き起こされた身体内部の変化に向けられる。[35] つまり医療化は、ある身体の状態と結びついている多くの恥辱や汚名を追い払い、その状態を引き起こしたことに対する家族や個人の責任を取り除くはずなのである。また、ある身体の状態に病気というレッテルを貼ることによって、政治的注意をひきつけ、資金を集めることを可能にするはずである。しかし、現実には、ＡＤに関わる汚名は減じはしたものの、いつまでも消えることなく存在しつづけている。

二十世紀初頭に、初めてアルツハイマー病という名称が用いられたとき、それは、「気ちがい」という包括的な軽蔑的カテゴリーから外され、老化と密接に関係のある神経学的疾患として分類された。しかしその後も、この疾患に伴う「もうろく」という否定しがたい徴候によって、ほとんどの医療専門家や一般の人々の間で、「正常な」老化の一部として捉えられつづけた。その結果、それは長いあいだ表に出されず、「家族の問題」として処理された。一九七〇年代になると、高齢者のアルツハイマー病は、医学界で完全に病気として認められるようになった。

その動きは、まずヨーロッパ、北米、日本で起こり、その後多くの地域に広がっていった。それにより、この疾患は、広範囲にわたって脱汚名化の道をたどり、非常に多くの認知症高齢者がそれまで受けてきた虐待や治療放棄を、ゆっくりと減じつつある。しかし、国による包括的な医療制度が存在しない地域では、貧しい人々が認知症の治療を受けることはめったにない。そのような場所では、患者の家族が、誰の助けも得られないまま介護を引き受けつづけるのである。ローレンス・コーエンのインドにおける民族誌学的研究が明瞭に示しているように、認知症がいまだに「単に老齢のせいであり」、したがってどうすることもできないものなのだという想定が、多くの家族のあいだに、そして実は医療提供者のあいだにも、根強く残っている地域がたくさん存在するのである。[36] そして、ADの有効な治療法がないという現実が、このような状況を助長している。貴重な金銭を費やして、何マイルも離れた町にある診療所に骨を折って出かけて行ったところで、病気は治らないからである。

もちろん、よく知られているように、大抵の場合、医療化は、それ自体が問題をはらんでいる。薬剤が過剰に処方されたり乱用されたりすることもそうであるが、それ以外にも、治療法を見出すことを急ぐために、貧困、不平等、差別などの、社会的・政治的・環境的要因——これらは病気を引き起こすことに深く関わっている要因である——から注意をそらすことにつながるという問題がある。このことは、これまでAD研究において、最も注意を向けられてこなかったテーマのうちの一つである。

老化に対するグローバルな反応

老化の先に待ち受けている深刻な出来事に国民の注意を向けた最初の国は、おそらく日本であった。この国では、半世紀以上にわたって「高齢化社会」という言葉が注目を集めてきたのである。スウェーデンでは八五年、フランスでは一三〇年、米国では七〇年かかった人口構造の変化が、日本ではわずか二五年で起きた。日本では二〇〇五年に、一世帯あたりの出生数が一・二六人となり（現在はやや上昇に転じている）、このような変化が急速に、そしてヨーロッパや北米におけるよりも極端な形で起きた。今日の日本における高齢者は、人口の二九パーセントを占めている。

それに対して、たとえばスウェーデンは、ヨーロッパの中で最も六五歳以上の人々の数が多い国であるが、それでも、高齢者は人口の一九パーセントほどである。日本で年老いた両親の介護を主に担当しているのは中年女性たちでありつづけており、彼女たちは、この「高齢化」の負担を肌で感じている。また、日本女性は世界で最も平均寿命が長いので（東日本大震災により少し事情は変わったが）、一〇〇歳以上の親の介護をしている八〇歳の女性に出会うといったことは、日本では決して珍しくない。過去数十年にわたって、一つには、過剰な負担を強いられている家族を援助することを目指して、一つには、国の経済負担を軽減することを目指して、国全体で、または地域的に、高齢化社会に取り組むための、広範囲にわたる政府の政策が実施されてきた（国の財政は最近の福島の惨事によってますます悪化している）[37]。日本は、世界のどこよりも、ロボットを労働力として活用している。主にブルーカラー労働者の減少をおぎなうためであるが、在宅ケア、老人ホームなどを助けるためでもある[38]。日本ではメディアなどで超高齢社会という言葉が頻繁に用いられるようになってきているが、それは二〇五〇年までに、高齢者がこの国の総人口の四〇パーセントを占めるようになると考えられているからである。

そして、日本のような先進国で起きているのと同様の変化が、現在、世界中の国々や地域で起きはじめているのである。その変化のスピードは、人口統計学者たちが予想していたよりもずっと急速なものであり、発展途上国においても、その高齢者の数は出生数に近づき、二〇五〇年までには追い抜くものと予想されている[39]。このような近代的な現象が世界中に広がれば、それは「高齢化の津波」とも呼ぶべき差し迫ったカタストロフィとなる[40]。そしてそれによる影響は、核家族化が進む多くの国々において、さらに深刻なものとなるはずである。中国も、そのような高齢化社会への対処を始めているが、現在のところ、中国の高齢者とその介護者にとって、将来はきわめて厳しいものであるように見える。中国の高齢者人口は、すでに一億七八〇〇万に達しており（これは、ヨーロッパ諸国全体の高齢者の数を超えている）、二〇四〇年には、六〇歳以上の人々が総人口の二八パーセント——すなわち三億九七〇〇万人——になると推定されている。しかしその大半は老齢年金に加入していないのである。[41] 高齢者の増加が、国家の経済や個々の家族に及ぼす悪影響のことを、中国では、四—二—一問題と呼んでいる。かつて行なわれた一人っ子政策によって、中国ではまもなく、一人の人間が、二人の親と四人の祖父母を支えることになると予想されているからである。そしてようやく中国のメディアは、長いあいだ認知症につきまとってきた無知と汚名を明らかにしようとしはじめている。しかし、認知症が病気として認められるようになっても、やはり家族が主な介護者でありつづけることに変わりはない。たとえば上海は、九〇—七—三というビジョンを提示した。それは、高齢者の九〇パーセントが家庭でケアされ、七パーセントが時々コミュニティセンターに行くことを許され、そして三パーセントが、その多くが建設中のためにごく限られた数しかない老人ホームで暮らすことを意味している。[42] 一方で、政府は最近、六〇歳以上の人々のための公的年金制度を導入した。これにより、今までよりも多くの人々が、伝統を捨てて、拡大家族と分離して暮らすことが可能になる。この年金制度は、急増しつつある中産階級のあいだで次第に増えている「独立を重んじる人々」を満足させる措置だと言えるだろう。[43]

人々の寿命というものが、不均一に分布するのは避けられない。貧困、不平等、差別は、世界の多くの地域における人々の寿命に、打撃を与えつづけている。そしてそれは、いわゆる経済的に恵まれている国々においても、同様なのである。インド、中国など、最近急速に発展した国々を見ると、特定の階層の総資産は急激に増加しているが、一方で不平等は増加傾向にあり、極貧状態は決して改善されていない。[44] 世界中のあらゆる地域で、高齢者の寿命は現在のグローバルな景気低迷による影響を受けると考えられるが、それでも、いわゆる高齢者層の人々の絶対数は急増するのである。世界の人口のうち八〇歳以上の人々の割合は、前例を見ない速さで増加しており、最も急速に増加しつつある年齢層が百歳代である国々さえもある。この寿命の延びは、人口統計学者に限らずすべての人々にとって驚くべきものであるが[45]、同時に、そのような研究の多くは、認知症の発症率が、九〇歳以上の人々において、一概には増加していないこと、したがって、老化とアルツハイマー病の関係が簡単なものではないことを強く示唆している[46]。これらの人口の変化について、そして特定の地域におけるそれらの影響については、ここではこれ以上ふれないが、老化とともに人々の身体で起こる分子的変化に関して、医療機関で行なわれる組織的なスクリーニングやモニタリングを通してＡＤを予防しようとする試みは、世界のほとんどの地域であまり意味をもたないということを、心にとめておく必要がある。

現代における寿命の伸び

広範囲にわたって老齢人口が劇的に増加していることに注目するだけではなく、その原因は何であるか、ということについて考える必要がある。二十世紀半ばに、医学史家のトマス・マキューンは、十八世紀のヨーロッパで始まった人口の急激な増加は、主に社会的・政治的要因によるものであり、一般に信じられているような医療の改善によるものではないと述べている。清潔な水にアクセスできるような公衆衛生的インフラが整備され、人々の衛生活動の実践が普及し、また、食料の入手や分配がより平等な形に改善されたことが、寿命の伸びに決定的な働きをしたのであり、医学的介入が影響を与えたのは、その後のことであるというのが、マキューンの主張である。マキューンは、公衆衛生の記録や死亡証明書を詳細に調べ、北欧において、医療テクノロジー、とくに抗生物質が、出産時および幼児期における乳児や妊産婦の死亡率を大きく減少させたのは、二十世紀半ばになってからであったこと、そして、医学的介入が高齢者に高い生存率をもたらしたのは、あくまでも、公衆衛生的方策との関連においてであったことを指摘した[47]。

一部の歴史家や人口統計学者たちは、マキューンの主張の、ある側面に関して反論しつづけているが、過去二世紀かそれ以上にわたって人口の急激な増加が起こったことは、間違いない。二十世紀後半になってからは、六五歳以上の人々の数が二五歳以下の人数を上回ったが[48]、その原因は、効果的な医療の結果、循環器疾患や脳卒中による死亡が着実に減少したことだけではなく、多くの国において、人々の食事に大きな変化が起きたことにもある。また、かつて中産階級の人々の間で受け入れられてきた「高齢者は仕事を辞めると動かなくなる」という通念が退けられたことも、長寿につながっている（もちろん世界の大多数の人々にとっては、隠居などというぜいたくは許されないものであるが）。私たちは、マキューンに倣って、迫りくる老化のパンデミックを、単なる医学的問題としてではなく、公衆衛生や地方行政の問題として考えるのが賢明であろう。この問題については、第9章で、あらためて取り上げるつもりである。

思考様式

今日の、アルツハイマー病と戦うことを目指すグローバルな取り組みは、何十億ドルもかけた大規模なものであり、インターネットによってつながった研究協力者たちの巨大なコンソーシアムによって形づくられている。このコンソーシアムの一部のメンバーは、国境を越えて、自分と同類の個人や研究チームと結びつきをもち、組織を作っている。これらのネットワークの中で、彼らは始終連絡を取り合っており、複数の著者——テーマが遺伝学の場合には、時には五〇名、一〇〇名になることもある——による論文を、頻繁に発表している。コンソーシアムは、プロテオミクス、遺伝学、ゲノミクス、特定の分子経路、動物モデル、薬剤の開発、比較疫学、集団遺伝学、臨床研究などの専門家たちによって構成される。ＡＤという万華鏡は一〇〇年以上にわたって絶えず回りつづけてきたので、アルツハイマー病の謎は、様々な角度から、研究者たちのこれらのネットワークによって絶えず観察され、修正され、働きかけられ、また基準化されてきた。[49] 以下の各章は、絶えず更なる修正を受けつづける、技術革新や、新しい概念や仮説の導入、経験的証拠の蓄積と分析、方針やガイドラインの変更に基づいて、新たな知見が統合整理される経緯を浮き彫りにする。

研究者たちが長いあいだ目指しつづけている、アルツハイマー病の現象を突き止めるというゴールは、彼らが研究の対象を扱いやすくするために小分けしたり細分割したりすることによって、動く標的となり、きちんと定義し治療しようとするあらゆる試みが、届かないものになってしまっている。現在、予防へのシフトが、この分野に新たな希望をもたらしているものの、高齢者がいたる所で増加し、医療に向けられる資源が減少していることを考えれば、ＡＤの流行が近い将来解消される見込みはほとんどないということがわかる。前述したように、前駆的認知症を発見しようとする試みは、現在のところ、研究の場に限られている。もし、バイオマーカー検査がＡＤの最初の徴候を見つけるのに確実に有効であることがわかり、その結果、富裕な国では、それが日常的に臨床医療で用いられるようになったとしても、それによって、グローバルなＡＤの発症率に大きな変化がもたらされるとは考えにくい。それを実現するためには、認知症への公衆衛生的アプローチが不可欠なのである。そしてそのアプローチは、普遍的に行なわれるようになる必要がある。現在のところ、バイオマーカーの検知にシフトすることによってもたらされる可能性のある最善のことは、アルツハイマー病の現象そのものに関して何らかの意味がある洞察が得られることである。

ずっと以前、一九三〇年代に、ルドヴィック・フレックは、科学的知識は、社会的プロセスによって形成されると述べた。研究者たちは、自分が所属している「思考集団」のメンバーと一連の知見を共有することによって、その集団固有の「思考様式」をもつというのが、彼の主張であった。そのような思考様式は、時が経つにつれて変化し、修正される（この点で、フレックの考えは、「科学のパラダイム」を提唱したクーンの考えと基本的に異なっている）。フレックによれば、思考集団における安定性と変化は、両方とも、集団内部および集団同士でなされる思考のコミュニケーションによって、コントロールされる[50]。そして、これもやはりクーンとは対照的なのだが、彼は思考の集団的コミュニケーションが、「斬新さ」を生む源であると考える。そして、認識論的立場の違いのために集団のあいだに不可避的に存在する非整合性こそが、有益な緊張を生み出すのだと主張する。緊張があるからこそ革新が生まれると、彼は考えているのである[51]。

アルツハイマー病のような複雑な疾患を扱う場合には、いくつもの専門家のグループが、自分たちが見つけ出したテクニカルなノウハウを、ＡＤ研究を前進させるために互いに提供し合うが、そのようなグループは、他の研究グループ——非常にしばしば、彼ら自身と同じ基礎科学分野のグループを含む——と、せいぜい部分的な結びつきしかもたない。主要なカンファレンスにおいても、専門家たちはたいてい、自分たちの特定の分野に関わりのあるセッションのみにしか出席しない傾向がある。予防への動きは、研究者間の断絶や対立を取り除いてはいない。それどころか、ある場合には、悪化させているようにさえ思われる。ただし、ＡＤの予防への動きに関しては、主要なカンファレンスにおける、その実現を目指すセッションの数や、このシフトに関して発表された論文の数などを見れば、あらゆるＡＤ専門家たちが、この動きの意義を認め、その実現に関する検討に注目していること、そして自らがそれに参加する用意があることがわかる。

多くの専門家は、二つ以上の帽子をかぶっている。つまり、ほとんどの者が臨床医でもあり研究者でもある。自分のすべての時間を、以下のことをするために、研究室の研究に捧げている基礎科学者はごく一部である。薬剤を開発すること、動物における認知症のモデルを作ること、たんぱく質や結晶の研究を行なうこと、細胞内信号伝達を研究すること、ゲノム研究を行なうこと等々。大学に勤めている研究者たちの多くは、製薬会社にも所属し、研究プロジェクトの資金の一部もしくは全部を会社から出してもらっており、その傾向はますます強くなってきている。また、専門家たちの一部は法科学者であり、彼らの多くは、行政府との結びつきをもっている。しかし日常的に認知症に取り組んでいる患者や家族のケアをしているのは、一般開業医であるホームドクターである。疫学者や集団遺伝学者などの専門家群は、通常、臨床診療はほとんど行なわず、主にＡＤの原因や、集団におけるＡＤの分布について研究している。

ところで、専門が何であれ、大多数の研究者は、今日、社会的・物理的な環境要因が、ＡＤの原因に関わっていることを、積極的に認めている。そしてたいてい、このことを「遺伝子と環境の」相互作用に関連して表現し、ほとんどの者がそれに続けて、「これによって複雑さの度合いが高まり、ＡＤを簡単には対処できない問題にしてしまっている」と述べる。したがって、このような状況から脱するためには、いったん研究を身体内部の分子的変化を調べることだけに限定して行なうのが、最善の道であると考えられる。すなわち、ＡＤの病理をもたらすと想定されている最終共通経路の始まりを探すことから始めるのである。本当は、それ以前に身体内外で、つまり「上流」で、より大きな規模で何かが関わっているかもしれないが、それを無視するのである。しかし、まったく異なるアプローチ方法をとるべきだとする研究者もおり、その中には、絡まり合い理論を強く主張する人々が含まれる。彼らの研究は、ＡＤのリスクが高まっているのは誰なのかということを、主に、社会的・政治的・環境的要因に基づいて見出そうとする努力によって、推し進められている。

ＡＤの症例の数は正確にわかっておらず、したがって推定されるリスクも正確には把握できないと、疫学者たちは主張しており、また、彼らはその理由を、そもそもＡＤの診断が正確ではないことであるとしている。だがこれに対して、実際に患者を診ており、しかし治療する方法をもっていない臨床医たちは、しばしば、いら立ちを覚えている。専門クリニックに勤務している臨床医たちは、今日、自分たちの診断は高度に信頼できるものであると主張する。一方、プライマリ・ケアを行なっている多くの医師たちは、有効な薬剤がないことなどを理由に、家族のサポートを中心に活動を行なっている。彼らはそもそも、自分たちに正確な診断が行なえるとも考えておらず、患者たちに検査を受けさせることにも消極的である。ここで言及した、専門家間の対立については、本書の中ですぐに明らかになるであろう。

ＡＤに関する最近の研究結果を見ると、問題の解決がすぐそこに迫っているなどと、のんきに主張することがますます困難になってきているとわかる。様々な研究者グループの間で長いあいだ抱かれてきた想定をくつがえすようなデータが、現在、精巧に計画された非常に多くの研究によって、生み出されつつある。たとえば、バイオマーカーや遺伝学に関する最近の研究によると、分子レベルにおいてさえも、これまで考えられていなかったような、何らかの複雑な要因が存在するのである。不確実性は、確実に大きくなっている。そして、この状況の中でもたらされた様々な緊張が、強力な誘因、ただしおそらくは痛みを伴う刺激となり、研究者たちは今まで大事にしてきた想定をしぶしぶ諦め、大元に引き返し、再考し、時には大きく分野を超えてアイデアを交換しながら、新たな方向に向かって毅然として進んで行く。そしてもう一つ、アルツハイマー病の研究者たちを結びつけているものが存在するが、それは、ほとんど口に出されることがない。多くの研究者には、世界中の一般の人々と同様に、認知症をわずらっている家族や認知症患者の介護をしている家族がおり、そのことが、この災いの元を探し出す大きなモチベーションとなっているのである。

簡単に社会科学的な側面にふれておくと、英国の文化人類学者マリリン・ストラザーンは、異文化が交錯する現場で得られた民族誌学的研究結果を表す最善の方法は何なのかという、文化人類学における永遠の難問について書いたとき、「部分的結びつき《パーシャルコネクション》」という概念を用いている。これは、ルドヴィック・フレックの「思考様式」に類似した概念である。ほとんどの文化人類学者は、自分たちが書くものが、情報提供者が語ったこと、とくに、述べられたことの中に埋め込まれた未知なるメッセージを、十分に描き出すことはできないということを、また、彼らの人生を十分に説明することはできないということを、つよく意識している。また、民族誌学者自身がもともともっている想定が、研究結果の記述に影響を与えることも不可避である。このプロジェクトでインタビューした研究者の一部と、私は友達になった。しかし親友になったのは一、二例だけであり、ほとんどの場合は、「部分的《パーシャル》結びつき《コネクション》」をもっているだけである。本書の記述は、必然的に不完全なものであり、そして間違いなく、一部の専門家たちにもどかしい思いをさせてしまうものとなるだろう。しかし、出版のタイミングは適切であると私は自負している。何故ならば、現在、高齢者の人口増加にグローバルな関心が集まり、ADの問題が注目をあびる中、多くのアルツハイマー病専門家が、そのアプローチ方法の緊急的な変更を余儀なくされているからである。

データの収集に関する説明ならびに各章の概要

本書が基にしたデータは、合衆国、カナダ、英国の、様々な認知症専門家との八〇回以上にわたる詳細なインタビューや会話から得られた。私はそのうちの主要な情報提供者一二名とは二回以上会い、さらにその中の三、四名とは、頻繁に交流をもった。このほか私は、病院での外来診療に立ち会ったり、「アルツハイマー病協会国際会議（AAIC）」と改名された、アルツハイマー病研究の普及のための主要な年次フォーラム（六回）など、大小さまざまなカンファレンスや会議に出席したりした。私が専門的な会議に招待講演者として参加した際には、私の発表に聴衆が反応してくれたり質問をしてくれたりして、とても助けられた。また私は、アルツハイマー病について一般の人々を教育することを目指す集会でも、発表を数回行なったが、やはり発表の後には数々の質問をいただいた。それらは、この世の中で最も難しい問題に属するものであったと思う。私の発表は、確信的なものではなかったし、解決が近いことを伝えるものでもなかった。したがって、多くの患者家族や、AD関連の研究者や臨床医たち、とくに、ADの治療法がまもなく見つかることを空しく願い続けている人々に大きな不安を与えたかもしれない。

アルツハイマー病と認知症に関する文献は、英語で書かれたものだけでも、毎年何千点も出版されている。これらすべてに目を通すのは事実上不可能であるが、私はこれらの研究結果や論説を、かなりの数取り上げている。本書で私が論じた内容は、全編を通して、様々なインタビューや文献からの引用によって、例証されている。インタビューは、二〇〇八年から二〇一二年までの期間に行なわれたものであり、その後、最近の研究結果を踏まえて、考えを修正した専門家もいるはずである。また、私が参照した文献は、本書の最終稿が作成された、二〇一二年末までのものである。

第1章では、アルツハイマー病について、その発見と、現在までの歴史の概略が述べられている。ここでのポイントは、ADが最初に同定された後、事実上四〇年以上にわたってその姿を消したこと、そしてその後、一九六〇年代になって、行政府や医学界が高齢人口の増加とその社会的影響を認識するようになるとともに、再発見されたことである。また、この章では、過去四〇年にわたってAD研究において支配的なパラダイムでありつづけていたもの——局在論に基づくアミロイドカスケード仮説——が強固なものとなっていった経緯を考察する。この章を読みすすめれば、通常の老化と認知症の絡まり合いを解こうとする試みがいかに困難であるかがわかるだろう。これは、アロイス・アルツハイマーの時代からずっと研究者たちを悩ませてきた問題である。

第2章は、何年にもわたって繰り返し試みられてきた、診断の改善とADの基準化に関する短い考察から始まる。そして次に、ADの臨床診断と神経病理学的診断とのあいだの絶え間ない食い違いを解消することが、いかに困難であるかということ、そしてそのような食い違いは、専門的メモリークリニックと、かかりつけの一般開業医の診断のあいだにも存在することを論じる。第3章では、一九八〇年代に「軽度認知障害（MCI）」という臨床診断が行なわれるようになったことに関して論じる。MCIは、初期のADを体系的に同定し、臨床に役立てようとする懸命な努力の結果、正式に認められることになったが、現在でも一部の人々は、その価値について議論しつづけている。また、MCIは、メモリークリニックの設立と、密接に結びついている。この章では、MCIと診断された人々へのインタビューと、その民族誌学的意義について考察する。第４章では、一九八〇年代後半にＡＤ研究の対象が分子的側面にシフトしたことについて解説し、また、行動上の変化が確認できるようになる二〇年も前に身体変化によって病気を特定しようとする試みについて述べる。行動上の徴候や記憶喪失が検知される前に、前駆症状として診断を定式化することの重要性について考察し、それにつづいて、分子的診断に用いられるツールであるバイオマーカーを紹介する。バイオマーカーは、脊椎穿刺、神経画像、遺伝子検査などによってチェックされる。脊椎穿刺と神経画像は、アミロイドカスケードのプロセスが始まっているかどうかを確認するために非常に有効な方法であると考えられている。さらにこの章では、バイオマーカー検査に関連する例外や不確実性についても検討する。

ＡＤという存在そのものの捉え方に議論の余地があること、ＡＤと想定される非常に多くのケースが医療の対象とされていないこと、そしてその結果、ＡＤの蔓延率の推定値が信頼できないものになっていることが、本書の第１章から第４章において明らかにされるが、これらの状況は、それに続く四つの章へと結びついていく。第５章から第８章では、ＡＤの遺伝的側面について考察し、遅発性ＡＤと関連のある感受性遺伝子、すなわちアポＥ４に関する、個々の検査に基づく研究結果を提示する。特定の遺伝子が存在するかどうかを見ることによって、ある疾患に関するリスクを見積もるためには、正確な診断に基づくデータベースが不可欠である。そのようなデータベースが存在しないかぎり、ＡＤの遺伝子検査の価値には疑問が残る。現在のところ、バイオマーカーは、継続中の研究においてのみ有用なものであると言えるかもしれない。

第５章ではひきつづき、アルツハイマー病の遺伝的側面を論ずるが、その中でもとくに、希少な、家族性の早発性アルツハイマー病に関連のある遺伝子について詳細に説明する。そのような遺伝子をもつ患者は、早発性ＡＤだけではなく、より一般的な遅発性ＡＤの治療法を探る研究においても、すぐれた被験者であると見なされるが、その理由についても述べる。この章ではコロンビアの研究被験者群を取り上げるが、彼らは、早発性ＡＤ（現在は専門家たちのあいだで、優性遺伝すると考えられているAD）を有する、ある一族である。そして次に、感受性遺伝子であるアポEについて、解説を行なう。アポEの4型は、遅発性ADの発症リスクを高めるとされているが、どのような状況下でそれが起こるのかということについては、よくわかっていない。アポEの遺伝子型は、その効果が他の遺伝子の存在や環境的要因の影響を受けるために捉えがたいということが、疫学的研究によって明らかにされているが、このことは、アポEの遺伝子型判定に基づいてADに関する個々人のリスクを推定することを、非常に困難なものにしている。

第6章では、新しく開発されたゲノムワイド関連解析（GWAS）というテクノロジーによって得られた研究結果について論じる。この技術は、主に、合衆国、英国、フランスにおいてAD研究に応用された。これらの研究は、相互に結びつきをもち、遺伝子のいかなる組み合わせがリスクを高めるのかを探る試みにおいて、何千というDNAサンプルを共有している。これらのサンプルは、各国でADと診断された人々から得られ、高速スループットテクノロジーを用いて評価され、その後、対照群と比較されたものである。これまでのところ、これらの非常にコストのかかるプロジェクトは、新しい発見やめざましい洞察をほとんどもたらしておらず、多くの研究者たちが、その価値を大いに疑問視している。しかし、GWASは、ADに関わりがある数多くの遺伝子の相互関係的な経路を、より高度に理解するための第一歩であると信じている研究者もいる。

第7章では、はじめに、占いに関する文化人類学の文献をすこし考察し、それから、ハンチントン病のような単一遺伝子性疾患や乳がんに関して行なわれる遺伝子検査に対して、患者や家族がどのように反応するかということを、民族誌学的研究に基づき簡単に考察する。そしてその中で、「遺伝的身体」「遺伝子化」そして「生社会性」という概念を紹介する。この章の大半は、「米国国立衛生研究所（NIH）」が行なったランダム化治験の説明で占められるが、これは、家族にADと診断された者がおり、アポEの遺伝子型判定を受けた人々に対して行なわれたものである。本章では、感受性遺伝子の検査を受けた人々の反応に関する、世界初の徹底的な分析が提示される。

また、この治験がどのようにして着想され、いかにして実行に移されたかということが、主要な研究者や遺伝カウンセラーへのインタビューに基づいて述べられる。本章では、この治験に被験者として参加した八〇名におよぶ人々へのインタビューが多く取り上げられる。それらを見ると、これまで行なわれてきた、単一遺伝子との結びつきが特定されている他の疾患に関する遺伝子検査に対する患者たちの反応と、顕著に対照的であることがわかる。そのほかに、ADの家系出身でありながら、ADの遺伝子型の判定を受けていない人々へのインタビューも紹介するが、これらの人々が語った話が、遺伝子検査を受けた人々の話とあまり違いがないことも、興味深い。世界各国のAD協会が遺伝子検査に対して表明した正式な見解を簡単に解説したのち、ADの遺伝学がメディアでいかに扱われているかを分析して、この章は終わる。

第8章では、まず、研究対象を遺伝子そのものではなく、より広いゲノミクスとエピジェネティクスの分野にシフトしようとする、すなわち遺伝子を文脈化しようとする分子生物学者たちの動きに関する考察を行なう。これらの研究者たちの多くは、身体内部のミクロ環境および身体外部のマクロ環境が、DNAとダイナミックな相互作用をもち密接に関わっていることを強調する。このアプローチで重視されるのは、人々が生きていく上で積みかさねられる「経験」である。それは、遺伝子の働きに、永続的な修正や変化を与えうる。新しく出現した、このようなエピジェネティクスは、ADの複雑さを受け入れ、解明不能な不確実性を認める研究方法であると言える。ちなみに、個人の生態や経験に、歴史的・政治的・社会的環境も影響をもたらしていることが認識されているが、それについては、これまでのところ、部分的にしか研究されていない。

「はじめに」の最初で取り上げたAD界における問題を、本書を終えるにあたりふたたび取り上げ、「境界を越える思考」という概念を、脳と身体外部の環境を媒介するものとして紹介する。そして、最近の実証的事実に基づいて、老化と認知症の絡まり合いと、それに関連したADの存在論にまつわる議論に、ふたたびふれる。最後には、「生まれと育ち」の二元論について考察するが、この考察は、ADのエピジェネティクスに関する最近の研究の検討で始まり、「埋め込まれた身体」の検討で締めくくられる。この考察によって、ADにおける問題同士の分かちがたい相互関係が浮き彫りにされる。

最終章となる第9章では、高齢化社会に関する世界的懸念と、いわゆる「老化のエピデミック」をふたたびふり返る。そして、老化とアルツハイマー病に対する公衆衛生学的アプローチについて解説する。それは、世界中のADの発症率を減じることにおいて、現在パラダイムシフトとして報道されている分子的なアプローチよりも、ずっと大きな効果があるものであろう。ただし、公衆衛生学的アプローチがいくら有効なものであるとしても、その証拠がほとんどない現状においては、高度な医療施設や、それを設置するための高度な専門技術に対する巨額な出資は、富裕な地域以外では現実的ではない。現在の、グローバル経済や、富裕層と貧困層との増加しつつある格差を考えればなおさらである。

これまで、アルツハイマー病について社会科学者たちによって書かれてきたものの多くは、患者の介護に、そして「自己の喪失」あるいは人格の消失とされてきたものに、焦点を当ててきた。これらの研究は非常に貴重であり、多くの重要な洞察をもたらしてきた。[52] しかし、本書『アルツハイマー病の謎』は、それらとは異なる側面からこの問題に迫るものである。そしてこれまで、認知症の主観的経験に基づく感動的な話を提示してきた多くの研究を、別の角度から補おうとするものである。本書は、認知症になった身内の世話をする家族に課せられる負担を、社会的負担という側面から明らかにし、世界中の認知症患者に対応する際の、政治的・文化的問題を提示する。しかし一方で、本書の末尾には、故ウィリアム・ユターモーレンに関する短い文章がつけられている。彼は、担当の精神科医に、自分がアルツハイマー病であると告げられた後にも仕事を続けると述べていた画家である。彼の作品を何枚か、医学雑誌『ランセット』の記事に基づく説明とともに載せた。これらの胸を打つ画像は、アルツハイマー病に立ち向かう挑戦的な努力こそが、優先事項にされるべきであるということを思い起こさせるにちがいない。

第1章　アルツハイマー病の構築

いま、私は思う。私がアルツハイマー病という言葉を私の父にあてはめることに躊躇を覚えたのは、フランツェン伯爵というかけがえのない存在を、アルツハイマー病という名のもとに一括りにしてしまうことになるような気がしたからである。その暴挙から、私は彼を守りたかったのだ。人が病気にかかれば、それに対応した症状があらわれる。そしてその症状は、私たちを有機的に構成している肉体すべてにあらわれる。肉としての脳も、その例外ではない。そのとおり、脳は肉である。ある局面では、私もそのことを認めざるを得ない。しかし一方で、私には、普段は自分でも意識していない別の感じ方があって、私はそこに、その人物の、より霊的な側面を強調するような物語を挿入するのだ。

——ジョナサン・フランツェン「私の父の脳」(1)

二〇一一年一月にモントリオールのある病院で、長いあいだＡＤ（アルツハイマー病）の徴候であると考えられてきた、アミロイド斑と神経原線維変化に関する先駆的な基礎科学研究についての非常に興味深い講義が行なわれ、私はそれに出席した。講義を行なったのは、ハーバード大学から招かれたブラッドリー・ハイマン博士である。講義室は、様々な国から来ている若い分子生物学者でいっぱいで、ところどころに臨床医たちの姿も見えた。一般的に基礎科学の講義は、パワーポイントを用いて、すぐに本題に入るのが定石であるが、ハイマン博士は、そのようなやり方をとらず、まず二つの概略的な話をした。一つ目は、現在ＡＤを抱えて暮らしている世界中の人々の推定人数についてである。二〇五〇年までにはＡＤ患者が一億一五〇〇万人以上になると予想されることを述べ、それから、「ここにお集まりの皆さんは将来性のある分野を選ばれたわけです」という冗談めいたコメントをつけ加えた。二つ目は、ＡＤの歴史についてである。彼はその中で、一〇〇年以上前にアロイス・アルツハイマーによって、この病気が決定的に特定されることになったのは、認知症患者の脳に、アミロイド斑と神経原線維変化がはっきりと確認されたからであったことを指摘した。そうしてようやく、ハイマンは本題に入った。二〇一一年にここに集まった自分たちが、依然として、アミロイド斑と神経原線維変化が形成される理由とその意味を理解しようと努めていることを強調し、彼の研究チームが、ネズミの脳においてアミロイド斑と神経原線維変化のそれぞれを人工的に形成することに成功したこと、そしてさらに数時間にわたって、それが成長していく様子を観察できていることを伝えた。そして、その素晴らしい技術を、ビデオで聴衆に見せた。もしかしたらこれは、アルツハイマー病の長年にわたる謎を、分子の側面から一部解明することにつながる、革命といってもよいかもしれない。

（訳注1）アミロイド斑（amyloid plaques）——βアミロイドと呼ばれるたんぱく質が、大脳皮質などの神経細胞の周囲に沈着したもの。老人斑（senile plaques）あるいはプラークとも呼ぶ。
（訳注2）神経原線維変化（neurofibrillary tangles）——タウというたんぱく質が過剰にリン酸化されて神経細胞内に蓄積したもの。タングルとも呼ぶ。

脳内のアミロイド斑を除去しようとする臨床試験が繰り返し失敗していること、そして（神経画像処理によって生体内で見つかるにせよ、解剖で見つかるにせよ）脳にアミロイド斑が見られるかなりの数の人たちが、認知症に結びつく行動上の変化を示さない、という歴然とした事実があることなどによって、ＡＤ研究の場では、アミロイド斑のもつ意味が議論の対象になっていたのだが、ハイマン博士は最初、そのことについては語らなかった。これらの発見によって、通常の老化と病理学的な老化とを厳密に区別するのは困難であることがあらわになったのであるが、質疑応答の時間に、ある臨床医がその点を指摘すると、ハイマン博士は、アミロイド斑が存在しても、明らかに、脳内のホメオスタシスを保ちつづけている人々がいることを認め、やや遅まきながら、「通常の」老化と認知症の境界が曖昧であることを認めた。

本章は、精神疾患の原因として神経病理がいかに重要であるかということが明確に認められはじめた二十世紀初頭における、アルツハイマー病の「発見」の短い検討から始まる。そして、二十世紀におけるアルツハイマー病の歴史をたどり、「通常の」老化と認知症との関係が、現在でもまだ十分に解明されていないことを示し、老化と認知症の両方に関連した、特定の神経病理学的変化のもつ意味に関して、いくつかの解釈をもとに解説を行なう。さらにＡＤに対処するための薬剤の開発に関して、私たちが今後どのような方向に進むべきか、ということについて論じる。このような議論は、ＡＤの正体を根本的に探るとともに、ＡＤを規定する病理学的徴候として重要なものは何か、という問題を提起する。また、アルツハイマー病の決定的な病理学的徴候と信じられているものが脳にありながら、死ぬまで認知症にならない多くの人々を「守っている」のは、何なのか、という問いにつながっていく。その点に関しては、最近頻繁に取り上げられるようになったが、系統立って検討されたことはない。

老化は病気なのか

> 老人性認知症（senile dementia）は、伝統的に、老化――死の前奏曲として起こる、人間のパフォーマンスの最終段階――の一つの側面を表すものと考えられてきた。しかし、それが何を意味するかということについては、つねに、大きな意見の不一致がある。
>
> ――リチャード・M・トーラック『認知症の病理学的生理学』(2)

「年を取ると多くの人が正常ではなくなる」という考えは、ずっと以前からあり、そのことに関する様々な文献が残っている。たとえば、シェイクスピアの『お気に召すまま』に登場する厭世家ジェイクィーズは、人生には七つの段階があること、そしてその最後の段階にある老人がどのように見られているかということを、聴衆に告げる。

この、不思議で波乱に満ちた人生における
最後の場面は
二度目の子ども時代、そして、完全な忘却。
歯もなく、目もなく、味もなく、何もなく。

——シェイクスピア『お気に召すまま（*As You Like It*）』第二幕、第七場

この戯曲が喜劇であることを考えると、ジェイクィーズの語る、この、ぞっとするような老齢の特徴も、一種のアイロニーとして解釈したくなるかもしれない[3]。しかし、シェイクスピアの時代における、老人に対する人々の考えは、衰退と衰弱という点においては、現代の私たちとあまり変わらなかった。したがって、もちろん非常な老齢になっても、決して全員がおかしくなるわけではないということも、認められていたものの、この戯曲にはアイロニーはなかったと考えられる[4]。ただ、二十世紀がだいぶ進むまで、老人性認知症は、現在とは違い、めったに病気と見なされることはなく、単に老化そのものの一部であると考えられていた。

そのころには、認知症になった身内を自宅に置いて、最善を尽くして介護をしていた人が多かったが、世話ができなくなると、もしくは、世話をすることを望まなくなると、老人たちを救貧院や精神病院に入れた。なかには、どこにも行き場がなく、街路をさまよって物乞いをしたり、食べ物をあさる老人たちもいた。これは今日でも、世界の多くの場所で見られる状況である。本項のエピグラフとして掲げた、神経科医リチャード・トーラックの言葉は、すべての人がいずれは認知症になるという想定を表している。つまり、第二の子供時代である老人性認知症は、人生の「自然な」終わりであるというのである。にもかかわらず、老人性認知症がそれほど多くないのは、そ

のころには多くの人が何か別の病気で亡くなるからである。老人性認知症はそのように非常な高齢になってから起きる疾患だということだ。

「身体派」と「心理派」

十八世紀、十九世紀には、老人性認知症は、医療専門家たちによって、広く、通常の老化と見なされ、また若年性認知症は、「精神障害」という包括的な概念の中に一括りにされていた。当時、精神病院に収容されていた患者の大部分は、第三期梅毒による精神障害を患った患者であり、またてんかん患者も、これらの施設に隔離されていたのだが、通常の老化とされていた老人性認知症患者も、家族がケアをしなくなると、これらの保護施設に収容されることが多かった。老人性認知症の患者も、他の患者と同様、たいてい刑務所のような状態で、つねに拘束されていた。アロイス・アルツハイマーは、十九世紀の終わりごろ、フランクフルトのそのような施設で、精神科医として勤務していた。しかし、教育と研究を行なうことを目的に新設された大学病院で仕事をするため、一九〇三年にはハイデルベルクに、そしてその後、ミュンヘンとブレスラウに移った。大学病院では、患者たちを比較的短期間留め置いて治療を行ない、それ以上何もできないことがわかると、彼らを保護施設に送った。アルツハイマーがこれら二種類の施設——大学病院と保護施設——で働いた経験があったことは注目に値する。(5) 老人性認知症患者は、たいてい保護施設に収容されたからである。

彼がアルツハイマー病を「発見」したことについては多くの文献が残っているが、そこにはアルツハイマーが、生涯を通して臨床治療に深く関わっていたことや、彼が患者と話し合うことに多くの時間を費やし、非常に詳細な病歴の記録を残していたことについては、あまり書かれていない。ちょうど、人道的な改革が行なわれはじめた時代、彼は、最初に勤めたフランクフルトの大病院で、拘束を廃止し、患者を定期的に入浴させることを含むいろいろな改革を行なった。入浴は、衛生上の理由だけではなく、気持ちを落ち着かせる働きをするものでもあった。

アルツハイマーと、彼の親しい同僚ビールショウスキーは、自分たちの本当の使命は、「顕微鏡の助けを借りて」精神医学を前進させることである、と考えていた。(6) また、アルツハイマーは、医学生として研究を行なっていた時から、つねに、病理組織学的描画を作成することに関心をもっていた。(7) とは言うものの、彼が思いやりのある、献身的な臨床医であったことは確かである。彼の伝記作家が述べているように、「アルツハイマーは、認知症ひとすじの医師であり科学者だった」(8)。そして彼が目指していたのは、認知症という病気を完全に神経病理学で説明するような体系をつくることではなく、解剖時に認められる病理と、臨床的変化を、議論の余地がない形で結びつけることであった。

また彼が特に重要視していたのは、精神疾患には、否定できない物理的要因があるということであり、それを医学界が認識することを、彼はつよく望んでいた。認知症のような病気が、霊的・神学的な観点ではなく、生物学的な観点で扱うべきものであるということを明確にすることによって、認知症になることは、患者本人の責任ではないという認識を確立できると考えたからである。アロイス・アルツハイマーはもともと、病気の原因を大脳皮質の特定の部位と関連づけることを早くから提唱した人物であり、そのため、当時の人々に「身体派」と呼ばれていた。アルツハイマーが患者に対して払った注意、そして、彼らのケアを改善しようとしていた姿勢を考えれば、彼が、精神疾患の不名誉や、患者に対する非人間的な扱いを減じようとしていたことは、容易に推測できる。精神病に関する当時の一般的な考えは、「劣性」という概念に基づくものだった。つまり、ある人々、とくに貧しい人々は、もともと遺伝的に、人を堕落させるような疾患に陥りやすいと想定されていたのである。そしてその疾患は、飲酒、過剰な性行為、性病、その他「不道徳な」行為によって悪化すると考えられていた。このような差別的な考え方を、アルツハイマーは問題視していたように思われる。

アルツハイマー病の「発見」について、より深く理解するためには、精神医学の黎明期に精神病の原因がどのように捉えられていたかということを、知っておく必要がある。かつて精神疾患については、身体の障害によって引き起こされるとする立場と、社会や個人の行ないに原因がある——時には超自然的な存在による罰として与えられる——とする立場とがあり、両者は対立していた。そして十九世紀の終わりごろになると、精神病患者のケアにおける改革運動の兆しが現れ、「道徳的治療運動」というものが登場した。その先駆者の一人、フィリップ・ピネルは、患者の人生に起きた出来事のうち、どのようなものが病気を引き起こしたのかを見極めるために、初めて患者の語りに注意を向けた。ピネルは、患者の脳には器質性機能障害が見られないので、精神疾患には身体的な原因があるというのは間違った仮定である、と主張した。彼の考えは、ヨーロッパならびに北米の医師たちの間で、非常に大きな影響力をもったが、ほどなく「身体派」が反撃した。[9] 過去にも、十八世紀末の骨相学者たちが、人間の脳の大脳皮質の様々な部位が特定の「機能」をもつという考えを主張し、その後数十年間にわたって、議論の流れを「身体派」優勢の状態で進めたことがあったが、この流れを引き継ぎ、ピネルに反撃したブローカやフェリエといった研究者たちは、実験によってその考えを補強した。十九世紀のドイツで顕著に見られた、いわゆる「局所論者《ローカリスト》」と「包括論者《ホーリスト》」の対立を解消し、それらを統合しようと試みた、ヴィルヘルム・グリージンガーの見解については、アルツハイマーもよく理解していた。グリージンガーの立場は、「多因子的」であるとされ、病気に罹患しやすくする複数の要因が存在することを前提とするものであった。その要因には、脳に強い刺激をもたらすような精神的なものも含まれていた。[10]

十九世紀後半には、「有機的神経精神医学」と「脳病理学」が、身体主義における、より専門的な領域として新しく誕生した。そして、今日近代神経学の父として知られるジャン＝マルタン・シャルコーが、パリのサルペトリエール施療院およびビセートル施療院の同僚たちと行なった多くの解剖で得た発見によって、これらの新しい専門分野は確立されていく。施設には、三〇〇〇人から四〇〇〇人の患者が収容されていたので、脳の解剖を行なうための豊富な材料がそろっていた。この新しい動きに関連してミシェル・フーコーが後に語っているように、「疾病は、身体の中の暗闇に光をあて、そこにあるものを照らし出す一種の解剖である」[11]。また、雑誌『精神科医と神経科医（*The Alienist and Neurologist*）』の編集長であり有機的神経精神医学の信奉者であるチャールズ・ヒューズは、一八九九年に、次のように書いている。

脳に関わる病気がないときに、狂気が生じることはない。（略）大脳皮質の、ニューロンにおける、あるいは脳の包膜における、あるいは血液の供給における、あるいは血管運動神経中枢システムにおける病理が存在しないときに、精神障害が現れることはない[12]。

しかし、高齢患者を対象にした場合には、そのような立場をつらぬくのは難しい。何故ならば、『お気に召すまま』のジェイクィーズが私たちに思い起こさせてくれているように、高齢者に見られる、第二の子供時代をもたらすような避けがたい「自然な」衰えという、継続的に広く受け入れられている考えは、無視できないからである。

老　衰

ギリシャ・ローマ時代から十九世紀初頭まで、人生は、年齢によって明確に区切られた、いくつかの時期から成り立つものとされていた。この考え方は、もともと中東で生まれたものであり、病気や障害のいくつかは、人生における特定の時期——とくに思春期や、男性にも女性にも訪れると信じられていた更年期など、神経組織を不安定にさせる時期——と関連づけられていたが、「認知症」という語が、人生における何らかの時期と結びつけられることはなく、それは、慢性的な脳の病気に関連づけられる、精神異常を指していた[13]。しかし、その原因に関しては、それが高齢者に起こる場合、生きるのに必要な活力の「不可避的な枯渇」と捉えられていた。そして、十九世紀初頭から、「老人性認知症」という語が、通常の老化現象を表す用語として定着した。精神錯乱に結びつくような派手な症状のものではなく、記憶力の喪失が主な特徴であった。現在でも、正常と異常を明確に区別することは簡単ではない。コーエンが述べているように、分けようとすればするほど、その境界は崩壊するのである。[14]

神経病理学が、認知症を理解するための鍵として認められつつあり、一方、老年性認知症は依然、「正常なもの」として認識されつづけていた一九〇一年、アロイス・アルツハイマーは、ある五一歳の女性の症状を驚くほど詳細に記述しはじめた。彼がその症例に強く惹きつけられた女性アウグステ・Dは、その後、医学文献で、広く知られるようになる。アルツハイマーが、医長を務めていたフランクフルト・アム・マインのフランクフルト市立精神病・てんかん病院で初めて会ったとき、アウグステ・Dは、カリフラワーと豚肉の昼食を食べているところだった。


「何を食べているんですか？」

「ホウレンソウ。」

彼女は肉を噛んだ。

「今は何を食べていますか？」

「最初はじゃがいも、それから西洋わさび。」


アルツハイマーは、さらにその二日後、以下のようにも記述している。「アウグステ・Dは、いつも途方に暮れて、不安そうにしている。彼女は繰り返し『切られるのは嫌だ』と言い、目が見えないように振る舞い、歩きまわって他の患者たちの顔をまさぐり、しばしば彼らに叩かれている。何をしているのか訊かれると、『片づけなきゃ』と言う」。[15] アルツハイマーは、彼がフランクフルトの病院を去るまで、何ヶ月間もほぼ毎日彼女を診て、彼女と会話をしようと試みたこと、そして彼女の様子や振る舞いなどについて、詳細に記録した。彼がアウグステ・

Dに初めて会ってから三ヶ月経った頃には、アウグステ・Dは彼と会話をすることも、彼の質問に答えることもできなくなっていた。そして敵意に満ち、彼が診察しようとすると、とび出して行くのだった。その頃の彼女は、しばしば何時間も泣き叫び、あてどもなく動き回り、時折、数時間つづく発作を起こす、とも記述されている。アルツハイマーは、フランクフルトを去った後も、彼女の安否を気にして病院と連絡をとりつづけた。そして、彼女が入院してから五年経った一九〇六年四月に死亡したとき、彼女の脳を解剖用に提供してもらいたいと願い出た。彼の伝記作家たちは、「アロイス・アルツハイマーは、アウグステ・Dの、物忘れと病的嫉妬という臨床症状の背後に、何か特別な病気があると考えていた」と述べている。(16)

アミロイド斑と神経原線維変化に魅了されて

アルツハイマー病の「発見」をもたらした、と多くの人が考えている革新的な技術がある。それは、イタリアの科学者カミッロ・ゴルジが一八七三年に開発し、すぐに写真家でもあるスペインの神経科医サンティアゴ・ラモン・イ・カハールによって改良された「銀染色法」である。新しく現れつつあった学問分野である神経科学に、根本的な影響を与えたこの技術は、非常に重要な画期的躍進であると見なされ、ゴルジとカハールはノーベル生理学・医学賞を受賞した。効果的な染色技術が開発される以前から、精神疾患は、脳における肉眼解剖学上の特定の明白な変化と密接な関連があるに違いない、ということが「身体派」によって主張されていたが、目で確認できる変化を記述するという肉眼解剖学の性質上、それを裏づけるものは何もなかった。したがって、そのことがどれほど重要な意味をもつかは、誰にもわからなかったのである。それにもかかわらず、すでに一八五〇年代から、肉眼神経解剖学的病変に基づいて精神疾患のカテゴリーをつくる試みがなされていた。一八八〇年代になると、顕微鏡

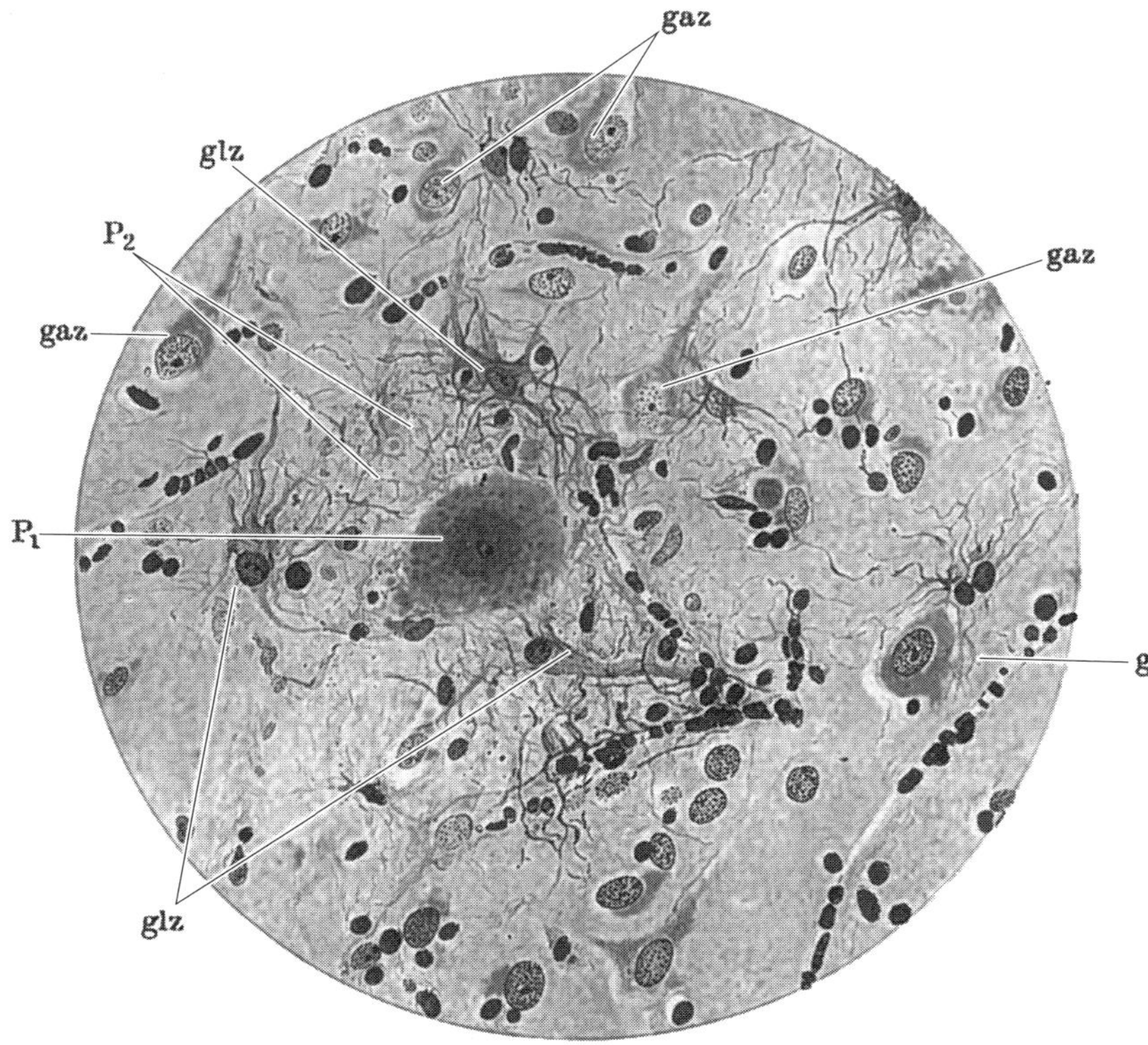

図 1-1　ジャヴィエ・ド・フェリプのアミロイド斑。1911 年。アロイス・アルツハイマーによる。

検査（図 1-1）が本格的に行なわれるようになり、保存技術や色素定着技術が改善されるとともに、新しい染料が開発され、精神疾患や老人性痴呆を引き起こすと想定される物理的変化をより細かく観察することが可能になった。[17] 神経学者のピーター・ホワイトハウスは以下のように述べている。

染色のプロセスは、文字通り病変に医学の光をあてる非常に重要なものである。それは、病変を目に見えるものにし、それが確かにそこにあることを示す。そして、同じ疾患には同じ病変が現れることを明らかにするのである。[18]

銀染色法は、一九〇二年にドイツ人科学者マックス・ビールショウスキーによって改良され、アロイス・アルツハイマーによって、亡くなったアウグステ・Dの脳組織の一部を染色するのに用いられた。このとき同時に、まもなく彼の名前が付けられることになる病気［アルツハイマー病］の患者数人の脳組織も染色された。アルツハイマーは、これらの脳組織のスライドを顕微鏡で観察することにより、以後、アルツハイマー病の重要な解剖学的徴候の一つとして認められることになる、組織学的構造を確認した。彼はそれを「神経原線維変化」と命名した。[19]

神経原線維変化は正常な細胞にも存在し、アルツハイマーが注目するずっと前から観察されていたものだが、それらが過度に蓄積すると、神経原線維が異常に密集し、絡まり合った状態になってしまう。このことが、染料によってはっきりと示されたのである。アルツハイマー病のもう一つの徴候である、神経細胞（ニューロン）間に見られるアミロイド斑も、アルツハイマーがメチルブルー・エオシンという異なる染料を用いて、可視化に成功した。ただ、アミロイド斑自体は、すでに十九世紀末の他の研究者たちによって、はっきりと認識されていたものであった。

アルツハイマーやビールショウスキーは、第三期梅毒に関係した、認知症に似た状態の患者の処置に、長い時間を費やしており、彼らは、この病気の患者の脳や、脳機能局在論を最も強く裏づける病気であるてんかんで死亡した患者の脳を数多く解剖していたが、アルツハイマーは次第にそれと平行して、高齢の認知症患者の脳における解剖学的変化を研究しはじめた。[20] 彼と彼の同僚たちは、認知症患者の解剖した脳内に、顕微鏡を使わずとも確認できるほどの顕著な病変を発見し、それこそが精神障害の重要な徴候であると確信した。そして、その確信は、顕微鏡をとおして彼らが脳組織のプレパラートを観察することによって、さらに強固なものとなっていった。

アルツハイマーは、一九〇六年一一月四日に開催されたドイツ南西部精神科医学会の会合で、アウグステ・Dの症例に関する発表を行なった。発表によると、彼女には、進行する認知障害のほか、幻覚、妄想等の症状があり、心理面における「顕著な社会的無能力状態」が見られた。そして死後の検査で、彼女には脳の委縮、動脈硬化性の変化、アミロイド斑、神経原線維変化が見つかった[21]。発表の最後で、アルツハイマーは以下のように述べた。

ご覧のとおり、特殊な病状を示す病気があり、近年このような病状を示す患者が、多数発見されています。このことからも、臨床的に特定できない疾患を、究明しようとせずに既知の疾患群の範疇に組み込んでしまうのは、危険であることがわかります。教科書に記載されているよりもずっと多くの精神疾患があることは明らかです。今後、そのような疾患の多くが、組織学的検査によって解明されていくことになるでしょう[22]。

この会合におけるアルツハイマーのアウグステ・Dに関する発表に対する聴衆の反応はにぶく、質問を求める議長の呼びかけに応じる者もいなかった。そして彼の論文は、疾病分類学的特異性に対して否定的であった「反クレペリン派」の出席者たちによって、激しく拒絶された。彼らは、病理学的解剖が特定の精神疾患を明らかにするという説に強く反対していた[23]。当時すでにアルツハイマーの名声は確立されており、また、彼が共に仕事をしていた精神科医エミール・クレペリンも彼を擁護したのだが、それにもかかわらず、集まった人々は、アルツハイマーの提示した議題をさっさと切り上げ、ジークムント・フロイトの弟子による次の論文の討議に移った。

アルツハイマーは、フランクフルト精神病院で働いていたとき、非常に多くの老人性認知症患者を診ていた。しかしその後、大学病院に移ってからは、そのような患者を継続的に担当することはなくなった。彼らはすぐに、精神病院に移されたからである。アウグステ・Dの症例に関する発表を行なった後の数年間、アルツハイマーと彼の同僚たちは、同様の症例を八例しか発表していない。しかもそのうち少なくとも二例は、それ以前にすでに発表されていた症例であり、また、その真偽も疑われていた。これらの患者は高齢者ではなかった。老人性疾患とは言えないそれらの症例を、まったく新しいものと捉え、当時の分類基準を変更することに正当性があるかどうか、深刻な議論を呼んでいた。また、二つ目の重要な症例としてアルツハイマーの同僚の一人によって報告された五六歳の労働者ヨハン・Fの死後の検査では、神経原線維変化が認められなかった[24]。

しかし反クレペリン派の激しい抗議はあったものの、脳機能局在論を承認する動きが、次第に広まっていった。ゲッティンゲンの開業医L・W・ヴェーバーは、一九〇五年に、「あらゆる精神疾患が、脳における病理学的プロセスによって起こることは、今日ではほとんど異論のない事実である。（略）すべての精神疾患は脳の病気なのである」と述べている。そして一九一〇年にはエミール・クレペリンが、影響力の大きい精神医学の教科書の改訂第八版で、細心の注意をはらいながらも、初老期と老年期の認知症のあいだに、明確な区別を設けた。彼は、前者、すなわち初老期の認知症を、アルツハイマー病と名づけたが、「アルツハイマー病の臨床的解釈は、現在のところ、まだ不明瞭である」とつけ加えた。[25] 不明瞭であるにもかかわらず、クレペリンがアルツハイマー病を特定したのは何故であろうか。歴史家のジャーマン・ベリオスは、アルツハイマーがクレペリンと共に仕事をしていた研究室には、「新しい」病気の証拠を見つけることへの大きなプレッシャーがあったかもしれないと考えた。そして、その根拠の一つとして、以前発表した症例のいくつかをあらためて発表したことを挙げた。この病気にアルツハイマーの名前をつけることに、アルツハイマー自身が最終的に同意したかどうかについては、よくわかっていない。アルツハイマーは、自分が行なったのは、年齢が他よりも若いという点においてのみ典型から外れた老人性認知症の数例を記録したことだけであると考えていたと、彼の親しい同僚の一人、ゲターノ・ペルシーニが証言しているように、アルツハイマーは困惑していたようである。[26] アルツハイマーは、生涯のほとんどの期間働いていた大学病院に存在した組織上の制約と、そこでは長期のケアが行なわれなかったという事実によって、精神病院でアウグステ・Dを診ていた時のようなめざましい観察を行なうことができなかったと思われる。[27]

クレペリンがアルツハイマー病の命名を急いだ理由として、医学史家たちは次のようなことを挙げている。一つは、報告されている症例には、分類の変更が必要であるとクレペリンが確信していたので、学問的理由からそうしたというものだが、これにはあまり根拠がない。二つ目は、アーノルド・ピックが学部長を務めていた、プラハのカレル大学の神経学部というライバルの存在である。ピックはこのわずかあとに、彼の名前がつけられた別の種類の認知症を発見している。しかし、最も一般的に考えられている理由は、クレペリンが、ジークムント・フロイトに、そして精神障害の解釈や対処においてフロイトが行なっていた精神分析的アプローチに、脅威を感じていたというものである。それでクレペリンは、精神障害を、精神分析ではなく病理学的アプローチで扱うための基礎を固めることを焦っていたと考えられている。しかしながら、ベリオスはこの考えに強く反対し、神経学者であったフロイトは、認知症の原因が脳の特定の部位の障害であるとすることに、基本的に違和感をもっていなかったと述べている。(28)

ところで、クレペリンが「強硬な身体派」ではなかったことをここで述べておくべきであろう。彼は多くの土地に旅をして、様々な立場を幅広く認める比較精神医学を確立することの重要性を強く感じていた。とくに、一九〇四年に行なった東南アジアへの旅行に強く影響され、クレペリンは当時、彼と同じ考えをしていた多くの人々と同様に、似通った環境で暮らすと、心理状態も似てくるはずだと考えた。そして彼の師ヴィルヘルム・ヴントに倣って、比較民族心理学を確立する必要性を説いた。(29) 一言で言って、クレペリンが新しい疾病の命名を急いだことに対する満足のいく説明は存在しない。しかし、脳の特定の部位における変化が精神疾患を引き起こすという考えは、それを支持する証拠が希薄であるにもかかわらず、当時すでに医学界において確立されていた。クレペリンが自分の行動を正当化するのには十分だったのである。

アルツハイマーの最初の見解の基になったスライド群は、長年のあいだ紛失しており、一九九八年まで見つからなかったのだが、注目すべきは、再検査の結果、アルツハイマーの結論は、一九九八年現在の基準に照らし合わせても、完全に正確であったという意見の一致が見られたことである。アルツハイマーがかつて判断したとおり、アウグステ・Dとヨハン・Fの脳組織から作られたプレパラートには、委縮した細胞とアミロイド斑がはっきりと存在しており、また、アウグステからとられた組織のスライドにのみ非常に多くの神経原線維変化が見られた。

アルツハイマー病という考えの一時的衰退

クレペリンの努力にもかかわらず、アルツハイマー病をめぐる論争は、四、五十年の間、迷走を続けた。当時の科学者や臨床医たちの多くは、これを新しい病気として確立しようとするクレペリンの考えに異議を唱えており、またクレペリンの考えを医学界に定着させるための研究も大規模に行なわれることはなかった。梅毒やてんかんなどの患者の脳にも、アミロイド斑や神経原線維変化が生じるということが、解剖によって当時すでによく知られており、このことも、アミロイド斑や神経原線維変化とアルツハイマー病の関係を主張する意見を弱めることになった。[30] アルツハイマー病の研究が遅れた他の理由には、第一次世界大戦が勃発したことが挙げられる。様々な資源が軍事用にまわされ、医療の基礎研究にあてられることが減ったのである。しかも、当時の製薬会社の関心は、脳血管性認知症に向けられていた。この病気に効果のある薬剤がすぐに見出されるであろうと想定されていたからである。これらの理由により、老人性認知症は相変わらず、老化自体と結びつけて捉えられ、早期に発病するという特徴は、初老期認知症を個別的な病気として受け入れるための、説得力のある根拠にはなりえなかった。アロイス・アルツハイマーの当時の親しい仲間たちは、このアルツハイマー病という名称を用いはじめたのだが、大勢には影響がなかった。また、アルツハイマー自身は、アウグステ・Dの症例を発表した時から一貫して、「我々は、すでによく知られている疾病群を、臨床的・解剖学的特徴によって、より細かいグループに再分割する段階に進むべきだ」と主張しつづけた。[31]

アルツハイマーは終始、脳の特定の部位の異常と行動上の変化との間に結びつきがあることを認めるよう、医学界に訴えつづけたが、当時の文献にくわしく、ドイツ語が堪能な研究者たちの中には、アルツハイマー自身が、ADを個別の疾患と考えてよいかどうか疑問に思っていたとする者もいる。[32] しかし、はっきりしているのは、アルツハイマーにとって、初老期認知症も老年認知症も、「正常な」老化ではなく、脳における身体的徴候を伴った明らかな身体異常であったということである。アミロイド斑は、一九一〇年に「老人斑」と再命名されたのだが、このことは問題をさらに複雑にした。すなわち、病気としての認知症の主要な徴候として理解されてもいたアミロイド斑が、その名称により、はっきりと老化と関連づけられてしまったのである。(33)

アロイス・アルツハイマーの死後十数年のあいだに、初老期認知症の、より多くの症例が記録されたが、それらを個別の病気とすることには皆が躊躇しており、アルツハイマー病の確立にはいたらなかった。アルツハイマー病と老化との関係の問題も、解決されないままであり、また当時の多くの専門家は、脳動脈硬化症が認知症の主な原因であると考えていた。そして、一九三〇年代に、あるドイツ人研究者が、解剖所見に基づき、「六五歳以上の死亡者を調べてみると、その八四パーセントの脳に『老人斑』が見られる」と報告し、アミロイド斑が老化の正常な兆候であることを、あらためて示唆した。(34)アルツハイマー病がなかなか認められなかった背景には、認知症が、神経学的障害とも精神医学的障害とも特定されず、そして、老年医学がまだ独立した医学として確立されていなかったという当時の状況があった。(35)そうして、アルツハイマー病が無視されつづけるという深刻な状態が、一九七〇年代まで続くことになる。(36)

医療の対象としての老化

十九世紀後半には、高齢者の健康状態に関する医学的関心が高まり、のちに老年医学と呼ばれることになる専門分野が形成された。老齢が医療の対象となったのである。一八六七年に出版された『老年疾患と慢性疾患に関する講義（*Lectures on Senile and Chronic Diseases*）』で、シャルコーは、高齢者の病気を研究することの重要性を説き、もはやこれに異議を唱える者はいないと述べた。[37] この動きは、フランスやドイツ、英国で始まり、後に北米にも広がっていった。この新しい分野の黎明期には、一部の中心人物たちが、老齢自体が病気であるかのような説明をした。[38] そこで強調されたのは、動作の緩慢化、社交性の喪失、寝たきりになること、そして「老年性変性」であった。[39] 歴史家のマルタ・ホルシュタインは、以下のように述べている。「現代の読者は奇異に感じるかもしれないが、世紀の変わり目のころ、研究者たちは、しばしば『正常な』老化を、細胞や組織の変性の、病理学的な、あるいは少なくとも準病理学的なプロセスとして解釈した」。[40] つまりこの時代、認知症は「正常なもの」でもあり、同時に「病理学的なもの」でもあったのである。合衆国で老年医学の礎を築いたイグナッツ・ナッシャーは、「老年における衰えの症状」は通常、進行性で、ほとんど軽減や変更が不能の永続的なものであり、コントロールできないと述べた。そしてまた、それは質の変化ではなく、量的な衰退であるとも述べている。[41] このころ、老衰（senility）による心身の退化に関しては、後ろ向きな固定観念が横行していたが、歴史家のジェシー・バレンジャーは、実は当時、非常に多くの一般書が、衛生状態に細心の注意を払うこと、運動すること、若い人々と交流をもつこと、その他多くの戦略によって老衰を避けることができると、読者に教えていたと述べている。[42]

バレンジャーは、一九二〇年代から一九七〇年までを認知症研究の「暗黒時代」とする認識は、正確ではないと主張する。彼は、一九三〇年代の半ばから一九五〇年代にかけて、とくにアメリカの精神科医のあいだに、老人性認知症に対する関心の高まりがあったことを指摘している。彼らの関心は、人口統計上、爆発的に老人が増えたことにも起因していた。[43] 当時、合衆国の各州において、精神科施設は老人患者でいっぱいになり、そのことが、精神医学の権威を損ねることにつながった。しかしそれでも、老年医学の専門家たちは、おびただしい数の高齢患者が冒されている疾病の認識と対策の必要性を強く主張した。当時、合衆国で老人性認知症に取り組んだ精神科医の中で最も有名なのは、おそらくデービッド・ロスチャイルドであろう。

ロスチャイルドは、アミロイド斑や神経原線維変化は、老人性認知症だけではなく、ほかのいくつかの疾患にも見られるので、これらの形成は、何らかの生物学的要因に対して起こる、一般的な組織の反応として理解されるべきだと主張した。しかし彼は、この見解のみでは満足しなかった。彼は仲間たちとともに、アルツハイマー病と、情緒的・人格的障害との関係を調べはじめた。彼は、老人性認知症に対する通常のアプローチは、脳の病理学のみにとらわれすぎていて還元主義的であるとして、明確に批判し、「特定の状況に対して、様々な形で反応することができるのは、生きていて、意識のある人間だけであり、そういう存在に器質性機能障害は生じる」と述べた[44]。そして人間は、有機的障害を補うための様々な能力をもっており、これに関する研究を行なうべきだと主張した。その見解を補強するために、彼は、アロイス・アルツハイマーの時代以来、繰り返し示されている矛盾する所見、すなわち、生きている患者における認知症の存在と程度が、解剖時における病理の存在と程度と一致しないことがしばしばあることを強調した。バレンジャーは、ロスチャイルドの出版物が大きな影響力をもったために、老衰患者を扱う精神科医のあいだに当時よく見られた治療上のニヒリズムが、姿を消しはじめたと述べている。

そんな中、ロスチャイルドの意見に基づいて、当時非常に影響力をもった文献が生み出され、その中で、老化や高齢者の問題の社会一般における扱われ方が批判の対象となった。その文献は、老人の精神障害の原因を、老化する脳におくことは止めるべきだと説いた。そのような態度が、老人から生きる目的を奪っていると言うのである[45]。当時、同様の立場から、ある力動精神医学的見解が発表された。老衰と結びつく物忘れは、一種の「抑圧」であるというものだった。ここでいう抑圧とは、すなわち、二十世紀半ばに老齢を迎えたことに関連した恐怖やフラストレーションを、意識に上らないようにする防衛作用を指す。一九七〇年代には、高齢者に対する差別に焦点を当てた議論が一般的になった。そして一部の人々が身体的問題で実際に苦しんでいることがわかり、より詳細な調査が必要であることが認識された。

政治的問題としてのアルツハイマー病

バレンジャーによれば、これらの数十年のあいだ、限定的ではあるものの、老衰を身体的問題として扱いそれに取り組む姿勢は、なくならなかった。そして一九六〇年代になると、五つの革新的な変化が起こり、それによって、アルツハイマー病はふたたび正面から取り組まれる重要な問題になった。一つ目の変化は、認知症と診断された患者の脳の解剖が、英国で大々的に行なわれたことである。それらの解剖により、大多数の患者の脳が、製薬会社や神経学者たちが想定していたような動脈硬化性の変化をほとんど示していないこと、そして、何十年も前にアロイス・アルツハイマーが指摘していた、アミロイド斑や神経原線維変化を数多く有していることがわかった[46]。解剖の結果をうけ、臨床医たちは、アミロイド斑や神経原線維変化によって引き起こされる脳の損傷の総量は、患者の異常行動の程度に、密接に対応していると断言した。ただし、認知症にかかっていない対照群《コントロールグループ》のかなりの割合に、アミロイド斑や神経原線維変化や脳の萎縮が、解剖時に顕著に見られることも、また事実であった。

二つ目の重要な変化は、電子顕微鏡が開発されたことである。この強力な新しい機器によって、脳の構造的変化が可視化され、特定の生化学的変化との関係が明らかになった。それにより、神経病理の分類における重要な改善がもたらされたのである。アミロイド斑や神経原線維変化の構造が明確になり、それらが病気とどの程度関わっているかということについて、盛んに議論が行われるようになった。病理学的研究の新しい課題に関心が集まり、認知症に対する心理学的アプローチは脇に追いやられることになった[47]。

三つ目は、一九七〇年代に、多大な影響力をもった神経学者ロバート・カッツマンが、老化は不可避的に老衰にいたるという通念は破棄されるべきであると公言したことである。当時、何人かのコメンテーターも「老衰」という語は、事実上の侮蔑語になっており、それを使いつづけるかぎり、高齢者に対する差別はなくならないと発言した。(48) ロンドンのミドルセックス病院で行なわれた一五〇件の解剖に基づき、R・D・ニュートンが一九四八年に与えた示唆にしたがって、カッツマンは、「初老期認知症」もあらゆる老衰の症例も、病理として認識されるべきだと言明した。そして、正常な老化とは完全に異なるものとして理解されるべき初老期認知症のことは、アルツハイマー病と呼ぶのが適切であるとした。(49) カッツマンの見解は、アルツハイマー病の「ネオ・クレペリンコンセプト」と呼ばれ、(50) この病気の「再発見」として位置づけられている。(51) バレンジャーが述べているように、「一九七〇年代の終わりごろには、『老衰』は、老年医学の活動家たちが夢見たように根絶されはしなかったものの、生物医学研究者たちによって、様々な独立した個別の疾病に分類され、完全に統御された。少なくとも理論上は、それらの個別の疾病が高齢者差別につながることはなくなった」。(52)

その頃、アルツハイマー病は、ロバート・カッツマンやその他の人々によって、合衆国における主要な死因の四番目あるいは五番目であるとされた。二〇〇八年に『ニューヨーク・タイムズ』紙にカッツマンの死亡記事を書いたロジャー・セゲルケンは、「カッツマンが一九七六年に『神経学アーカイブ（*Archives of Neurology*）』に論説を発表し、つづけて一九七七年に会議を開催した後、医学界に大きな見解の変化が生じた」と述べている。論説の中でカッツマンは、ADを「凶悪な殺し屋」と呼び、その「悪性度」を論じている。それ以前にアルツハイマー病に関して発表された論文は、全部合わせても一五〇編にも満たなかったが、この論説が発表されてから二〇〇八年にカッツマンの死亡記事が出るまでに、四万五〇〇〇編以上の、AD関連の論文が発表されており、(53) 今なお、その数はうなぎ上りに増えつづけている。

四つ目の革新は、一九七〇年代に合衆国で、老化に関する包括的な研究計画を推進するために、「米国国立老化研究所（the National Institute on Aging：NIA）」が設立されたことである。五つ目は、アルツハイマー病運動が始まったことである。この運動は、一九七七年ごろに始まり、のちに「アルツハイマー病とそれに関連した障害協会（the Alzheimer's Disease and Related Disorders Association：ADRDA）」［通称アルツハイマー病協会］が、NIAの初代理事長であり精神科医である老年医学者ロバート・バトラーの強力な支援を受けて発足したことによって強化された。このアルツハイマー病協会の活動は、支援者であるＮＩＡの正当性を増大させることになった。アルツハイマー病協会は政府へのロビー活動を行ない、また、アルツハイマー病の研究のための資金を集めはじめたからである。(54) このころ、目前にせまった医療費や社会保障費の急騰に関する懸念に伴って、エピデミックに関してよく用いられる「動き出した時限爆弾」という言葉が現実味を帯びはじめた。(55) しかし、政府関係者は、ＮＩＡやアルツハイマー病協会が、介護者が緊急に必要とされているという問題には目を向けず、最初から、ＡＤの効果的な治療法や、最終的にはその予防手段を見出すことに重点をおいていたことを批判した。

アルツハイマー病運動の支持者たちは、まず、アルツハイマー病が病気として広く認識されることが重要であるとし、また、ＮＩＡに働きかけるときには、治療医学に重点をおくことが最善であろうと述べている。そうすれば、治癒の方法を見出すだけではなく、この病によって課せられる社会的・個人的負担の問題に取り組むことができるからである。ところでこの時、介護のための資金は、大方の予想どおり、ほとんど準備されなかった。(56) 英国でも同様に、「英国医学研究協議会（Medical Research Council）」が、「認知症」と「アルツハイマー病」の研究を、最優先事項であるとして指示を出した。(57)「ＡＤを治療し治癒しようとする努力は立派だが、それを行なう者は、自らの試みが、『病気の診断と治療の市場』に投資している大企業をまきこむビジネスであることを念頭においていなければならない」と、社会学者のパトリック・フォックスは指摘している。(58) またその試みは「患者の家族が心の拠り所としている『希望に満ちた言説』によって促されている」。(59) このような、ＡＤの治癒を目指す態度は、現在でも妥当なものと考えられており、「アミロイドカスケード仮説」という、脳内にアミロイド斑を形成させる仕組みを、ＡＤの主要なパラダイムとすることにつながった（次章を参照のこと）。

アルツハイマー病協会という新しく設立された組織への関心は、一九八〇年にアルツハイマー病患者の家族からの手紙が、アメリカ全土に配信されるコラム「ディア・アビー」に発表された後、急激に高まったと、フォックスは述べている。この手紙が公表された後、アルツハイマー病協会には三万通以上の手紙が届き、それまでにはなかったようなADへの関心が、世間に広まった。[60] それにより、多くの家族が介護に関する援助を強く求めていることが明らかとなった。また、老衰が最終的に治癒される脳の病気として認められることで、認知症のマイナスイメージが払拭され、病気の発症に家族の道徳的責任があるかのような風潮がなくなることを彼らが望んでいるということが、同じくらい重要な事柄として認識されるようになった。これらの家族は、心理社会的老衰だの精神力動的老衰だのいうものに関わっている時間が自分たちにはほとんどないと強硬に主張した。最近、フォックスとその仲間たちは、この両刃の剣――治癒とケアの「トレードオフの」問題――が時とともに、とくにレーガン時代以降に悪化し、アルツハイマー病患者の介護に対するサポートが、税額控除くらいしか残っていないことに言及している。[61]

私が二〇〇八年に神経遺伝学者のジョン・ハーディと話をしたとき、彼は、アルツハイマー病を個別の病気として確立しようとする動きを、財政的援助を得るための政治的策略にすぎないものだと言った。そして同じように考える人々がいることを強調した。また、認知症の問題に取り組むための新たなアプローチが出現したことについて、ロンドンのモーズリー病院精神医学研究所の著名な精神科医ウィリアム・リシュマンは、一九九〇年代の初期に、「老化とアルツハイマー認知症が密接に結びついているように我々に印象づけるような言説が、いつまでもなくならない」と文章の中で警告している。[62] リシュマンは、アルツハイマー病の臨床的特徴とされているものの多くは、単なる老化現象であり、それは記憶の喪失について、とくに顕著であると述べている。また、脳内の変化、とくに、海馬におけるアミロイド斑と神経原線維変化の存在についても、同様に老化の所見であるとした。彼は、アルツハイマー病における様々な生理学的変化が、老化のプロセスと共通していることを指摘し、それにより、両者は老齢になればなるほど区別することが困難になっていくという、重要なことを述べている。リシュマンは、アルツハイマー病が、結局のところ、「単なる脳の老化」である可能性を考慮すべきであると主張する。彼は、「明らかに、アルツハイマー病のみと結びつき、健康な高齢者にはまったく見られないマーカーが見つかった場合には」アルツハイマー病と通常の老化は区別できないという考えは、退けられなければならないとした上で[63]、老化のプロセス自体が強い遺伝的・環境的影響のもとにある可能性があるので、それは、ある状況のもとでは、「加速され、強められ、一種の『早期の老化（precocious aging）[64]』になる」ことがあり、「そのプロセスがある限界を超えたとき、人は誰でもいわゆる『正常』から『アルツハイマー型認知症』に移行するのだ」と結論づけている[65]。

最近逝去した英国の精神科医マーティン・ロスは、知的能力を保たせるニューロンが存在し、そのニューロンを特定値を超えて大量にもっている人々が、一生知的能力を失わない可能性があるとし、それを研究する必要性を一九九〇年代に説いた。彼はそれを「保持能力（reserve capacity）」と呼び、その特定値を決定的なものだと考えた。彼ただしロスは、リシュマンの立場とは対照的に、老化と認知症の間には明らかな断絶があるという立場をとる。彼は、決定的な限界を超えると、関連した分子経路の全部もしくは一部が分岐すると述べる。ロスによれば、「年を取った人間は、ＡＤであるかＡＤでないかのいずれかであり」、ＡＤでない人間は、いくらか記憶を喪失するとしても、自分のアイデンティティに関する認識を失わない。すなわち、自分が何者であるかを自覚しており、また論理的思考の能力を保ちつづけるのである。彼らは、理性を奪われて死にいたるようなことはない。ロスは、「ＡＤを、正常な知的老化の、継続的なそして予測可能な延長と見なすことはできない」と、強硬に主張した[66]。しかし彼は、ＡＤが予測可能であることを否定しつつも、遺伝的特質や環境によって、ある人々が他の人々よりもＡＤになりやすいことがあることを認めている。

「正常」という概念の変遷

「医学的認識の歴史」を詳らかにするミシェル・フーコーのある著作は、十九世紀における解剖病理学の出現が、最先端の科学的医学において、規準としての身体をつくり出すのに一役買ったことを示している(67)。彼は、近代以前の医学においては、「肉体」そのものは基本的に何も語らないものだったと述べた。すなわち、疾病の不変の真理が、肉体という何も書かれていない石板に現れる徴候を分析することによって解き明かされていくと考えられていたと言うのである。しかし時代とともに、疾病の「真実」は身体の中に移された。「死体をいくつか切り開いてみれば、生前の診断では不明だったことが明らかになるだろう」と、パリの偉大な解剖学者ビシャは述べている(68)。身体は、「話す」ことができるようになった。ただし、そこで観察されるものが、「健康」の基準から病理学的に逸脱していることが理解された場合に限るのであるが。疾病は確固たる「実在」であり、それが内部から身体に症状という印をつけるのだとした、以前の見解から大きく転換したのである。

フーコーは、その主張をさらに推し進め、身体が切り開かれることで、そこにある様々な異常箇所を互いに見比べて、その違いを「観察する」ことが可能になったと述べている。ここで観察されるバリエーションは、病気の種類、もしくは、ある病気が進行していく際のステージの違いとして解釈された。解剖で観察されたものは、患者の経験や、時折彼らの身体の表面に見られる徴候や症状に、ふたたび結びつけられる。解剖された身体は、不変式、すなわち、疾病のメカニズムの物差しとなる。死体から患者の苦しみを推し測ることで、彼らを苦しめている症状が、体の奥深くの目に見えないプロセスの結果である、と考えることが可能になり、それによって、「脳機能局在論」は強固なものになった。

十九世紀になってしばらく経つまで、「正常《ノーマル》」という語は、ほとんど、数学か物理学の中でしか使われない言葉だった。解剖に基づいて、身体そのものに目を向けるアプローチが定着したことによって初めて、生物学的に「正常な状態」と「異常な状態」の違いは何かという議論が真剣になされるようになった。内科医のブルセは、一八二〇年代に、病気の現象は基本的に、健康の現象と同種類のものであり、健康と病気は「程度」においてのみ異なると主張したが、このことを、オーギュスト・コントは、一八五一年に、概念的解釈における大きな転換であったと述べた。[69] 疫学的方法を集団研究に応用すれば、この「病気と健康の連続」という考え方もまた、一般化されることになる。そうなれば、あらゆる人体が生物学的に同等であるという想定のもとに、その考えは、臨床の場で利用されうるのである。あるいは逆に、臨床研究で観察される、個人の身体的状態に関する様々な所見によって、人類全体を推し測ってもよいかもしれない。ただし、それらの所見はいかなる集団の代表でもない。よってしばしば、その重要性をいかに考えるかという大きな問題に行きあたるのである。[70] ブルセは、「正常」は病理と連続したものとして理解されるべきであると述べただけではなく、「逸脱」は、「正常な」状態との相対的な関係で理解されなければならないとしている。[71] このテーマは、十九世紀に、オーギュスト・コントやクロード・ベルナールといった影響力のある思想家たちによって取り上げられ、さらに発展した。

一九六〇年代に、フーコーの師でもある哲学者、医師のジョルジュ・カンギレムは、「正常」に関する十九世紀の研究をまとめて、「厳密に言うと（略）『正常』の生物科学というものはない。あるのは、『正常』と呼ばれる状況や状態の生物科学のみである」と述べている。カンギレムは、「正常」は、「人間の行為の中に置かれた」コンテキストにおいてのみ理解されうるとし、さらに、「違うこと」自体は病気でも何でもなく、「客観的な」病理などというものは、実験室、診療所、そしてその病理を作り出す手術室の外には、そもそも存在しない、と結論している。[72] しかしカンギレムの見解は、ブルセとは反対に、「正常」と「病理」は、論理的に同じ連続上に置くことのできない、二つの根本的に異なる状態である、というものであった。カンギレムは、それらを生態学的に連続したものとすることは、実はコンテキストを考慮しない人為的な臨床的・実験的方法であり、生物医学研究の現場でよく用いられているものだとして、それを否定した。また「正常化」という考えは、統計学的に「異常なもの」は、必ず病理である、あるいは、いかなる病理も、統計学的に「正常なもの」の中にはない、という間違った想定につながる可能性があることを、カンギレムは指摘している。現代におけるアルツハイマー病をめぐる議論は、「限界を超える」「ホメオスタシスを保つ」「保持能力」「正常な老化と認知症のあいだの連続と不連続」など、正常と病理の関係に関する、このかなり古い議論を反映したものとなっている。このような混乱は、アルツハイマー病に関する現在の科学論文に頻繁に登場する「正常な人間が神経病理を示す」というような、パラドックス的表現に見てとれる。

正常はいつ病理になるのか

脳には長いあいだ、医学的診断に対する障壁があり、それは他の主要な臓器の場合よりも大きなものだった。ごく最近まで、生きている状態の脳を見る技術は存在しなかったので、アロイス・アルツハイマーの時代以来ずっと、脳に関しては次の二種類の診断方法が用いられてきた。その一つは、臨床診断である。それは心理テストや問診などの方法で、時間の経過とともに認知機能が明らかに衰えていく様子を観察するものである。そしてもう一つは、解剖所見に基づく、死後に行なわれる診断である。これまで私が話をした専門病院の臨床医たちのほとんどは、経験をつんだ医師が、患者を何ヶ月か、あるいは何年にもわたって追跡した場合、非常に多くのケースで彼らの診断は正確であり、アルツハイマー病は事実であると述べている。診察中には、患者や、受診時に患者に付き添っている介護者たちと、いろいろな会話が交わされ、何種類もの心理テストが繰り返し行なわれる。本来ならば、認知症に伴う「機能障害」を評価すべきなのは、患者の訴えや不安にじかに対応している臨床医たちである。しかし、「真実は解剖時にのみ明らかになる」という前提のもと、彼らは患者のカルテに、「ADの可能性あり」あるいは「おそらくADである」という表現で、診断結果を記入することを求められるのである。

一方、私がインタビューした神経病理学者たちは、自分たちの所見が他の病理学者の所見と必ずしも正確には一致しないことを認めながらも、ADの診断は病理学的所見によって行なえるのだと主張する。臨床医と病理学者のあいだには、臨床診断と神経病理学的診断が、多くの場合一致するという、意見の一致がある。しかし裏を返せば、彼らはそれらが一致しないことがあることも認めている。この不一致は、前述したように、アロイス・アルツハイマーの時代からずっと見られたものであるが、いわゆる「修道女研究」の研究結果が初めて公にされたとき、ふたたび脚光をあびた。「修道女研究」とは、合衆国の七つの地域におかれた「ノートルダム教育修道女会」に属する六七八名の修道女たちを対象に、一九八六年に始められた研究である。修道女たちが若いときにこの修道会に入りたい理由について書いた文書を何十年も保管しており、それを、七五歳から死亡するまで継続的に行われた神経心理学テストの結果や、死亡後の解剖所見と照合したのである（修道女たちは全員、このプロジェクトに参加するときに、自分の脳を解剖用に提供することに同意していた）。

この研究によって、若いときに想像力があり複雑な思考をしていた修道女たち（研究者たちの用語で「概念密度」の高かった修道女たち）は、年を取ったとき、アルツハイマー病に冒されてしまう可能性が少ないことがわかったとされている。[73] それは解剖結果が集められるにつれて、しっかりと裏づけされた。また、この結果と、正規の教育を受けた期間とは関係がなかった。年を取ってから脳に広範囲にわたる神経病理を有した修道女の九〇パーセントは、二〇歳のときの概念密度が低かったことが明らかになった。この研究が大きな後押しとなり、のちに「脳余力仮説（cerebral reserve hypothesis）」として確立される考え方の基礎が出来あがった（脳余力は胎内にいる時に植えつけられるとされる）。

しかし注目すべきなのは、七五歳以降に行なわれた一連の神経心理学テストで非常に成績のよかった修道女たちの一部が、解剖時に、アミロイド斑と神経原線維変化を非常に多く有していたという所見である。これは、過去八〇年間にわたって繰り返しなされた観察を追認するものであった。また逆に、解剖した脳に比較的病理所見の少なかった何人かの者が、生存中、認知症の行動的徴候を示していたことも明らかになった。[74]

この研究の主任研究員デービッド・スノードンは、よく知るようになった一人の修道女について、次のように述べている。

修道女研究における模範とも言うべきシスター・メアリーは、一〇一歳で亡くなる直前に認知テストで高得点を出したが、彼女のさらにすばらしい点は、アルツハイマー病の代表的な病変である神経原線維変化やアミロイド斑がたくさんあったにも拘らず、この高い能力を保ちつづけていたことである。[75]

モントリオールの、ある神経病理学者は、「修道女研究」の研究結果に関する意見を求められた時に、次のように述べている。

そうですね。臨床医が「たぶんＡＤです」と言ったのに神経病理がほとんど見つからないとき、私はその理由を考えます。そしてその時、私が脳の中に見ている量的変化をアルツハイマー病だと思わない場合には、ほかの病名を考えます。それは血管性認知症なのだろうか、それは別の神経変性疾患なのだろうかと。患者が臨床的に認知症である場合、それを説明する何かが脳の中にあるはずだからです。難しいのは、アミロイド斑や神経原線維変化の密集度と臨床所見のあいだには、直接的な相関関係がないということです。それで、脳は神経病理で満ちているのに、患者は臨床的にはそれほど認知症の症状を示さないという場合があるのです。私たちは、組織学的所見によって、これは「中度の」アルツハイマー病だとか、あれは「重度の」アルツハイマー病だという具合に、分類することはできません。意味がないからです。私たちに言えるのは、せいぜい、臨床診断を追認するのに十分な神経原線維変化がある、ということですが、それにしたって、この領域に二〇以上のアミロイド斑が、あるいはかくかくしかじかの量の神経原線維変化があれば、それは重度のアルツハイマー病である、と言えるような直接的関係はないのです。

当然、神経病理学は、他の医学よりも、実践において脳機能局在論に向かう傾向が強い。病理学者たちはしばしば、自分がその脳組織を顕微鏡で調べている患者のことを、あまりよく知らない。せいぜい「ＡＤの蓋然性が高い」という臨床医の最終的診断報告を読むくらいである。病理学者たちの仕事は、臨床医の診断が正しいこと、あるいは誤っていることを証明することである。そして誤っている場合には、臨床医とは異なる判断で、その患者の死を説明するのだ。ここで私たちは、どのような症例をＡＤと見なすべきか判断する上で、神経病理学がどれほど不確かなものであるか気づきはじめる。その不確かさは、公衆衛生の現場や、人口データベースをつくり上げる作業で用いられる数字の真偽を、疑わしいものにする。しかも結果的に、患者は人格というコンテキストから完全に切り離されて、単なる一つの症例となってしまい、神経病理学にすっかり還元されてしまうことは明白である。このような病理学的記録は、その他の多くの解剖所見とは対照的で、原因に関する決定的な情報を提供しない。それはただ、アルツハイマー病が脳内に存在していることを追認するだけなのである。この状況は、梅毒スピロヘータの実験室における証明や、脳腫瘍の解剖における組織診断などと同様に考えることはできない。私がこの問題の複雑さをつよく意識したのは、あるベテラン神経病理学者が、決して皮肉ではなく、「二つの認知症の人間の脳で、病理学的徴候が同じであるのを、私は一度も見たことがない」と述べた時である。

また、集団が年齢別に分けられている、ある疫学的研究プロジェクトでは、研究用に脳を提供することに同意し、前もってＡＤの臨床テストを受けていた四五六名の人々の、死亡時の病理学的状態を調べたのだが、そこでは、予想していたように、アミロイド斑、神経原線維変化、細胞の消失（図1-2）など、アルツハイマー病や認知症の徴候と見なされている神経病理学的特徴が、年齢が低いグループよりも、高いグループに多く見られた。しかし、たしかに六〇歳から七五歳のグループでは、解剖時の神経病理と、ＡＤや認知症という臨床診断との相関関係が強くあったのだが、それ以上の年齢になると、高齢になるにつれ、この相関関係は薄れていった。研究者たちは、七五歳以上の被験者に関して、生存中、認知症と診断されていた者とそうではなかった者の、解剖時に見られた神経病理学的特徴が、かなり似通っていることを発見したのである。[76]

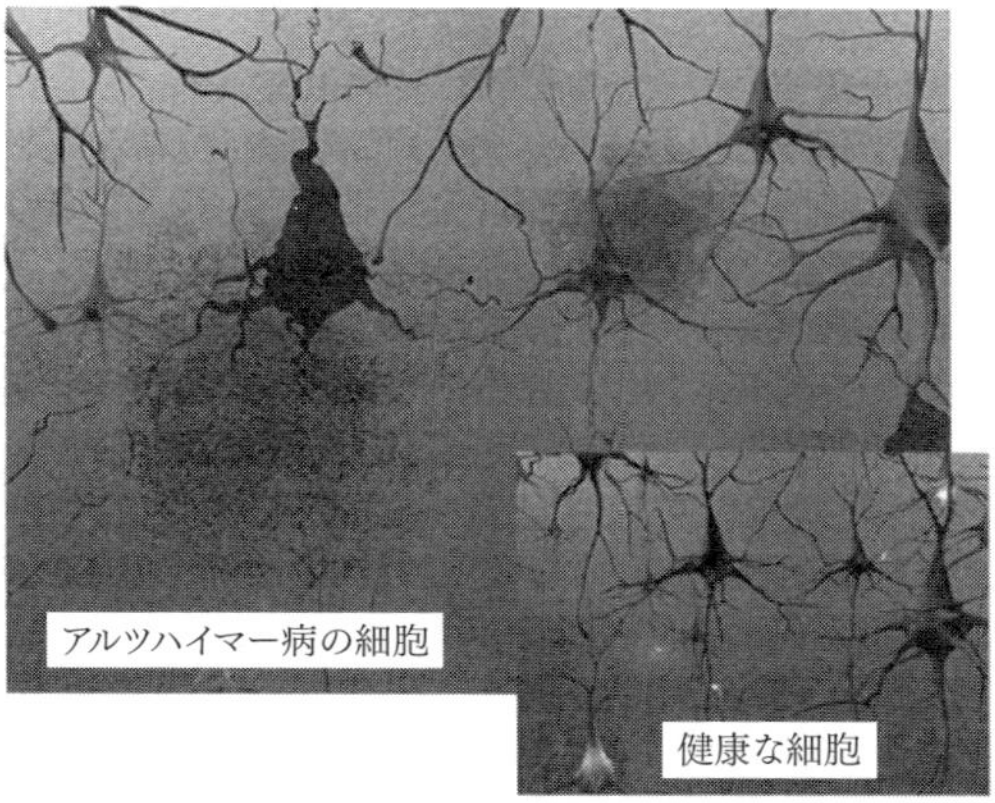

アルツハイマー病の脳組織にある神経細胞やシナプスは，健康な脳よりも数が少ない。

プラーク（アミロイド斑）は神経細胞間に形成される，たんぱく質の断片から成る異常な集団である。

死んだ神経細胞，あるいは死につつある神経細胞には，プラークとは異なるたんぱく質が絡み合った，糸状のものから成る**タングル**（神経原線維変化）がある。

科学者たちは，アルツハイマー病の脳における細胞の死と組織の消失が何によって起こるのか，完全にはわかっていない。しかし，その最有力候補と目されているのは，プラークとタングルである。

図 1-2 顕微鏡写真（脳の内部。プラークとタングル）。「インタラクティブツアー（An Interactive Tour）」より。

この結果を受け、とくに七五歳以上の人々に関しては、認知症の臨床的発現を決定する要因は、アルツハイマー病の神経病理の存在だけではないという主張がなされた。研究者たちは、「認知症の病理学的原因は、病理学的変化およびその補完的メカニズムと、その土台をなすシナプスの機能障害とのあいだの、相互作用として考えられるべきである」とした。また、「老後の認知機能障害は、実は一生にわたった問題である。何故ならそれは、遺伝的な要因をもとにして、生活様式に基づいて発展していき、神経障害がいかに蓄積するか、先天的・後天的に認知的予備力をどれくらい有しているか、補完的メカニズムがいかに働くか、そして老化に伴ってどのように脳が衰えるか、ということに左右されるものだからだ」と主張する。(77)

この研究チームメンバーの一人、英国人疫学者キャロル・ブレインは、認知症の研究の基本的な問いを「彼はそれをもっているのか」というものから、「彼はそれをどの程度もっているのか」、そして「それは何故なのか」というものに変えるべきだと、何年間も主張している。(78) 集団研究に基づく近年の累積的研究は、いわゆる複合的認知症——通常は血管性認知症とアルツハイマー病との複合——が一般的なものであることを確認している。そしていくつかの所見には、血管の変化が認知症の引き金になっている可能性が見てとれる。[79] また別の研究によると、七十代で死亡する患者の認知症のあらゆる症例の五パーセントを、八十代で死亡する患者の二一パーセントを、九十代で死亡する患者の四八パーセントを「病因不明の認知症」が占めている。八〇歳以上の認知症患者のかなりのパーセンテージが、ＡＤや、第二の比較的一般的な認知症（レビー小体型認知症）の病理学的基準には合致しないことがわかったのである。[80]

最も著名で経験豊富なＡＤ専門家の一人ジョン・モリスは、共著者とともに、二〇〇六年の論文の最後で、あとから思いついたこととして、「別の角度から研究を行なえば、無数のＡＤ病変が脳に散らばっている多くの高齢者が、それにもかかわらず、正常な認識力を保っている理由がわかるはずである」と述べている。[81]

臨床上の拡散的シンドローム

二十世紀初頭から、ＡＤ研究における二つの大きな根本的問題が取り上げられるようになった。一つ目は、「我々が『アルツハイマー病』と呼んでいるものは何か」というものである。これは、『ブリティッシュ・メディカル・ジャーナル（*British Medical Journal*）』に近年載った論文のタイトルにもなっている。[82] 二つ目は、「ＡＤは『正常な』老化の避けられない一部なのか、それとも、老化とは完全に異なる、純粋に神経病理学的な疾病なのか」という問いである。二十世紀をとおして、ＡＤを病気として認めさせようとする試みが繰り返された。それは、単に治癒を促すためではなく、強力な社会的・政治的理由のために行なわれたものであった。しかしながら、二十一世紀の初頭に出現したある研究は、集団にもとづく疫学的データなどから、何がＡＤを構成するのか、どういう人間にそのリスクがあるのか、という問題には正確な解答が出ていないことを、繰り返し示した。これらの所見は、認知症は老化と切り離しがたく絡まり合っているという論を後押しした。しかし、それにもかかわらず、脳機能局在論に根差すアプローチが、主として製薬会社の支援を得て、未だに支配的でありつづけている。

最近、二人の研究者が、アルツハイマー病だとされている状態は、本当は「臨床上の拡散的シンドローム」すなわち「生きているなかで出てくる様々なリスク要因が連動して生じる多様な病理」の漸進的な累積を反映したものとして考えるべきだと主張し[83]、また、アルツハイマー病は、「単純に、そうであるかそうでないかが決められる疾病」ではないとした。そして、ADのような状態を引き起こす症状がいつ始まり、どのように悪化していくのかは誰にもわからないと述べ、その理由として、胎内や誕生直後に起きる出来事がおそらく関わっていることが、次第に明らかになっていることを挙げた。ブレインは、リチャーズとともに、アルツハイマー病が、彼らが主張するように「臨床上の拡散的シンドローム」であるならば、治療の特効薬が出てくることは考えにくいので、焦点を、治療薬ではなく、ライフサイクルをとおして増大する認知症のリスクに関わる無数の要因に、よりよく対応することにおくべきだ、と述べている。そして、ブレインとリチャーズは、次のように論をむすぶ。

> 老化する脳内における病変の大きさは、高次精神機能に直接的影響を与えない。このことをふまえ、診断と病理のあいだには相関関係があるという想定に基づいた詳細な診断の分類をやめて、患者や介護者のニーズに応えてできることを包括的に行なう「実際的なアプローチ」に取り組めば、科学的な精度は失われるとしても、臨床診療にとってはプラスの結果がもたらされるのである。[84]

この論文は、アルツハイマー病の研究を行なっている四種類の専門家のあいだに内在する、単一の基準では測ることのできない緊張を浮き彫りにする。四種類の専門家とは、製薬会社の支援を受けている基礎科学者、大学に所属している臨床医、老年医学・家庭医学の専門家やプライマリ・ケアを行なう一般開業医、そして、疫学や公衆衛生の研究者を指す。大学に所属している臨床医と基礎科学者（彼らの多くがメモリークリニックで働いている）が、脳機能局在論を支持する生物医学研究の中核をなしている。

社会学者のカンブロジオとキーティングは、現代の生物医学を、医学界で「ベンチアンドベッドサイド」と呼ばれている、緊密な結びつきの確立された「研究と臨床のハイブリッド」であると特徴づけている。入院患者であれ外来患者であれ、三次医療の場におかれた患者たちは、尽きることのない研究材料の源である。それらは、標本、画像データ、医療記録、等々の形で、コンピュータに保管され、現存の知見を改善したり、新しい知見を生み出すために活用される。そしてその新しい知見は、基準化され、臨床診療に利用されることになる。三次医療の場では、人間を被験者とする臨床試験も行なわれる。そのほとんどは、新薬の開発を目的にしたものである。そして、そのような場におかれた患者は、病院に入った途端に、患者／研究被験者というハイブリッドになる。実験室における研究では、病気そのもの、症状そのものが、被験者の実際の状態よりも優先されるが、三次医療の場では、被験者でもある入院患者の臨床ケアも、決して蔑ろにはされていない。ただし例外もある。ジョン・ル・カレの小説『ナイロビの蜂（*The Constant Gardener*）』には、ぞっとするような搾取的研究状況が描かれているが、この物語は、製薬会社の利害が働いている貧しい国々においては、あながちフィクションとも言い切れない。

連続的変化としての老化

社会学者ティアーゴ・モレイラと歴史家パオロ・パラディーノが書いた啓蒙的な一つの論文には、近年、米国と英国で、老化に伴う病気への対応が大きく変化したこと、そしてその変化に老年医学者たちが大きく関わったことが書かれている。モレイラとパラディーノは、この変化を「二十一世紀における、健康の促進と病気の予防」を実現させるための画期的な出来事だとしている。[85] 彼らは、ロバート・バトラーが他の研究者たちとともに執筆した、後期の論文の一つを引用している。その論文は、医学の諸部門や臨床ケアの基になっている、十九世紀および二十世紀の医学で慣例的に用いられてきた人体の解剖学的区分に言及し、その区分にいつまでも固執していては、二十世紀末から二十一世紀初頭にかけて見られる、多数の、長期にわたる慢性的疾病に適切に対応することができないとの指摘を行なった。また、モレイラとパラディーノは、英国上院科学技術委員会を含む様々な方面からの批判をまとめ、次のように記した。

これらの疾病は時とともに展開していく。とすれば、必然的に老化と密接に重なり合うことになる。これまで老化に関する臨床上の枠組みにおける土台をなしていたのは、「正常」と「病理」をいかに対比させて認識するかということであったが、その対比はもはや意味をなさない。しかも「正常」と「病理」の対比は、この二つの状態が隣接しており、互いに干渉し合うという想定に基づくものであったが、そのような認識のもとでは、そこに関わるプロセスの多様さと複雑さを正確に理解することはできない。[86]

英国上院科学技術委員会は、老化の「包括的な」プロセスを研究する必要性を説く。[87] この委員会は現在、生物医学を司っている組織が、臨床医や研究者の役には立っているものの、高齢者そのものの役には立っていないと、暗に非難している。[88] アルツハイマー病が一九七〇年代に病気として完全に認められて以降、米国政府の老化に対する取り組みもそれに従い、疾患を特定したプログラムに基づいたものになっている。このプログラムは、皮肉なことに、ロバート・バトラーの主導で発足したものである。

進化生物学者トム・カークウッドは、「老化は、我々全員に絶えず起きている継続的な変化である」と述べているが、とりわけ北米では少数派である老年医学者たちは、一部のプライマリ・ケアの医師たちとともに、現在、この考えと同様の理論に立脚する、新しいアプローチが必要であると説く。カークウッドは、中年と老年における健康と生活の質には、生まれてから思春期までをどのように過ごすかということが大きく影響するとし、その科学的関係を指摘することによって、自説を展開した。[89] 彼は、他の何人かの研究者と同様に、老化は、老後に現れる認知症などの症状と切り離しがたく絡まり合っていると考え、そして、この絡まり合いの認識こそ、それらを予防する試みにおいて、土台とされるべきだと主張した。

本章のはじめで紹介した、ネズミにおけるアミロイド斑の形成を跡づける実験を行なったハイマン博士のような、基礎科学研究者の多くは、むろん、アルツハイマー病の発症と特有の形で結びついている分子経路を解明することに、精力を注ぎつづけている。このような研究には、企業や政府から多額の資金援助がなされている。何故ならば、もしアルツハイマー病の治療法が見つかるとすれば、それは、このような種類の研究から得られる結果に基づくはずだからである。基礎科学研究は、ＡＤ協会のような組織と、そこで活動している人々からも、大きな支援をうけているが、その資金集めの活動は、この破滅的な病の治療法がもうすぐ発見されるという人々の期待に大きく依存している。多くの要因が絡まり合っているという説と局在論との緊張は、ＡＤの治療法が未だ見えてこない現代の高齢化社会において、これまで以上に増大しているのだ。

次章では、何度も繰り返されてきた、アルツハイマー病を基準化しようとする試みを取り上げる。その試みは、現在においても達成しがたい課題として残っているものである。そこでは、ＡＤという現象が、確かに異成分から成るものであることが示唆され、また、ＡＤの症例とされてきたものの数を疑問視する。

第2章　アルツハイマー病の基準化を目指して

どこに照準を合わせるかによって、アルツハイマー病はその姿を変える。ある時は科学的パズル、またある時は医療ものの推理ドラマ、そして心理社会的悲劇や財政危機、あるいは、倫理的・法的・政治的ジレンマとなる。

——ザヴェン・ハチャトリアン「奪われた記憶」[1]

医学史学者チャールズ・ローゼンバーグは、「診断の現代史を語る上で外すことができないのが、疾患特異性（disease specificity）である。すなわち、具体的な病気の発現の外側に存在している『実体』として、疾患を捉えることができるという考えである。そして、そのように考えるべきであるという姿勢と、診断の歴史は切り離しがたく結びついている」と述べている。[2] ローゼンバーグはつけ加える。「診断において、人はラベルを貼り、限定し、予測する。そして、そうすることによって、診断結果を確かなものだと是認するのである」[3]。この「特異性革命」にもとづいて論を進めるローゼンバーグは、十九世紀後半以降の変化について論じている他の多くの研究者たちと同様に、医学界が、診断の手順を繰り返せるように基準化することを目指して、一連のテクノロジーや「実証的な」ツールを、加速度的に開発してきたことに焦点を当てる。[4] 昨今、臨床診断は、患者からとられた標本の病理検査によって確認されるのが一般的であり、その検査結果が臨床診断と一致しない場合には、通常、臨床医の診断は退けられ、臨床医と患者は、「失敗した」診断の見直しを迫られることになる。しかし、明らかに存在していると考えられていた「疾患」という実体が姿を見せるのは、病理検査においてのみである。たいていそれらは、症状を引き起こさないからだ。そしてそもそも症状を引き起こすようなものではないかもしれないからだ。たとえばC型肝炎やＨＩＶにおいては、ウイルスの存在が体内に認められても、その人間は完全に健康である場合がある。多発性硬化症も、同様である。これらは、認知症の研究における診断上の問題と重ねて考えることができる。神経画像を見れば、この病気に結びついているとされる典型的な病変――多発性硬化症プラーク――が、この疾患にまったく罹患していない人間にも存在することがわかる。[5] このような例により、疾患特異性を裏づける作業は、非常に困難なものとなる。[6] もちろん、いわゆる病理学的実体や病変が身体内にあることを単に示すだけでは不十分である。何故ならそれは、正確に病状に呼応していない可能性があり、そのことは、第1章ですでに明確にされている。ここで、ややドラマティックに、存在論と認識論の問題が現れてくる。「疾患」はどんな時に疾患でないとされるのか。「病理」はどんな時に正常だとされるのか。いかなる状況下で、実体は「自然な状態」から「病理」に変わるのか。

ＡＤは、何年にもわたって繰り返しなされてきた、それらを基準化しようとする試みにも拘らず、臨床的診断および神経病理学的診断の両方で、矛盾を抱えている。本章ではまず、そのことを指摘している文献を、簡単に検討する。ＡＤの診断においては、アミロイド斑、神経原線維変化、神経細胞の消失あるいは脳組織の委縮が解剖時に見られることが大きなポイントとなる。半世紀以上のあいだ、とくに電子顕微鏡が使えるようになってから、なぜ、そして、どのようにして、プラークやタングルが脳内に、時には過剰に形成されるのか、そしてそれらは何から出来ているのかを、理解しようとする努力がなされてきた。二十年の間、プラークの蓄積を説明するモデルとして最もすぐれたものとされていたのは、アミロイドの蓄積が、神経原線維変化やその他の神経病理学的変化を生じさせるという、「アミロイドカスケード仮説」だった。この章の中盤で私は、ＡＤと戦う薬剤を開発しようとする努力の大半が、それに基づいて行なわれてきた、この「アミロイドカスケード仮説」というパラダイムを論じる。現在、このモデルを問題視する主要な研究者たちが次第に増えてきており、また、アルツハイマー病に関わる事業全体は、予防も含めた新たなゴールに向かって動き出しているにも拘らず、この仮説は決して覆されてはおらず、今なおAD研究の推進力でありつづけている。本章の後半では、二元的診断――症状による診断と神経病理学による診断――の問題と、もう一度基準を再統一しようとする、ヨーロッパと北米の両方における現在の試みを、あらためて取り上げる。合衆国では、二〇一一年の春に、NIA（米国国立老化研究所）と米国AD協会によって、新しい臨床診断の方法が提唱された。それは、人々の一生を、発症前の時期、初期症状を示す時期、本格的認知症の時期という三つの時期に分けて、その時間の経過をさかのぼって診断を行なうというもので、それにより、将来的にはアルツハイマー病への対処を、アミロイドカスケードが始まるずっと前の時期に始めることを目指すものであった。

アルツハイマー病の診断の基準化

認知症には、特別な難題がある。生きている患者の血液や尿や、その他の分泌物、体液の検査を行なっても、未だに臨床診断を追認したり、反駁したりすることができないことである。したがって、ADの診断が確認できるのは解剖時だけであり、それが長いあいだ常識とされつづけてきた。生前に行なわれた診断の検証は必然的に、死後のことになる。確認された解剖所見は、医療記録を作成するもとになり、また、疫学研究、公衆衛生学研究、および基礎科学研究のためには役立つが、そのような神経病理学的に確認された診断は、臨床に対しては、ほとんど、あるいは全然、役に立たない。しかしながら、患者の家族はしばしば、解剖報告に関する情報を欲しがるのである。合衆国、カナダ、英国、そしてそれ以外の国々でも、神経病理学者の数は不足しており、これは由々しき事態である。認知症の症例のうち、最終的に解剖に回されるものは、比較的少数であるにも拘らず、遺族は、亡くなった身内の診断を三年も待たなければもらえないこともある。(7) その上、あるアメリカ人の神経病理学者が述べているように、解剖の費用の全額が行政から支払われるわけではない。そのため、解剖はつねに行なわれるわけではなく、また行なわれた場合にも、その所見は、必ずしも最初の臨床診断と一致する証拠を提供するわけではない。したがって、個々の症例において、それがほかならぬADであることを示すのは、非常に難しいことなのである。前の章で見たように、何が「ADの脳」を構成しているのかを厳密には特定できない。正常な老化と病理学的老化が絡まり合っていることが研究でますます明らかになっているのだから、なおさらである。

これらの問題が解決されていないにもかかわらず、一九七〇年代以降、ADは、議論の余地のない「現実」、市民権を得た「社会的存在」となり[8]、特定の言語やイメージと結びついて、発生率や罹患率が評価され、迫りくる大流行が懸念される、大きく確かな実体となっている。アルツハイマー病という概念を人間が作り出したことには大きな意味がある。そのコンセプトは現在、開業医のあいだでも、一般市民のあいだでも、擁護団体のあいだでも、等しく生きつづけている。しかし、私が話をした医療専門家は全員、アルツハイマー病の症例の数を正確に見積もることの困難さを指摘し、現状ではまるで要請に応えられていないと口をそろえて言っていた。とくにグローバルな状況を念頭においている一部の人々は、AD患者はもっと多いはずだと考えているし[9]、一方、ADと他要素の異種混交に焦点を当てる人々は、「純粋なAD」はもっと少ないはずだと考えている。また、このような診断の中に埋もれて、前頭側頭型認知症のような稀な種類の認知症の存在が、容易に見逃される可能性があることを指摘する人々もいる。

現在のところ、決定的に有効なAD用の薬剤は存在しないので、プライマリ・ケアを行なっている医師たちが、診断の正確さについて、それほど気にする必要はない。そればかりか、ある臨床医たちが私にしてくれた話によると、カナダの一部の医師が、神経心理学的検査の得点に基づいて患者にADであるという診断を行なっていることは、よく知られているらしい。神経心理学的検査においては、その得点が基準以下になると、社会保険制度の一環として安い薬剤がもらえるようになる。そのために、数字が操作されているという話もある。実際、たとえ医師が納得していなくても、患者の家族がＡＤと診断するように強いることもある。そしておそらくこれは、カナダに限ったことではない。このような要因の積みかさねによって、ＡＤの症例数の推定は、それぞれの国においても、世界全体においても、明らかに不正確なものとなっている。増大しているＡＤのリスクにさらされている人々がどれくらいいるのかはわからないのである。統計学的に信頼できるデータベースは存在していないからだ。ただし何年にもわたり、すぐれた疫学的方法を用いて、コンスタントに調査されてきた少数のコミュニティでは、少し事情が違う。このようなコミュニティにおける調査の結果得られたデータは、通常よりもはるかに信頼のおけるものになる。[10] しかし、そのような所見は、厳密には、同様のコミュニティにしか当てはまらず、それを基にして、全国のＡＤリスクをもった高齢者の数を類推することは不適切である。年齢と性別だけでＡＤの発症率が決定されるのであれば話は別だが。

過去二五年ほどのあいだに著されたＡＤの診断に関する文献に目を通すと、二つのことがわかる。一つは、この間、臨床および研究のために、診断の基準化を確立しようとする試みが繰り返されたことであり、もう一つは、基準化への努力がなされたにもかかわらず、実際には、臨床であれ、神経病理学に基づくものであれ、診断を下す基準を完全に一定にすることが不可能だとわかったことである。したがって、ＡＤという現象の正体を突き止めることは、非常に難しいことであり、それはそのまま、ＡＤの罹患率や発生率の評価にも大きな影響を与える。[11] 一九八四年、ＮＩＡも後援したある研究会で、主催者の神経科医ザヴェン・ハチャトリアンは、次のように述べている。

> 我々には、ＡＤが、感染のようなプロセスをもつ、特定の独立した質的疾患なのか、内因性もしくは外因性の毒性疾患なのか、生化学的欠陥なのか、あるいは正常な老化のプロセスが急激に加速して個人のキャパシティを超え、認知症として表出する量的な障害なのか、依然としてよくわかっていない。[12]

ハチャトリアンは、ＡＤの診断の不正確さを指摘し、おそらく診断全体の三〇パーセントが誤診であると述べた。そのため、研究会の出席者たちは、ＡＤの基準をより正確に定め、診断の妥当性を改善することを目標とすることで一致した。そして予想通り、この研究会では、ＡＤの存在論的な位置づけに関する討議は行なわれなかった。ＡＤそのものの物理的な実体は、診断が改善されさえすれば、必然的に議論の余地がないものになると想定されていたのである。

そして同じ年、あるＡＤ診断の基準を、米国国立神経疾患・伝達障害・脳卒中研究所（National Institute of Neurological and Communicative Disorders and Stroke：NINCDS）と、ＡＤＲＤＡ（アルツハイマー病協会）が共同で発表した。これが、それ以後アルツハイマー病の臨床診断で最も一般的に用いられることになる「ＮＩＮＣＤＳ-ＡＤＲＤＡ基準」であるが、発表後二三年経った二〇〇七年から二〇一一年にかけて、この基準は大幅に修正された。この他にも、一定以上の期間、広く用いられることになった基準がいくつかある。英語圏でよく知られているものとしては、米国精神医学会の「精神疾患診断・統計マニュアル（*ＤＳＭ*）」（これも何度か修正されている）、世界保健機関の「国際疾病分類（ＩＣＤ）」（これも修正されている）、そして「ケンブリッジ高齢者精神疾患試験（ＣＡＭＤＥＸ）」などがある。これらの基準はすべて、神経心理学テストに依存しており、このテストにおける認知機能低下の確認を必須とする。認知機能低下のスクリーニングテストとして最もよく用いられるのは、一〇分間のミニメンタルステート検査（Mini-Mental State Examination：MMSE）であるが[13]、臨床医が診断をより確かなものにしたい場合には、数時間を要する、より総合的な認知機能テストを加えて行なう。テストは、何ヶ月かあるいは何年かにわたって繰り返し行なわれ、そのあいだに、他の精神疾患を併発している可能性が除外される。そして、認知機能の低下の、着実な不可逆的な進行を慎重に確認した後、ほぼ確実にアルツハイマー病であるという臨床診断がくだされる。

一般に、これらの診断基準には、基本的に互換性があると考えられている。しかし、一九九七年に、カナダ全土の施設内外におけるあらゆる種類の認知症の罹患率を確認するために、「カナダ健康・老化研究（Canadian Study of

Health and Aging)」に登録されている一万人以上の中から抽出された一八七九名の六五歳以上の男女を対象に行なわれたプロジェクトでは、六種類の診断基準のうちどれを用いたかによって、認知症があると分類された被験者の数が、一〇倍も異なっていたことがわかった。[14]

また、ほかにも系統立った研究がいくつか行なわれ、そこでも様々な問題が取り上げられたが、その中で最も重要なのは、いわゆる混合型認知症や変則的認知症、そして「非認知症型認知障害」の症例がたくさんあるということである。そしてこれらはすべて、AD診断の基準化を混乱させる要因として、今までにも研究者たちが注目してきたものである。[15]一方、現在の神経病理学的所見は、認知症の三〇パーセント以上が血管性認知症とアルツハイマー病との混合である可能性を強く示しているにも拘らず、臨床では、一〇年ほど前まで、混じり合った認知症は、一般的には認識されていなかった。すなわち、異なる評価者が同じ結果を出せるような信頼性が確立されているとは言えない。神経心理学者たちと神経科医たちは、診断に関して、必ずしも一致しないのである。[16]臨床において、ADの診断はしばしば、「除外後の診断」と呼ばれてきた。すなわち、他のすべての種類の認知症と、甲状腺機能不全、脳卒中、ビタミンB12欠乏症、葉酸欠乏症、頭部外傷、パーキンソン病、ハンチントン病、その他多くの状態が除外された後にくだされる診断だったのである。[17]そしてそのような状況は、今でもあまり変わらない。一般開業医たちの中には、ADの診断を、「屑かご」と呼ぶ者もいた。私が、シカゴを拠点にしている神経科医デービッド・ベネットに会って、この「屑かご」という表現についての意見を尋ねたとき、彼は次のように答えた。

私の考えでは、歴史的に、アルツハイマー病は確かに屑かごでした。二、三〇年さかのぼれば、教科書におけるアルツハイマー病の診断は、彼らにはこれがない、あれもない、また別のものもない、したがって、彼らはアルツハイマー病にちがいないという、「除外による診断」だったのです。しかし、重要なことは、その屑かごに入らないアルツハイマー病もあるということです。たとえば、アルツハイマー病でありながら、脳卒中になる人がいます。するとその人は、脳卒中とだけ診断され、いつまでもアルツハイマー病だとは診断されません。脳卒中が除外されないかぎり、ADの診断はくだされないからです。同様に、ビタミンB12欠乏症や甲状腺機能不全になっても、ADという診断はくだされません。つまり多くの人々が、アルツハイマー病になっていても見逃されてしまうのです。したがって、基本的に、これらの研究者たちが出会うADの症例は、ほかのすべての病気を除外したケースにおけるもののみということになります。ただし、彼らは、患者に認知障害がない場合には、他の病気を除外することはありません。当然のことですが……。その後研究者たちは、あらゆる疫学的原理を無視して真っすぐな目で、これらの症例と対照群を比較しました。すると、この屑かごの中は、ごちゃまぜになっていました。そのような過程を経て、混合型認知症の診断は、「除外による方法」から、「包括的な方法」に変わったのです。

それは、厳密に言うとどういうことなのか、と私が尋ねると、ベネットは次のように説明した。

そうですね。今日私たちは、アルツハイマー病は他の一般的な疾患と共存することを教えています。そして、他の疾患は、おそらく実際に認知症に関与して、ADの可能性を高めると教えています。私たちが、ADに関する教育を行なうときには、次のように自問するよう、指導しています。すなわち、「この患者は、認知機能障害の特徴的な時間的・空間的なパターンを有しているだろうか」と。それでもし、患者が進行性健忘症から深刻な健忘症に移行し、認知力などに大きな問題が生じている場合、それはほぼ間違いのないパターンだと考え、九〇パーセント以上アルツハイマー病だとします（他の病気で同じような状態になることもありますので、あくまで九〇パーセント以上という言い方をします）。私たちは、認知力テストで、このパターンを見ているにすぎません。毎年行なわれるこの研究の追跡調査の結果を知らされることもありません。それでも、解剖してみると、彼らの九〇パーセント以上がＡＤの病理をもっているのです。つまり、このアプローチは、アルツハイマー病を屑かごにしてしまうものではないのです。

しかし、問題は残ります。あなたも仰っているように、アルツハイマー病の病理のかたわらには、どんなものでも存在しうるからです。たとえば、誰かが一線を越えるか否かということには、梗塞〔脳卒中による一部の組織の死〕や、〔レビー小体型認知症として知られる稀な種類の認知症を特徴づける〕レビー小体や、その他多くのものが、密接に関わっています。今や我々は屑かごを捨て去り、アルツハイマー病のバケツをもっています。そのバケツの中にあるのは、ほとんどがアルツハイマー病ですが――そういう意味では成功していると言えます――、そのバケツには、一緒にあらゆる種類のがらくたが少量だけ混ざって入っているのです。難しいのは、たとえ、これらのものを分離して純粋なアルツハイマー病を取り出すことができたとしても、研究の観点から見ると、そうすることにはあまり価値がないということです。何故ならそれは、間違いなく疑われつづけるものだからです。そして研究に、いらぬ先入観を持ち込むだけのものとなります。したがって研究者たちは、本当は、「純粋な」アルツハイマー病を研究することを望んではいないのです。それをしようとすれば、非常に異様なものを見出すことになるからです。それにも拘らず、人々は相変わらずこれをしているのです。

研究者たちの中には私の友人もいますが、彼らは、たとえば、患者の脳組織をとって、「私は、梗塞や、レビー小体や、その他諸々のものをふるい落として、純粋なアルツハイマー病を研究する」と言います。しかしそれは通常、世間では行なわれないような作業です。そのため彼らは、そこに異様なものを見出すことになります。たとえばそれは、すべてをふるい落とさなかったときに見出すものとは正反対のものであったりします。何故そんなことになるのかと言えば、それはおそらく、いろいろなものを除外することによって持ち込まれる先入観のせいです。たとえば、梗塞をもった糖尿病患者がいたとして、彼のもつ梗塞のすべてを除外して、ＡＤの病理と糖尿病の関係を理解しようとすると、もはや、自分が何を研究しているのか、わからなくなってしまうのです。

（二〇一〇年四月）

デービッド・ベネットが、自分の病院でもそうであると述べているように、アルツハイマー病研究センターや、メモリークリニック（必ずではないが大学病院の附属機関であることが多い）では、九〇パーセント以上の症例で、解剖時にAD診断が確認されるという研究結果が出ている。[18] しかし「純粋な」ADを分離しようとすることが、研究において様々な問題を引き起こすことは、明らかである。何故ならば、老化している「正常な」脳はいろいろな「がらくた（crap）」（これはAD学者たちが驚くほど頻繁に用いる言葉である）で満ちているからである。しかし、脳の「がらくた」や「くず」は、とくに高齢者の老化においては、紛れもない「現実」であり、それを無視してはならない。むしろ、AD研究のプロトコルにおいて、系統立てて扱われるべきものなのである。「純粋な」ADの神経病理などというものは幻想であって、その症例とされているものは、実際には、研究者が意図的に作り出した人工物にすぎない。したがってそれに固執することは、ベネットのコメントが明らかにしているように、アルツハイマー病のリスクを調べようとする研究に、深刻な問題を持ち込む可能性があるのである。

さらなる大きな問題は、認知症患者の大多数が、大学病院に関連したメモリークリニックや専門研究センターには行かない、ということである。モントリオールのある開業医は次のように述べている。

私自身、メモリークリニックに患者を紹介することはめったにない。今までに一、二回だけ、私にはよくわからない変則的な症状の患者を紹介したことがあるのみだ。それも自分から勧めたわけではなく、家族の求めに応じたのである。ふつうは家族が求めても、私は、八ヶ月から一年ぐらい待つようになること、メモリークリニックはたいてい、研究データを集めるのが目的で、そのための資金援助を受けていること、患者に提供される治療の手順は私が行なっていることと変わりはないこと、薬剤の選択に関する説明は少しだけ詳しいかもしれないが、結局のところ違いはないことを告げる。それから私は家族に「最終的に決めるのはあなたたちです」と言う。私は、私が必要だと考えることすべてを彼らに伝える。そして私の経験では、ほとんどの人がメモリークリニックには行かない。私の患者の大部分は、中流階級である。

メモリークリニックにこだわってそこに行く人たちは、研究を信じているのである。彼らはそうすることによって、少し気分がよくなる。そういう人たちは、知能指数が少し高い傾向にあり、そのため、メモリークリニックで行なわれていることに知的関心をもっている。メモリークリニックは、彼らに、かかりつけの医者に診てもらうだけでは満たされない、自分でコントロールすることによる満足感を与えるのである。メモリークリニックに行くことに積極的なのは、患者の配偶者であることが多い。いずれにしろ、メモリークリニックなどに頼らなくとも、私が長い時間をかけて、家族全員の話を聴き、日常生活について話し、何年にもわたり、注意深く彼らを追跡することには意味があると私は信じている。たとえ病気が治らなくとも、ほとんどの患者や家族たちが私のやり方を評価してくれていると思うからである。（二〇一一年五月）

私がインタビューした、プライマリ・ケアを行なっている開業医たち（全部で一二名）は、患者がいったん専門クリニックに行くと、基本的には研究の対象として扱われ、彼らや家族の生活には十分な配慮がなされなくなることを懸念していた。こういった開業医たちの多くは、市場に出回っている薬剤をほとんど信じておらず、使用することも少ない。しかしもし、非常に効果的な薬剤が開発されれば、この状況は明らかに変化するはずである。そうなれば、これらの臨床医たちは態度を変え、きめ細かい鑑別診断を行なうよう、全力をつくすにちがいない。

開業医ロバート・ディーツ・ドーは、かつてテネシーの小さな町で二五年近く仕事をしていたが、モントリオールに戻って来てからは、やはりそこに拠点を置くようになった。彼は次のように述べている。

今までのところ、私たちが患者に対して実際に提供してきたのは、決まり文句ぐらいです。「しっかり運動して、十分栄養をとって、クロスワードパズルをして、体重に注意してください」といった具合です。クロスワードパズルは、私自身も、一緒になって行ないます。家族が私に会いに来て、「何が問題なのかわからない。家ではうまくやっている」と言う場合には、私は基本的に、余計なことをして、それをぶちこわすようなことはしません。私はＡＤの診断を急ぎません。何故ならば、たとえ患者が、「動物名前テスト」〔たとえば、四足の動物の名前を一分間にいくつ言えるかといったようなテスト〕や、「ミニメンタルステート検査」で、それほどうまくできなかったとしても、何ヶ月かにわたって追跡調査をしてみなければ、彼らが認知症であるかどうか正確にはわからないからです。私は、テネシーにいたときには、ごくごく稀にしか、家族をメモリークリニックには送りませんでした。何故ならば、ナッシュヴィルのヴァンダービルトに行くのには、車で二時間半もかかるからです。私は患者を、診察の荒波の中に送り出したくはなかったのです。その代わりに、私自身が家族をサポートすることを選びました。白黒はっきりさせなくても、私にはできることが沢山あります。家族がアルツハイマー病であるかどうかの診断をせまってこない場合は、なおさらです。診断を確定させることは、患者の幸福にはほとんど関係がないのです。

（二〇一一年五月）

以前はケンブリッジ大学に拠点を置いていた、高齢の精神科医トム・デニングは、診療活動の一環として、ケンブリッジ周辺の村々やコミュニティで、いくつかの家庭を定期的に訪問している。在宅患者とその家族の様子を見に行くのがその目的であるが、彼は、二回だけその半日訪問に、私を同行させてくれた。デニングは、記憶障害で彼のクリニックに紹介されてくるほとんどの患者が八〇歳以上であると述べ、「その一部は、かなりのご高齢です。たとえば、これから診る患者は、九五歳です」とつけ加えた。デニングは、非常な高齢者に対しては、正確な診断がくだせないことを強調する。何故ならば、それが認知症に関わるかどうかがはっきりしないような混合的な臨床的特徴が、彼らにはどうしても存在するからである。「非常に多くの要因が働くので、八〇歳以上の人に私が最も多くくだす診断は、混合型認知症になります」と言った後、彼はさらに、次のようにつけ加える。

高齢者における認知症の概念は、かなり不安定なものとなります。何故ならば、心理面における社会的要素を考慮に入れなければならないからです。年齢のわりには「正常」だろうか、という基準で判断を行なうことが必要になります。九五歳になれば、オリンピック選手のように頑丈で、かつ「正常な」人でさえも、MMSE（ミニメンタルステート検査）で満点をとることはできないでしょう。九五歳で、MCI（軽度の認知障害）がない人はほとんどいないのです。では、この年齢における正常の定義は、どんなものになるでしょうか。実は、よくわからないのです。そして、少なくとも最近よく見かける多くの高齢者に関して言えば、その状態は非常に多くの要素をはらんでいるので、診断をする上で、私たちが何に反応し何に特異性を見出すかということに関するしっかりとした基準をもつことは不可能であるというのが実情なのです。（二〇一〇年九月）

モントリオールの、経済的に恵まれない地域で非常に忙しく働いている開業医デービッド・ダンは、彼が通常診ている七五歳以上の患者の症状を「シンドローム」と呼ぶべきだと強調する。彼の患者たちは、無料で医療を受けられるような、しっかりとした医療制度があるにも拘らず、緊急を要しない場合には、手遅れになってからやってくる。彼らの病気が何であれ、同じことである。そのときには、健康を損なわせたそれまでの人生の習慣を変えさせることは事実上不可能である。このような患者は、認知症だけでなく、糖尿病、高血圧など、多くの問題をかかえていることが多い。ダンによれば、それらの患者は、最近の移民や、東欧、ロシア、中国、セネガル、コンゴ民主共和国などからの難民を含んでおり、たいていは十分な社会支援を受けていない。そして一部の者は、当局や彼ら自身の「民族」から身を隠している。彼らが診療所に来る目的は、薬剤をもらうことだけであり、それ以外のことは求めていない。ダンのような敏感な開業医は、これらの高齢者たちの一部に見られる認知症の初期徴候に、しばしば気づく。しかしその人々に、修正を加えたMMSEを受けさせようとするとき、三ヶ国語を話す彼にも乗り越えられない言語の壁にぶつかる。また、「知能テスト」をさせられることに、一部の患者は不信感や怒りを表す。

ダンの話では、彼の患者の多くは診察に来なくなってしまうので、「認知症の可能性がある」という診断をくだした後、それ以上のことは何も調べられない。患者が落ち込んでいる場合などには、まったく認知症がない人にも、同様の診断をしてしまうことになる。このような状況でダンがカルテに書くのは、糖尿病など、実証できる一般的な病名だけである。

疫学にも詳しいデービッド・ダンは、ADの発症率と罹患率に関する公式の統計データは、明らかに不正確であるという私の意見に、躊躇することなく同意した。しかし彼が診療で鑑別診断を行なう場合に、「純粋なADをあらわにするまで、すべてのものを除外すること」を目指すことはない。プライマリ・ケアでは、「真の症例」を残すための診断というものはありえない。何故ならば、患者と家族の包括的な治療が、その主たる目的だからである。臨床医は、診察中に観察したすべての事柄に注意を向けるのである。そうでなければ、患者のケアをきちんと行なうことはできないのだ。老人医学の専門家である、医師や看護師や、その他の医療従事者によるグループ診療が行なわれるようになったことに、ダンは、明るい変化の徴候を見た。プライマリ・ケアを行なっている開業医たちは、自分たちの患者を、このグループ診療に回すことができる。目的は、認知症や、高齢者によくあるその他の障害を評価することだが、やはり、すべての患者が喜んでそこに行くわけではない。

黄金基準としての神経病理学

これまで見てきたように、ADの臨床診断の正誤は、解剖したときに初めて確認できるものだとされてきた。一世紀以上ものあいだ、神経病理学的所見が黄金基準でありつづけてきたのである。しかしここにはやはり、正確さと再現性に関わる問題が数多くある。解剖は行なわれる頻度が低い上に、その所見の多くが不整合性をかかえている。とくに高齢者における比較的軽度の症例で、それは顕著である。一九九〇年代初期に行なわれたある研究では、一二の異なる神経病理学研究所に送られた、同じ皮膚組織の固定スライスにおいてプラークやタングルの数量に、一〇倍も差があった[19]。解剖で混合型認知症であると判断された症例においては、不正確さもより目立つものとなる[20]。

このことに関して、英国の神経心理学者C・J・ジラードは、二〇〇〇年に次のように述べている。

> アルツハイマー病の臨床診断は、神経病理学が確立されていることを前提にして行なわれている。しかし教科書の著者たちが好むような典型的な「認知症」が、実際の脳の組織において見られることはあまりない。それはあくまで、テキスト向けのものなのである[21]。

ジラードは、「脳の疾患における、アルツハイマー病と呼ばれているプロセスをめぐっては、混乱が生じている」と指摘し、臨床の現場では、いくらかの曖昧さや恣意性が容認されてきたと述べる[22]。メモリークリニックに勤務している専門家たちは、「近年、この種の曖昧さは取り除かれた」と主張することが多い。しかし疫学者たちは、そうは考えず、この状況の複雑さは過小評価されつづけていると、主張している。

合衆国におけるアルツハイマー病研究の草分けの一人ジョン・モリスが、一九九五年に発表したADに関する総説論文（review article）は、実に注意深く作成されたものだったと言える。その中で彼は、次のように警告している。

> ADの表現型の、プラークやタングルとの基本的な関係は、不完全にしか理解されていない。新皮質におけるこれらの病変の存在が、ADの質的・量的な評価にとって重要であることは間違いないが、どちらの病変も、この疾病のみの特徴とは言えない［すなわち、このような所見からは、決定的な診断は行なえない[23]］。

そして、疫学者でもある精神科医ジョン・ブライトナーは、*DSM*（*DSM*-*III*と*DSM*-*IV*。*DSM*とは精神疾患診断・統計マニュアルのこと。米国精神医学会が出版）とＩＣＤ（国際疾病分類。ＷＨＯが公表）で用いられている基準は、臨床上の徴候を不可逆的な脳の病理の徴候と融合することによって、認知症の「症例」を確定するためのものであることを指摘している。つまり、症候性でもあり神経病理学的でもある基準が用いられているというのである。彼はつづけて言う。「臨床で見られる徴候と直結するような、何らかの病理学的あるいは病因学的な存在が大もとにあるはずであり、その特徴を明らかにすることが、認知症研究における重要なゴールであると言える。それは、他のすべての医学研究におけるゴールと同様である」[24]。そして彼は、このことがなされうるために必要なこととして、認知症シンドロームに対する確かな理解と再現可能性を挙げている。二〇一〇年に出版された*DSM*-*5*は、「dementia」という語が侮蔑的なものであるなどの理由により、アルツハイマー型認知症にこの語を当てることを止め、「major cognitive disorder」（*DSM*-*5*ではすべてこの婉曲的表現に置き換えられている）とすべきだと提案しているが、このことが病気の正体を明らかにすることに寄与することはほとんどない[25]。

（訳注3）日本では、二〇〇四年に、「痴呆症」から「認知症」に変更された。

前章で引用したキャロル・ブレインたちの研究では、アルツハイマー型認知症においては、シンドロームは二つ以上の型をもつということが示唆されている。そしてそのすべての型は、老化という避けがたいプロセスと密接に関連しているが、ブレインによれば、それは見て見ぬふりをされている。ＡＤやその他の認知症（若年性ＡＤは別として）のリスクと関係がある、老化以外のすべての要因は、人が老化するにつれて相対的にその意味を失っていく。これは、まぎれもなく明らかなことである[26]。さらに、ある研究では、人間の脳の驚くべき適応性が証明されたが、そこで様々なことが明らかになるにつれて、はっきりしたことがある。それはもし、基準化された臨床診断と神経病理学的診断が、高度に調和するならば、臨床的シンドロームがいかに多くの型に拡散しようとも、それを特徴づけることはたやすいものとなるにちがいないということである。現在、研究は、日々新たな発見によって状況を変革し、今なお多くの研究者が疑問視していない病因局在説という信念に挑戦しつづけている。たとえば近年、前頭側頭型認知症という比較的稀なタイプの認知症や、それと併発することもある「ルー・ゲーリック病（ALS）」などと関連があるとされるTDP43という異常なたんぱく質が、AD患者の二〇パーセントに見出されている[27]。この場合、患者がADと診断されることによって、同時に罹患している前頭側頭型認知症が見落とされている可能性が指摘されている。

自分たちは高度な特殊性と感受性によって「純粋な」ADの診断を行なうことができると、専門クリニックの医師たちは、しばしば考える。この「純粋な」ADの診断は、長年にわたって人々が確実に衰えていく様子を、そしてしばしば死ぬ前の数ヶ月に急激に症状を悪化させる様子を観察することで確認できる認識能力の衰えと結びつくような、彼らの行動上の変化に基づいてくだされる。ザヴェン・ハチャトリアンが述べているように、

> この疾患は、神経細胞を一つずつ破壊していく。その様子は、脳を静かに盗んでいく「毎夜訪れる泥棒」のようである。最初に現れる典型的な徴候は物忘れで、次に、より深刻な記憶喪失がやってくる。そしてその後、言動は要領を得ないものになっていき、混乱し、幻覚を見るようになり、人格が変化して、怒り、不安、落ち込みと、めまぐるしく精神状態を変化させていく。脳の大半がやられてしまうと、全身の機能も次第に停止していく[28]。

ADに罹患した身内を介護したことのある者なら、この説明に異議を唱えることはないだろう。科学論文に泥棒のたとえを用いることに違和感を覚える人はいるかもしれないが。ハチャトリアンは、症状が悪化していく速度が患者によって大きく異なること、そして、死が訪れる時期も、最初の徴候が現れた二年後から二〇年後と大きな開きがあることを認めており、その理由を、分子レベルでの複雑な要因が患者によって異なることだとしている。さ

らにハチャトリアンは、混合型認知症が非常に一般的なものであることも認めている。疫学においても、基礎科学においても、その研究結果は、「純粋な」ADの診断が、基準化への試みによる人工物にすぎないという説を裏づけている。最近、キャロル・ブレインは、何年ものあいだ彼女が訴えてきたことを、あらためて強調している。すなわち、ADの原因は神経病理学的なものであるとする、現在支配的である考え方が、本来必要であるはずの証拠を得ずに、診断のためにつくられた特定の存在を実体として扱ってしまっているということである。[29] しかしもし、経験に基づく確固たる証拠が集められたとしても、老化した脳の非常な複雑さ、そして柔軟性や適応性のために、ADの臨床診断を、死後の基準化された神経病理学的所見とコンスタントに結びつけることは、結局、不可能であることがわかるであろう。ただしそのことで、認知症の実在性が減じられることは、もちろんない。

三〇年にわたり、専門的臨床診療および神経学的研究を行なってきた、著名なクリーブランドの神経科医ピーター・ホワイトハウスは、ADをめぐる状況に対して落ち着かない気持ちをつのらせていき、二〇〇八年に『アルツハイマー病の神話——現在最も恐れられているこの病の診断においてあなたが告げられないこと（*The Myth of Alzheimer's: What You Aren't Being Told about Today's Most Dreaded Diagnosis*）』と題する著書を出版した。[30] 私と話したときホワイトハウスは、彼自身の診断方法を「アメリカ神経学会の標準的アプローチ」だと語ったが、すぐに、もっとも自分は、多くの神経科医が行なっているような脊椎穿刺のような検査（第4章を参照のこと）は行なわず、CTスキャンや、時折MRI（磁気共鳴画像）を用いるだけだと、つけ加えた。そして、次のように続けた。

ちょっと意外かもしれませんが、私の所にやってくる人の大部分——おそらく七〇パーセントぐらい——は、その前に他の誰かに診てもらったり、記憶障害について何か読んだりしています。それで私は、彼らが自分の抱えている問題についてどう考えているのかを知るために、少しだけテストをしてみます。私はたいてい、患者と介護者と一緒に時間を過ごし、また、彼らが望む場合には、患者と介護者が別々になる機会を与えます。そして言語について話すことに、多くの時間を費やします。私は患者とその家族に、認知症というものについては、私たちにもまだまだわからないことが沢山あることを告げます。認知症にかかってクリニックにやって来る高齢者に告げることができる最も正確な言葉は、彼らが老化に伴う様々な要因による「混合型認知症」である、ということだと思います。それで、たくさんの「老化」という語を使い、また「脳の老化」という言い方で、脳に悪影響を与える多種多様な要因について話します。ADのみをとり立てて問題にするのは馬鹿げています。疾患が、二人の人間において、まったく同じということはないのだから、本当に問わなければならないことは、目の前にいる特定の人間における、認知症と老化には、どんな関係があるのか、ということです。

人々は、自分がアルツハイマー病であるかどうかを尋ねますが、私はそんなとき、「どうやってアルツハイマー病を老化と切り離すことができるのか、実はわからないのです」と答えます。そして、「終わることのない終焉」というイメージを払拭し、「自分は悪化していく疾患に罹っている」というようなことを、彼らに考えさせないようにするのです。本にも書きましたが、家族の誰かが認知症になったときに有効なのは、脳フィットネスに注目することです。

もちろんAD協会は、私の著書を批判しました。特に、そのタイトルが気に入らなかったようです。彼らは公開フォーラムで人々に恐怖をうえつけ、それによって資金を集めているので、私の本は脅威なのです。このような傾向は、とくにアメリカにおいて如実です。製薬会社との結びつきが大きな原因だと思います。巨額の資金が関わっていることで、人々はアルツハイマー病の治療というコンセプトから離れられなくなっており、この大問題に対する新しい取り組み方を探そうとしないのです。

（二〇一〇年六月）

私は、ピーター・ホワイトハウスと同業の医師たちに、彼の著書をどう思うか尋ねてみた。その答えは、予想通り様々で、「ピーターはおかしくなっている」と言う者もあれば、「ああいうものを見ている暇はない」と言う者もいた。しかし最も一般的な答えは、認知症の研究には新しい観点が求められており、ピーター・ホワイトハウスが行なっている改革は、十分に評価できる、というものであった。「彼は境界線を動かして人々を刺激することで、考えるきっかけを与えているのだ」と、ある著名な神経科医は答えた。

私が、最近までアルツハイマー病協会の医療・科学担当役員であったウィリアム・ティースに、『アルツハイマー病の神話』をどう思うか尋ねたとき、彼は次のように答えた。

率直に言って、私は同意しません。もちろん、本の内容はすべて理解したつもりです。しかし、アルツハイマー病である人々と、そうではない人々がいることは、私の目には完全に明らかです。そしてそこには、病理学的プロセスが大きく関わっているのです。とは言うものの、この疾患は、単一の、どこにも切れ目のない一続きのものでは決してありません。もしそんなふうに考えるとしたら、その人は、歴史から学ぶべき重要なものを見落としています。現在、興味深い研究が行なわれており、それによれば、認知症の症状を示す人々の多くが実際には混合型認知症であり、混合型認知症の正体は、複合的な連続体なのです。この連続体には、いくつかの重要なポイントがあるはずです。しかしとりあえず、最も目立つ二ヶ所にしるしをつけるとすると、アミロイドの異常と血管性疾患が選ばれるでしょう。認知症の症状をもつ特定の個人が、この連続体のどこに位置しているかは実に様々です。そしてその分布曲線がどのようなものであるのかはわかっていません。したがって、現在アルツハイマー病というレッテルを貼られている人々は、本当はさらにいくつかの下位グループに分類されるべきなのかもしれません。そしてもし、このことに関して私が意見を求められたら、こう言うでしょう。ＡＤの治療は最終的に高血圧の治療と同じような――すなわち個人に合わせた――ものになるだろう、と。

ＡＤが「屑かご」のカテゴリーにされていることに関して私が質問すると、ティースは次のように答えた。

それは、他の多くの一時的診断と同様のものであり、決して「除外による診断」などではありません。患者が私のところに来るときには、すでに何らかの一時的診断を受けています。そしてそれはたいてい、後で間違いであることがわかるわけですが、仕方のないことなのです。しかし優れた臨床医に関するかぎり、ＡＤを特定する技術は次第に上がっており、病理学研究もそれを裏づけています。将来的には、下位カテゴリーをつくることがベストであるとわかるでしょう。それは、驚くに当たらないことです。そしてアルツハイマー病を区別して、部分集合に分けるための最善のツールは、つきつめれば「治療」であるということになるだろうと思います。人は結局、治療の結果からしか、本当のことを学べないのです。

（二〇一〇年四月）

ウィリアム・ティースは、かつてアルツハイマー病協会の科学担当役員であり、彼の仕事はアルツハイマー病の撲滅のために資金を集めることと密接に結びついていたので、ＡＤが「確固たる実体」ではないかもしれないという考えを抱くことに関して、非常に慎重であったことは、理解できる。そして、下位カテゴリーができれば、それに応じて薬剤の開発を行なうことができるので、その可能性に対して積極的である彼の姿勢は、協会の意向と合っている。いくらアルツハイマー病のカテゴリーが細分化していっても、それによって、現在支配的であるコンセプトが揺らぐことはない。相変わらずそれは、資金集め、政治活動、政策立案を促進するために、用いられつづけるであろう。

アルツハイマー病協会が、一般に、どのような研究に補助金を出しているのかを尋ねると、ティースは、「多くはアミロイド研究です――まあ、それが現状ですね」と答えた。しかし一方で、他の様々な研究にも資金を出そうと努力していること、斬新なアイデアをもった若い研究者たちが活躍できる場を与えようと努めていることを、彼は力説した。そして厳密な意味でのアルツハイマー病研究は、始まってからわずか三〇ないし三五年しか経っていないことを強調し、「アミロイドへの介入」が効果的なものになるかどうかは、まだわからないのだと述べた。彼はつづけて、「そして事態を複雑にしているもう一つの要因は、認知機能を調べる正確な方法がないということです。それで私たちは、人々が認知機能をどの程度保っているか、実際にはわからないのです」と述べ、診断にはさらに多くの問題があることを示した。

ここまで見てきたように、臨床的な、あるいは神経病理学的なＡＤ診断の基準化に関しては、大きな問題が内在しており、また、一部の研究者たちは、ＡＤのコンセプトそのものに関して明らかに疑念をいだいているのだが、それにも拘らず、二〇年以上前の基礎科学のパラダイムが、依然としてアルツハイマー病研究界を支配しつづけている。それは、アミロイド斑を絶対的なマスターキーと考えるようなモデルである。

アミロイドマフィアと、アルツハイマー病の支配的パラダイム

おそらく、アルツハイマー病研究に関連したものの中で最も影響力のある論文が、一九九二年に『サイエンス（*Science*）』誌に掲載された。その著者の一人は著名な英国の神経遺伝学者ジョン・ハーディであった。ハーディは、英国のアルツハイマー病研究者であり、その言説は今日、最も頻繁に引用されている。彼は時折、アロハシャツなど型にはまらない衣服を着て現れ、時には千人を優に超える聴衆に向かって、講演を行なっている。上記の論文は、以前ＮＩＡと関係のあった神経生物学者ジェラルド・ヒギンズとの共著であり、そのタイトルは「アルツハイマー病――アミロイドカスケード仮説」とつけられている。[31] その中で示された理論は、あっという間に、アルツハイマー病の原因を分子レベルにおいて理解するための、支配的なパラダイムになった。その論文はまず、「アルツハイマー病は、脳内の様々な病理学的マーカー――神経原線維変化をかかえたニューロンに取り囲まれた多数の

プラーク、大量のプラークの沈着による血管障害、神経細胞の消失——によって、特徴づけられる」と強調し[32]、次にカスケード仮説について述べている。「プラークの主成分であるアミロイドβたんぱく質（AβP）の沈着が、アルツハイマー病の病変を引き起こす要因である。（略）この沈着の直接的結果として、神経原線維変化、細胞の消失、血管障害が起こり、認知症へとつながるのである[33]」。

カスケード仮説とは、いわゆるアミロイド前駆体たんぱく質（APP）が、四つのたんぱく質から成る特定の酵素であるガンマセクレターゼによって「切断される」と、有害なAβPとなり、その結果、脳内に、マイナス効果のカスケード（滝）が起きるとするものである。そしてこの仮説は、やはりAPP遺伝子の突然変異が関係している若年性アルツハイマー病の、遺伝的特質（第5章を参照のこと）について当時新しく見出された研究結果に基づいて、この論文の著者たちによって生み出されたものであった。ところで、ダウン症候群をもつ人々は、成人するとアルツハイマー病に非常に罹りやすいということも、この論文で指摘されている。二一番染色体という、APP遺伝子を含んでいる領域が、ダウン症に深く関わっているからである。ハーディとヒギンズは、ADの一因となるプロセスを始動させる可能性のある経路が、いくつか存在することを現在では認めているが、この仮説を最初に立てたときの彼らの立場は、一般的なADへの経路は結局のところ、AβPの蓄積による有害な作用によって促進されるというものであった。つまり、アルツハイマー病を引き起こすのはこの「蓄積」であるとしたのである。

この論文が発表されて以来、非常に多くの研究が、AβPの過剰な蓄積をもたらすものの正体を正確に見きわめることに向けられてきた。何十億ドルもかけて行なわれてきた、アルツハイマー病に関連した薬剤試験の大多数は、実験対象となったマウスや人間の脳内にある、過剰なプラークの除去を目指すものであったが、今までのところ、確かな成果を上げていない[34]。

二〇〇〇年に、クリーブランドに拠点を置く神経病理学者マーク・スミスと他の三名の研究者らによる、「アミロイドβ中毒者《ジャンキーズ》」と題する文章が、定評のある医学雑誌である『ランセット』に掲載された。その文章は、「ごく近い将来、アミロイドβの抗体を吸引したり、それを注射したりすることによって、主にアミロイドβで構成されている老人斑をアルツハイマー病患者の脳から除去することが可能になるということを示す証拠が、明らかに存在する」という一文で始まっている。この文章の執筆者たちは、アミロイドβの免疫化によって、マウスの、アルツハイマー病に近い病変を軽減できたと論じる一九九九年の論文を引用し、そのような免疫処置は、人体においては害のほうが多いと述べた。そしてその理由をいくつか挙げたが、その一つは、人間のＡＤに存在するよりも多くのアミロイドβを投与されても、動物がＡＤ特有の様々な一連の症状も、アルツハイマー病と関連のある認知症の症状も示さないということであった。彼らは、アミロイドβを除去しようとする試みは危険なゲームである、と結論づけ、アミロイドはむしろ、「老化した脳を保護する」働きをしているのだとした[35]。

しかしジョン・ハーディは、二〇〇二年にふたたび、ハーバードに拠点を置く神経細胞生物学者デニス・セルコーとともに、スミスらの意見とは対照的な、アミロイドカスケード仮説を強力に支持する論文を発表した。この論文は、これまでに五〇〇〇回以上も引用されている。彼らは、この仮説の前提となった遺伝学的枠組みを提供した一九八〇年代における基礎科学の研究成果を、「ＡＤ研究における新しい時代の始まり」であったとした[36]。一方でこの論文は、脳内のアミロイド斑の数が「認知障害の程度」に比例はしないこと、また、研究のほとんどがそれに基づいて行なわれる細胞培養系が、「人間の脳内におけるアミロイドβの構造の複雑さ」を十分に反映していないことを指摘している。そして論文は、次の二つの結論を導き出している。一つ目は、アミロイドカスケード仮説の、現在認識されている弱点はいずれも、その仮説を放棄する十分な理由にはならないということである。認識にはばらつきがあるだろうが、いずれにしても大した弱点ではない、とする。そして二つ目は、アミロイドカスケード仮説に基づく薬剤の開発が、今までのところ患者の認識力の低下の速度を緩めてはいなくとも、それに代わる別の仮説が示されていない以上、アミロイドカスケード仮説を放棄すべきではないということである。アミロイドの分析に関しては、長いあいだずっと解決していない問題が存在するが、その中でも特に注目されている謎を解明するために、数多くの研究プロジェクトが奮闘している。その方法は、アミロイドβを今まで以上に細かく分子化処理して厳密に分類したり、それらが脳内における細胞死にどのような影響を与えるかを調べたりすることであった[37]。研究の焦点をタングルの形成に当てている研究者たちは、自分たちが長いあいだ、いわゆるアミロイドマフィアによって、影を薄くされていると感じていたものの、全般的には、両者の議論は、かなり友好的なものでありつづけてきた。しかしながら、ロンドンの精神医学研究所の神経科学者、ムドハーとラブストーンが指摘しているように、研究対象をアミロイドの働きにしぼる人々が「バプテスト」（「βアミロイドたんぱく質」から）というあだ名で呼ばれ、タングルの解明に焦点をしぼる人々が「タウイスト」（高リン酸化した形のタウたんぱく質の過剰産生が、タングルの蓄積に関わるため）と呼ばれるようになったとき、両者の議論は「宗教的な意味合いを帯びはじめた[38]」。一部のタウイストたちは、アミロイドカスケード仮説に専心している研究者たちが神経原線維変化を「付帯現象」として考えがちであることを批判しており[39]、タウたんぱく質に関連した病変のみでも、脳内の神経変性を引き起こすことが明らかであること、プラークの形成自体はタウの病変を誘発しないこと、トランスジェニックマウスのモデルにおいては、アミロイドカスケード仮説は当てはまらないことなどを、その批判の根拠としている。マウスにおいては、プラークが産出されても、神経細胞の死滅や、タウの病変や、タングルを示さないのである[40]。また、実験でマウスに挿入されるのは人間のＡＰＰであることや、マウス自体のＡＰＰはマウスにとって有害ではないということも、注目すべきことである。

『サイエンス』誌に掲載された「タウイストとバプテストはほぼ和解した！（Tauists and Baptists United—Well Almost!）」と題する論文によると、βアミロイドプラークが神経変性を引き起こすことは、一度も証明されておらず、これまでは単に、その関連が認められてきただけであった[41]。しかし、以下の研究結果により事態は変わった。すなわち、トランスジェニックマウスの新しいモデルを用いた二つの研究チームが、プラークとタングルの経路自体が「絡まり合っている」という、それまで一度も実証されたことがなかったことを明らかにしたのである。これは、それまでの研究がアミロイドのみに注目しすぎてきたという、タウイストたちの主張を後押しするものである。[42]

アミロイドマフィアに関する批判は、『ランセット』誌に載った文章からもわかるように、今世紀の初頭から、文書によって主張されてはきたものの、ごく最近までほとんど無視されつづけていた。『ネイチャー・メディシン』誌の編集者たちは、三四名の指導的科学者に、「二〇〇三年以降のAD研究における最も重要な研究成果は何だと思うか」という問いかけを行なった。その結果集められた数々の短い論文が二〇〇六年に同誌に掲載されたのだが、それについて編集者たちは次のようにまとめている。「注目すべきは、専門家たちが最も重要な論文として選んだ論文のうち九五パーセントが、アミロイドβについて書かれたものだということである。それらは、アミロイドβが病因であることを論じたものや、アミロイドβの処理に関するものであった」。そして彼らはつづけて、「これは、アミロイドβが、アルツハイマー病の主な原因因子として、すべての人に受け入れられていることを意味しているように見える。しかし論文の内容をよく読んでみると、アルツハイマー病研究に新しい考え方をとりいれるための機が熟したとする専門家たちが多いことがわかる」と述べている。[43]

なかでもとくに重要な論文だとされたものの一つ、サイエンスライターのアプールヴァ・マンダヴィリが執筆した「アミロイド・コード」には、初め、アミロイドの陰謀という言葉が登場するが、すぐにそのような表現はなくなる。そして論文は、少しおどけた口調になり、マーク・スミスの造語である「聖なるアミロイド教会」なるものに関する議論を始める。マンダヴィリは、一〇年以上のあいだ、治療法の探究から動物実験（最も補助金を与えられ、また、そのデータが最も引用されている実験）にいたる、アルツハイマー病研究のあらゆる側面が、アミロイド仮説によって支配されてきたことを指摘する。[44]

マンダヴィリは、『ネイチャー・メディシン』誌に集められた論文を執筆した他の科学者たちにインタビューを行なった。すると彼らの多くが、スミスほど激しくはないものの、アミロイド一辺倒の考え方には批判的であり、一つの解釈にすべてを賭けることの危険性について繰り返し語っていたということである。インタビューされた科学者たちは、「一つの説のみに固執することは、無謀であり、危険である。このように複雑な疾患においてはなおさらである」と警告している。ある著名な研究者は、ややパラドキシカルに、「アミロイド仮説を証明しようとする試みはメジャーなものではあるが、その土壌はあまり健全なものとは言えない。それを支配しているのが、過去の人たちのネットワークであるからだ。そこには今、新しい血、新しい動き、新しいアイデアが必要とされている」と結論づけている。[45] マーク・スミスとその仲間たちの研究は、新しい方向を照らし出すものであり、現在では以前よりも多くの場で取り上げられるようになっているのだが、その内容は、実はそれほど新しいものではない。[46] なぜならスミスと仲間たちの主張は、研究者は流れをさかのぼり、より一般的な肉体的変化を考慮すべきであるというものだからだ。具体的には、身体を酸化させるストレス、老化の一部であるミトコンドリアの変化、細胞周期の機能不全、そして様々な炎症のことであり、結局は、それらがアミロイドとタウの沈着を引き起こす可能性のある一連の出来事を始動させる要因であるとしたのである。

フィンランド人研究者C・P・J・モーリーは、マーク・スミスと同じ立場から、二〇〇九年、『内科ジャーナル（*Journal of Internal Medicine*）』に論文を発表した。その中で彼は、アミロイドは通常「病理構造」として捉えられてきたが、実はアミロイドが「正常な生理機能」に寄与するものであることを示す証拠が数多く見つかってきている、と述べている。モーリーは、βアミロイドが非常に起源の古いものであることを指摘している。つまり、それははるか昔に誕生し、バクテリアから哺乳動物にいたる様々な有機体の中にあまねく存在し、細胞をもつすべての生命体のあらゆる側面に影響を及ぼしているというのである。βアミロイドのようなたんぱく質が、生命体の中で効力を発揮するためには、特有のコンフォメーションをとるように一定の三次元構造に折りたたまれなければならない。そしてそれらは生体内で、この目的のために、厳格に品質管理されるのである。モーリーはつづけて、あらゆる種類の有機体において、アミロイド沈着が様々な形で生体にプラスの働きをしていることを明らかにし、その基本的な機能を詳細に説明する。その機能とはたとえば、哺乳動物の細胞におけるホメオスタシスの維持などである。彼は、アミロイドが疾病の徴候であることを認める一方で、スミスらと同様、それが生体に不可欠な機能を確実にもっていることを主張する。(47)

二〇一〇年に『アルツハイマー病ジャーナル』に掲載され、その年の最も優れた論文として様々な場で引用されている、スミスとその共同執筆者たちによる論文には、次のようにある。「たび重なる失敗やさらなる誤謬を顧みず、依然として末期の病変をターゲットにすることは、愚かな試みである」(48)。マーク・スミスは、ショッキングなことに、ひき逃げに遭い、四五歳で亡くなったのだが、その少し前に私と話をし、アミロイドは「瘢痕組織」として理解されるべきであること、そして、望むらくはポジティブに——癒しのしるしとして——捉えられるべきであることを示唆した。プラークはADの原因ではなく、むしろ、そのずっと上流で起こっているトラブルを身体が払いのけるサインなのだ、とスミスは主張したのである。

またスミスは、ADを正常な老化と連続するものとして理解していた。そして彼は、プラークやタングルというものは、ある状況のもとで、組織の状態が境界を越えて病変に移行したことの決定的な証拠であるが、プラークやタングルがADに限られたものではないことを考慮すれば、それらはADを規定する特徴とは見なされえないはずであると主張した。スミスは、解剖時に必ず彼が観測した、プラークやタングルのような神経病理が、老齢と関連のある疾患の証拠であることに疑問をもっていなかったが、存在するニューロンの数や細胞の委縮の徴候（図2-1）のほうが、単なるプラークやタングルの存在よりも重要であることを、他の神経科学者たちと同様に強調した。病理学者としての経験から、彼は「教育を受けた人々」は、脳組織の五〇パーセントを失っても、十分に理性を保ちつづけると主張し、「老齢の人々の『正常な』脳は、解剖時のADの脳によく似ている」とつけ加えた。そして、老齢の人々の解剖時に最も頻繁に見出されるのは、「混合型認知症」であると述べている。これは、おそらく今日の研究者の大多数と同じ見解である。

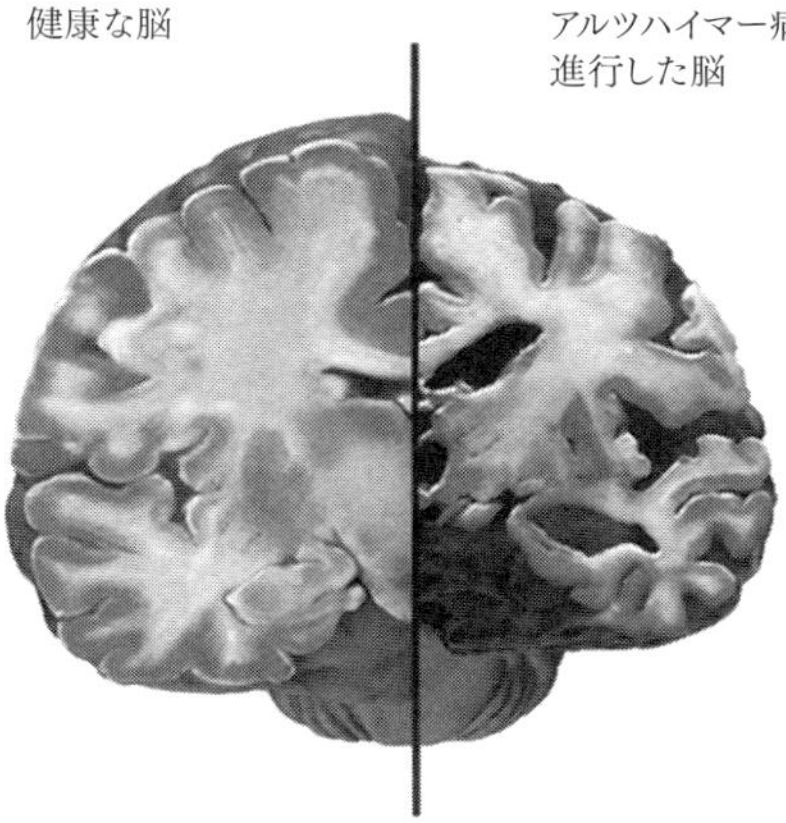
アルツハイマー病の脳の中では，
・**大脳皮質が委縮**し，思考・立案・記憶に関わる部位が損傷されている。
・委縮は，新しい記憶の形成に重要な役割を果たす**海馬**で，とくに著しい。
・**脳室**が拡大する。

図 2-1　アルツハイマー病と診断された脳内の細胞消失。「脳の内部——インタラクティブツアー」より。このツアーは，14ヶ国語で行なわれている。

ハーバード大学寄付講座教授であり、マサチューセッツ総合病院遺伝学・老化研究部門の理事である神経遺伝学者ルドルフ・タンジは、インターネットで「科学界のロックスター」と呼ばれ、今日、最も著名で最も率直なアルツハイマー病専門家の一人として知られている。「アミロイドの役割」に関する彼の見解には、マーク・スミスのそれと似たところがある。二〇一〇年初頭に彼の研究所で、彼は私に次のように語った。

今のところプラークは、認知症の確証とはなりえません。解剖時に脳の一部をすりつぶして、アミロイドβの含有量を測定すると、それが常に認知症と相関するということが繰り返し観察されるのですが、すりつぶす前に、神経病理学者が顕微鏡でプラークそのものを数えると、そこから推測できる脳全体のプラークの数は、決して認知症とは相関しません。なぜでしょうか。理由は簡単です。プラークは認知症の原因ではないからです。

私はプラークを、脳が持っている最後のとりでだと考えています。プラークは脳における真珠のようなものなのです。真珠貝は、その中に砂を入れると、真珠を作って砂を閉じこめますが、それと同様に、脳はプラークを作って病理をくいとめるからです。真珠貝が真珠を作るのは、砂が刺激物だからではありません。砂が、微生物と病原菌で覆われているからです。真珠貝は、真珠を作り出すことによって微生物や病原菌を砂とともに包みこみ、消化管を守るのです。そして出来た真珠をまた包みこむことを何度も繰り返して、大きな真珠を作ります。プラークは放っておくべきなのです。それらはアミロイドβを、シナプスの中に入りこむことができないような大きさの頑丈な小球にすることで、隔離しているからです。アミロイドβ低重合体がシナプスの中に入りこむと、シナプスは死滅し、ニューロンの樹状突起がなくなっていき、そして最後には、神経細胞自体が死滅します。プラークは、それをできるかぎり防ぐ役割をしているのです。

たくさんのプラークが存在する症例を見ても、私はとくに何とも思いません。ただし私は、たくさんのプラークをもった人が、認識的に健全でありつづける場合には、その理由に、神経遺伝学的立場から強い興味をもちます。いったい何が彼らを守っているのでしょうか。

現在の、ＡＤ遺伝学をめぐる状況に関する、タンジの思慮深く、ときおり挑発的なコメントは、この後も本書の中で、何度か取り上げる。

抗アミロイド療法

歴史家のジェシー・バレンジャーは、抗認知症薬を開発するために行なわれてきた様々な努力が、いかに老齢というものの質を変化させてきたか、その長年にわたる功績を語った。彼が調査してきたのはアメリカの状況であったが、彼のコメントの内容は、多くのヨーロッパ諸国や、オーストラリア、ニュージーランド、日本、そして中央・南アフリカのいくつかの国々にも当てはまる。そしていずれは、すべての国が同じような状況になるはずである。認知症を治療するための薬剤は、一九五〇年代半ばに、合衆国と英国で現れはじめた。そしてこの時期多くの精神科医や老年社会学者たちが認知症の専門家になっていった。これらの薬剤は、患者たちが、さらなる精神機能低下を避け、そして活動的な社会生活を続けることができるようになることを目指したものであった。バレンジャーによると、「一九八〇年代初頭には、老化の社会的・文化的変質が、認知症の風景に大きな変化をもたらしていた[49]」。「老衰（senility）」という語までもが非難の的となり、また、ロバート・バトラーは、「高齢者差別（age-ism）」という造語を使って、高齢化社会に対処するために、広範な社会的・政治的・医学的変化が必要であるという強力な主張を行なった。このころＡＤは、独立した存在として認識され、そして本格的な投資が、これを治療する方法を見つけることに向けられはじめた。ＡＤは、正常な老化とは明らかに不連続なものとされ、専門文献においてアルツハイマー型老年認知症（ＳＤＡＴ）と呼ばれるようになっていった。

バレンジャーは、ＡＤを独立した存在として位置づけることには政治的な効果があったと強調する。何故ならそれによって、医学界や支援団体が、治療法の探究をただちに始めるべきだと主張するようになったからである。彼は、たとえ治療法が見つからなくても、この病気の始まりを五年程度遅らせることは、非常に大きな経済的節約になる（そしてそれに付随して、結果的にかなりの苦しみを減じることになる）と述べている[50]。社会学者のティアーゴ・モレイラは、ＡＤ診断の基準化への努力は、薬剤の開発と密接に関係していると述べ、一方、その薬剤の開発は、一九八〇年代以降、自由な事業計画や科学革新、それに保険会社の利害などが絡んで作られた規制の枠組みの中で管理されてきた、と述べている[51]。

一九七〇年代半ばには、アルツハイマー病と診断された患者たちの脳が、アセチルコリンという神経伝達物質の著しい欠乏を示していたことが、いくつかの研究グループによって明らかにされた。アセチルコリンの欠乏は、記憶喪失との関連で知られている現象である[52]。一九八〇年代初頭に、ピーター・ホワイトハウスとケース・ウェスタン・リザーブ大学の同僚たちが、大脳皮質の一部に、アセチルコリンの顕著な減少が細胞の消失と関連していることを明確に示す中枢を発見した。よって、それがアミロイド斑を含むＡＤの総体的症状の多くの原因であると考えられた。この研究結果は、「コリン作動性仮説」として公式化され、ＡＤの総体的症状を説明するためのかなり正確な原因モデルだとされた。[53] それ以来、抗アセチルコリンエステラーゼと呼ばれるタイプの薬剤が、ＡＤの治療に広く用いられるようになり、販売するに足りる有効性をもつとされた薬剤の大半を占めた。しかしそれらの薬剤は、ＡＤの臨床症状の一部を改善するだけで、決して画期的な治療薬と呼べるようなものではなく、またその効果も一律ではなかった。一部の患者に短期間だけ効果を示すのがせいぜいで、この病気の進行を止めることはなく、しばしば望ましくない副作用を伴うのである。

アルツハイマー病治療薬開発の物語は複雑である（その包括的な検討については、バレンジャー、モレイラ、ホワイトハウスらの研究を参照のこと）。[54] しかし、はっきりしていることが一つある。すなわち、ＡＤが非常に多くの要素をはらんでいるということが、長年にわたり、多くの優れた研究者たちによって広く認められているにもかかわらず、アミロイドカスケード仮説が、治療薬の探究の現場を支配しつづけてきた、ということである。この探究は、アルツハイマー病は五年以内に克服されるという、何度も繰り返し提示された合言葉のもとで、奇跡的に持続しつづけた希望によって、駆り立てられてきた。しかしこの数年、数えきれないほどの多額の資金が投じられた多くの薬剤試験がすべて失敗に終わり、初めてこの合言葉はトーンダウンした。[55]

二〇〇九年夏、『フォーブス』誌の記者ロバート・ラングレスは、マーク・スミスのインタビュー記事を発表し、その中で、スミスのことを「転向者」と呼んだ。何故ならばスミスはかつて、抗アミロイド治療は患者を負のスパイラルに陥らせ、害する可能性があると述べていたにもかかわらず、二〇一〇年に死去する直前には、その論調を大きく変化させていたからである。二〇一〇年には、ファイザー、エラン、ブリストル・マイヤーズスクイブ、イーライリリーといった多くの製薬会社が、βアミロイドプラークの蓄積を防ぐための薬剤の開発を行なっていたが、その年には同じ週に、二つの臨床試験が中止されることとなった。イーライリリー社が実施していた臨床試験は、その薬を飲んでいた患者たちが、プラシーボ剤を飲んでいた対照群の患者たちよりも、認知機能に多くの問題があるとわかり、急いで取り止められた。しかもその薬は、皮膚がんのリスクも高めるらしいことがわかった。ジョン・ハーディは、イーライリリー社の失敗についてインターネットでコメントすることを求められた時に、尋ねなければならないことが二つあると述べ、それは非常に重要なポイントであるとした。一つは、「その薬はターゲットに正確に届いたにもかかわらず、効かなかったのか」というものであった。もしそうであれば、その種類の薬剤は、すべて不適切なものであることになる。二つ目は、「アミロイドが被験者たちの脳から除去されたことを示す神経画像検査のデータは存在するのか」というものであった。もしアミロイドが除去されていて、患者がより悪くなっているとしたら、これは非常に由々しき結果であり、アミロイドカスケード仮説を問題視する明らかな根拠となる。[56] 第5章に登場する議論は、ハーディの二つ目の問いに答えることを目的の一つとする、いくつかの臨床試験に関するものである。

中止されたもう一つの臨床試験は、免疫系にアミロイドを異物であると認識させるワクチンを作り出すために行なわれたものであったが、被験者グループに、目に見える臨床効果は現れなかった。ワクチンによりそのような免疫を手に入れても、その患者たちが対照群の患者たちよりも長く生きることはなかったし、重度の認知症のステージに達するまでの期間を延ばすこともなかった。そのうち二名の患者は、ほぼすべてのアミロイドプラークが脳から除去されたにも拘らず、深刻な末期の認知症で死亡した。臨床試験の対象者は少数であったものの、この失敗を受け、研究者たちは「プラークの存在は、ADにおける認知機能低下の前提条件ではないように思われる」と結論づけた。[57] それ以外のワクチンの臨床試験においても、数名の被験者が脳炎を引き起こして死亡するということがあったが、それにも拘らず、このような臨床試験は、今なお進行中である。

米国食品医薬品局（FDA）は最近、「重大疾患対策室（Coalition Against Major Diseases in the United States）」なるも

のを設立した。この企ての最高責任者は、アルツハイマー病とパーキンソン病について、「薬剤の開発が失敗している原因は、我々が、正直な所この疾患を理解していないことである。我々は心からそう思っている。したがって今後は、多くの製薬会社や研究所から得られたデータをプールして、コンピュータ化された巨大なデータベースを作ることによって、この状況を改善することが急務である」と述べている。

コリン作動性仮説は、「脳からアミロイドを除去すること」を強調するだけでなく、二つ目のまったく異なる影響をADへのアプローチに与えた。過去一五年間にわたり、対症療法用の薬剤が商業的に用いられた結果、より正確な臨床診断が必要とされるようになった。また医師たちは、記憶喪失のような測定可能な症状がどの程度存在するかということに基づいて診断を行なうように教えられてきた。記憶喪失は、人格や社会的振る舞い、情緒的傾向の変化よりも、はるかに実証するのが容易だからである。したがって、記憶喪失がはっきりと示されれば、それは事実上、ADだということになり、そのようにして、ADを主に記憶機能のみに結びつけられる概念にしたのである。[58] しかしADの臨床検査は、記憶機能の一般的な側面すべてに同等の注意を向けたわけではなく、記憶のただ一つの側面、すなわち想起力に強くこだわった。[59]

予防への動き——新しい辞書を

二〇〇五年に、ADの診断基準を修正する必要性を検討する目的で開かれたフィレンツェのワークショップに、一五名の認知症専門家が各国から招かれた。そしてその結果、二〇〇七年には、一九名の筆者によって共同執筆された論文が、『ランセット神経学（*The Lancet Neurology*）』誌に掲載された。この論文は、アルツハイマー病の診断がめざましい変化をとげる、最初の重要なきざしとなった。パリのピチエ・サルペトリエール病院に勤めるブルーノ・デュボワを筆頭執筆者とするこの論文は、ADのための決定的な「診断バイオマーカー」は、臨床においては存在しないということを強調するところから始まる。そして読者に、信頼できるのは、病理組織学的診断のみであることを印象づける。この論文は、近年ADの臨床診断が改善し「除外的表現によって述べられることがなくなってきていること」を述べ、そして、「今や、遺伝子の表現型に基づいたADの特定がより確実なものになっている」と主張する。[60] デュボワたちは、AD予備軍を見つけ出すことは可能であると述べている。発症前のADの決定的な徴候だとされる「脳の構造的変化」をはじめとする明瞭なマーカーが存在するからである。彼らは、前駆的なADを識別するためには、正常な老化から外れた多様な認知機能の状態に目を向けなければならないと主張する。[61]

この論文では、現在用いられているADを特定するための診断方法は、基本的な部分に関して、これからも維持されるべきだと提唱されている。たとえば、患者やその家族が、記憶機能の悪化が六ヶ月以上続くと訴えた場合には、その申し立ては心理テストによって検証される必要がある。そしてさらに、「この疾患の生物学的足跡」と呼ばれる、MRI検査、脳脊髄液分析、陽電子放射断層撮影（PET）、神経画像検査（第4章を参照のこと）の四つの補助的手段から、少なくとも一つの確証が得られるか、もしくは常染色体上の優性遺伝子突然変異が確認されることが求められる。またこの論文は、ADの臨床的表現型のほうがその生物学的表現型よりもよく知られているので、少なくとも当分は、臨床的表現型が優先されるべきであると強調する。今後は様々なバイオマーカーを検証するための研究が必要となるであろう。そしてその結果は、すでに行なわれた研究における大量の診断例にさかのぼって適用されうる。また検証は、将来を見越して、まだ認知症に罹っていない人々に対しても行なわれるべきである。そして彼らを、死後における解剖にいたるまで追跡するのである。とすれば、この研究計画の規模は驚くべきものになり、そこには莫大な資金と優れた技術が求められる。[62] 筆者たちは、これらが「より生物学的な視点で研究が行なわれるべきだという文化的なシフト」を表していると述べている。このような研究が正当化されるのは、ADの臨床診断が行なわれるのが、病気が進行して引き返せない状態になり、薬理学的介入が功を奏さない段階にいたったときだからである。

多くのアミロイドカスケード仮説信奉者は、この早期診断への動きを肯定的に捉えている。一方、二〇〇八年の『ネイチャー（*Nature*）』誌の論文は、「プラークとタングルは、単なるマーカーではなく、アルツハイマー病の原因である。研究者たちがそう信じるに足りる十分な根拠がある」と述べ、ある有名な研究結果を示すなどして、この主張を補強し、さらに、サイモン・ラブストーンの言葉を引用している。[63]ラブストーンは、筋金入りのタウイストであるが、次のように述べたとされる。「アミロイドカスケードにおける初期のイベントが、これまで注目されすぎてきたことは、紛れもない事実である。（略）しかし風呂の水を捨てるときに、赤ん坊まで一緒に流してしまってはいけない。アミロイドカスケード仮説を裏づける、説得力のある臨床前研究の数は、あまりにも多いのである」。[64]二〇〇八年には、アミロイドカスケード仮説に基づく治療のために、三〇件以上もの臨床試験が行なわれていた。そこで想定されていたのは、診断可能なほど症状が悪化するのを待つ代わりに、バイオマーカー（生物学的足跡）の検査を行なえば、臨床試験は、より短期間の、より安価なものになるだろう、ということであった。[65]『ネイチャー』誌のこの論文の結論は、アミロイド仮説のテストは、これからが本番であるというものだった。

製薬業界が二〇一一年に主催したシンポジウムで、ジョン・ハーディも同様のことを述べている。そのシンポジウムの題名は「アミロイドカスケード仮説は製薬業界を誤った方向にみちびいた」というものであった。これは、AD専門家たちのあいだに論争を引き起こさせようと、ハーディが意図的に選んだ題名であった。このシンポジウムの序説として、ハーディは、「家族性AD──遺伝子変異によるごく少数のAD〔第5章を参照のこと〕──の早期発症のメカニズムについては、アミロイドカスケード仮説で説明できると、私は確信しています。後発性のAD〔通常は、後発性のものがADと診断される〕については、依然として、よくわかりません」と述べた。議論が行なわれているとき、サイモン・ラブストーンが「マウスはなぜADにならないのですか」と尋ねると、ハーディは、「わかりません。ADについて考えるとき、最も厄介で理解が難しいのは、血管系に関することです。マウスの血管系は人間のそれとは非常に違っているのですが、そのことが、マウスがＡＤにならないことに大きな影響を及ぼしているのかもしれません」と答えた(66)。

次章と、さらにその次の章では、多くの研究が予防というゴールを目指すようになることを目標として、アルツハイマー病の臨床診断を前駆症状の段階で行なうように、世の中の流れを変更しようとする動きについて、より詳しく検討する。脳脊髄液分析やＰＥＴ検査によって見出されるものを含む、いわゆる生物学的足跡や、ＭＣＩ（軽度認知障害）と呼ばれる症状も考慮にいれた、新しい基準化の動きが現在進行中である。ただしこれらの試みは、当分、研究分野のみに限定されるであろう。脳脊髄液分析は、脳脊髄液におけるアミロイド変化の検出を可能にするので、多くの研究者に注目されている。そしてこの新しいアプローチは、アミロイドの変化がごく早い時期に見つかった場合に、その沈着を元に戻すことができること、あるいは少なくとも、その蓄積の速度を遅くすることができることを、想定したものである。このように、アミロイドカスケード仮説は、今なお注目されつづけているのである。しかし、『ネイチャー』誌の論文や、私がインタビューした多くの研究者は、このアプローチを、時代遅れであるとしている。

何がバイオマーカーであるのかをはっきりさせようとすればするほど、正常な老化を病理学的な老化と分離することの難しさが浮き彫りになるだろう。しかも、次章で見るように、バイオマーカーでは、確実にＡＤを識別することはできない。単に、認知症になる可能性の高さを示すだけなのである。ＡＤを老化と連続しているものと考え、ＡＤに特有の症状など存在しないとするのであれば、バイオマーカーの検査をしたところで、老化と認知症の絡まり合いの謎を解くことはできない。したがって、私たちは結局のところ、アルツハイマー病の歴史の中で繰り返し脇に追いやられてきた問題に、直面せざるを得ないのである。すなわち、多くの人々に明らかな損傷をもたらしている、アミロイドの沈着やそれと密接に関連した分子的変化から、なぜ一部の人々が「保護」されているのかという問題である。

第3章　アルツハイマー病予防への道

アイリスにアルツハイマー病の症状が完全に現れたのは、その二、三年後のことだった。私は時々考える。小説家としてのキャリアがほとんど終わったことが、あの頃のアイリスには、わかっていたのだろうかと。

——ジョン・ベイリー『アイリス——アイリス・マードックの思い出』(1)

ある一つの疾患に「罹りやすいか罹りにくいか」ということに関する議論は、十八世紀初頭からあった。当時、医師のあいだでも一般の人々のあいだでも、個々人の「体質」というものが注目されはじめており、議論の対象となっていた。そのような流れの中、「体質」と病気への罹りやすさの関係も、頻繁に話し合われた。(2)しかしながら、政治学者フランソワ・エワルドは、今日我々が理解しているような「リスクの哲学」は現代社会の産物であると述べる。彼によれば、正義、責任、時間の経過、因果律、運命といったものに対する態度が大きく変異したことにより、我々の哲学は根本的な認識論的変化を遂げたのである。(3)つまりそれは、私たちの身に起こる災難は神の意志であるという、かつての考え方を離れた、人生に対する世俗的アプローチへのシフトの一環であった。神のいない世界においては、出来事のコントロールは完全に人間の手に委ねられ、人生は合理的事業となる。(4)

文化人類学者メアリー・ダグラスは、「リスク」という語を、「危険（danger, hazard）」の同義語として使う、以前の用法ではなく、この限定された意味で用いれば、その修辞的効果によって中立性のオーラが生まれ、それを科学的正当性をもった概念として扱うことができると述べている。しかしこれによって、リスクに関する言説が道徳的な是認と容易に関連づけられるというのは、皮肉なことである。リスクと言いかえられた危険は、予見できないような超自然的な神の領域から、責任ある個人の足元へと確実に移される。ダグラスによれば、リスクは、人々がその責任を問われる法医学的根拠となる。(5) フーコーは、台頭しつつある新自由主義社会に関して述べたとき、権力の微視的物理学という語を用いたが、その構成要素の一つである監視（自己監視）の新しい方法として、リスクという概念の使用を捉えるべきであると、フランスの社会学者ロベール・カステルは述べている。(6) カステルは、リスクという概念を支える「超合理主義」にはコストがかかること、そして、リスクという概念に基づく新しいタイプの予防には、つねに大きな不安がつきまとう「医原性の側面」があるかもしれないことを、警告する。(7)

少し思い返せば、私たちの日常が健康に対する警告で満ちていることに気づくだろう。バランスのとれた食事をとらなければ、規則正しい運動をしなければ、煙草を止めなければ……。貧困や非人間的な労働条件によって、そのような行動をとることが事実上不可能である人に対しても、「自己監視」を行なうことは、同様に求められている。また、ストレスに満ちた有害な環境によっても、つねに様々なリスクがもたらされ、私たち個人はそれをほとんど避けることができない。生活習慣によるリスクと環境によるリスクとともに、三つ目のリスクである「体質によるリスク」(8) が存在するが、これが本章のテーマである。体質によるリスクの最も一般的な例としては、コレステロール値、血圧などが挙げられる。ところで現在、子宮けいがん、前立腺がん、骨粗しょう症等々のリスクを抱えた者を探し出し特定することを目的とした、パップテスト、ＰＳＡ検査、マンモグラフィー、骨スキャンなどの定期的スクリーニング検査を、何百万人もの人々が受けている。しかしこれらのスクリーニングプログラムに関して最近書かれた大量の著作は、この種の監視による個々の患者の検査結果を解釈する際の不確実さや矛盾を指摘している。(9)

ＡＤの予防への動きは、体質によるリスクが、バイオマーカーの形で明らかにされうるという想定を基にしたシフトであり、(10) それは、研究、基準化、そして人々をＡＤのリスクにさらすとされる、いくつかのバイオマーカーの活用を習慣化することによって、成し遂げられることになる。生活習慣や環境が与えるリスクや、コレステロール値のような多くのタイプの「体質によるリスク」は、ADのバイオマーカーと結びつけられているものの、それを個人の責任として捉えることはできない。個々人は、自分自身の遺伝子に対する責任は負わないし[11]、自分の脳脊髄液の状態や、脳内のプラークの蓄積に対する責任を問われることはないのである。何故ならば、ADの原因はわかっていないし、日常生活や振る舞いとADのバイオマーカーとの関係が、議論の余地なく示されたこともないからである。はっきり言えば、人々に老化そのものの責任を負わせることは、できないのである（いまのところは！）。

ADのバイオマーカーについて、そして個人の身体におけるそれらのバイオマーカーの検出について詳細に論じる前に、MCI（軽度認知障害）の臨床診断について検討する必要があるだろう。この診断を基準化しようとする動きは、初期のADを、いわゆる正常な老化と区別することに向けた、最初の正式な試みだった。本章の後半では、メディアの役割を取り上げる。メディアは、たとえば、「初期における検出」の重要性を強調するなど、あらためて注目されるようになってきたADへの取り組み方に関して、人々の関心を掻き立てた。そして、ADを定義するために提案された新しい辞書の概要について簡単に述べる。その辞書は一〇〇年間つちかわれた臨床診断と死後の診断の関係を切り離すことで、ADの予防への動きを始動させるものである。この提案は、最初、ヨーロッパの研究者たちが先頭に立って行なった。そこでは、バイオマーカーの検出を伴うような、ADの神経病理の「生体内における」診断が、今やADの診断の黄金基準になるべきであること、そして今後は、厳密な検査が行なえない臨床の場においてのみ、MCIというコンセプトを使用するようにすべきであることが主張された。

軽度認知障害の範囲を定める

私は、かかりつけの医者に、前日に起きたことを思い出せないと、かなり前から訴えていた。医者は「何でもない、何でもない」と言いつづけた。あらゆる種類の検査をした後でも、やはり「何でもない」と言いつづけた。それから彼はついに、まあ、どうしてもということなら、メモリークリニックを紹介します、と言った。

——ヨーゼフ・ホフマン、八五歳、ベルリン生まれ[12]

退職後の私は、何に対しても興味がもてなかった。私の妻は「ジョン、あなたは、あれもこれも忘れてばかりだわ」とずっと言っていた。今では銀行にいくらあるのかもわからないし、もう、何もわからない。妻が私をかかりつけの医者につれて行ってくれたが、医者は何もしてくれなかった。いくら頼んでも、拒絶された。医者は、あなたはアルツハイマー病ではないと言った。私が「記憶力がなくなっていると思う」と言っても、それは変わらなかった。しかしついにその医者は、私にこのメモリークリニックを紹介してくれたのです。

——ドゥネト・バンジャール、六六歳、スリナム生まれ

「恵み深い老境の忘却」という言葉を一九五八年に作ったのは、ヴォジテク・アダルベルト・クラルだった。彼は、最初はプラハで、その後東欧のいくつかの国で、神経学と精神医学を学んだ、チェコ人の医師である。ヴォジテク・アダルベルト・クラルと彼の家族は、一九四二年から一九四五年まで、当時のチェコスロバキアにあったテレージエンシュタットの収容所に拘禁されていた。彼はそこで医師として働くことを許されていた。戦後、クラル一家は、モントリオールに移住し、クラルは、当時「プロテスタント精神病院[13]」と呼ばれていた施設に勤務しながら、記憶障害と認知症に関する研究を始めた。一九五〇年代に、彼は、マギル大学と提携しているアラン記念病院

で老年病科の部長の職についた。そこは、北米で初めての老年病科だった。さらに一九五五年には、「モントリオール・ヘブライ老人シェルタリングホーム（Montreal Hebrew Old People's and Sheltering Home）」の顧問医師となり、記憶障害に関する調査を行なった。対象者のほとんどが七〇歳以上の高齢居住者であった。ホームの状態を改善するために、何らかの提案を行なうことが彼の任務であったが[14]、この研究では、被験者たちの認知能力を測るために基準化された心理学的スケールが用いられ、クラルはそのスケールを初めて使用した一人となった。クラルと彼の共同研究者ウィグドーは、一六二名の対象者のうち、七七パーセントに記憶障害があることを見出した。彼らには、精神病や重度のノイローゼも見られた。二度目の調査は、比較的行動がしっかりしている五二名に対して行なわれたが、その半分近くの者には、記憶の欠損もその他の障害も、一切見られなかった。残りの約半分の被験者のうち、その四分の一は「恵み深い老境の忘却」があると表現され、別の数人は、「初期健忘性シンドローム」であると診断された。これらの検査によって、正常な老化と記憶障害とのあいだに、そして記憶障害と認知症とのあいだに、二本の境界線を引こうとする努力がなされたが、その後、それらの境界線は何度も引き直され、その結果、診断の下位区分が、増加していくこととなった。

そんな中、一九八〇年代には、「認知機能不全」の徴候を示す者のうち認知症に罹っていない者を見分けるために作り出された、二つの心理学的評価尺度――世界共通劣化スケール（Global Deterioration Scale）と臨床的認知症判定スケール（Clinical Dementia Rating Scale）――が広く用いられるようになっていた。これらの尺度に基づいて行なわれた検査で「認知症ではない」とされた者は、さらに「疑いのある者」「ボーダーラインにいる者」「病状発症前のADと考えられる者」へと小分けされた[15]。この最後のカテゴリーは、「すでにアルツハイマー病に罹っているが、認知症状は出ていない」と見なされた人々に適用される。一九八四年には、その基準がより明確になり、「軽度の認知上の問題がある」という検査結果が出た者は、そこには含まれないことになった。それにより引き起こされた予想外の結果の一つは、「認知症ではない認知障害」「単なる記憶喪失」「軽度認知障害」などの表現を含む、初期の認知上の問題を示すレッテルが、無意味に増加したことであった。とくに、ＭＣＩ（軽度認知障害）は最も使用され、今日まで用いられているレッテルであり、「認知症のない記憶喪失」を表す。ＭＣＩという用語は、一九八〇年代後半に作られたものだが、一九九五年に、ミネソタ州ロチェスターにあるメイヨー・クリニックの神経科医ロナルド・ピーターセンとその同僚たちが、それを、独立した臨床診断のカテゴリーとして初めて用いたことで、ＭＣＩはピーターセンの名前と密接に結びつけられるようになった。彼らはＭＣＩを「人の手を借りずに生活できるが、主観的に記憶愁訴のある者」と定義し、その認知力は「正常」であると考えた。[16] 年齢別の記憶力テストを行なったとき、ＭＣＩの人々は、あまり成績がよくなかった。ピーターセンのチームは「ＭＣＩは認められるべきである」と考えた。ＡＤの予防治療が行なわれるようになったとき、臨床医には、その人がＡＤのリスクがある人なのか、それともすでに、ごく初期の徴候がある人なのかを、特定する義務が生じるからである。[17] 研究、とくに臨床試験において「認知症への道を進んでいると思われるが現在は認知症ではない人々」のサンプルにアクセスできることには顕著な利点があると、すぐに認められた。ＭＣＩであるという診断は、たいてい主観的愁訴に基づいたものであったにも拘らず、そう診断された人々は、「リスクのある」集団として、急速にターゲットにされた。この診断は、主に合衆国とカナダで普及しつづけている。

二〇〇一年に、ＦＤＡ（米国食品医薬品局）に対して、ＭＣＩを医療診断として正式に認めること、そしてＭＣＩの人々のために、記憶喪失を軽減する薬剤の開発を促すことが要請された（しかし現在まで、そのような薬剤は作られていない）。その要請に対応するために、ＦＤＡはＡＤの専門家を集めて検討会を開き、ＭＣＩは臨床で明確に定義されうるのか、ＭＣＩはＡＤやその他の認知症の諸原因と区別されうるのかといったことについて、議論を行なった。この検討会での話し合いにおいて、専門家たちのあいだの意見の相違が明らかになった。とくに、ＭＣＩのための薬剤を、どの程度の認知機能の衰えが見られた時に処方すべきかということに関して。

ロナルド・ピーターセンは、プライマリ・ケアでＭＣＩを診断するのは容易ではないという意見にすぐに同意したが、同時に、専門クリニックではＭＣＩを確実に特定できると主張した。しかしながら、この意見には、検討会に参加したすべての人を納得させるだけの説得力がなかった。この検討会に付随して開かれた公聴会には、社会学者のティアーゴ・モレイラも参加した。彼は二〇〇九年の自身の論文の中で、この検討会メンバーの一人ファンベレ博士が公聴会で語った言葉を引用している。

今日の検討会で、私たちはＭＣＩの定義を行なった。私たちはこのＭＣＩというよくわからないものの周りに、いわば垣根をめぐらしたのである。しかしその過程で私たちは、実に多くのＭＣＩを定義する方法が存在することを知った。そして私は、比較的簡単に扱うことができ、実用性のある、一貫した定義が実在するとは、まだ確信できないでいる。何故なら、私はまだそれがあることの証拠を見たことがないからである。[18]

検討会では最終的に、ＭＣＩという概念が臨床的有用性をもつとされる根拠は、臨床試験の結果に由来しているということで、意見の一致が見られた。[19]ロナルド・ピーターセンが、二〇〇三年に興味深い論文を発表し、その中で彼は、「結局ＭＣＩは、単に実用的なコンセプトとして価値があるものなのだと思う。（略）このＭＣＩという言葉は、ある局面では決して使うことができないが、別の局面では乱用される」と述べている。[20]モレイラと仲間の研究者たちは、生体臨床医学の理解をふかめ、それを一時的に安定させるためには、クリニック、研究所、フォーラムにおける、継続的な試みが必要だが、ＭＣＩに関する公聴会は、その一つの例である、と結論づけている。[21]

一九九九年から二〇〇四年のあいだに、ＭＣＩに関する出版物の数は六倍に増え、三〇〇点以上にもなった。[22]そしてそれ以降も、その数はさらに増えつづけている。二〇〇四年に発表された、ＭＣＩに関するある会議のコンセンサスレポートは、「ＭＣＩの特徴の一つは、その患者が正常でも認知症でもないということである」という言葉で結ばれている。[23]この言葉ほど、老化と認知症の絡まり合いを見事に表現するものはないだろう。今日、ＭＣＩと診断された人々は、臨床試験においてのみならず、脳画像診断の先導的研究においても研究対象である。そしてまた、「病状発症前のＡＤ」と関連のあるバイオマーカー（第４章を参照のこと）を突き止めるための研究対象にもなっている。不可避的に、彼らは「研究と臨床のハイブリッド」になる。何故ならば、彼らは患者であると同時に、研究対象でもあるからだ。[24] このような状況は、今日の三次医療機関においては、他の多くの病気に関しても一般的である。しかし後述するように、それは、ＭＣＩと診断された人々にとっては、迷惑なことなのである。

二〇〇五年に、メリーランドのベセズダにある「国際老年精神医学協会（International Psychogeriatric Association）」が、ＡＤの専門家たちを集め、会議を開いた。この四〇名から成る強力な国際チームに課せられた任務は、「ＭＣＩの診断の基準と対応の方法を明確にすること」であった。そのためにはまず、この問題に関するあらゆる文献を見直す必要があった。この会議の目標は、ＭＣＩに関するコンセンサスを作り出すことではなく、ＭＣＩが臨床症状として、どこに位置するかということに関して「専門的意見」を提供することであった。[25] この専門家会議に基づいて二〇〇六年に書かれたある論文は、ＭＣＩの診断が、状況によって大きく異なったものになることを指摘しながらも、「正常な老化と認知症のあいだの過渡的状態であるＭＣＩという概念が出来たことで、高齢者の記憶障害を扱うときには、とくにそれが原因不明の認知機能低下を伴う場合には、臨床医による系統立った評価が必要であるという認識が広まった」と述べている。[26]

二〇〇七年に、『ネイチャー診療神経学（*Nature Clinical Practice Neurology*）』誌に、二つの短い論文が掲載された。一つはロナルド・ピーターセンによるもの、もう一つはピーター・ホワイトハウスによるものであった。この二つの論文はセットで発表され、「それぞれの視点」という見出しがつけられた。彼らの対照的な意見は、ＭＣＩに関して今なお続く、専門家たちのあいだの論争を浮き彫りにする。「患者に何を告げるか」という副題がつけられたピーターセンの論文を読むと、次第に悪化する障害であるＡＤは、当然、ゆるやかに始まって進行していくものである、ということが想起される。そうであれば、そのプロセスの初期に、この障害の臨床的特徴の一部だけが現れる瞬間が必ずあることになる。ＡＤの総体的徴候が不完全であり、現在では「健忘性ＭＣＩ」[27] と呼ばれている段階を、ピーターセンは、年齢不相応の記憶障害をもつステージであるとしながらも、[28] それにつづけて、あるデータを引用し、たとえMCIに関する臨床判断が完璧なものであったとしても、健忘性MCIの段階では、それが後にADに移行するかどうかは断言できないということを、明らかに示した。[29] 専門クリニックにおいては、毎年、健忘性MCIである人々の一〇パーセントから一五パーセントが「おそらくADである」という診断をされるようになるという研究結果があるが、この数字は、一般集団よりも著しく高いものであり、統計学的偏りが疑われる。このことは、前述した専門家会議に関する論文でも取り上げられているが、ピーターセンもこの研究について言及し、それをMCIという概念の臨床的有用性を主張する自らの考えの強化に用いている。

決定的なADのバイオマーカーが存在していない今の段階では、早まってADの診断を行なわないように気をつけなければならない、というのがピーターセンの論文の主旨である。不正確な診断によって、運転免許が取り消されたり、仕事を続けられなくなったり、合衆国において医療保険に入れなくなったり、といったことが起こりうる。彼の立場は、あくまでADの診断は正確なものであるべきであり、そのために我々は、MCIのカテゴリーを有効に利用すべきである、というものである。MCIというカテゴリーをうまく活用することは、患者やその家族、そして医師たちに、高い確率でADに移行するという現実と折り合いをつけるための時間を与える。もちろん、MCIと診断された人の一部は認知症には進んで行かないし、その他様々な不可避的な不確定要素が存在する。それらを考慮にいれながら、今後の方針を考えるための時間である。ピーターセンは、この論文よりも前に書いた別の論文の中で、MCIに伴う認知的・行動的変化は深刻なものであり、老化の一部として簡単に片づけてしまってはならない、と述べている。しかし、だからと言って、MCIだという告知をする前に患者たちを研究プロジェクトに送りこむべきではない、と彼は強調する。そしてそれよりも、治療を求めて自らクリニックにやって来た人に、MCIの診断に伴う不確定要素について助言をするべきなのだと言う。[30] おそらく、そのような助言を受けた人々は、自ら進んで研究対象になるであろう、というのが彼の考えなのである。

一方、ピーター・ホワイトハウスの論文は、二〇〇五年の専門家会議の直後に参加者たちに対して行なったEメール調査で、臨床においてMCIという診断を用いるべきだと考えているのは参加者の五七パーセントにすぎないことが明らかになったことを、指摘している。ホワイトハウスは、「ADが確固たる存在ではなく、正常な脳の老化のプロセスに伴う複数の現象の集合体であることは、ほぼ間違いない。(略)正常な老化の進行にどのような言葉を当てるか、ということについて、今こそ真剣に考えるべきである。そして、カテゴリーの硬化が、認知症研究の分野に現在いかに害を与えているかを知るべきである」と、強調する。[31]

私が出席したあるワークショップで、ロナルド・ピーターセンは、「MCIは本質的に、決定的なバイオマーカーによる診断がくだされるまでの暫定的なカテゴリーにすぎない」と述べた。私は二〇〇七年初頭に、メイヨー・クリニックで、彼にインタビューし、そのコメントについて、説明を求めた。彼は静かな物腰で、一言一言よく考えながらインタビューに応じてくれた。そして私の質問に対して、次のように答えた。

最終的には、その患者にこれから何が起きるかを、より決定的に教えてくれるバイオマーカーが見つかると、私は思っています。しかしその時私が、MCIという概念を破棄するつもりかと訊かれれば、それを断言することはできません。何故ならば、その時には、ADの境界線自体が初期症状に移行することになるからです。ADの境界線が後退すれば、それに伴って、MCIの境界線も後退すると考えられるのではないでしょうか。臨床で、これらの線をどこに引くかということには、そもそも客観的根拠がありません。(略)そして、アルツハイマー病そのものの決定的なバイオマーカーがそのうち現れるとは、私は思っていないのです。(略)現れるはずだと思いますか?(略)私はそう思いません。何故ならば、それは老化と非常に密接に編み合わさっているからです。(略)この考えが異端であることはわかっています。しかし、絶対的なADというものはないように思われるのです。そこには老化の強い影響があります。(略)そして我々は、もし人が一二〇歳まで生きたとしたら、全員がアルツハイマー病になるのではなかろうかと、思うことがあります。しかしそのことで、諸症状を診断し和らげるために、できるかぎりのことをすべきだという考えが変わることはありません。でも、軽度な物忘れと重大な疾患とのあいだの、どこに線を引くのでしょうか。どこからが病気なのでしょうか。その線を越えてから時間が経てば経つほど、その線をいつ越えたのかは、わからなくなります。私は、MCIという概念が今のままの形で使われつづけるとは思いません。しかし我々は、臨床症状が現れたときに病気が始まる、と考えてはいけません。たとえばアミロイドが犯人であるとすれば、臨床症状が出る前に、アミロイドの徴候があるはずなのです。そして、何が犯人なのかということすら、私たちにはわからないのです。アミロイドが犯人であるとしても、アミロイドをもつすべての人がADになるわけではありません。だから、私は結局、初期の臨床症状の重要性にしがみつくしかないのです。私はまだ、船から降りることはしません。

（二〇〇七年三月）

モントリオールの神経科医ハワード・チャートコウは、MCIは、一般に受け入れられている臨床基準と、国際的に認められているスクリーニングツールの両方を、高度な感受性をもった専門医が用いることで、初めて診断されうると述べている。そのスクリーニングツールとは、一九九六年に作られた「モントリオール認知機能評価検査(the Montreal Cognitive Assessment Instrument : MoCA)」（図3-1）のことである。[32] 彼は、診断を追認するために、臨床歴を詳らかにし、さらなる検査を行なうことが必要であるとつけ加える。しかし彼は、それだけやっても、MCIという物差しが不確実なものであることは変わらないとする。診断された患者たちのうち、誰がADになるのかということは、わからないからだ。また、MCIと診断された患者の一部が治癒して、ふたたび「正常」になるということも、よく知られている。

専門家たちが語る、MCIに伴う不確実性を考慮すれば、明らかに問うべきなのは、自分自身あるいは配偶者が

MONTREAL COGNITIVE ASSESSMENT (MOCA)

NAME :
Education : Date of birth :
Sex : DATE :

VISUOSPATIAL / EXECUTIVE			POINTS
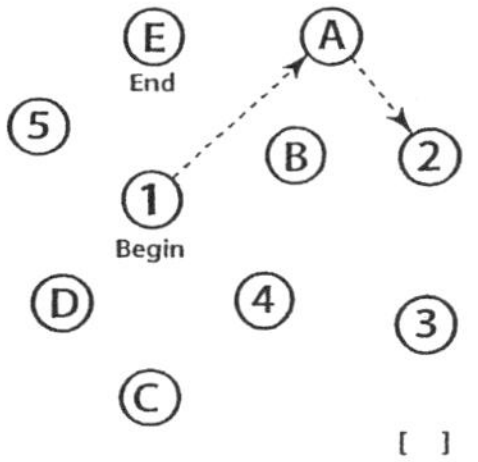 [ ]	Copy cube 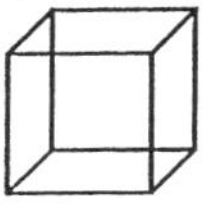 [ ]	Draw CLOCK (Ten past eleven) (3 points) [ ] Contour [ ] Numbers [ ] Hands	___/5

NAMING

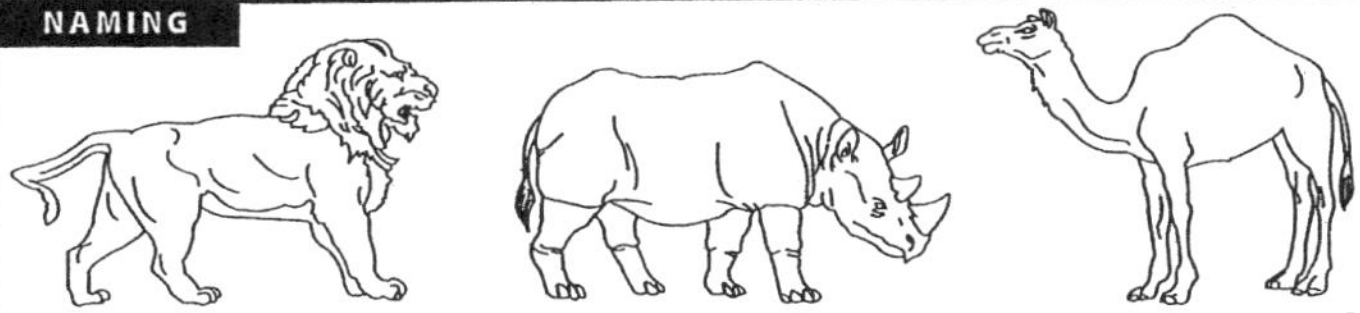

[ ] [ ] [ ] ___/3

MEMORY Read list of words, subject must repeat them. Do 2 trials, even if 1st trial is successful. Do a recall after 5 minutes.		FACE	VELVET	CHURCH	DAISY	RED	No points
	1st trial						
	2nd trial						

ATTENTION	Read list of digits (1 digit/ sec.). Subject has to repeat them in the forward order [ ] 2 1 8 5 4 Subject has to repeat them in the backward order [ ] 7 4 2	___/2
	Read list of letters. The subject must tap with his hand at each letter A. No points if ≥ 2 errors [ ] F B A C M N A A J K L B A F A K D E A A A J A M O F A A B	___/1
	Serial 7 subtraction starting at 100 [ ] 93 [ ] 86 [ ] 79 [ ] 72 [ ] 65 4 or 5 correct subtractions: **3 pts**, 2 or 3 correct: **2 pts**, 1 correct: **1 pt**, 0 correct: **0 pt**	___/3
LANGUAGE	Repeat : I only know that John is the one to help today. [ ] The cat always hid under the couch when dogs were in the room. [ ]	___/2
	Fluency / Name maximum number of words in one minute that begin with the letter F [ ] ____ (N ≥ 11 words)	___/1
ABSTRACTION	Similarity between e.g. banana - orange = fruit [ ] train – bicycle [ ] watch - ruler	___/2

DELAYED RECALL	Has to recall words WITH NO CUE	FACE [ ]	VELVET [ ]	CHURCH [ ]	DAISY [ ]	RED [ ]	Points for UNCUED recall only	___/5
Optional	Category cue							
	Multiple choice cue							

ORIENTATION	[ ] Date	[ ] Month	[ ] Year	[ ] Day	[ ] Place	[ ] City	___/6

© Z.Nasreddine MD Version 7.1 **www.mocatest.org** Normal ≥26 / 30 TOTAL ___/30
Add 1 point if ≤ 12 yr edu

図 3-1 モントリオール認知機能評価検査

記憶力の減退に悩んだ結果、積極的にメモリークリニックへの紹介を求めたような人々は、いかなる経験をするか、ということである。このことを念頭において、私は二〇〇五年に、二名の研究助手とともに、マギル大学附属ヘルスセンターの一部であるジューイッシュ・ジェネラル・ホスピタル内に一九九一年に創設されたメモリークリニックに通院している、三一名の人々にインタビューを行なった。このクリニックを創設したのはハワード・チャートコウである。彼によれば、ジューイッシュ・ジェネラル・ホスピタルの神経科に通っている多くの人々は認知症ではなかったが、彼らの認知機能は正常とも言えない状態であった。そのことがはっきりしてきたので、チャートコウはこのクリニックを設立したということである。このクリニックは、概念記憶（semantic memory）の喪失を調べるための研究施設として設けられた。最初この症状は「年齢に伴う記憶の衰退」だとされたが、その後「軽度認知障害」という用語が広く認められるようになると、この表現が用いられるようになった。その頃、チャートコウの仲間の神経科医たちは、手のかかるこれらの患者を、彼が引き受けてくれることを強く望んでいた。[33]

私たちがこのクリニックでインタビューしたのは、その全員がMCIという診断を受けていた、一五名の女性と一六名の男性であった。最年少者は六四歳、最高齢者は八九歳で、平均年齢は七八歳ほどであった。インタビューは、それぞれの患者の要望に応じて、英語かフランス語で行なわれた。[34] 彼らは、一般開業医、かかりつけ医、あるいは別の専門領域の医師に紹介状を書いてもらって、このクリニックに来ているのだが、彼らの最初の診断は、看護師が電話で行なう。その際、看護師は、彼らの配偶者や最も近しい近親者、できれば同じ家に住んでいる者と話をし、この電話は三〇分以上かかることもある。

近年、最初の診療を受けるまでの待ち時間は増えつづけて、平均六ヶ月から八ヶ月になっており、その期間を短縮する努力がなされている。患者は、家族や親しい友人とクリニックに来るように促されるが、多くの者が一人でやって来る。最初の診療の時、研修医が一時間半ほどかけて、それまでの経緯の聴取と、詳しい身体的・神経学的

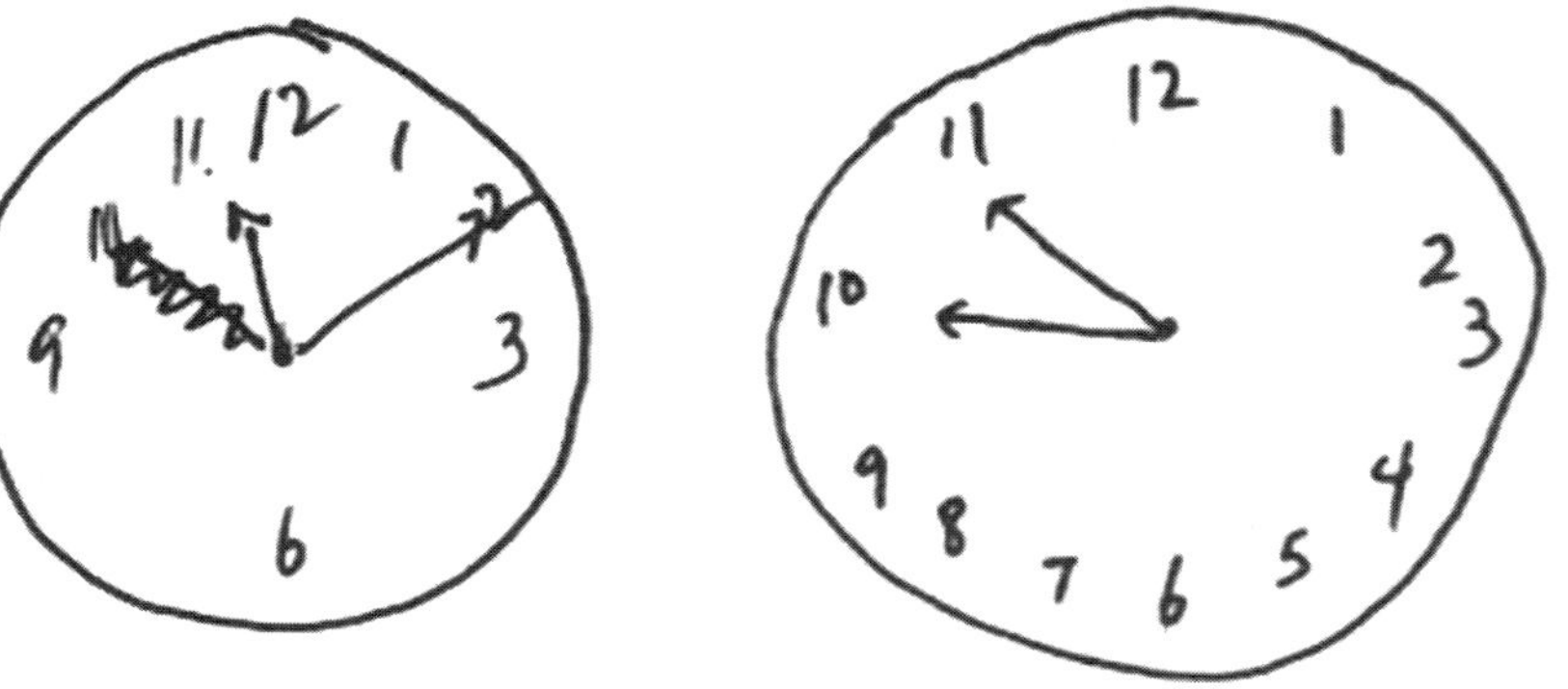

2003年――AH, 72歳, MCI　　2006年――AH, 75歳, 軽いアルツハイマー病

図3-2　時計を描くテスト。モントリオールのマギル大学に附属しているジューイッシュ・ジェネラル・ホスピタルのメモリークリニックで行なわれた。ハワード・チャートコウMDの許可を得て転載。

検査（図3-2）を行なう。その検査には、言語力、記憶力、注意力、決断力の、標準化されていない短い検査も含まれる。その後、モントリオール認知機能評価検査[35]という、このクリニックで開発された検査が行なわれる。この検査の結果は、顧問医（consultant）の立会いのもとで検討される。また、記憶喪失をもたらす他の疾患の可能性を除外するために、血液検査とCTスキャンも行なわれる。そして患者は、二ヶ月後にもう一度来るように言われるのだが、この再診のときに、MCIであると言い渡された者は、MCIに関するレクチャーを受け、パンフレットを配布される。この五ページから成るパンフレットには、その患者がMCIと診断されたことが明記されている。そしてMCIの原因について現在わかっていることや、MCIに似た症状を生み出す、ある種の処方薬に関する詳細が書かれている。また、少数の人々は時とともに改善すること、一部の人々は、MCIでありつづけたとしても、目に見えて悪化することはないこと、そして、MCI患者の三分の一から三分の二が、認知症に移行することが説明されている。患者たちが将来どのカテゴリーに入ることになるのか、臨床医には判断ができないことも、明らかにされている。二度目の診療のときには、患者や家族が質問するための多くの時間が設けられている。また、患者が研究の被験者になることに同意するかどうかを確認するための話し合いが行なわれるのも、このときである。被験者になる場合は、血液検査、脳のスキャン、そして、アポE遺伝子の遺伝子型判定が行なわれる。研究被験者は、同意書にサインするとき、自分のアポE判定の結果を知らされないことを了解している。

ペースメーカーをつけている者は、MRI検査が受けられないので、被験者になることはできない。また、他の深刻な疾患の診断を受けている者、非常に虚弱な者、家族のサポートを受けられない者など、研究被験者の対象外である患者は多い。被験者として受け入れられても、数年のうちに脱落したり、亡くなってしまう者もおり、継続的に研究に参加する者の割合は、五〇パーセントほどである。クリニックには、認知症やMCIではないが、記憶喪失の症状を訴えて来院し、診療の結果、単に「主観的記憶障害」と診断される患者もいる。彼らの多くは、MCIや認知症に移行することはない。しかし、いったんそう診断されると、MCIの患者と同じように、通常一年おきの間隔で、経過観察を受けることになる。

「MCI（軽度認知障害）」という語は、メディアで用いられる頻度が「アルツハイマー病」よりもずっと少なく、医療関係者以外の人々には、明らかに、なじみのない言葉である。私たちが話を聴いた患者たちは、その全員が、最初の診療のときに、自分が「MCI」に関する検査を受けることを告げられていた。そして二度目の診療のときに、自分がMCIであるという診断結果を告げられて、MCIに関する書類をもらっていた。私たちは、そのことをインタビューを行なう前から、認識していた。彼らは全員、このクリニックに、何年か——ある人々は五年以上——通っていた。インタビューの初めに、前置きといくつかの一般的な質問をして、次に私たちは、確認の意味で、「あなたはMCIと診断されていると、私たちは理解していますが、それで間違いありませんか」と尋ねた。それに対して、明らかに肯定的な返答をする者もいたが、そうでない者もいた。

はい。私はMCIだと言われました。私もそう思います。何故ならば、私はすべてを忘れるわけではないからです。

（マリレナ・ニストール、七三歳、ルーマニア生まれ）

六四歳のダイアン・ブラッカーは、自分の病気について複雑な感情を抱いていた。

私はＭＣＩだと言われました。私が教えられたのはそれだけです。そして、たび重なる検査が行なわれ、それは今でも続いています。幾分うんざりしています。ときどき、私がアルツハイマー病の初期であるというような検査結果が出ることもあります。でも私は、前回ここに来たとき、自分は悪くなってはいないという感じを受けました。（略）医者もまさに、私がそれほど悪くなってはいないと言ったのです。（略）私はある意味では、検査されることを喜んでいます。（略）それは私の役に立つからです。もしここに来て検査を受けることをしなければ、よくなったのか悪くなったのかもわかりません。もっとも、よくなることはありえないのですが。それでは悪くなっているのでしょうか。本当のところ、私にはよくわかりません。実はここでは、それほどたくさんのことを言ってもらえるわけではないのです。Ｓ先生は非常に忙しいからです。だから、前回の検査から次の検査までに、何が起きているのか、私にはよくわからないのです。しかし私は、自分が、優先される患者の一人でなくて良かったと思っています。そうであれば、私はもっとピリピリしていたでしょう。

他の何人かも、二人と同様、アルツハイマー病ではないということに、比較的ほっとしているように見えたが、彼らはＭＣＩという言葉は用いなかった。

そうですね。えーと、私は物忘れが激しく、そしてそれがますますひどくなっていると思うのですが、医者はそれが必ずしもアルツハイマー病であることを意味しないと、言いました。（スーザン・ベスター、八三歳）

あまり話をしてくれなかった患者も結構いた。スリナム出身のドゥネト・バンジャールは、六六歳の男性であり、三年ぐらいこのクリニックに通っているとのことだったが、私たちの質問に対し、「彼らは何も見つけられないのです」と言っただけだった。また、七九歳のアイリーン・グレイは、彼女の病気について医者に何と告げられているのかを尋ねると、次のように断言した。

本当に何の診断もくだされていません。まるっきり何も。私はすべての検査を受け、その他いろいろしたのに、そのたびに彼らはいつも「いいですね」とだけ言うのです。「わかるのは、大丈夫だということだけです」と言うのです。

ある者は、自分はこのクリニックのボランティアであって患者ではない、と主張し、記憶力が少しばかり心配なだけだと言った。また、ただぶっきらぼうに「違う。ＭＣＩなんかじゃない」と言う者も何人かいた。しかし八一歳のチャールズ・ブレナーが「私はＭＣＩという言葉は聞いたことがない」と言うと、その場にいた彼の妻が、「あなたはＭＣＩ（軽度認知障害）だと言われたじゃありませんか」と反論した。するとブレナーは、次のように言った。「軽度の認知なんとかだとしても、どんどん軽度ではなくなっていると思う。（略）しかし私が尋ねると、彼らは、だいたい同じだと言う」。

七四歳のクロード・ジョリベも、彼らに同意し、「私の病状について、医者たちは何か言ってくれてもよいのに」と発言した。そして「私は何も思い出せないのです」とつけ加えた。もう一人の七四歳の男性トマス・ベスターは、ＭＣＩについては聞いたことがないと主張したが、医者からある書類をもらったことがある、と述べ、「読みはじめたのですが、だんだん難しくなって理解できなくなったので、放り出しました」とつけ加えた。

七五歳のアラン・ソルターは、

なるほど、それは非常に興味深いですね。私は今、初めて診断結果を直接告げられました。今までは、ある記憶の欠如があると言われていただけなので。

と言った。それを聞いたとき、私たちは、すべての人が診断結果を告げられていると思っていたのは、もしかしたら勘違いだったのではないかと、心配になった。それ以降、私たちは最初の質問を、「自分の症状について、どう言われていますか」というものに変更した。すると、次のような答え方をする者が多くなった。ここに引用するのは、ジェレミー・ポーランドの返答である。

C先生は、私の症状について何も仰っていないと思います。私はせいぜい一時間ばかり、先生と話しただけです。彼は、答えようがない質問をしてきます。彼も私が答えられないだろうと思って、訊いているのです。私は、診断を告げられたことはないと思います。

ポーランドの妻は、彼の発言をさえぎるように「単なる軽い記憶喪失です」と言ったが、ポーランドは「彼女には軽くても、私には重大な問題だ。自分のことが腹立たしい。悪くなればなるほど、腹立たしくなる」と言った。

クリニックに行っても、医師にしか役立たないような検査ばかりたくさん受けさせられて帰るだけだと、自分がやや気分を害していることを、明らかにする者たちもいた。そのうちの一人は「私は彼らに、私が知っていることをすべて言わなければなりません。しかし彼らは、悪化するのを止めるために私が家でできることについて、何も言ってくれないのです」と述べた。

また、自分たちの症状がこれ以上悪化するのを止めるために、実際的な指導を望んでいるのだが、何も指導してもらえないとか、何も新しいことは教えてもらえないと、不満を述べる者もいた。

私の新しい先生は、栄養を非常に重視していて、それに関する論文をいくつか書いています。彼は、具体的な助言をしてくれるのですが、その多くは私がすでに行なっていることなのです。たとえば鮭を食べるとか、そういったことです。野菜、果物、ブルーベリー、（略）酸化物をとりなさいというようなことです。

（ポーリーン・ヴィジャン、六四歳）

前述したように、このクリニックは、紹介状がなければ、受診できない。しかし、自分たちは、直接やって来て受け入れてもらえた、と強調する者が三名いた。そのうち二名は、最初、ボランティアとして、そのころクリニックで行なわれていた研究における「認知機能が正常である」サンプルになるべくやって来たが、検査を受けた結果、MCIであると判断されたようである。彼らはその後、患者としてクリニックに来ることに同意したのだが、どうやら、その経緯を忘れてしまったようだった。三人目は、通りから真っすぐ入ってきたのだと、頑強に言い張った。

私たちがインタビューした人々の中で、配偶者が同席したのは、三名だけだった。彼らの返答を見れば、これらの患者の多くが、どれくらい物忘れに悩んでいるかがよくわかる。記憶喪失の結果、彼らが感じている苦悩は、非常なものであった。あまりにも物事を思い出すことができなくて、私たちと話しているときに、きまり悪そうに笑う者もいた。検査にもとづいて、悪くなってはいない、と言われている者の中にも、記憶力が悪くなっていくことに悩んでいる者が大勢いた。しかし、自分たちの問題が深刻であることを頑なに認めない人々もいて、彼らは自分の生活に関する私たちの質問に答えようとはせず、奇妙に黙りこくって座っていた。インタビューのデータを見直してみると、私たちが話を聴いた人々の大多数が、もはや自分の生活を管理することにおいて限界にきていることが明らかになった。

ただ、これらのインタビューの結果を解釈するのは、非常に難しいことであった。彼らの問題には、記憶喪失が大きく関わっているからである。彼らが、配偶者や友人にクリニックに一緒に来てもらうように求められる理由は、非常に明確であるが、大部分の人は一人で来る。患者をクリニックに来させ、それから、言われたとおりに経過観察に通うようにさせるのは、たいてい、配偶者である。ポーランド生まれの八〇歳、ヤン・レスロウスキーも、私たちのインタビューのあいだ、ほとんど何も話さず、質問に答えてくれたのは、彼の妻だった。ずっとパン職人として働いていたこの男性は、その後、アルツハイマー病と診断された。レスロウスキーに最初にインタビューしてから五年経ち、私が二度目に彼に会ったとき、彼の妻と娘が一緒にクリニックに来ていた。レスロウスキーは家でどうやってパンを焼けばよいのか、もはや思い出せなくなっており、一人では、ますます何もできなくなっていたので、彼女たちはとても心配していた。また彼は、英語では一、二語しか話すことができなくなっていた。以前はそんなことはなかったし、家族とポーランド語で話し合うときには、少しもおかしなところなどなかったのである。

どのような医学的問題を抱えているかに拘らず、多くの患者が、診療室で告げられることを忘れたり誤解したりする。このことは、様々な研究でも明らかにされている。しかし、記憶喪失の症状があれば、当然それらはとくに顕著となり、自分の疾患の詳細を文書で与えられたり、クリニックに来るたびに繰り返し診断内容を告げられても、それを忘れてしまうというようなことが多くなる。また、モントリオールのような、多数の言語が用いられている国際都市では、言語の問題も大きく関わってくる。私たちがインタビューした人々のうち一〇名は、カナダ以外の生まれであり、カナダの公用語であるフランス語も英語も、彼らの第一言語ではない。ADが進行していくにつれて、第一言語以外の言葉が次第に使えなくなることは、よく知られている。[36] モントリオール生まれのインタビュー対象者の中には、保育園や小学校にいくまで英語やフランス語を話したことがない可能性の高い人々もいた。このような状況下では、患者自身が自らの言語能力の欠如を認識すればするほど、医師の診療を受けること自体が苦痛となりうる。

これらの人々と一時間以上話していてもう一つ明らかになったことは、彼らの記憶喪失の状態や程度を専門用語を用いて説明しても、その説明は多くの人にとってほとんど無意味なものだということである。私たちが話した人々のほぼ四分の三が、このクリニックに来た理由を記憶障害だと明言したが、そのほとんどの者は、自分がADではないと保証してもらうことを何よりも望んでいると言っていた。そして「MCI（マイルド・コグニティブ・インペアメント）」という言葉が、多くの患者や家族に「マイルド・メモリー・ロス（軽い記憶喪失）」と混同して認識される、ということも、注目すべき点である。人々が自分の障害について話す時に、最もよく用いる言葉の一つが、この「マイルド・メモリー・ロス」である。MCIの患者たちは、主観的な記憶の困難にひどく悩まされるようになっても、自分の症状について詳しく知りたがらず、関連した文献などを熱心に調べない傾向がある。このことは、他の医学的障害をもつ多くの人々とは対照的である。ある患者は、インタビューに対して「私は、新聞で何かを読んだと思います。なんとなく、そのようなことをした気がするのです。でも普段はあまり、何も読みません。（略）私は大抵のことを思い出せません」と言った。別の者は、「私はメモ帳を持っています。甥が送ってくれたのです。そこに書いたことは私にとってとてもよい助けになるのですが、それを読むこと自体を忘れてしまうのです」と言った。何か――たぶんクリニックでもらったもの――を読んだような気がするが、本当にそうだったのかどうか、思い出せない、と言う者もいたし、記憶喪失について読むことは、事態を悪化させるだけだと主張し、「読めば読むほど落ち込むので、あまり詳しく知ることを、私は避けるようにしています」と言う者もいた。

彼らにその時点における最大の関心事を尋ねると、大多数の者が、「症状が進行してアルツハイマー病になるのかどうか」であると答え、皆がそれを恐れていた。ベルリン生まれの八五歳の男性は「私の主な関心事は、自分がアルツハイマー病になりつつあるということです。私はそれをとても恐れています。（略）認知障害に関しては、軽い症状は、たいてい重い症状へと移行していくものです」と言った。アウシュヴィッツで九名の身内を失い、ホロコーストを生き延びた七八歳のアニーラ・バクラは、主な心配事は何かと訊かれると、神経質に笑い、次のように語った。

私は死ぬことよりも、アルツハイマー病になることのほうが心配です。そうなれば、私はもはや人間ではなくなり、自分では何もできなくなります。私はそれがとても恐ろしい。これまで私は誰の手も借りずに生きてきました。三五年間働いてきて、家政婦もメイドも使わずに、四人の子供を育てました。誰かに世話をしてもらうなんて、まっぴらごめんです。私の義母はアルツハイマー病でした。私の女友達の夫もそうでした。私はこの目で見てきたのです。それは死ぬことよりもひどいものでした。死んだら、いなくなりますからね。そうすれば少なくとも、人に世話をしてもらって迷惑をかけることはないわけですから。

ひ孫がいる八三歳のモッシュ・ワインバーガーは、一人で、重度のアルツハイマー病である妻の世話をしていたが、最近、彼自身がＭＣＩであるという診断を受けていた。彼は、インタビューの間、妻のことについては詳しく語ったが、自分の状態については、あまり話したがらなかった。

老後の年月のことを黄金時代と呼ぶ人もいますが、実際には、それは黄金などと呼べるものではありません。脅すようなことを言って、すみません。（略）教えてください。（略）なぜ私の妻はあんなに力が強いのでしょう。いつも手をつないで、二人で散歩するのですが、彼女は別の方角に行きたいと思うと、私を引っ張るのです。彼女を止めることはできません。そして彼女はほとんど何も話さず、話すときにも、英語は使いません。彼女は二つの言語を使います。一つはイディッシュ語ですが、もう一つは何語かもわかりません。妻が階段を下りたところで座っていたら、大柄な太った女性が通りかかりました。すると妻は「あのでっかい太ったお尻を見て」と大声で叫ぶのです。その女性は、妻の真ん前に立っているのにです。彼女はとてもやさしく対応してくれました。それに比べて、妻は見ていられないくらいに、ひどい態度でした。最後が妻のようになるくらいなら、ピストル自殺をしたほうがましです。そして妻自身も「最後が父のようになるようだったら、殺してくれていいから」といつも言うのです。

自立性を失うことに関する強い懸念を表す者は、何人もいた。夫と離婚した八三歳のジュリー・バイヤンは次のように述べている。

物忘れがひどくなっていくことに関しては、諦めています。いずれ何らかの特別な助けが必要になるでしょう。私は多分、ホームで暮らす私の兄弟たちと同じような最後を迎えると思います。ただ私は自分の子供のお荷物にはなりたくないので、それが心配です。もちろん今は、自分はおそらく「正常」なのだという自覚をもって生きています。でも、最後はアルツハイマー病になって死ぬのだと思っています。

ルーマニア生まれの七二歳、アリン・バボエスキューには九人の孫がおり、彼もまた、近い将来、自分が家族に負担をかけるようになることを、非常に心配している。

自分が将来、家族の重荷にならないか、それが気がかりです。それが、最も恐れていることなのです。病気で死ぬことは怖くありません。(略)この頃は、夜、眠れないのです。そして気がつくと(略)すべてを終わらせたいという思いにかられています。二週間ばかり前に友達が死んだのですが、その死はとても安らかなものでした。それで私は「うらやましい」と言いました。本当にそう思ったからです。そんな風に思いたくはないのですが、でも、そう思ったのです。

八九歳のマヤ・スザーボは、ハンガリー出身の未亡人で、一人で暮らしている。彼女は次のように言う。

私には頼れる人はいません。ただの一人もいないのです。私の弟はアルツハイマー病に罹っていて、見ていると、どんどん弱っていきます。私の母も私のいとこも、みんなこの病気でした。

彼女はすでに、自分が銀行の入出金や、様々な支払いをすることができなくなっていると感じており、これからどうやって自分の暮らしを管理できるのか、不安に思っている。

患者たちにとって、銀行との取り引きができないことは、物の置き場所や約束を忘れたり言われた答えを忘れてしまうために同じ質問を繰り返すことで生じる、非常なフラストレーションと同じように、皆が抱える不満であった。また、とくに女性の患者に多かったのだが、配偶者の世話ができなくなることの悲しみを訴える者もいた。症状が進行して明らかに認知症になった患者たちとは違い、インタビューをした人々は、日常生活に深刻な支障をきたしはじめている記憶喪失を、彼らが受け入れざるを得ないものとして、つよく意識していた。そして、大多数の者が、遠からぬうちに自分の症状は進行してアルツハイマー病になる、ということを確信していた。

これらの患者は、自分が境界的な領域にいると思っている。それは、ヴィクター・ターナーの表現を用いれば、「どっちつかずの」、一部のAD専門家たちの表現を用いれば、「正常でも認知症でもない」状態ということになる。ンデンブ族の儀式に関するターナーの分析は、主に通過儀礼に関するものであった。彼はとくに、通過儀礼がライフサイクルの推移とどのように関わるかということや、儀式が、滞りなく行なわれたことを確実にするために公の場で行なわれることに注目した。ンデンブ族の人々にとって、そのような通過儀礼の多くは、喜びに満ちたイベントである。彼らはしばしば、その儀式の中で喪失を経験して、社会的に成熟した個人となり、儀礼に則って日常生活に戻る。しかし、生の終わりに関連した儀礼においては、感染や汚染に関する恐れを厳格にコントロールする必要がある。したがって、それらの儀礼には、別離の手続きによって、慎重に制約が設けられているのである。私たちが話をした、MCIと診断されている患者のほとんどは、それまでの日常生活に別れを告げて社会的な死を迎える時が訪れることを、非常に恐れていた。配偶者が同席している場合には、配偶者たちも同じような恐れをいだいているということがよくわかった。この迫りくる自己の喪失は、彼らにとって実にストレスに満ちたものだった。なぜならば彼らは、近親者や友人や非常に多くの人々が、アルツハイマー病に屈服して死亡するのを目撃してきたし、アルツハイマー病のことを、いつも、ひそかにネガティブな言葉で表現しているからである。

自分の記憶力がゆっくりと悪化の一途をたどっていると主観的に判断している患者たちは、クリニックへ何度も通って、検査上は悪くなっていない、と告げられることにより、安心する。彼らは何よりも、ADではないという言葉を、聞きたいのである。それによって自分の将来が延長されたと感じるからである。MCIと診断されても、その後ADには移行しない人々がいる。MCIの患者たちの多くは、自分がその一人になるという望みを心にいだいている。私たちがインタビューした人々は、六名を除く全員が、心臓障害やぜんそく、糖尿病、がん等、ほかの病気にも罹っており、大抵の者は、そのうち二つ以上の病気をもっていた。ある患者はこう言った。「私はつねに、私の障害を特定しようとする専門家たちに囲まれています。しかし、私は思うのです。彼らは、私の記憶障害をそれほど深刻なものだとは考えておらず、年齢のせいだと決めつけていると」。

基本的にすべての患者が、このクリニックの研究被験者になることに同意していた。同意書に署名するとき、彼らは、研究プロトコルの一部として受けさせられる検査の結果を知る権利を、放棄する。これらの患者の多くは、クリニックにやって来る時点ですでに記憶障害をもっており、その「程度の大きさ」を考えれば、インフォームドコンセントは、不可避的に困難なことなのである。したがって実際には、彼らのパートナーが法的代理人になることになる。また、彼らの混乱と不安は、研究被験者になると、高まることが非常に多い。六四歳のアリーン・ボービアンに、自分の症状についてどう言われているのかを尋ねると、

うーん、彼らは私を研究プロジェクトに参加させました。私は神経学研究所でMRIを受けて……それから、えーと、血液検査をしました。私は二つの研究プロジェクトに参加したと思いますが、合っていますか？でも彼らは、何も言ってくれませんでした。神経学検査は、一時間もかかったのです。……長いですよね？一時間ですよ。私は結果を知りたかったです。彼らが検査の結果をメモリークリニックのR先生に言うつもりなのかどうかも、わかりません。……もしかしたら私がよく覚えていないのかもしれません。たぶん彼らは私

に話をしてくれたのです。

研究被験者として登録した後でも、これらの患者が薬を与えられることはない。認可されているMCI用の薬剤は、まだないからである。何の薬も処方されないことで患者たちが失望していることが、インタビューのデータから伝わってくる。自分がモルモットになったような気がすると、不満を述べる者もいた。

合衆国において最も経験豊富なアルツハイマー病神経学者の一人であるジョン・モリスは、現在、ワシントン大学セントルイス校に設置されたアルツハイマー病研究センターの、センター長である。彼はここに一九九七年から勤務していた。私と話したときに彼は、「人々は、MCIというような言葉を投げつけられるのを嫌がります。私たちは、臨床経験から、このことを予想していました。MCIは病気ではないとされるので、そう診断された人々は『それでは、私は認知症になるかどうか、待って確かめなければならないのですね』と言い、釈然としない気持ちをつのらせるのです」と述べた。そして「もちろん、自分がアルツハイマー病であると告げられたい人はいません。しかしそれでも、わけのわからない世界に押しこまれるよりも、自分が対峙している状況が何であるかを正確に知り、何らかの計画を立てるほうがよいと考える人が多いのです」とつけ加えた。モリスたちは、診療した患者たちに早期アルツハイマー病という診断をくだし、「MCI」という言葉は、一切使わなかった。これらの患者のうち、どれくらいが「回復」するのか尋ねたところ、モリスは「そうですね。実際には六四〇名のうち、七名が元に戻りました。私たちは、そう認識しています。この結果はかなり良好なものであると思います」と述べた。他の多くのAD研究センターとは異なり、モリスたちのグループは、彼らが患者に行なう一連の神経心理学的検査の結果を、標準化された基準と照らし合わせて、その意義を測るようなことはしない。その代わりに彼らは、何年にもわたって――しばしば五年、時には一〇年も――インタビューと検査を繰り返し行なう。そして検査結果の推移をふり返ることで、それを、悪化の可能性を測る基準として用いるのである。その作業を効果的に行なうためには、家族や友人の意見が求められることも多い。
　ワシントン大学のグループは、何年にもわたって、研究対象者の家族と継続的な結びつきを築いており、彼らと密接に協力し合うことができるという強味をもっていたが、それは、家族の多くが病院に比較的近いところに住んでいたから出来たことであり、都会にある三次医療施設やメモリークリニックのほとんどには、このような利点はない。そこでは、患者はたいてい様々な遠方地域からやって来ているからである。メモリークリニックでは、患者たちの細々とした来歴を把握できていないことが多い。アルツハイマー病協会における、医療・科学の最高責任者ウィリアム・ティースは、そのことがいかなる問題を引き起こすか、ということを明らかにしている。

　目下、問題を複雑にしている大きな要因の一つは、認知機能を測るシステムが精確でないために、我々が人々に、認知的にどの程度完全であるかを告げることが現実にはできないことである。そして、認知機能の上限と下限に関して、我々のシステムは、あまり役に立たない。なぜならば、世界には、生まれた時からＭＣＩである人々――生きていくために必要な認知能力をあまり与えられていない人々――がいるからである。彼らは、その年齢にかかわらず、いずれは我々が現在用いている検査の対象者になる。そしてこれらの人々は、おそらく、七〇歳の時には二五歳のときよりも状態は悪くなっており、明らかに認知上の問題があると判断される。しかし、彼らはアルツハイマー病ではないのである。したがって大抵の場合、アルツハイマー病の人々のようには、進行しない。一方で、その天秤の反対側には、生まれつき高い認知能力をもつ人々がおり、彼らは彼らで、ＡＤに罹っても、長いあいだうまくやっていくことがある。

　ここに記した、ＭＣＩと診断された人々のインタビューの内容を見ると、彼らのアルツハイマー病に対する恐れの大きさがよくわかる。このことは、認知症のバイオマーカーを検査することが日常化されるようになった場合に、広範囲にわたって世間の不安が噴出することを予言している。ロベール・カステルは、リスクを予想することによって「常習的な不安」が生まれると論じているが、その不安は、人々が立ち止まって自分の老化と死を見つめるときには、いっそう大きなものとなり、現実味を帯びた形で日常生活に組み込まれることになるのではないだろうか。このような観点から私が次に取り上げるのは、医学界が前駆的認知症の検出に力を入れはじめたことに関する報道である。

アルツハイマー病研究における新しいアプローチに対して世間の関心をかき立てる

二〇一〇年初頭から二〇一一年後半までに、著名な科学記者ジーナ・コラータは、アルツハイマー病に関する一九の記事を『ニューヨーク・タイムズ』紙に発表した。これらの記事は、主要な科学者へのインタビューを基にして念入りに書かれたものであり、AD研究における最新のトピックを掘り下げている。コラータの記事は、その多くが第一面に掲載されたが、その記事の一部は、専門用語を多用しており、一般の人々には理解しがたいものとなっていた。一九の記事のうち八つを除いたすべてが、前駆的ADの初期検出に関するものであった。コラータは記事の一つで、二〇一〇年を「アルツハイマー病に関するニュースが、我々を元気づけたり、逆にがっかりさせたりする、行ったり来たりのノコギリ《ホイップソー》のような年であった」と述べている。[37] しかし同時に、その年の六月から一二月半ばまでに書かれた彼女の多くの記事には、非常に肯定的なトーンが見てとれる。この「失われる心」と題するシリーズの、六月に掲載された記事は、ダニエル・スコウロンスキーがなした発見に関するものであった。彼は自らが始めた小さな会社で、ADを発症している人々の脳に形成されるプラークを検出するための「染料（コラータはそう呼んでいる）」と、「脳スキャン」を用いて研究を行なってきたが、その過程で大きな発見をしたのである。二〇一〇年七月にホノルルで開催されたアルツハイマー病に関する国際会議でこの研究の発表が行なわれると、コラータはふたたび、この研究についての記事を発表し、「これらの研究結果は、この会議全体で最も大きく期待されたものの一つである」という、ある研究者の言葉を引用した。スコウロンスキーの研究では、ホスピスに入っていて六ヶ月以内に死亡するであろうと判断された三五名の人々の脳が、スキャンされた。その中にはＡＤに罹っている者もそうでない者もいた。そしてそのスキャンの結果は、コラータによれば、完全に正確であった。コラータは、「クリニックで診断を行なっている医師たちとは異なり、スキャンは、アルツハイマー病の病理をもたない者を、アルツハイマー病であるとは決して言わない」と述べている。神経画像検査が、「偽陽性」の診断を除外することにおいて非常に役に立つものであることを、コラータがインタビューしたハーバードの神経学者リーサ・スパーリングは検査結果から確信し、多くの専門家たちも、それに躊躇なく同意している。しかし画像検査が、どの程度早い段階でＡＤの発症を正確に予想できるかは、まだわからず、これが今後の課題であるとスパーリングは言明している。[38]

二〇一〇年八月に、コラータはもう一つの記事を発表した。そしてその冒頭で「かなりの記憶喪失があり、アルツハイマー病を発症する途上にある患者を、症状を見ずに特定することにおいて、髄液検査は一〇〇パーセント正確であると言ってよいかもしれないと、研究者たちが報告している」と述べた。[39] コラータは、このような髄液検査は、彼女がその前に書いた記事で説明した脳スキャンとは対照的に、すでに、多くの現場で実用的なものになっている、と述べている。この記事が発表された翌日、コラータは「チャーリー・ローズ・ショー」というテレビのトークショー番組で九分間のインタビューを受けた。その中で彼女は主に、記事の趣旨を繰り返したのだが、このインタビューは、視聴者にはあまり高く評価されず、五つ星のうち、三つ星しか与えられなかった。おそらく、脊髄穿刺の話は視聴者にとってピンと来ないものだったためであろう。とは言え、彼女の話の衝撃は大きなものだったにちがいない。インタビューの基になった『ニューヨーク・タイムズ』紙の記事は、非常に多くのブログで取り上げられたのである。その大半は、統計学の専門知識をもった人々によるものであり、彼らの多くは、自分の氏名にPhDという肩書をつけていた。『ニューヨーク・タイムズ』紙の記事に関する『パブリック・エディターズ・ジャーナル』を執筆している編集者アーサー・ブリズベーンが書いたブログには、コラータの「一〇〇パーセント」という表現に批判的なコメントが載せられた。彼はまず、髄液検査の実際的なデータの詳細を明らかにし、それにつづけて、コラータの記事に対する批判を展開した。

この検査は、五年以内にアルツハイマー病を発症したMCI患者の一〇〇パーセントが、規定値以上のたんぱく質を有していたことをはっきりと示した。彼らには記憶喪失も見られた。しかし規定値以上のたんぱく質を有していて記憶喪失のある者がすべて、のちにアルツハイマー病を発症するかどうかは、この検査ではわからない。事実、一部の者は、アルツハイマー病にはなっていない。彼らは、今後アルツハイマー病を発症するかもしれないが、研究の時点では発症していなかった。ここで重要な点は、「一〇〇パーセントの正確さ」という言葉が何を指すかである。五年前にMCIと診断されたアルツハイマー病患者の一〇〇パーセントが、MCIであったときに規定値以上のたんぱく質をもっていたという意味なら、それは正しい。しかし、規定値以上のたんぱく質をもっているすべての者がアルツハイマー病を発症したという意味であるならば、正しくないのである。研究について、その構造について、また研究結果について、さらに詳しく考察を続けることもできるが、不正確なことを言うリスクが高まるので、やめにする。代わりに、ここで明らかに誤りであったのはどの部分か、ということだけを問うことにしよう。私の見解では、一〇〇パーセントというような、絶対的な言い方や、ものの見方が、まずかったのである。そういう発想には、つねに大きな危険がつきまとう。「第一の」「最大の」「唯一の」また「決して〜ない」などという表現を用いること、絶対的な確実さをもって何かを予言する行ないは、たいていトラブルにつながるのである。(40)

『ニューヨーク・タイムズ』紙は、コラータの記事が発表された五週間後に、その誤りを認め、ついに「訂正文」

を発表した。しかし、記事を読んだ読者も、テレビのインタビューを見た視聴者も、その多くが、今や、将来ADになる者を、検査で確実に識別できる時代になったと、思い込んだはずである。

この記事および、『ニューヨーク・タイムズ』紙のAD研究全般に関する発表に対して、最も手厳しい批判を行なったのは、「人間研究保護同盟（The Alliance for Human Research Protection）」であった。以下に挙げるコメントは、この同盟の九月の論評に書かれていたものである。

コラータの記事は、アルツハイマー病を特定するためのスクリーニング検査が、一〇〇パーセント正確であることを示している。しかしそもそも、一〇〇パーセント正確であるような検査はこの世に存在しない。しかもコラータの記事は、五〇名ほどの人々を検査したデータに基づくものにすぎない。はっきり言って、うつ病や統合失調症などに関するスクリーニング検査と同様、この検査は、アルツハイマー病を発症するであろう者を特定することなどできないのである。それはむしろ、多くの者を誤認してたくさんの「偽陽性」を作り出すのだ。その結果、アルツハイマー病を発症することなどない人々が、実験的な「予防治療」を受けさせられるリスクをこうむることになる。

『ニューヨーク・タイムズ』紙に掲載された、「失われる心」と題された一連の記事（その多くは第一面に載った）を、執筆者のジーナ・コラータは、アルツハイマー病の答えを見出そうとする世界規模の戦いについて考察するもの、と称している。しかしながら、これらの記事は、すでに市場に出回っていた効果の疑わしいスクリーニング装置と検査のことばかりに言及しており、『ニューヨーク・タイムズ』紙は、これらを促進して、証明されていない治療法を宣伝しようとしているかのように見える。

このシリーズは、世間に対して――とくに、このアルツハイマー病という致命的な病気（あるいは認知症全般）に苦しむ者を、愛をもって介護している家族に対して――大きな害をなすものである。そもそもアルツハイマー病の正体自体が、誰にもはっきりとはわかっていないのである。それを明確に定義する方法すら持っていないのだから。[41]

そしてこの人間研究保護同盟は、その論評の中で、自分たちがそれ以前にも『ニューヨーク・タイムズ』紙に掲載されたコラータの「宣伝的な」記事を批判したことに言及し、読者に、『フォーブズ』誌に掲載されているマーク・スミスの言葉を読むように、勧めている。このスミスの発言は、ロバート・ラングレスとのインタビューで語られたものである（本書第2章を参照のこと）。

実は、コラータは二〇一〇年七月、訂正文が発表される前に、さらに二つの記事を『ニューヨーク・タイムズ』紙に発表している。一つ目は、二〇一〇年のハワイにおける国際会議で検討された、アルツハイマー病の早期検出を目指す、AD診断の新しいガイドラインの要約であった。コラータは、もしこのガイドラインが採用されれば、それは二五年間で初めて、ADの一般的な基準を変化させるものになると述べた。そして「一部の専門家は、今後アルツハイマー病と診断される人々の数が二倍にも三倍にもなると予測している。だとすれば、それよりもさらに多くの人々が、あなたはADになる途上にある、と告げられることになるであろう」と付け加えている。また、バイオマーカー検査によって初期診断が可能になるとしても、今のところ、日常的に行なうことができる、すでに承認された検査は存在しないことを、コラータは明らかにし、主に薬剤の開発に携わっている研究者ポール・アイセンの、「五十代の人々が日常的にアルツハイマー病のバイオマーカー検査を受け、陽性であれば、それを阻止する薬を飲む、というような日が来ると、自分は予想している」という言葉を引用している。[42] さらにそれについてロナルド・ピーターセンが述べた「そのような動きは厄介な事態を生むかもしれないが、少なくとも、患者やその家族が人生設計を立てることを助ける」という言葉や、精神科医のP・ムラーリ・ドリスワミの、「この検査は、あらぬ結果につながる恐れがある。我々は、病気の対処法が用意できないうちに、こういった検査を促すことのないように気をつけなければならない。彼らにただ病気のレッテルを貼るだけでは、意味がない」という警告の言葉を引用している。[43]

コラータが七月に発表した二つ目の記事は「薬剤試験――アルツハイマー病の発症や進行を妨げるための果敢な挑戦」と題されていた。彼女は、アミロイドの蓄積の阻止を目指す、およそ一〇〇例（この数は、今日まで増えつづけている）の臨床試験が行なわれたこと、そして複数の会社が、もし臨床試験が成功したときには、その薬剤を使用したいと、熱心に申し出ていることを指摘している。それにより将来、初期の段階でこの病気を阻止することができるようになるはずだというのである（コラータは、それまでに行なわれた同様の臨床試験がすべて失敗に終わったことには、ふれていない）。彼女は、その流れを邪魔しているのはFDA（米国食品医薬品局）であるとする。そして、FDAがそのような試験を認めないのは、アミロイドの形成を阻止することがADの発症や進行を抑えるということに関する十分な証拠がないからであると述べる。この病気の進行はとても遅いので、そのような証拠を手に入れるのはひどく難しいことなのである。コラータはこの記事の中で、製薬会社ブリストル・マイヤーズが行なった、このジレンマへの対抗策を取り上げている。それは、ADにも適合するとされるバイオマーカーをもち、MCIと記憶喪失に罹っている（いわゆる前駆的認知症の）患者を、PETスキャンを用いて追跡検査する臨床試験である。その目的は、試験している薬剤の使用によって脳内におけるプラークの形成が減じた場合、患者の行動上の症状も同時に改善されるのかを確認することであった。ポール・アイセンは、このような試験で症状の減少が示されれば、そのとたんに状況は一変し、誰もが、ADを予防することを目指すさらなる試験に向かうだろうと述べている。しかしコラータによれば、FDAのラッセル・カッツは、それらの動きに対して非常に慎重であった。カッツは「非常に恐ろしいのは、たぶんアミロイドが、この病気とは無関係であるということだ」と彼女に語っているのである。[44]

二〇一〇年の秋になると、コラータはいくつもの記事を連続で発表した。一二月一三日の記事は、「洞察を重ねることこそが、アルツハイマー病に対する我々の新しい攻撃に希望を与える」と題されていた[45]。コラータはこの記事で、分子生物学においてアルツハイマー病の謎に取り組もうとする、数多くの新しいアプローチのうちのいくつかを要約している。

アルツハイマー病に関する研究は多岐にわたり、そこには非常に多くの考え方が存在している。研究者たちは現在、この病気を予防するための、あるいは遅らせるための治療法を生み出すために、ありとあらゆる可能性を探っている。たとえばそれは、脳のβアミロイドの処理システムを向上させることだったり、神経細胞のフィードバック・ループに干渉することだったり、タウをブロックすることだったり、脳のデフォルト・モード・ネットワークを、その代謝特性に焦点を当てることによって保護することだったりする。

しかし研究者たちは「さしあたり最も希望がもてるのは、現在試験されている、βアミロイドの産出を遅らせるための実験的薬剤に関するものである」と述べていると、彼女はつけ加えた。さらに一二月一七日の記事の中では、倫理的ジレンマの問題を提起している。人々に、彼らがアルツハイマー病への途上にあるということを、いつ告げるべきかという問題である。将来症状が現れるかどうかもわからない時期に、とくに、入手できる薬剤がない時に告知することは、許されるのであろうか。これは、何年にもわたって私がインタビューしてきた、ほとんどすべてのAD研究者が提起したジレンマであった。彼らの大多数は、患者には、バイオマーカーを特定する神経画像処理などの検査結果を知らせるべきではないと信じていた。コラータがインタビューした神経科医モニー・ド・レオンが、メモリークリニックの患者に、脊椎穿刺や神経画像処理などの検査結果に基づいて告げるのは、その患者のリスクが増加したのか、減じたのか、それとも変わらないのかということだけであると言う。患者に強く求められても、それ以上の情報を与えることを拒否し、彼らに自分が試験のためにクリニックに来ているということを自覚させるのである。また彼は、自分がクリニックの倫理委員会によって様々な制限を受けていること、そして、有効な治療法がないにも拘らず、患者にリスクアセスメントの内容を伝えるようなやり方を委員会が支持していないことを、述べた。[46]

二〇一一年一月二〇日付の、もう一つのコラータの記事には、「FDAはアルツハイマー病の画像診断用医薬品に将来性を見出している」という題がつけられている。コラータによれば、FDAは、アミロイドを検出するために脳スキャンを使用することを、異論なく承認した。ただし、スキャンが示したものをどう解釈するかということにおいて、トレーニングを受けた放射線技師たちのあいだで意見が一致することを条件にした。リーサ・スパーリングは「この承認によって我々は、今まで単に推測するしか手立てがなかった臨床現場において、画期的な一歩を踏み出した」とコラータに語っている。しかし間髪を入れず、デューク大学のムラーリ・ドリスワミが、またもや警告的なコメントを発表した。「一部の人々は、アルツハイマー病になることなく、プラークを有している。したがって、スキャンがプラークを示したとしても、医師たちは、患者の症状を考慮に入れて、スキャンの結果が何を意味するかを判断しなければならない」。しかしながら、と彼は付け加える。スキャンがプラークを示さない場合には、ADは安全に除外できる。それは、この新しい画像技術の大きな利点である、と。ドリスワミは、すぐに一般医たちも、この種の神経画像診断をふつうに使用するようになるであろうとしながらも、彼らがどうすれば画像機器に簡単にアクセスできるかということについては明らかにしていないし、それにかかる費用についても述べていない。[47]

このことを話題にしているメディアは他にもあるが、『ニューヨーク・タイムズ』紙は、英語で書かれた出版物の中で最も多くこの問題を取り上げている。また、このテーマについてこの新聞に書いている記者はジーナ・コラータだけではない（そして私はコラータの記事ですら、そのすべてを検討しているわけではない）。これらの記事は、もちろん、とつぜん生まれたものではなく、むしろ、ほとんどすべての記事が、AD研究の現場で起きている出来事に直接関係していると言っていい。とくに専門家たちのあいだに広がる、ADの予防への動きとの関係は顕著である。ところで、メディアに反応して、一般の人々からも様々なコメントが発せられた。「大統領選挙に出馬する要件として、MRIや腰椎穿刺を義務づければ、新たなロナルド・レーガンを回避することができるであろう(レーガンが大統領職にあったとき、その脳にプラークがあったことは確実である)」(DP——ニューヨーク市在住——の投稿)。「各国政府は、ベビーブーム世代に支払う費用を賄うために、若い人々の所得のうち八〇パーセントを税金として徴収しなければならなくなるであろう」(カナダの、あるウェブサイト)。

新しい診断基準に関してメディアが発信した記事に対する世間の反応には、バイオマーカーの検査によって将来を予測することに伴う不安といったものが、ほとんど見られない。また、それらの診断基準の使用が、現在は研究の場に限定されていることにも、注意が払われていない。そのことには、大部分のメディアの慎重な報道姿勢が関係していると思われる。

アルツハイマー病の定義を修正する

ブルーノ・デュボワらが二〇〇五年に召集したワーキンググループ(第2章の終わりで取り上げたもの)は、二〇〇七年に最初の論文を発表し、二〇〇八年七月には、シカゴで開催された国際アルツハイマー病学会議(ICAD)——現在はアルツハイマー病協会国際会議(AAIC)と呼ばれている——の年次総会で、分科会を開いた。また、二〇〇九年には研究シンポジウムをウィーンで開いている。グループのメンバーは大学や製薬会社の関係者であり、このシンポジウムに参加した際、メンバーの数は五〇名に増えていた。二〇一〇年に、このグループは二つ目の論文を『ランセット神経学』誌に発表したが、この時の執筆者は、最初の論文より五名多い二四名であった。この論文は「新しい辞書——アルツハイマー病の定義を修正する」と題されていた。この論文はその目的の一つを、以下のように説明する。

ＡＤ関連の様々な事柄やコンセプトを定義または変更する辞書を作り出し、新しい研究基準構想を推し進めること。この辞書は、ＡＤのすべてをカバーする枠組みを提供することによって、様々な研究をサポートし、この病気の発症のカスケードにおける初期の介入を目指す研究のプロトコルと臨床試験のために用いられることを、主な目的としている。病気の症状や進行に介入する可能性を探る動きにおいて、この辞書が共有されることの必要性は、より緊急度を増すだろう。(48)

そして論文の二つ目の目的は、臨床医たちに、この新しく展開している分野に関する明確な見解を提供することである。この分野においては、バイオマーカーの使用が進みつつあり、近い将来、それを規制するためのルールが作られ、承認されることになるだろう。(49)

この論文の最も中心的なテーマは、アルツハイマー病の新しい定義を明確に表現するということである。「我々は、『アルツハイマー病』という語を、臨床的な現象にのみ用いることを提案する。ここで言う臨床的な現象とは、臨床経過のすべてを含むようなものである」。この提案が意味するのは、今後「記憶障害」と補足的な「バイオマーカー」が、ＡＤの決定的な診断と見なされる、ということである。それにより、臨床診断につきものだった「おそらく」とか「可能性あり」とかいう修飾語は、もはや必要ではなくなり、解剖による証拠は診断の最終的な裁定官ではなくなるのである。論文は、この提案を実行する前に、さらなる研究が必要であることを指摘している。しかしゆくゆくは、この新しい診断の基準によって、「ＡＤ」は臨床で決定され、神経病理学的に立証されるものとなるであろう。

また、論文はその上であらためて、この病気の初期の段階を「前駆的ＡＤ」と呼び、認知機能が日常生活に支障をきたすようになったときには、「ＡＤ」と呼ぶということを、提案しなおしている。著者たちはまた、記憶喪失の症状のない人々に用いる二つのラベルを提唱する。一つ目は、「ＡＤの前臨床状態」である。これは、バイオマーカーのみが検知される場合に用いられるもので、そこには、症状はなくともリスクのある状態が含まれる。そして二つ目は、「潜在的ＡＤ」である。これは、ＡＤを引き起こすことがわかっている三つの常染色体優性遺伝子のうちの一つが家系にあるために、早い時期にＡＤを発症するリスクをもつ人々に用いられるものである（第5章を参照のこと）。この新しい用語を用いることで、アルツハイマー病の病理は、ＡＤを引き起こす神経生物学的変化の根底にあるすべてのものを指すようになる。すなわちそれは、脳内で生じるＡＤに関連した出来事全般に及ぶものとなる。しかし、これらの新しい臨床診断を、死後に検知されるアルツハイマー病の神経病理と調整するための試みは、まったくなされていない。いわゆる正常な人々が、解剖時にしばしばＡＤ病理を示すこともあり、いまだ、両者のあいだには非常に多くの食い違いがある。このワーキンググループはまた、混合型ＡＤを有効な診断として認めている。

ＭＣＩは多様な要素から成る症候群であり、正式な医学分類においては、その有用性は限定されると、この論文は主張している。しかしながらＭＣＩは、とくに、バイオマーカーの証拠がなかったり検査を受けていなかったりして、前駆的ＡＤとは見なされない人々を指すためのカテゴリーとして、これからも有用なものでありつづけるだろう[50]。この論文の最後で、ブルーノ・デュボワらは、なぜ自分たちが、ＡＤ診断のための新しい「黄金基準」を、それほど重要視しているのかを、次のように明らかにしている。「定義が統一されれば、臨床試験の被験者の状態を確定することができる。また、それぞれの臨床試験の結果を比較することが容易になる[51]」。コラータの記事は、このワーキンググループには言及していない。おそらく、このグループが主にヨーロッパに拠点を置き、二四名の研究者のうち合衆国で研究しているのは六名のみであるからだろう。しかし、このデュボワらのワーキンググループによる二〇一〇年の論文は、ロイターおよびその他の主要なメディアにも取り上げられ、発表された年だけでも、六〇回以上引用されている。

第４章では、このグループが行なった主張のいくつかが、二〇一一年にＡＤの予防に関する一連の論文を発表した、より大きなアメリカ主導の専門家集団によって、脇に追いやられたことにふれる。そして、一世紀続いた二元論的な臨床的／神経病理学的診断方法が破棄された理由について、また、体質とＡＤリスクの関係について、さらに、ＡＤが体につける痕跡を、分子レベルでリスクを示すものとして標準化しようとする、現在行なわれている努力について論じる。

第4章　体内に潜むリスクの顕在化

我々に見えるものと我々が知っているものの関係に決着をつけることはできない。
――ジョン・バージャー『ものの見方』(1)

二〇一〇年にホノルルでＩＣＡＤ（国際アルツハイマー病学会議）の総会が開催され、七月一三日の記者会見では、それまで公表を控えていた情報が、初めて公にされた。それは、二〇〇九年に認知症研究の専門家たちが、過去二五年間にわたってこの分野でなされた科学的進歩に基づいてＡＤ診断の基準を改定する必要がある、との見方で広く一致していたということ、そして基準の改定のために、ＮＩＡ（米国国立老化研究所）とアルツハイマー病協会が、大学および業界から選ばれた委員から成る諮問会議を設立したこと、その会議の決定によってつくられた三つのワーキンググループが、その前年にどのような活動を行なったか、ということである。

これらのグループに課せられた任務は、「発症前アルツハイマー病」（バイオマーカー検査によって発見されるもの）、「アルツハイマー病によるＭＣＩ（軽度認知障害）」、そして「アルツハイマー病」という三つの状態に関する、調査と提言を行なうことであった。そのうち二つのグループの構成員はそれぞれ一一名ずつであり、もう一つのグループの構成員は一二名だった。印象的なのは、ワーキンググループメンバーのほとんどが、米国の大学か製薬会社と、もしくはその両方とつながりのある人々だったことである。例外は二名だけで、その一人はパリのサルペトリエール病院の神経科医であり、アルツハイマー病とは何かを定義しなおすために、二〇〇五年に召集されたヨーロッパのワーキンググループの背後の推進力となったブルーノ・デュボワである。これらの新しいワーキンググループのメンバーは、圧倒的にアメリカ人が多かったにもかかわらず、記者会見では、それぞれのグループにも、グループのあいだにも、専門性のすぐれたバランスがあり、これらは各国を代表する国際的なメンバーで構成されたグループであると、ことさらに述べられた。ホノルルの総会の後、これらのグループによるADの診断基準の改定に関する提言が、アルツハイマー病協会およびその他のウェブサイトに掲載された。二〇一一年の春にはそれらをまとめて『アルツハイマー病と認知症』誌に発表する予定となっていた。そしてその文書に、彼らの考えに対する一般の意見を組み入れるために、一定の期間をもうけた。するとネット上に、科学的なものからそうでないものまで、様々な意見が現れた。その中には、肯定的なものも否定的なものもあった。それらの意見のうち、適切であると判断されたものが改定案に組み込まれることになっていた。また、これらのワーキンググループのメンバーの構成が決して国際的ではないという趣旨の言説がしばしば繰り返され、それを受けてメンバーが若干変更された。『アルツハイマー病と認知症』誌に載せる改定案の作成を始める直前に、英国から二名、カナダ、日本、オーストラリア、オランダからそれぞれ一名ずつが、新たなメンバーとして加えられ、三つのグループに振り分けられた。これら六名の研究者およびブルーノ・デュボワらが、このグループに三〇名以上いるアメリカ人との間でバランスをとる形となった。二〇一〇年の秋に行なわれた改定案作成のための打ち合わせでは、その最後のほうで、バイオマーカーの「統一」に努めることの必要性がとくに強調された。これは非常に意義深いことであった。

新しい提言に対する一般からの批判

二〇一〇年七月一九日付の『ニューヨーク・タイムズ』紙に、クリーブランド研究所の神経科学科教授であるサンジャイ・ピンプリカーが執筆した特別記事《オプエド》が掲載された。ピンプリカーは、ホノルルの記者会見に出席しており、また、七月一四日付の『ニューヨーク・タイムズ』紙に載ったジーナ・コラータの記事も読んでいた。その記事の中でコラータは、「提言」の発表についての報告を行なっており、これらの新しいガイドラインが早期の診断につながり、アルツハイマー病の分野における「大きな前進」をなすという研究者たちの言葉を引用していた。ピンプリカーは「アルツハイマー病は検査に対応できない」と題する特別記事《オプエド》の中で、新しい提言がADの分野における明らかな前進であるという意見に、強硬に反論した。とりわけ彼は、早期診断を補助するバイオマーカーの検知を慣例化するような動きに対して、懸念を表した。彼は「これらの提言は善意に基づくものではあるが、現時点でそれらを採用するのは間違いであることを、様々な証拠が示している」と書いている。[2] ピンプリカーは、生体内のアミロイド斑（プラーク）を検知するためにPETスキャンを用いれば、患者が恒常的に放射線にさらされることになる、と指摘する。さらに彼は、プラークが、正常な高齢者のおよそ三分の一の脳に存在しているというデータが繰り返し見出されていることを強調し、さらに、一一の薬剤治験においては、プラークが脳から除去された後でも、その患者の認知能力の改善が見られなかったことを、付け加える。

ピンプリカーは次に、新しいガイドラインで推奨されている二つ目のバイオマーカーである髄液分析の日常的使用を考察する。彼は、脊椎穿刺に将来性があることを認めつつも、現在ではまだ信頼性に欠けること、費用がかなりかかること、さらに、処置には痛みが伴う可能性があること、副作用を起こしがちであること、熟練していなければ一般医が行なうのは容易でないことを指摘した。しかし、ピンプリカーがとくに強調している、バイオマーカーの検知に関する最大の問題は、誤診と偽陽性の可能性である。彼は、前立腺がんの検知に用いられるPSA検査の日常的使用を例にとり、過剰診断は過剰治療につながるものであり、非常に危険であると主張した。[3] 最後に、この特別記事《オプエド》は、アルツハイマー病を治癒する方法はないのだから、初期の検知テストは人々の幸福よりも不幸を引き起こす可能性があると、訴える。

この特別記事《オプエド》とそれに関連した記事が掲載された七月一九日の前後に、いくつかの投書が『ニューヨーク・タイムズ』紙に載った。

〈その一〉

「アルツハイマー病を遅らせようとする大胆な計画の妥当性を薬剤治験がテストする」という記事について。

アミロイドが、神経変性の原因物質であり認知症の真の原因であるとは考えられない。このことは過去一五年間、多くの研究者が指摘してきたとおりである。したがって、アミロイドの除去が、この疾患の進行をとめたり逆行させたりすることはない。

アミロイド仮説は、あまりにも長いあいだ人々を惑わし、新たな研究の道を切り開くのに必要な、貴重な財源を、アルツハイマー病の分野から奪ってきた。それでも研究者たちがアミロイドを重視しつづけるのは、それに代わる科学理論がないこと、そして製薬業界が何年にもわたってアミロイドに基づく研究や開発に費用を投じてきたことによるものである。

ニコラス・K・ロバキス

ニューヨーク、二〇一〇年七月一七日

ロバキスは、マウントサイナイ医科大学の神経科学・アルツハイマー病研究の教授である。

〈その二〉

サンジャイ・ピンプリカーの言うことは、完全に正しい。仮に、アルツハイマー病の新しい診断テストが一〇〇パーセント正確なものであるとしても、自分や家族がアルツハイマー病であることがわかったところで、何の役にも立たない。この病気を治す薬はなく、初期の段階で症状を軽減する薬があるだけだからだ。

私の妻は、アルツハイマー病で、四年前に六九歳で死亡した。彼女も家族も、最初の診断を受けた後、七年間苦しんだ。それより前にわかっていたとしたら、皆がもっと長く苦しむことになっただろう。

初期の検知にも何らかの利点があるのかもしれないが、真の解決は、この病気の原因がわかったときに訪れるのである。

ウィリアム・アイゼン

フィラデルフィア、二〇一〇年七月二〇日

〈その三〉

この二ヶ月間、貴紙には、アルツハイマー病の不可解な性質を強調するすぐれた一連の記事と特別記事《オプエド》が掲載されました。とくに、脳細胞の間に形成される粘着性の物質であるアミロイドの役割に関する議論が活発になされていた印象です。

現在、アルツハイマー病の研究者の中には、アミロイド信者（たとえば、デニス・J・セルコーや私。セルコーの論文も私の論文も、貴紙の七月一七日付の「アルツハイマー病を遅らせようとする大胆な計画の妥当性を薬剤治験がテストする」と題するトップ記事に引用されています）と、アミロイド否定論者（たとえば、サンジャイ・ピンプリカー。彼の「アルツハイマー病は検査に対応できない」と題する特別記事《オプエド》は七月一九日に掲載されました）がいます。

アミロイド仮説は最終的には葬られてしまうかもしれません（私がいくらアミロイド仮説を正しいと思っていても）。しかし、この仮説はしっかりとした科学によって裏づけられており、正当な評価に値するものです。いずれにしろ私たちは、予防に関する臨床試験を繰り返し、アミロイドの問題に決定的な答えを得るまで、その探求を中途で放棄してはなりません。

サム・ギャンディ

ニューヨーク、二〇一〇年七月二一日

ギャンディは、神経学・精神医学の教授であり、マウントサイナイアルツハイマー病研究センターとジェームズ・J・ピーターズ医療センターの次長である。

〈その四〉

たしかに科学者たちは現在、アルツハイマー病のことがよくわかっていないので、診断や治療のためのツールを開発することができていない。しかしサンジャイ・W・ピンプリカーのように、治療法がないのだから、人々は診断によってトラウマを与えられたくない、と考えるのは、医者の多くが陥りがちな誤謬である。実際には、記憶喪失の人々の多くは、この見当識を失わせる恐ろしい経験に名前があるということを知って、感謝するのである。それに、早くからアルツハイマー病の診断を受けることによって、積極的に将来の計画が立てられるのである。

スーザン・ジャピウスキー

ミネソタ、セントルイスパーク、二〇一〇年七月二一日

ジャピウスキーは、アルツハイマー病患者の治療にあたっている、老年精神科医である。

これらの意見には、著しく互いに相いれないものがあり、これまでの章で見てきた、今日のAD界における意見の食い違いをあらためて体現している。特別記事《オプエド》が掲載された二ヶ月後、クリーブランドでサンジャイ・ピンプリカーにインタビューしたとき、彼は、あの記事を書いたのは本当に賢明なことだったのだろうかとずっと悩んでい

た、と語った。仲間の研究者たちの中にも否定的な意見を言う者がおり、彼は心をかき乱されていた。

嵐の中、ゴムボートに乗って海に投げ出されたような気分です。高く放り上げられたかと思ったら、次の瞬間には真っ逆さまに落とされるのです。そんな中、私は様々な人々から、非常に多くのＥメールや電話をもらいました。ほとんどは知らない人からのものでしたが、それらはたいてい私の気持ちを救ってくれました。とても感謝しています。ただ、あまりにも反響が大きく、私は対応に追われることで、自分の研究を続けることができなくなりました。それは大きなマイナスです。

ピンプリカーは自分のことを、「小胞輸送（membrane trafficking）」に関する研究者であるとしており、ＡＰＰ（アミロイド前駆体たんぱく質）に関心をもったのも、最初はＡＤそれ自体との関連においてではなく、一般的なマーカーとしてであった。彼は自分を、いろいろな意味でＡＤ分野のアウトサイダーであると考えている。彼はもともと、当時は誰も研究する者がいなかった、ＡＰＰが酵素によって切断されるときに生じる小さい細胞質分画の研究を行なっていた。彼のチームは、この細胞質分画の発現が、同時にいくつかの遺伝子の発現にも影響を及ぼすことに気づいたが、後に、細胞質分画のみを発現するようなトランスジェニックマウスを作り出すことに成功した。このマウスは、「タウ病理、神経変性、炎症など、ＡＤの特徴の多くを示すが、プラークは示さない」とピンプリカーは述べた。「このマウスたちは、プラークをもっていないが、それでもアルツハイマー病だと言えるのだろうか、という哲学的な質問が浮かび上がってきます」。するとこの時、このインタビューに居合わせていた神経学者のピーター・ホワイトハウスが、「マウスにタングルがあるのを見た人はいるのだろうか」と口をはさんだ。ピンプリカーは「タングルをどう定義するかによりますが、一二ヶ月から一四ヶ月間ぐらいで、マウスが老齢になってくると——彼らは二年ぐらい生きるのです〔彼は私のために説明してくれた〕——ビールショウスキー染色によってタングルが見えるようになります。しかし我々は、電子顕微鏡を用いてそれを確認したことはありません」と答えた。この発言を聞いたホワイトハウスは、この件に関して、ある確信を得たようだった。すなわち、マウスたちがプラークも示さず、はっきりとしたタングルも示さないことから導き出した結論である。彼は、「つまりマウスはアルツハイマー病にはならないのです」と断固とした口調で言った。

話題がマウスから人間に移り、ピンプリカーとホワイトハウスのあいだには、動物モデルの有用性以前に、基本的な見解の違いがあることが明らかになった。ピンプリカーは、ホワイトハウスの考えに、そして『アルツハイマー病の神話』という彼の近著の題名に対して、異議を唱えた。ピンプリカーは「実際的・現実的見地から言って、アルツハイマー病は病気であり、神話などではありません。（略）その正体を理解することさえできれば、予防できるのです。完全に病気だということになれば、治癒はできないとしても、予防できるのです。（略）もし私がそれを予防できないものだと考えていたら、おそらく何か別の研究をしていたでしょう。（略）私のイメージでは、アルツハイマー病患者というものは、熟練者用のゲレンデに出てしまったスキー初心者のようなものです。どうしようもないので、コントロールを失ったまま、ひどい格好で滑り降りていくのですが、それを止めることはできないのです。（略）私たちはみな、年を取ります。もちろんその中には、優雅に年を取る人もいるし、ただ老けていくだけの人もいます」と述べた。ピンプリカーは、炎症がＡＤの重要な特徴の一つであるという点で、神経病理学者の友人、故マーク・スミスと同意見である。それゆえに、彼はこの疾患が予防できると考えているのである。

そしてピンプリカーは、自分があの特別記事《オプエド》を書いたのには、主に二つの理由があるとつけ加えた。一つは、当時の『ニューヨーク・タイムズ』紙の記事が、ＡＤの問題に対して、白黒をはっきりつけようとしすぎていると、彼が感じていたことである。「現実の研究においては、その答えはイエスともノーとも決まらない。いついかなる時もグレーなのである」と彼は指摘している。そしてさらにコラータの記事を「実際には出来もしないことを人々に約束しようとしているもの」であるとした。二つ目の理由は、彼にとってより深刻なものであった。すなわち、成果が非常に小さいにもかかわらず、バイオマーカーの検知に移行すれば、「莫大な財政的負担が社会に課せられること」である。

サンジャイ・ピンプリカーとピーター・ホワイトハウスの関係は、もともと良好なものだったのだが、ホワイトハウスの著書が出版されてからは、いくぶんぎくしゃくしていた。しかしホワイトハウスはピンプリカーの特別記事《オプエド》を気に入り、それにより、二人の関係は元に戻った。『アルツハイマー病の神話』の中の、ホワイトハウスの主な主張の一つは、「いわゆるアルツハイマー病は、正常な老化と区別することはできない。すべてのアルツハイマー病患者に共通の生物学的特徴というものはないのであり、ＡＤにおける顕著な特徴は、すべての老化する脳の特徴と一致している」というものであった。[4] 彼はまた、この本の中でアルツハイマー病の分類について言及し、一般的に、他のいくつかの種類の認知症やその他様々な脳の状態が、不適切にもアルツハイマー病のカテゴリーに分類されていると主張する。彼が『アルツハイマー病の神話』を書いた目的は、よりよい年の取り方を提唱することであった。彼はそのためには、主として、ライフスタイルの変更、家族のサポート、そして若者と高齢者を巻き込む世代間交流のような、コミュニティとの関わり合いが必要であるとした。

基礎科学者としてのサンジャイ・ピンプリカーは、マウスモデルを用いた研究を行なっていることもあり、彼のＡＤに関する議論は、実験室で一貫して観察されうるようなものに制約される傾向がある。彼のアプローチとビジョンは、ホワイトハウスのものとは非常に異なっている。彼は、インタビューの間じゅう、自分は臨床医ではない、自分の仕事は苦しんでいる患者の手当てをすることではない、自分の役割は科学を正しいものにすることだと、繰り返し述べた。そして彼は、「自分は製薬会社は嫌いである。彼らは見返りを求めている。そのため我々は、多額の資金が投じられたアミロイドから、逃れることができない。（略）学問の自浄作用が働くには長い時間がかかる。（略）アミロイド仮説を信じている人々は、どんなにマイナスの証拠が出てきても、考えを変えないだろう。人の心とはそういうものだ。（略）ちょうど、ハイゼンベルクとニールス・ボーアとのあいだのコペンハーゲン論争の時のようになるであろう。（略）ハイゼンベルクは聡明な人物だったが、量子論における『確率』の部分を受け入れなかった。（略）しかし、しばらくすると、すべての人がその説を受け入れるようになった」とつけ加えた（しかし実際は、ボーアとハイゼンベルクとの間で行なわれた論争は核分裂理論に関するものである）。ホワイトハウスとは対照的に、ピンプリカーは、ＡＤと関係のある分子生物学をもっと理解すべきだと考えており、そのためにさらなる努力を行なわなければならないとしていた。そしてそれが理解できた時に初めて、我々はＡＤの予防に取り組むことができるというのが、彼のビジョンであった。一方ホワイトハウスは、老化と認知症は、根本的なところで見分けがつかず絡まり合っていて分離できないとし、我々がすべきなのは、年を取っていく人々の生活の質を高めることに焦点を合わせることだと主張する。それが結果的に、人々を認知症のリスクから遠ざけると言うのである。正常と病理は明確に区別できないのだから、膨大な資源を薬剤の開発に注ぎ込むのは適切ではない、というのが彼の考えである。

（訳注４）量子論における「確率」の部分を受け入れなかったのはハイゼンベルクではなく、アインシュタインである。

ＡＤの存在論に関しては様々な立場の違いがあったが、「発症前のＡＤ診断を体系化しようとする動き」が広く公表されると、多くの臨床医や研究者たちが、懸念を表す発言を行なった。しかし、ＡＤ研究の趨勢は、体内のバイオマーカーとそれに関連したＡＤリスクの評価を特定し基準化する方向にひたすら進みつづけていた。そしてそのために、アルツハイマー病の新しい定義が不可欠となった。前章で取り上げた、以前に公式化されたヨーロッパの定義は十分なものではなく、ＮＩＡと米国アルツハイマー病協会も、自分たちの見解を明らかにしなければならなくなった。その結果、三部から成る診断基準の改定案が二〇一一年四月に発表され、そして、ＡＤの神経病理学的評価を扱った第四部が、二〇一二年に公表された(5)。

新しい「提言」に関する詳細な一連の論文を執筆した多くの筆者のうち、そのほとんどが、自らの利益相反を開示し報告せざるを得なかった。何故ならば、彼らは、製薬会社から金銭を受け取っていたり、その顧問を務めていたり、その株を持っていたりしているからである。例外は、大学に拠点を置く二名の研究者と、アルツハイマー病協会や米国政府に勤務する数人だけであった。

臨床・病理の新しいアプローチに向かって

ＡＤに伴う臨床症状と、アルツハイマー病を引き起こすと一般に考えられている神経病理とのあいだに緊密な関係がないことが、何年にもわたり、研究によって示されてきた。そしてこの一〇年、それはますます顕著になってきている。これまでの章で、繰り返し指摘したとおりである。三部から成る一連の論文が発表される前に出版された専門誌『アルツハイマー病と認知症』に載った「提言」の概説は、これらの、症状と病理の関係性の欠如を率直に認めており、また、そのことがＡＤへの新しいアプローチを始めるきっかけになったことを明らかにしている。この「提言」は、ＡＤ研究を推進するため、ＮＩＡ-ＡＤ協会基準の改定を目指すものであった。その改定案では、ＡＤの病態生理学的プロセス（ＡＤ-Ｐ）と、その結果生じる様々な臨床症状（ＡＤ-Ｃ）とのあいだに、語意における、そして概念における明らかな区別が設けられている。[6]

ただし、ＡＤによる認知症が発病する前に必ず、ある特徴的な分子の変化がバイオマーカーの形で起きることを、この四半世紀にわたる研究が繰り返し示してきたと、この概説の筆者たちは強調している。そして、これらの変化はしばしば、軽度の臨床症状を伴うこと、そして決してＡＤの診断を保証するものではないが「正常と認知症のあいだの中間的段階」を示すものであることをつけ加えた。[7] また、改定案は今後、これらの中間的な変化——バイオマーカーやそれに伴う軽度の臨床症状——が、診断の手順に体系的に組み込まれるであろうと、予想していた。

さらに、大脳新皮質の特定の部分に存在する、βアミロイドを含む老人斑は、神経原線維変化の局所分布と共

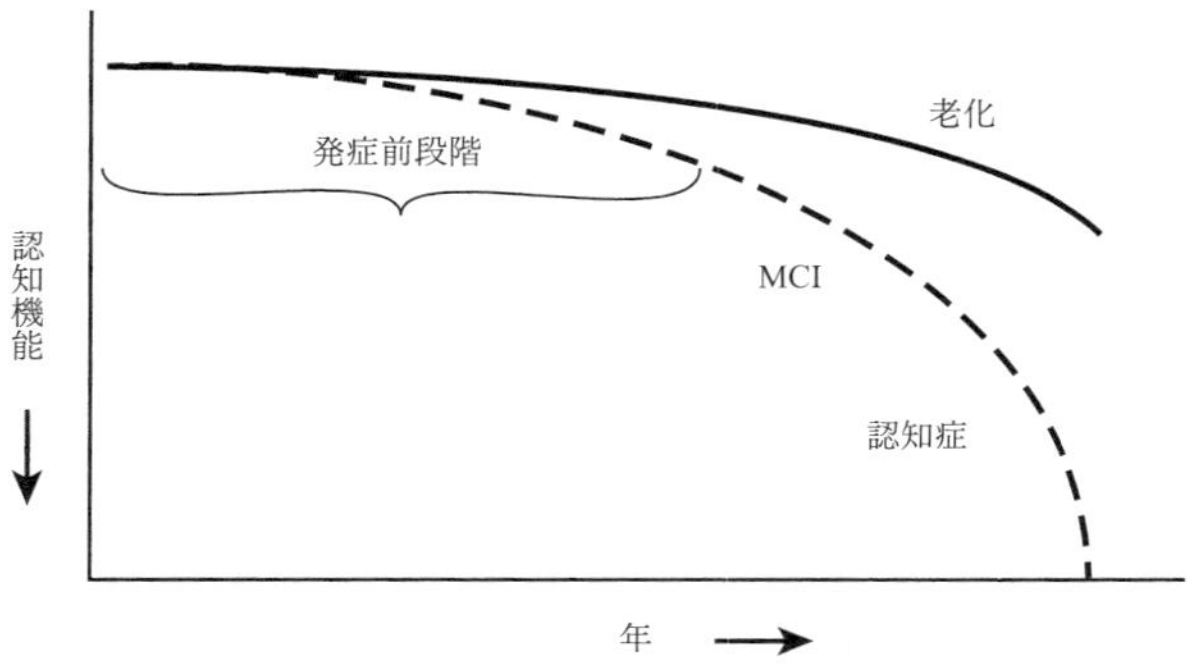

図 4-1　アルツハイマー病に関する連続的変化。AD が発症するまでの軌跡を示したもの。AD の発症前段階は，軽度認知障害（MCI）に先行する。この図は，病理学的・臨床的変化の仮定的なモデルであり，AD プロセスのバイオマーカーを有する者すべてが AD を発症することを意味するものではない。

に、ＡＤ-Ｐの特徴的な所見でありつづけると、概説の筆者たちは断言している。[8] そして「我々が入手した遺伝子リスクに関するデータを見るかぎりでは、βアミロイドが、この疾患のカスケードを始動させること、あるいは、少なくともこのカスケードにおける非常に初期の病態生理学的出来事であることは明白である」と述べている。[9] また彼らは、ＡＤの病理が進展していく際の時間の経過についても言及し、「個人は突然認知症になるわけではないし、すべての分子的変化を同時に示すわけでもない」としている。注目すべきは、タングルの形成というアミロイド病理と、ニューロン／シナプスの欠損という神経変性病理は、時間的に異なる経過をたどることが多いということである。[10] ＡＤにおいてβアミロイド病理が最初に進展するのは、長期にわたる発症前段階である。このことは現在、神経画像によってはっきりと確かめられている。一方シナプスの欠損は、神経原線維病理とともに、ＡＤの症状が出はじめる直前に、すなわち正常と認知症との「中間的段階」において、加速しはじめる（最新の研究によれば、このような時系列の違いは、ガイドラインの改定版で主張されているように明確なものではない[11]）。

しかし、もしこれからも、プラークとタングルという「診断の黄金基準」が、ＡＤの身体的特徴でありつづけるとすれば、ＡＤの概念化において大きな変化は起きたと言えるのだろうか。ところで現在では、発症前の段階が、長く二〇年以上にも及ぶことが認められており、その間に、ＡＤの形成に固有の、分子における重要な変化が起こると想定されている。そしてＡＤは、最後に限局性の病理に終わる一連の過程として理解され、将来認知症にならないために目下行なわれている予防への動きは、医学文献では「パラダイムシフト」とされている。たしかに、長期にわたる一連の過程の強調は、これまで専門家たちによって十分に認識されていなかったという意味において、新しいものである。バイオマーカー・テクノロジーが、この見方を可能にしたのだ。しかしながら、ＡＤの原因として最も有力なモデルは、依然としてアミロイド沈着でありつづけており、それに代わるＡＤの原因を提唱するような新しい説は未だ存在していない。それにも拘らず、神経学者たちが現在パラダイムの転換を主張していることに対しては、トマス・クーンなら、ほぼ確実に異議を唱えたであろう。[12] むしろ、アルツハイマー病に対する新しいアプローチとされているものは、通常科学における改変の一例にすぎないものなのではないだろうか。そこには、多くの批判や修正があるものの、結局は有力で支配的なモデルが、ずっと残りつづけているのである。

しかしこれまでも、研究結果に異形なものが現れつづけている時にこそ、ＡＤ研究に新しい道が開けてきた。これは、広く認められていることである。とすれば、この分野が、ＡＤの方向づけに関する大きな転換の前段階に入りつつあると考えることもできる。競い合う意見の対立、どんなことでも試みようとする積極的な姿勢、はっきりとした否定の表現、そして哲学や根本的な事柄に関する議論に訴えることは、科学分野に危機をもたらすが、そのような混乱からこそ、新しいアイデアが生じるのだとクーンは言う。そしてそれが新しい方法を生み出し、最終的には理論の構築につながっていく。これがパラダイムの変化なのである。[13] イアン・ハッキングも述べているが、トマス・クーンにとっては、新規性こそが科学を支えている。「革命がなければ、科学は堕落する」のである。[14] クーンは、周知のとおり、もともとは物理学者であったので、上記の内容が書かれた著書『科学革命の構造』を執筆した時には、物理学を念頭においていたはずである。これらのことに関しては、アルツハイマー病の生態の複雑さに関連して、最終章であらためて検討するつもりである。医学においては、物理学のような明確な法則が現れることはないからである。

抜本的改革への努力

この「概説」が専門誌に載ったのに続いて、新しい診断基準を示すための報告書が発表され、三つの診断基準がそれぞれの章で解説された。一つ目は「アルツハイマー病による認知症の診断」と題するものであり、そこでは、過去二七年間にわたって広く用いられてきた「NINCDS（米国国立神経疾患・伝達障害・脳卒中研究所）とADRDA（アルツハイマー病協会）による基準」のいくつかの点は改訂されるべきだという提言とともに、一般開業医と専門研究者の両方が用いることのできるような柔軟性をもった診断基準の概要が示された。そこでは、第3章で取り上げた「ヨーロッパで推奨されている基準」とは対照的に、「ADの可能性あり」や「おそらくADである」というようなカテゴリーはそのまま保持されている。これはADを他の認知症と区別するためである。この解説は、「AD認知症の診断は、臨床で行なわれるべきである」という言葉で結ばれている。すなわち、日常の診療において判断をくだすことを不可欠なものとしており、バイオマーカーのサポートは、たとえ用いられるとしても、二次的なものであるべきだというのである。この臨床診断の重視も、ヨーロッパの立場とは異なっている。

二つ目の解説は、MCI（軽度認知障害）の診断を扱っており、患者がAD発症前の段階から前駆的認知症の段階に移行する時点を特定することは、臨床医にとってきわめて困難であることを強調する。なぜならば、その進行はゆっくりとした着実な変化であり、移行を特徴づけるような明確な出来事は存在しないからである。この解説には、MCIを特定するための中核的臨床基準の概略が述べられているが、それは明らかに、それぞれの臨床の場で用いられるように意図されたものである（これもヨーロッパで推奨されているものとは異なっている）。一つ目の解説と同様、バイオマーカー検査は、研究の場に限られるべきであることが強調されている。ただし、それらを臨床診断を追認する目的で使用することは認めている。そして筆者たちは、他の種類の認知症による認知障害と区別するために「ＡＤによるＭＣＩ」という語を用いている。彼らは、このカテゴリーの認知障害の程度は老齢によるものの範囲を越えていることを強調する（章末付記Ｉ「ＡＤによるＭＣＩの臨床的認知能力評価の要約」参照）。

三つ目の解説は、この病気が引き起こす経済的影響について、あらためて読者に警告することから始まる。そして、認知症の発病率を減じるために、すぐさま対策を講じなければならないと続く。また、アルツハイマー病協会のデータを引用し、合衆国における発病率が現在の割合で増えつづけていけば、二〇五〇年には一三五〇万人以上がＡＤになり、メディケアのコストは六二七〇億ドルになることが見込まれる、と述べている。しかしもし、それぞれの患者の発病を五年遅らせることができれば、コストは半分になるであろう。

ＡＤには未だ効果的な治療法がなく、それに対処するための様々な試みもいまひとつ成功していない。そのため、この三つ目の解説では「予防」に目を向ける。ただし、ここで提示される基準もやはり、研究の場のみに用いられるものであることが強調されている。「正常な認知機能をもつ人がその後ＡＤ-Ｃに進む臨床経過をたどるかどうかを、ＡＤ-Ｐのバイオマーカーによって予測することがどの程度できるかについては、まだ明らかになっていない。そしてＡＤ-Ｐのバイオマーカーを示しながらも、死ぬまで臨床症状を示さない人々がいることを我々は認識している[15]」。しかし、それにつづいて、以下のように述べられている。「バイオマーカー研究の進歩により、今や、どのバイオマーカーが、そしてどのような脳のコンディションが、その後の認知機能の低下やＡＤ-Ｃの出現を端的に予測するか、ということがわかってきた。長年にわたり、研究室において臨床的証拠を分析してきたことが、実を結びはじめているのである[16]」。また認知機能は正常だがバイオマーカーが陽性である人々は、「無症状で、ＡＤのリスクあり」と分類されると示唆されている。さらに、次のような指摘が続く。

ＡＤ分野における最も大きな困難は、我々がまだ、特定のバイオマーカーと臨床症状の出現とのあいだのメカニズムを明らかにできていないことによる。しかしもし、認知症ではなくＭＣＩでもない人々について、彼らがどの程度ＡＤ認知症になるリスクを有しているかを知る術をもち、ＡＤ‐Ｐに関連した臨床的進行の時間的経過を正確に把握できるようになったとすれば、我々は、この病気を治療するための、重要な窓を開けることになるだろう。我々は、アミロイドβの蓄積を現在最も早期の検出可能な病理学的変化であるとしているが、アミロイドβの蓄積はＡＤの必要条件ではあっても十分条件ではない可能性がある。[17]

このコメントに続いて、筆者らは「我々は、ＡＤの病因が依然としてはっきりしていないことを認める。そして一部の研究者たちは、シナプス、ミトコンドリア、ニューロン、細胞骨格などにおける、代謝や炎症の、老齢に関係した変化が、アミロイドβペプチドよりも前から、ＡＤの発症において、より中心的な役割を演じている可能性があることを提起している」と書いている。[18] 彼らはまた、アミロイドβの問題に関して、その原因がどこにあるのかという議論が続いていることを指摘する。すなわちそれは、脳内におけるアミロイドの処理における異常によるものなのか、あるいはアミロイドの除去がうまく行かないことによるものなのかという議論である。さらに今日では、新たなアミロイドβの存在が知られている。それは、健康な脳の機能を保護するものであるが、ある状況下では、その機能を失うと考えられている。ただしその「状況」がいかなるものであるかは、よくわかっていない。最後に筆者らは、ＡＤの病因には遺伝が関わっていること、さらに「ＡＤ‐Ｐの所見が現れるペースに影響を与える可能性のある重要な調整要因があること」を、様々な疫学的データが示唆していることを強調する。[19]

そして、この三つ目の解説には、その最後のほうに警告のリストがつけられている。一つ目は、バイオマーカー研究の多くに「集団のバイアス」がかかっている可能性があるということである。すなわち、それらの研究の対象者は一般の人々の代表とは言えないのではないかということである。そこに非常な高齢者が関わっている場合には、その傾向はとくに顕著になるであろう。二つ目に示された警告は、いくら興味を引くバイオマーカーであっても、それはこの病気の本体の「代用物」にすぎず、生きている脳の中で起きている現象を完全に反映するものではない可能性があるということである。そして最後の警告には「ADの病因としてのアミロイドβの役割は、まだ解明されていない」と書かれている。[20]

ここで引用してきた抜粋を見れば、この、いわゆるパラダイムシフトに、どんなに多くの未知のものが関わっているかということが、よくわかるはずである。そして、ADの病因に何が関わっているのかを明らかにし、リスクのある人間を特定するにいたる道筋を少しでも確実なものにするためには、まだまだ多くの研究が必要なのである。

ところで、バイオマーカーの評価は、研究の場に限られているのだが、だとしても、研究の被験者たちが「辺獄《リンボ》」、すなわち非常に不安な状態に置かれることは避けられない。バイオマーカーの陽性反応が出て、検査を繰り返し受けることになれば、なおさらである。現在用いられているバイオマーカーは、そのいずれもが、「スタティック（研究者の用語で不活発の意）」ではない。また、バイオマーカーが変化する速度は一定ではなく、絶えず変化している。さらにそれは非線形の軌跡をたどる。したがって、それらのバイオマーカーを使って、将来発病する研究被験者に、彼らのリスクの状態を示したり、彼らが自分の行動を決定するための情報を与えることができるようになるとは、考えにくい。バイオマーカーに基づいて告げられた情報は、人を惑わすだけのものになる可能性がある。また、正確さを重視すれば、それは曖昧な表現で満ちたものになるだろう。そうではあっても、この新しい提言が公表された四ヶ月後、二〇一一年にパリで開催されたICADの会議に私が出席したときに、カリフォルニアの神経科医が研究発表の中で行なった発言は、意外なものではなかった。彼は、彼の患者が、ADのバイオマーカー検査を受けたがっていると言ったのである。そして本人が望む場合、彼らには、そのような検査に金を払い、結果を知らされる権利があるはずだというのが、その神経科医の意見であった。

ジョン・モリスはそれまでにもずっとMCIという概念を受け入れようとしてこなかったが、二〇一二年二月にある論文を発表し、新しいガイドラインが用いられるようになった時に、どのような臨床的・倫理的・社会的問題が生じるかということを明確に示した。モリスは論文作成にあたり、一万七〇〇〇人以上の人々の記録を分析した。彼らは、合衆国各地のアルツハイマー病センターで研究対象とされ、そのファイルが「国立アルツハイマー病調整センター（NACC）」に送られた人々であった。モリスは、「改定されたMCIのガイドライン〔前記参照〕のもとでは、現在非常に軽度のAD認知症と診断されている人々のほとんどすべて（九八・八パーセント）と、比較的軽度のAD認知症と診断されている人々の大部分（九二・七パーセント）が、MCIとして再分類される可能性がある。再分類は、社会並びに家庭における、手段的日常生活動作（IADL）の遂行能力を測る臨床認知症評価法（CDR）に基づく彼らの障害のレベルをもとに行なわれるだろう」と述べている。[21] しかしモリスは、MCIと、最近まで用いられていた軽度AD認知症とのカテゴリー上の区別は、とりわけ「機能的活動の独立」という考え方を広範囲に使用する新しい流れの中では、明瞭ではなくなってきていると指摘している。[22] また彼がとくに強く懸念したのは、この区別が、これから臨床医の個人的判断に依存することになれば、MCIの診断は基準的なものから離れ、最終的には恣意的なものになる、ということであった。それは臨床試験を混乱させ、診断の決定を、そして研究の比較を困難にするものだと言うのである。[23] モリスは、MCIの概念にすでに存在している曖昧さと、その診断を改正し標準化しようとする、何年にもわたって繰り返されてきた努力に焦点を当て、次のように主張する。

もし改定された基準が用いられるようになれば、MCIと認知症の区別は、個々の臨床医が二つのコンディションの境目をどこに置くかというだけのものになってしまう。現在すでに、MCI患者の多くは、ADのための薬剤を用いて治療されている。つまり、臨床医たちはそもそも、薬剤の使用に関して、この二つの状態を区別しないことが多いのである。このような矛盾を解消するためには、「ADによるMCI」をADの最も初期の段階として、受け入れざるを得ない。それによって、AD患者のケアと研究を推し進めるべき時が来たのである。[24]

二〇一〇年には、その題名やキーワード、引用部分などにＭＣＩという語が出てくる、一二二〇点の出版物があったことを、モリスは指摘している。専門家たちは今なお、新しい基準によってもたらされた曖昧さを回避し、それを整理しようとしているので、このテーマに関する出版物は、今後も大量に出されつづけると思われる。一方、研究の場では、ＭＣＩの診断基準をゆるくして、その対象を広げる動きが生じるであろう。ただしそれに伴ってＭＣＩと診断されるケースが臨床の場においても増えるのかどうかは未知数である。もし増えるのであれば、それに対応するために、体系的な調査が必要になると考えられる。

将来の予測

ＡＤ研究に関連して用いられているバイオマーカーは、すでに一五以上あるが、それらは、分子活性に応じて三つに分類される。(a)アミロイドβ沈着のバイオマーカー、(b)ニューロン損傷のバイオマーカー（神経原線維変化の形成や海馬体積や脳萎縮に関わるタウたんぱく質の変化を含む）、(c)ＡＤに関連した生化学的変化のバイオマーカー（炎症性バイオマーカー、酸化ストレスの兆候、細胞死を含む。(a)〜(c)については、章末付記IIを参照のこと）。また、仮説に基づく多くのバイオマーカーの研究も、同時に進められている。将来、血漿バイオマーカーが見つかって、簡単な血液検査だけでＡＤのリスクをもつ人間を特定することができるようになれば、ＡＤの予防が中心になるような公衆衛生戦略を実行することが可能になるだろう。しかし今のところ、その見込みはない。これまで、生体内のプラーク（アミロイド斑）の沈着を示すために主に調べられてきた脳脊髄液中のマーカーと、ＰＥＴ（陽電子放射断層撮影）神経画像に加え、アポE遺伝子の遺伝子型判定の研究も進みつつある（第5章を参照のこと）。

アルツハイマー病協会のロナルド＆ナンシー・レーガン研究所が資金を出し、「アルツハイマー病の分子的・生化学的マーカー」を考察するためのワーキンググループが結成された。彼らは一九九八年に、ＮＩＡのワーキンググループとのコンセンサス・レポートをすでに発表していた。このレポートは、ＡＤのバイオマーカーを特定するための、そして実用化して評価するための基準を示している。またバイオマーカーの検知は、簡単に行なうことができ、廉価で、安全なものでなければならないと、そのレポートは述べている。同時に病理に対して敏感で、かつ正確なものでなければならないとしている。[25] このレポートは、遺伝子検査もその対象としていたが、彼らが最も注意を向けていたのは、脳脊髄液によってアミロイドを調べる方法であった。一九九〇年代後半にはまだ、画像化の方法を用いて脳内のアミロイドを検知することはできなかったのである。

ＡＤのバイオマーカーとしての脳脊髄液の可能性に、早くから注目が向けられていたのは、当然のことだと言えるだろう。なぜなら、脳脊髄液はそれまでにも時折、脳を覗くための「生化学的窓」とされてきたからである。脳脊髄液は、中枢神経系（脳と脊髄）を取り巻く透明な液体であり、どの液体よりも脳と物理的に接触している。それは厳格に制御された「血液脳関門」の作用によって血液とは混ざらないようになっており、その結果、脳から切り離されることがない。脳内で、結果的にプラークの沈着などのＡＤの所見を引き起こすアミロイドβの不溶化が始まると、それに伴い脳脊髄液中に通常含まれている可溶性のアミロイドβペプチドのレベルが落ちるということが、繰り返し示されてきた。脳脊髄液中の可溶性アミロイドβの減少は、ＡＤという「連続的に変化していく病」において最初に現れるバイオマーカーであり、それはつねにあらゆる臨床症状に先立って検知される、とされている。

ＡＤにおいて脳脊髄液中に見出される二つ目のバイオマーカーは、タングルの産生に結びつくリン酸化タウの量や、タウたんぱく質の量が増えることである。これらの変化は、可溶性βアミロイドのレベルの減少よりも後に現れ、ＭＣＩもしくはＡＤの初期の兆候が臨床的に明らかになる段階と時期的に結びついている。最近の『神経学アーカイブ』に載った、「針を研ぎすませ！（Sharpen That Needle）」と題する論説によると、これらの変化はＡＤの解剖学的病変の生化学的組成と呼応している。[26] しかし論説の著者たちは、他の病気も類似の変化をもたらすことを、すぐにつけ加える。そして、これらのバイオマーカーは、「診断の補助」としてのみ用いられるべきだと述べている。彼らは、レーガン研究所の主張を誤解だとし、髄液タップテストは、たとえば内視鏡検査よりも、体にやさしいと言う。髄液検査は、研究の場では、すでに二〇年ほど前から用いられている。

この論説では、脊椎穿刺がいかに有効であるかを患者たちに知らしめることの必要性が主張される。かなり最近まで、死体解剖の許可を与えることは好意的に受け止められていなかったが、近年事情が変わってきたことを彼らは指摘し、脳脊髄液の採取に関する世間の態度も、変化しうるのではないかと考えたからである。この論説を読めば、医師の訓練がいかに重要であるかがわかるだろう。総合医はそのような処置に熟練していないし経験もないので、神経科内に専門クリニックを設立することが今後は重要な課題となるはずである。論説では、脳脊髄液の分析が、臨床的には健康だがＭＣＩやＡＤのリスクがある人々を特定するための、日常的なスクリーニング方法として実施されるようになる将来を思い描いている。ただし、ＮＩＡ‐ＡＤ協会のガイドラインは、これらのバイオマーカーの使用は、さしあたり、研究の場に限られるべきであるとしている。

『神経学アーカイブ』の同じ号に、ＡＤに特徴的なバイオマーカーのパターンを特定することを目指して長期にわたって行なわれた研究の結果を報告する論文が発表された。研究の被験者は「認知機能の正常な人々、ＡＤ患者、そして軽度認知障害のある人々」であったが、研究者たちは、臨床診断に関する情報をもっていなかった。そこでは、ＡＤ患者のグループ、ＭＣＩ患者のグループ、認知機能の正常な人々のグループそれぞれの、九〇パーセント、七二パーセント、三六パーセントに、ＡＤの特徴とされるバイオマーカーが見出された。そして認知機能の正常な人々のうち、ＡＤのリスクが増加していると見られる人々の多くが、特有の遺伝子構造をもっていることが示された（第5章を参照のこと）。また、ＭＣＩと診断され、これらのバイオマーカーを示した人々は、その全員が、五年以内にＡＤになった。研究者たちは、認知機能の正常な対照群のうち、バイオマーカーを示している人々が、疑いもなく、ＭＣＩへの、それからＡＤへの道を歩んでいるという想定を公言し、また「ＡＤの病理は決して潜伏的なものではなく、これまで予想されていたよりも前に検知できる」と述べている。[27] そして、同時に二つ以上のマーカーを評価することが重要だと主張する。この論文は「ＡＤの痕跡は、ごく当たり前にデータ上に存在するように思われる。そしてそれは、ＡＤの基にある単一の病理学的プロセスと直接的に結びつくものだと我々は考えている」という言葉で結ばれている。[28] この研究における彼らの所見は、それまで彼らが抱いていた、ＡＤは脳脊髄液中の可溶性βアミロイドの減少と、それに続くタウの変化から始まるという考えを裏づけるものであった。彼らは、認知機能が正常な被験者の脳に、アミロイドを含むプラークや、タウを含む神経原線維変化があることは意外ではないと述べ、これらの所見を示している二つの研究を例として挙げている。[29]

ここ数ヶ月間に行なわれている、ＡＤの予防に関する議論の中でも、この論文は繰り返し引用されている。この論文には警告や注意の言葉は出てこない。また、βアミロイドが、これまで通常認められてきたよりも複雑であることを示す最近の研究結果への言及もない。ＡＤの証拠であると考えられている、βアミロイドとタウの両方が、他の神経疾患をもつ患者に標準的に検知されるということにもふれていない。

一方、それとは対照的に、脳脊髄液のバイオマーカーを追跡することに異議を唱える研究者たちもいる。最も一般的な批判は、まだ、これらのバイオマーカーは基準化がなされておらず、また、脳脊髄液中のβアミロイドのレベルの重要性は、五〇歳の患者と八〇歳の患者では、かなり異なるにもかかわらず、患者の年齢に関する調整も行なわれていない、というものである。認知症への道はたくさんあるという考えを支持し、ＡＤを単一の疾患として認めない研究者たちは、脳脊髄液のバイオマーカーが、将来のＡＤを明確に予測するものであるという想定に、違和感を抱いている。二〇一一年にパリで開催されたＩＣＡＤ（国際アルツハイマー病学会議）の総会出席者デービッド・ブルックスは、ロンドンのインペリアルカレッジで画像診断を行なっているのだが、彼はアミロイドを、特定の疾病のしるしとしてではなく、むしろ、多くの疾患のリスクの可能性を表すものとして、つまり、高血圧のようなものとして考えるべきだと主張している。また彼は、脳内におけるβアミロイドの沈着については、個人レベルでも集団レベルでも、まだ基準化が行なわれていないし、その沈着が何を意味するかもわかっていないのだから、改定された基準を新しい宗教にしてはいけないとも述べている。

生体内のアミロイド

ＡＤ界で大きな注目を集め、とくに有望なものとして頻繁に取り上げられているもう一つのバイオマーカー検出方法は、最近開発されたＰＥＴ（陽電子放射断層撮影）による脳機能画像解析である。ＰＥＴは、分子状の放射性リガンドを患者の静脈に注射し、それらのリガンドが、脳内でどのように分布するかを、高度に洗練された三次元検知機器によって画像化する技術である。ＰＥＴ画像診断は様々な用途に用いられるが、生きている人間の脳内にあるアミロイドプラークを示すためにも用いられる。プラークが見つからない場合には、ＡＤは除外されることになる。しかし、プラークが見つかった場合に、その意味を解釈することは、後述するように非常に難しい。

二〇〇二年に、ピッツバーグ大学の科学者チェット・マティスと、その同僚である老年精神医学者ウィリアム・クルンクが、「ピッツバーグ化合物Ｂ（ＰＩＢ）」と呼ばれる放射性ＰＥＴトレーサー分子を人体に用いることによって得られたデータを、世界で初めて報告した。ＰＩＢが脳内のアミロイドと結びつき、ＰＥＴスキャンを用いて画像化されることを示したこの報告は、スウェーデンのウプサラ大学の、ある症例についてのものであった。この先駆的研究は、ピッツバーグ大学とウプサラ大学の研究者たちが合同で行なったものである。また二〇〇四年には、ＰＩＢトレーサー分子を用いた、このチームの二つ目の報告が発表された。ＰＩＢを「軽度の」ＡＤと診断された一六名の患者に注射したところ、アミロイド斑の蓄積に関わっていることが解剖によって判明している大脳皮質の部位と、海馬（記憶と情動に関係しており、アミロイドも蓄積する大脳辺縁系の一部）とに滞留することが、これらの研究によって示された。九名の健康な対照群は、ＰＩＢを注射しても、それを取り込むことはほとんどなかった。

この研究結果は「概念の証明」と呼ばれ、それにより研究者たちは、βアミロイドーシスとＡＤとの関係をさらに研究していくことの正当性を主張した。そして以下のようにつけ加えた。

アミロイド画像診断の技術が進んでいくにあたり、注意しなければならないことがある。それは、アミロイドの沈着を、診断と原因の両方に結びつけることによる循環論法に陥らないようにすることである。したがって、最初は、アミロイド沈着を臨床診断に結びつけないのが最善であろう。すなわちＰＩＢによるＰＥＴは、診断の方法としてではなく、まずは脳のβアミロイドーシスを検知し定量化する方法として考えるのである。[30]

彼らによると、βアミロイドーシスという言葉は一九八三年に初めて用いられたものであり、[31] 彼らは、プラークの形成をこのように説明することは非常に有用であると主張する。そしてアミロイドーシスについて、いくつかの基本的な問いが存在するはずであることを指摘する。一つ目は、それは臨床診断とどのような相互関係をもつのかということであり、二つ目は、認知症の臨床症状に大きく関連するβアミロイドーシスの始まりと、その経過はいかなるものであるかということである。そして三つ目は、βアミロイドーシスが、抗アミロイド治療のための新しいマーカーとして有効に機能するのかということであった。最後に彼らは、家族性遺伝変種のために高度のＡＤリスクを抱えている被験者と同様、ＭＣＩと診断された人々も、研究のプロトコルに含まれるべきであり、また、「正常な」被験者と比較対象を行なうために、ＡＤと診断された人々のサンプルを、もっとたくさん登録する必要がある、と述べている。

二〇〇七年の論文で、クルンクらは、ＡＤ患者、ＭＣＩ患者、そして健康な対照群を混ぜた、合計一〇〇名の被験者を対象にして、ＰＩＢスキャンを行ない、アミロイドの蓄積量は、二年のあいだに大きく変化しないということを明らかにした。彼らは、次のように主張した。ＭＣＩと診断され、認知障害のない人々においては、ＰＩＢの滞留と記憶喪失症状の悪化は明らかに関連している。しかし、ＡＤが進行していくにつれ、アミロイドの蓄積量を表すグラフは平たんなものとなっていく。したがって、アミロイドβの画像は、ＡＤの発症前の段階を検知することには大変役立つが、それだけでは不十分であり、長期にわたるさらなる研究が必要なのである、と。[32]

　クルンクらは二〇〇八年に、あるコミュニティにおいて、六五歳から八八歳の「障害のない高齢者」のボランティア四三名に対しＰＩＢスキャンを行なったが、その結果報告によると、ここでもアミロイドが検知された。研究者たちは、被験者が少数であることを認めながらも、この研究結果は、アミロイド沈着がかなり見られる高齢者の中にも正常な認知機能を保ちつづけられる人がいることを示している、と結論している。そしてその報告書には、これらの被験者を長期にわたって追跡する必要があること、そして、特定の期間内にＡＤを引き起こすにはアミロイド沈着のみでは不十分であるのか否かをはっきりさせるために、この研究結果をより多くの集団で再現すべきであるということが、述べられている。[33]一方メディアは「ＰＩＢによるＰＥＴスキャンは、アルツハイマー病をもつ人々を健康な人々と明確に区別する。さらにそれは、進行中のＭＣＩをもつ人々を特定するのにも役立つであろう」と、ひどく前向きなコメントをしている。[34]マティスとクルンクは、二〇〇八年に、アルツハイマー病研究における最高の賞であるポタムキン賞を受賞した。

　現在、クルンクらと同様の結論を導き出す研究結果が多く見られるようになっており、一般に認知機能が正常な高齢者の三分の一ほどが、脳内にプラークを有していると言われている。[35]この矛盾には、何らかの説明が必要だと思われる。たしかにこれらの研究結果は、年齢や遺伝子型によって変化する。それは明らかである。たとえば個人が年を取ったり、あるいはその人間がアポE遺伝子の対立遺伝子《アレル》（ＡＤのリスクを高めると考えられている）をもっている場合には、脳内にアミロイドプラークができる可能性が高くなる（第5章を参照のこと）。しかし、そのことで、研究結果が否定されるわけではない。アミロイド沈着（一定の速度でゆっくり進行するが、たいていは検知できる認知力の衰えにはいたらない）と、神経変性（一般に、臨床症状の出現と結びついており、通常、いったん開始すると、急速に進行する）が、その過程や性質において類似していないことも認められている。

二〇一一年に出された要綱には、神経変性のような、ＡＤに関連した他の様々な変化が起こる前に、アミロイド沈着が一〇年以上続くということが示され、その期間は人によって異なることが明らかにされた。またその違いは、おそらく、脳のもつ予備力の差や、同時に存在している他の病理の種類によってもたらされるとされた[36]。神経変性は通常、認知能力の衰えに先行あるいは並行して起こるものであるが、それはＭＲＩを用いて、脳の萎縮、とくに海馬の萎縮によって検知されること、さらに、神経変性の原理は、認知障害の直接的な基盤であり、認知機能が衰える速度は、神経変性の速度によって決まることも、その要綱で説明された[37]。

リール大学（フランス）のリュック・ビュエは、パリのＩＣＡＤの総会で発表を行ない、神経変性に関連のあるたんぱく質タウには、六種類の型が存在すること、タウには善玉と悪玉があること、そして悪玉タウは、二〇種類の神経障害に関わっていることを明らかにした。またビュエは、タウが絶え間なく流動する様子を陰陽太極図を用いて表し、細胞核に変化をもたらすというような、最近まで公に認められていなかった多くの機能をタウがもっていることを主張した。このことからもわかるように、アミロイドに関してだけではなくタウに関しても、学ぶべき多くのことがあるのである。そして何よりも、神経変性におけるアミロイドとタウの役割について、研究を深めていく必要がある。

神経変性は、ＰＩＢ-ＰＥＴ画像診断では検知できない。それで、研究者たちは、被験者の脳内で時間をかけて起きていることをより完全な形で把握するために、ＭＲＩの詳細な構造分析をＰＩＢ-ＰＥＴ画像診断と組み合わせて使用しなければならない（図４-２）。しかし、もちろん費用の関係で、その対象者の数は非常に限定されている。メイヨー・クリニックのクリフォード・ジャックらも、臨床試験には、ＰＥＴとＭＲＩ両方の画像診断が不可

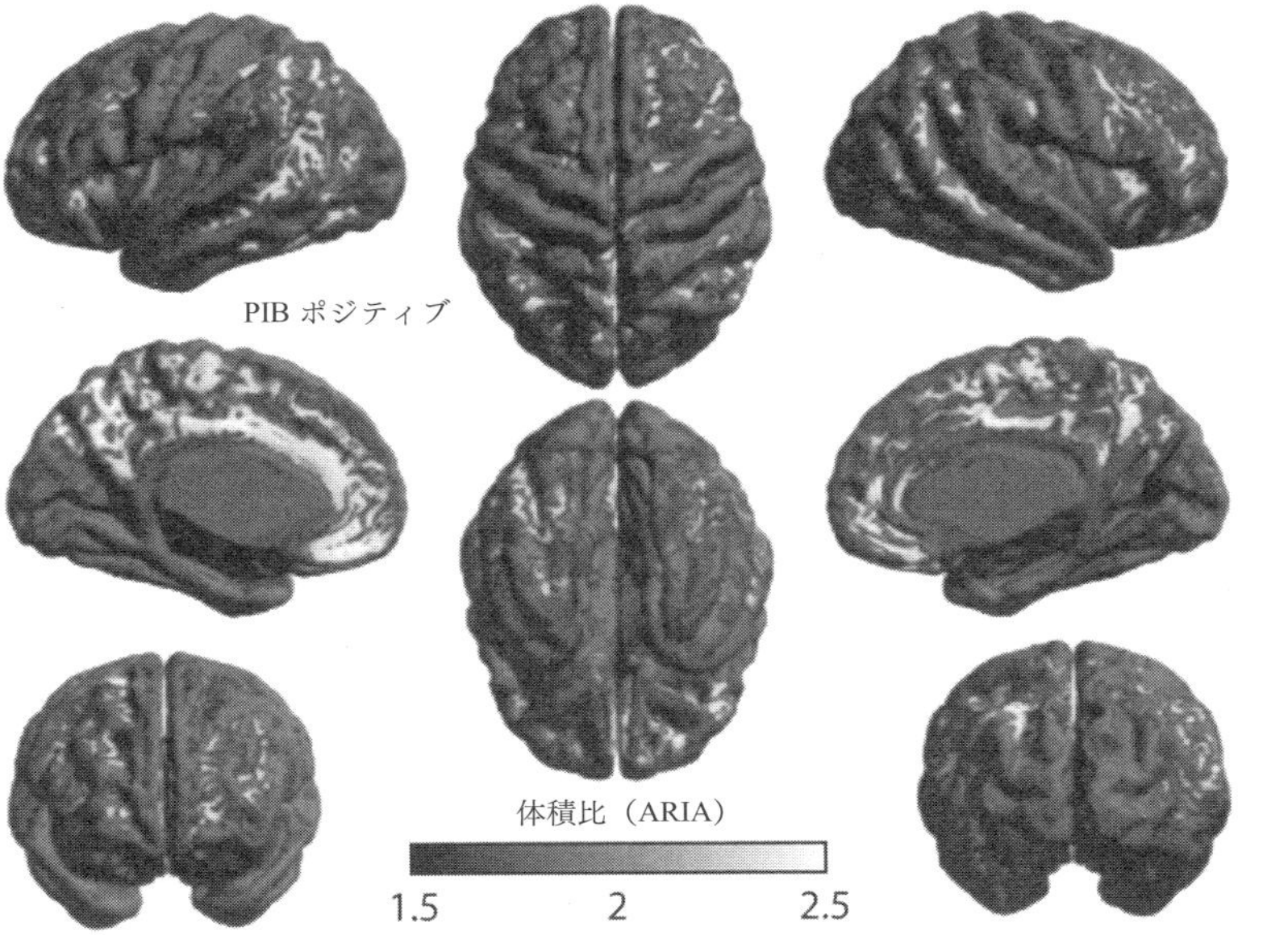

図 4-2　ある患者の脳画像。PIB-PET（ピッツバーグ化合物 B を用いた陽電子放射断層撮影）スキャンと MRI（磁気共鳴画像）スキャンの両方から得られたデータを再構築したもの。灰色に映っている部分は，様々なサーフェスレンダリングによって構成された MRI 画像であり，白っぽい部分は，PIB-PET によって，アミロイドが大量にある領域が映し出されたものである。PIB は，「前頭連合野」と呼ばれる脳の新皮質に分布している。一次体性感覚野や運動野が影響を受けることはない。

欠であると述べている。すなわち、アミロイドの除去試験が目的の場合には、ＰＩＢによるアミロイドの検出が必要となり、神経変性の病理とその臨床的現象との関係を明らかにしようとする場合には、ＭＲＩによる神経変性の検知が重要な鍵となる。[38]しかしＰＩＢ画像の用途として、おそらく現在最も一般的なのは、ＡＤの診断の精度を高め、偽陽性のものを除外することであり、今のところこれが、診療におけるこのテクノロジーの唯一の有効な用途であると、多くの研究者たちが私に語っている。

新しい骨相学

ＰＥＴ画像によって明らかにされる、生きている脳内のプラークの数と質については、別の手段による確認が必要であると、関係する研究者たちもすぐに認めた。彼らは、これを行なう最善の方法として、得られた画像を死後解剖（ＡＤの黄金基準）の結果と比較することを挙げている。独創的でやや不安を伴うものではあるが、この比較を行なう一つの方法として、六ヶ月以内に死亡すると思われる、ホスピスやコミュニティの長期介護施設の患者の協力を得て、彼らにＰＥＴスキャンを受けさせ、死後には解剖用に脳を提供してもらうというものがある。そして、そのような比較研究の最初の例——平均年齢七九歳の三五名の患者を対象にしたもの——を基にして書かれた論文が、二〇一一年に『米国医師会誌（*ＪＡＭＡ*）』に掲載された。対象者たちがＰＥＴスキャンを受けたのは、平均すると死亡する三ヶ月前であった。[39] 彼らのうちＡＤと診断されていたのは一七名だけであった。また、一八歳から五〇歳の若年層で、かつ脳にアミロイドがないと想定される七四名の人々も、比較対照のためにスキャンを受けた。

この比較研究は、合計二三施設で行なわれた多施設治験であり、そこには合衆国の様々な地域からやって来た人々が参加していた。彼らに対して用いられたのは、新しいタイプのＰＥＴ画像検査薬《リガンド》であった。この検査薬はフロルベタピルと呼ばれるもので、ＰＩＢと同様、脳内のアミロイドプラークと結びつく。しかし、この薬品には、ＰＩＢにはない大きな利点があった。それは、半減期が長く、したがってサイクロトロンを所有していない画像処理センターでも用いることができることである。フロルベタピルを用いたＰＥＴ画像診断による最初の計画的研究の結果は、解剖時におけるβアミロイドの存在や密度とうまく相関しており、したがって、この治験は生きている患者の脳内のβアミロイドを知るために分子画像診断が有効であることを明らかに示したとされた。*ＪＡＭＡ*に掲載された論文の最後には、脳内に集積するアミロイドを許容する能力は個人によって異なること、そしてその能力は、「遺伝、生活習慣、環境、そして神経病理学的な他の疾病との同時罹患」などによって決まることが述べられている。しかし研究者たちは、この治験の被験者の数が少なかったことを認めている。[40]

この研究プロジェクトは、サンプルサイズの小ささやその他様々な理由で、各方面から批判を受けた。ただし、私が確認したかぎりでは、倫理的な観点からの批判はない。*JAMA*に掲載された論説で、疫学者モニーク・ブレトラーは、次のように指摘している。

この治験の参加者は、今後アミロイド病理の存在や程度が明らかになっていく可能性のある、認知上の問題を抱えた人々のランダムなサンプルではなかったし、また、アミロイド病理が発現しているか否かをこれから調べられるかもしれない無症状の人々の中からランダムに選ばれた者でもなかった。むしろ彼らは、認知障害あるいは他の障害――多くはがん――などを併発している、病状末期の便宜的サンプルであったと言える。つまり、フロルベタピルを用いたPETと、死後解剖の病理診断とのあいだの、九七パーセントと報告されている「一致」は、被験者の、この選択の仕方によって水増しされている可能性がある。[41]

ブレトラーは、自らの利益相反を一切開示していない。それは、元の論文の二〇名の筆者たちの態度とは非常に対照的である。彼女はさらに、若年対照群がスキャンにおいてアミロイド陽性をまったく示さなかったことを、画像診断の複雑な特異性のせいであるとした。また彼女は、白い白鳥の群れを見たとしても、黒い白鳥が存在しないことにはならないのと同じように、若い人々におけるスキャン結果がアミロイド陰性だったとしても、それを七十代や八十代の人々にそのまま当てはめて考えることはできないと述べた。なぜなら彼らは、様々な程度で脳が萎縮していたり、その他の病理学的変化を同時に有しているかもしれないからである。[42]「脳内におけるβアミロイドの蓄積は、おそらくAD発症の犯人ではなく、付帯兆候なのである」と、ブレトラーは言葉を結んだ。[43]

また*JAMA*の投書欄には、市民意識喚起団体に関わっている二名の医師キャロームとウルフの、査定者間の信頼性に関する指摘、すなわち、この治験におけるPETスキャンの結果は熟練した者たちによって読み解かれたが、それでもその査定にはかなりのばらつきがあったこと、そして、最終的には三名の査定の平均が発表されたことに対する指摘が掲載された。[44] キャロームとウルフは、今後PET神経画像診断の利用がさらに広まった時には、これら三名の者のようには十分な訓練を受けていない査定者たちによって、ばらつきや不正確さはより顕著なものとなり、偽陽性や偽陰性が量産されるであろうと述べた。この治験を行なった研究者たちは、のちに、やはり*JAMA*の中で、自分たちの報告に対する批判に反論し、読み取り結果を平均する理由の詳細な弁明に努めている。この記事は、元のキャロームとウルフの投書と併記された。

ジョゼフ・ダミットは、統合失調症の研究におけるPETスキャンの利用についての著述の中で、統合失調症の代表的なケースに関する論文では、統合失調症患者とされた人々と、そうではない人々とのあいだに明白な区別が示されているが、実際には、脳の状態は統合失調症のない人々と同様でありながら、統合失調症患者と診断された人々が多くおり、また逆に、脳の状態は統合失調症の人々と同様でありながら統合失調症ではないと診断された人々もいると述べている。スキャンにおいては、ボランティアたちは初めから「正常な対照群」とされ、スキャンをする前に統合失調症と診断された人々は、スキャンにおいて初めから「統合失調症グループ」と呼ばれた。ダミットは「スキャン画像はこのように、相関関係によって病気を測るためのものではなく、『疾病』自体を追認するものとなり、そのため、症状は単なる指示物になり下がってしまっている」と結論づけた。[45] 目下AD界では、研究の場において、生体内のアミロイド沈着に関するPETスキャンの結果を繰り返し再現し標準化するために、多くの努力がなされている。また、この種の神経画像によって検知されるプラークの増加と、脳脊髄液中の可溶性βアミロイドの減少との関係を示そうとする研究も行なわれている。[46] 統合失調症の証拠は、アミロイドよりもずっと捕まえにくいが、アミロイドの「存在証明」は、とくに死後解剖ではっきり行なえるので、それ自体が議論されることはない。しかし生体内でそれが何を意味するのか、とくに個々人の将来の健康にとってどういう意味をもつのか、ということには議論の余地があると言える。また、もし、アミロイドの存在が将来のＡＤを予告する、という想定が無条件に認められるとすれば、生きている脳におけるアミロイドの画像の解釈に偏見が潜り込む可能性がある。そしてそのような想定は、バイオマーカーが検知されることの解釈にも、影響を及ぼす。すなわち、バイオマーカーが検知できれば、疾病そのものをとらえることができるというような考えを生み出すのである。

見てきたように、明らかな神経病理を示しながらも、正常な認知機能をもつ事例は、圧倒的に沢山あるが、そのことを如何に解釈するかということについては、議論が続いている。新しい診断のガイドラインは、この矛盾は未だ説明できないと明言し、注意を呼びかけている。しかし、これらのガイドラインに文を寄せた多くの筆者たち、とくにジョン・モリスらは、発症前のバイオマーカーを示しているすべての人が、アルツハイマー病への途上にあると信じつづけている。つまり、このプロセスは不可避であり、そこに介入できるのは死のみである、ということである。しかしそれに対して、脳の画像には神経病理が明らかに示されているにも拘らず認知障害の徴候をほとんど示さない高齢者を扱っている研究者たちは、死は明らかに不可避なものであるが、ＡＤは不可避なものではないし、したがって不可避であると証明することはできないとしている。彼らの多くは、人がかなりの高齢になっても認知症にならない場合、その原因は何であるのかということを、可能な限り明らかにするために、より一層の努力をなすべきだと考えている。しかし、そのことに対して曖昧な態度をとっている研究者もいる。

アミロイド再考

これまでに、疫学的コミュニティ研究や、ＰＩＢスキャンの結果から明らかになったことが一つあるように思われる。年を取って、ときどき言葉が出てこないことがあっても、それはアルツハイマー病になる決定的な徴候ではないということである。ただしもちろん、その人の脳内にβアミロイドが溜まりはじめている可能性はあるし、それによるちょっとした発作がその状態を引き起こしている可能性もある。プラークは、神経画像で見ると、それ自体はやや醜く見えるのだが、これらのゴミ袋（ある遺伝学者が私にそう言った）は、目立たないように、少しずつ蓄積していくのである。プラークは、ADと診断された患者の脳にほとんど例外なく存在しているが、それがADを引き起こす決定的な徴候であると証明されたことはない。また、プラークを産生するたんぱく質に、脳の機能を保護する働きがあることも、次第に明らかになっている。

ワシントン大学セントルイス校の有名なアルツハイマー病研究グループの一員だった神経画像専門家のマーク・ミンタン（彼はその後、フロルベタピルを製造している会社に勤務している）にインタビューを行なったとき、彼は、アルツハイマー病へいたる長い道のりの初めに「おそらく、アミロイドの中で、あるいは少なくともアミロイドに関連して、何かがおかしくなる」のだと明言した。そして、と彼は次のようにつけ加えた。

アミロイドとADの関係を解釈しようとすれば、まさに循環論法におちいるだけなのではないかと述べる者がいるが、私はそうは思わない。現在私が考えるのは、以下のようなモデルである。まずプラークができる。しかしそれ自体はADではない。したがって、次の段階というものがある。一部の人々、とくにアポE4遺伝子に対して同型接合性である人々〔第5章を参照のこと〕においては、プラークの形成が、早く、より広範に起こるので、彼らは「次の段階」に進む。しかし、多くの人々に関しては、プラークが、次の段階に進むための引き金をひかない、あるいは、十分な数のプラークが形成されない。つまりそこに何らかの平衡状態が築かれるのである。プラークが存在していても、十分な量ではなかったり、種類が違ったりすることがあり、そこから我々が学びつつあることの一つは、PIBが結びつくプラークと結びつかないプラークがあるということである。そして、ＰＩＢと結びつかない、ばらばらの状態のプラークがたくさんあることが確認されている。細胞間質の中にぎっしりと形成されたアミロイド斑は、長いあいだＡＤと関連づけられ、アロイス・アルツハイマー以降、ずっと診断の黄金基準とされてきた。

たしかにアミロイド斑がなければ、ほぼ確実にＡＤではない。ただし、ある程度以上に有害な環境下では、この段階で安全であるとは誰にも言えないばらばらのプラークに、その環境が作用する可能性がある。したがって、ばらばらのプラークを見たときに我々に言えるのは、それらは、ＡＤにつながることが確実なものではないということだけである。しかしそれらのプラークは、ある状況下では、速やかに変化していく可能性があり、我々は、すぐそばにある多くの氷山に気づいていないだけなのかもしれない。

おそらく、一一八歳まで生きれば、誰もがＡＤになるだろう。しかし一部の人々は、それよりずっと早くＡＤになる。遺伝的要素や環境がそれを早めるのである。糖尿病や心臓病、そしてクロスワードパズルをしないことが、事態を早めているのである。しかし、適度に運動をし、知的好奇心を失わない人間は、脳にアミロイドを抱えながら二〇年間生きるかもしれない。彼は、アミロイドが死滅させているニューロンやシナプスを次々に作り出す、というようなことを行なっているかもしれないのである。あるいは、彼の免疫系はバランスが取れていて、彼は脳細胞を消失させてしまうような炎症過程をもたないかもしれないのである。しかし現在我々が直面しているのは、ＡＤに関わる二つの要因のあいだに存在する研究成果のギャップである。我々は現在、一つ目の要因すなわちアミロイド斑については、非常に多くのことを知っているが、何が二つ目の要因であるか、そしてそれを始動させるのは何であるのか、ほとんど知らない。目下私は、プラークとフリーラジカルとの関係を調べている。

（二〇〇九年五月）

それから彼は、ＰＩＢに結びつかないプラークの話にふたたび言及し、それに関連して、彼らの研究において対照群となった人々の六〇ないし七〇パーセントがＰＩＢ陰性であったことを強調した。つまり彼は、これは彼らがプラークを全然もたないことを必ずしも意味していないと主張した。ばらばらのプラークがあるのかもしれないし、プラークが目に見えるほどには存在しなかっただけなのかもしれないからである。「認知障害のない対照群」のうち、検査結果がＰＩＢ陽性であった三〇パーセントの人々に話題が移ったとき、ミンタンは、彼らが、プラークを示さない人々とは違い、ＡＤに向かって実際に進みつつあると考えてよいと明言した。そして、一〇年以上定期的に行なわれている認知力テストにおいて、プラーク陽性のグループが、下向きの動きを示しはじめていること、また、プラーク陰性のグループが認知上の状態を保ちつづけていることをその根拠とした。ただし、と彼は急いで次のようにつけ加えた。「これらの結果を出すためには、五年ほどの追跡調査では不十分であり、もっと長期間にわたる十分に大きいサンプルを対象にした調査が必須である。そのサンプルの数は、現在ワシントン大学で行なわれている研究のように数百名は必要だろう」。数ヶ月後、Ｅメールでやり取りした際、ミンタンは、「しかしこの結果は決定打とは言えない。認知機能に関して正常な範囲にあり、脳にアミロイドがある人々が全員、将来アルツハイマー病の症状を示すわけではないからである」と述べている（それは、アテローム性動脈硬化や冠状動脈の疾患を抱えている人が全員、心臓発作に襲われるわけではないのと同様である）。ミンタンは「しかし、脳が損傷されつづけている可能性が非常に高いと仮定するのは妥当であろう」と記し、このコメントを、現在行なわれている研究に基づいたものだとしながらも、その研究には欠陥があると言葉を結んだ[47]。

　ケンブリッジ大学で神経画像処理を行なっているピーター・ネスターも、健康でありながらＰＩＢスキャンが陽性である人々は、認知症になる途上にあるが、症状を示すいきにはまだ達していないだけであると考えており、「そのプロセスは知らぬ間に進行していく。また、そのいきに達する何年も前から、その病理学的変化はバイオマーカーによってわかる」と述べている。そして、次のようにつけ加える。

もちろん、スキャンでＰＩＢ陽性になっても、病理学的変化がすでに起こっているのかどうかはわからないし、またそれがいつ起こりはじめるのかもわからない。だからもし、あなたが七五歳で、完全に健康だったとしたら、スキャンが陽性であることを知っても何の役にも立たない。自分の母親や祖父と同じように、自分もアルツハイマー病になるのではないかと心配している人を、私はこう言って勇気づけた。「彼らは二人とも九〇歳代で亡くなったのですよね。たしかに私の身内にはＡＤと診断された人間はいません。しかし、八〇歳になるまで生きた者もいないのです。私の家族はみんな、別の原因で、比較的早く亡くなってしまったのです」。そういう話をすると、勇気をもってもらえることも多い。自分はある意味で幸運なのだと思うからである。我々は、原因は何であれ必ず死ぬということを、私はやさしく告げる。そして家族にＡＤの人がいると、ＡＤになる可能性が他の人より少しばかり高くなるかもしれないが、それは宿命ではないと。それは人々の助けになると私は考えている。ＡＤについてはっきりしたことを言えるようになるまでには、まだまだ多くの研究が必要なのである。

（二〇一〇年九月）

ハワード・チャートコウは、ＰＩＢスキャンを受けた健康な高齢者のうち、約三〇パーセントが陽性であったことの意味をどう考えるか尋ねられたとき、次のように答えた。

どちらかだと思う。すなわち、これらの人々の一部が、実際に、認知症の前駆症状的段階にあるか、もしくは、彼らは何らかの理由で十分な認知的予備力を有しており、別の原因で死亡するまで認知症にはならないかである。そして非常に重要なことだが、我々はまだ、十分なことを知らないのである。ＰＩＢスキャンが行なわれるようになってから、まだ六、七年しか経っていない。脳にアミロイドがあるすべての人がやがてＡＤになると主張するのは、信仰のようなものである。何故なら確たる証拠は何もないからだ。もし対象者のグループを、彼らが一〇〇歳になるまで追跡したとしても、そこに認知症になっていない人がいれば、念のために、一二〇歳まで追跡しなければならないだろう。つまりそれは原理的な問題なのである。したがって、「プラークを有しているすべての高齢者が最終的にＡＤになる」というのは、合理的なもの言いではない。この種の言明を証明することは決してできないのだ。マーセル・メスラム〔シカゴに本拠地を置く神経学者〕らは、その逆のことを述べている。「高齢者の脳には、様々な異常があるが、彼らが全員認知障害を起こすわけではない。つまりプラークやタングルや、それに梗塞でさえも、それが単に存在しているというだけでは、最終的に認知症になることを保証するのに十分な証拠とは言えないのである」。私はこれをより科学的な見解であると考える。

（二〇一〇年一〇月）

チャートコウは続けて、「正常とは何か」を問うべきだと主張した（これは、三〇年前のレドリッチの提言と同様に、「何に対して正常なのか」「誰にとって正常なのか」と言いかえてもよい）[48]。そして彼は、この問いを考える際に、我々はそれを年齢と切り離して考えなければならないことを明確に示した。「二〇歳の者はすべてＰＩＢ陰性であり、九〇歳以上の者は五〇パーセント以上がＰＩＢ陽性である。もし、ある研究において七五歳の人々のみを正常者とするとしたら、そして彼らの認知テストにおける反応時間を平均だと考えるとしたら、実際には彼らの九五パーセントが除外されることになるはずである。何故ならば、彼らの反応速度はテスト時よりもほんの少し遅くなっており、もはや『正常』とは見なされないからである。糖尿病や肥満である人々は除外されるべきだろうか。これらの疾患は現在、ＡＤのリスクファクターであると考えられているのである」。チャートコウは、自分と同じように、一般の人々の中から、主観的に記憶上の問題がなく、認知テストにも問題がなかった人々を選ぶことによって、「正常者」の選択を厳密に行なう研究者たちは、ＰＩＢ陽性だったのは一〇パーセントのみであったという研究結果を得ていると指摘した。この結果は、メモリークリニックやそれに類する施設に自分から検査を受けに来た人々の中から正常者を選ぶタイプの研究におけるものとは、著しい違いがある。そのような研究では、ＰＩＢ

陽性の者は、四五ないし五〇パーセントという高率になるのである。これが、次に取り上げる「アルツハイマー病神経画像戦略（ＡＤＮＩ）」における研究の状況である。

全員の神経画像診断に向けて

このアルツハイマー病の蔓延を食い止めようとする国家戦略は一九八七年に始まり、様々な形で議論が行なわれてきた。そしてＡＤの発生率を減少させ診断を基準化しようと、継続的に努力がなされてきた。しかしそれにもかかわらず、あまり進展は見られない。それはこれまで見てきたとおりである。二〇〇九年には、早い検知と予防に重点をおく新たな努力が始まり、「二〇二〇年までにアルツハイマー病を阻止する」というキャンペーンをその旗印とした。この最新の国家戦略は、合衆国の健康管理制度が直面している財政破綻の危機によって、一刻も早い目標達成が求められていると、『アルツハイマー病と認知症』誌の編集長ザヴェン・ハチャトリアンは述べている。[49]その前年の論説で、母親がアルツハイマー病で亡くなったハチャトリアンは、次のように書いている。

一〇年以内にＡＤを阻止するという課題に関する一連の試みは、アポロ宇宙計画、マンハッタン計画、ヒトゲノム計画のような類似の国家的企てと同じように、途方にくれるほど困難なものである。①研究の管理や統合、②研究成果を読み解くプログラム、③資源とインフラの活用方法、④治療を発展させるための枠組み。最終的に、これら四つにおける根本的な変化を促進する大胆な公共政策とともに、公的組織・私的組織両方による断固たる行動が、この国家的企てを実施するために、求められるであろう。（略）ＡＤを阻止する国家的任務にとって最も重要な課題として求められるのは、集中的な管理とＡＤ関連のすべての活動におけるきめ細やかな調整である。[50]

そしてハチャトリアンは、過去三〇年のあいだに始められた、計画や共同事業を一一個リストアップした。その多くは、各行政機関によって運営されているが、その他にグローバルなタイプの集まりがあり、公的・私的パートナーシップである「アルツハイマー病神経画像戦略（ＡＤＮＩ）」もその一つである。二〇〇四年に創設されたＡＤＮＩは、「様々な種類の記憶障害を早期発見し治療する新しいテクノロジーを開発することを目的とした、世界的規模の共同研究ネットワークの構築を計画しサポートする新しい枠組みを作るために企画された国家戦略計画」において中心的な存在である。[51]ＡＤＮＩパートナーシップの目的は、アルツハイマー病やＭＣＩを有する被験者、および研究対照群に選ばれた高齢者の、認知能力、脳の構造と機能、およびバイオマーカーにおける変化を調査することである。ＡＤＮＩで用いられるテクノロジーには、ＭＲＩやＰＥＴスキャンのほか、血液のバイオマーカーや脳脊髄液の系統だった検査も含まれる。この研究で生み出されたデータは、特許権も所有権もつけられず、制限なしに世界中の研究者に提供される。ＡＤＮＩの管理や運営は非常に複雑で、ここで詳述することはできないが、[52]アルツハイマー病協会のウィリアム・ティースは、ＡＤＮＩの研究被験者に課せられる負担について、次のように述べている。

アルツハイマー病研究においては、未来の人々の助けになることを願って、すすんで協力してくれる被験者がたくさんいるので、我々は実に恵まれていると思う。腰椎穿刺だけでも大変なのだが、一部の者は六ヶ月ごとに三種類のスキャンを受けなければならない。狭い装置内に閉じ込められ、ガンガン、がしゃんという大きな音の中で、もちろん放射線にもさらされて、時には、合計六〇分もかかる三種類のスキャンに耐えなければならないのである。この、社会に報いようとする彼らの崇高な行ないは、驚くべき贈り物である。

（二〇一〇年四月）

一方ジョン・モリスは、「正常な」人々の中から、AD研究のための対照群になるボランティアを集めるのが、どんなに難しいことであるかを語った。

我々が研究の被験者を募集すると、電話が殺到した。しかしそれらは、アルツハイマー病患者の家族からのものであった。肉親にアルツハイマー病患者がいない人々の協力は、なかなか得られなかった。そういう人が自らやって来ることはなかったので、我々はアルツハイマー病患者の家族に、対照者として、配偶者や友人を連れてきてくれるように頼んだ。我々はそのような家族に、対照者を集めるのを手伝ってもらったわけである。その結果、現在我々のところには、PIB研究に参加している認知力が正常な人々が、どこよりも多く在籍している。

（二〇〇九年五月）

二〇一〇年に『アルツハイマー病と認知症』誌に掲載されたある論文は、アミロイド仮説には有力な証拠があるとし、また、それにもかかわらず、ADNIプロジェクトが、この仮説に基づいて計画されたものでも、この仮説に依存するものでもないことを、明確に述べている。また、これまでのところ、ADに関する出来事が、病態生理学的に見てどのように変化してきたかということを、死後解剖や、認知力のみを測定する研究から得ようとしても、その情報が限られているということも、明らかにしている。[53] ADNIの包括的な目標は、正常な老化、非常に軽度な症状、MCI、認知症と進行していくADの病理の全領域における、臨床的・認知能力的・画像診断的・遺伝的・生化学的バイオマーカーの、特徴相互の関係を明らかにし、それらのデータを収集して分析する方法を標準化することである。そして最終的には治験で使用することである。[54] ADNIに加盟しているサイトは現在五八あり、五三が合衆国、五がカナダのものである。このプロジェクトと提携しているサイトは、ヨーロッパ、オーストラリア、そして日本にもあるが、それらは独自の神経画像構想をもっている。今後、中国と韓国にも同様のサイトが作られる予定である。このADNIプロジェクトに関わっている被験者の数は、神経画像を扱っている治験としては非常に多く、一〇〇〇名以上にのぼっている。

しかし一方で、ADNIにも限界がある。まず第一に、研究対象になる人々は、疫学的サンプルとは言えない。何故なら彼らは、脳出血、がん、心臓麻痺、薬物乱用などの病歴がある者が除外される、いわゆる「臨床試験集団」だからである。第二に、被験者の年齢の幅は、五五歳から九〇歳に限られている（ただし今後は、脳内のアミロイド沈着に関する研究結果を踏まえ、年齢の下限は一〇年ほど下げられるはずである）。三つ目の限界は、生活習慣の情報が被験者から得られていないことによるものであり、四つ目の限界は、これまでに用いられたすべての測定が被験者全員に対して行なわれているわけではないことによるものである。つまり、比較の可能性に限界があるということである。ADNIの主な目標の一つは、「製薬業界による世界的な治験のためにインフラが提供される状況」を標準化することである。[55]

これまでのところ、ADNI研究でADと診断された患者に対して行なわれたアミロイド画像診断は、一一パーセントの割合でPIB陰性を示している。他のPIB研究でも、AD患者の一〇ないし二〇パーセントがPIB陰性となっている。その原因は、未だ解明されていない。不確かな臨床診断のせいかもしれない。ADNI研究で「正常」と診断された者に対して行なわれたものに関しても、四七パーセントという高率で、PIB陽性の反応が出る。この四七パーセントという数値は、これまでに行なわれた一般的な研究におけるよりもかなり高いが、これは正確なものだと考えられている。同じ被験者における脳脊髄液のβアミロイドの測定結果とよく合致するからである。計画では、これらの人々を今後何年かにわたって追跡し、認知機能における変化が見られるかどうかを調べることになっている。

ジーナ・コラータも、二〇一〇年八月に『ニューヨーク・タイムズ』紙に掲載された記事の中で、ADNIを取り上げている。その記事によると、コラータから、ADNIの「データを共有する」という姿勢に関する意見を求められたとき、神経変性疾患の病理生物学の専門家であり大量の著作があるジョン・トロヤノウスキーは、次のように答えた。「ADNIの研究は、我々の大部分が自分の仕事として実践してきたような科学とは違うものです。しかし我々も本当は、エゴと知的財産権を放棄して、自分のデータがそのまま公のものになるということに同意しなければならないのです。そうしないかぎり、様々なバイオマーカーを手に入れることは決してできないということを、私自身も理解しているつもりです[56]」。コラータは、研究者たちだけではなく企業もそのデータを利用していること、そして、それらのデータのダウンロード件数が三二〇〇以上あり、脳のスキャンに関するデータのダウンロード件数も約百万件あったことを報告している。またADNIは、二〇一〇年一月から二〇一一年九月のあいだに、一三五の論文を発表している。

ADNIは、現在進行中のプロジェクトであり、ADの撲滅を目指す、未来を先取りした生命科学の一例である。そして、主として、この厄介な疾患に対する薬剤の開発を成功に導くために活動する、アメーバのように複雑な公的・私的共同事業である。二〇一〇年の『ニューヨーク・タイムズ』紙のコラータの記事によると、一方でADNIは経費削減のために、老化、生活習慣、そして政治や社会状況が認知症とどのように絡まり合っているかということに関する研究を、脇に追いやった。また、バイオマーカー測定によって疾病を予知したり確認したりできるかどうかは、未だ実証されていないということ、そして検査が繰り返されれば「被験者の負担」は大きくなり、検査が追加されるたびに参加者が減っていくであろうことが指摘されている[57]。

神経化学的自己

社会学者のニコラス・ローズは、分子神経生物学の発展によって、何が「自己」を構成するかという考えそのものが変化しつつあると仮定している。そして、「神経化学的自己」というものを提唱し、その根拠を述べている。

神経化学的自己という考えにおいては、心は、脳で起こっている単なる物理的現象にすぎない。そして、精神病理とは単に、その物体としての脳の確認可能なエラーが、行動として帰結したものなのである。[58] アルツハイマー病という疾病分類が登場して以来、十九世紀後半から、観念としての「心」は合理的に排除されていき、局部的神経病理を語る、説得力のある理論にとって代わられた。ただし、この支配的な理論に挑戦しそれを打倒しようとする試みが、何年かにわたってなされた時期も存在する。神経病理学に焦点が当てられたことによって、認知症は病気として扱われるようになり、次第に、その汚名が取り除かれていった。また、それと平行して、認知障害が起きると以前の自分ではなくなること、いったん障害が始まれば根本的・不可逆的な破壊が生じることが広く認識されるようになっていった。ADが始まる時に人の脳内で何が起こるかということに関して早い段階でわかったメカニズムは、次章で見るように、認知症を医学的に捉えようとするこの状況を促進し、その結果、過去二〇年間にわたってアルツハイマー病の議論の基礎を物理的なものとする姿勢が広まっていった。このような考え方は、現在ますます強固なものとなっている。認知機能は、神経活動の直接的産物と考えられているからである。そして多くの専門家たちが、この状況は、意識や認識を作り出す神経回路やその包括的経路が明確にされるまで続くだろうと考えている。

医療人類学者サイモン・コーンは、自分の脳スキャン結果のコピーをもらって自宅に持ち帰った精神病患者たちの聞き取り調査を行なった。その調査結果を見ると、神経画像診断が習慣化されていくことで起こりうる事態が想像される。この研究の被験者たちは、明確な言葉で、たとえば次のようなことをコーンに語った。「スキャンは、自分が実際に誰であるかを内側から映し出す像です。私は人々に、これは私の自画像だと言っています」。コーンによる別の調査では、脳のスキャンが、患者に対する診断に確証を与え、それによって事実上、患者たちを、彼ら自身につけられたラベルの生きた症例にしてしまうことが明らかにされている。[59] 臨床試験の被験者に選ばれたことで、自分の人生における認知症の可能性を意識している人々の場合、ＰＩＢスキャンを繰り返し受けたときの変化がどのようなものになるかは、わかっていない。様々な文献や、私が行なった聞き取り調査の結果を見るかぎり、神経学者の大半は、脳内のアミロイドの存在をＡＤの決定的な徴候であると考えているようである。アミロイド沈着があっても死亡時まで認知機能が損なわれない、非常に多くの高齢者がいるという報告が繰り返しなされているにも拘らず、彼らはこの立場をとっている。つまりアミロイド沈着を有する人々は、何か別の病気で死亡しないかぎり、ＡＤで死亡するはずだと彼らは考えているのである。となれば当然、ＰＩＢスキャン結果が陽性だった場合には、神経学者たちも健康な被験者たちも、それを忍び寄ってくるＡＤの決定的な徴候だと解釈するだろう。そのことは必然的に、被験者やその家族にかなりの影響を及ぼすことになる。

身内にＡＤ患者がいる、ある神経学者は、自分自身の脳にアミロイドが見つかったら（彼は調べるつもりはなかったが）、自分は非常に悩むだろうと私に語った。しかし彼は、自分の遺伝子型がわかっても、その結果がどうであれ、自分はあまり気にしないだろうと述べたのである。ここで、次のような問題が出てくる。すなわち、自分の脳にアミロイド沈着があると告げられた人々は、将来のＡＤリスクを、自分の人生経験のより大きな社会的コンテキストに置く不屈の精神をもっているのか、それとも彼らは、実際に症状が現れると仮定して、症状が現れる何年も前から「アルツハイマー病患者」になり、実際には起きてはいない、緩やかで残酷な死を生きていくのかという問題である。また、被験者たちの中には、自分の検査結果がどうであれ、この治験が最終的にうまく行くという信念を持ち続け、治験によって有効な薬剤が開発されたとき、何百万もの人々の役に立つことができた、と喜ぶ者がいるかもしれない。そういう人々がいるとしたら、それは自己犠牲的市民、すなわち、社会全体の改善のために自分の身体を差し出そうとする人々だと言える。バイオマーカー検査を繰り返し行なうのに必要とされる莫大な労力や費用を考えれば、治験からの脱落率を注意深く監視する必要があることがわかる。また、初期のアルツハイマー病に関して何ヶ月も何年もモニターされる被験者の一部が、深刻なうつ状態に陥りがちになることも忘れてはならない。

同じ基準で測れないものを結びつける

現在、ＡＤ研究は、パラダイムシフトへの長い道のりの始まりにあると言える。何故ならば、人々の認識が、繰り返し起こる例外的な出来事によって変更されつつあるとき、それはしばしば、新たな方向へ向かう大きな変化への第一歩だからである。ジュリー・シュナイダーとキャロル・ブレインは、それぞれ、仲間たちと共に執筆した論文で、もはや無視できない非整合性が存在することを明らかにしている。[60] これに関しては、最近の他の研究者も同様の指摘をしている。そして一九九七年に、ザヴェン・ハチャトリアンは次のように述べている。

ニューロンの寿命は、多くの、相互に依存しているシステムによって決まる。とくに神経の相互連絡、代謝、および修復。この三つのシステムが非常に大きく関わっている。これらは通常、熟練したアクロバットのように一体になって機能するが、個人の栄養状態、免疫反応、神経内分泌の変化といった内的要因と、毒素、トラウマ、感染といった外的要因は、システムの一つをぐらつかせ、全体の微妙なバランスを崩すことがある。[61]

このような説明が一〇年以上も前からなされているにも拘らず、概念革命と呼べるような劇的な変化が起こる気配はない。それどころか、未だにバイオマーカーのテクノロジーに最も求められているのは、その検査結果が、アミロイドカスケード仮説中心の原因モデルを追認し強化することであるように思われる。そのモデルは、製薬会社が研究の方向づけを行なうにあたり、重宝しているものである。そして、ウィリアム・ティースは次のように述べている。

人々は、バイオマーカーの謎解きと治療法の謎解きを、別個のものであると考えている。しかし、そうではない。それらは、密接に関わり合いながら進み、ほぼ同時に解決されるものなのである。それらが真の解決にいたるためには、必ず互いを必要とする。しかし強いて言えば、治療法こそがその鍵であると言える。何故ならば、それらはいったん確立されれば、その後一連のバイオマーカーや画像マーカーを追認する能力を我々に与えるからである。今のところ我々は、何らかの変化を指し示す、ある特定のバイオマーカーについて、自分の望むすべてのことを仮定することができる。しかし本当は、そのバイオマーカーに処置をほどこして変化させ、それによって病気が変化するのを見るまでは、様々なバイオマーカーが行なっていることを追認することはできないのである。

（二〇一〇年四月）

今日のＡＤ研究においては、「パラダイムシフト」という概念の戦略的使用が非常に頻繁に行なわれている。この魅惑的なごまかしの言葉は、ＡＤの治療や予防に対する希望を世間に持たせつづけるための、そして何よりも、資金集めのための手段である。以前、研究者たちはしばしば、遠からぬうちにＡＤは撲滅されると主張していた。ある研究者は、二〇〇一年に「一〇年以内に、アルツハイマー病を予防する薬剤が開発されるであろう」と広言している。[62] 近年、このようなはったりは、メディアでは時折見られるものの、山積する未解決の問題を前にした研究者たちのあいだでは、口にされない。そういったもの言いには、誰もが用心深くなっており、そのような考え方に懐疑的な風潮も強まっている。

次章では、アルツハイマー病の遺伝的特徴に関連した複雑な問題を紹介し、さらに、別の種類のバイオマーカーとしての遺伝子型判定について論じる。先に取り上げたいくつかのバイオマーカーとは対照的に、遺伝子型判定にはある種の確実性がある。少数ではあるものの、家族の遺伝子によってＡＤの発症を予知できるケースがたしかに存在しているのである。しかし、大多数の高齢者にとって、ＡＤに関する決定的な答えを提供することがないのは、遺伝子型判定においても同じである。

付記 1　AD による MCI の臨床的認知能力評価の要約

臨床的認知能力評価基準

・患者，あるいは情報提供者や臨床医によって報告された，認知能力における変化（すなわち，時間につれて起こる衰えの，経年的な，あるいは観察的な証拠）を反映した認知上の問題があること。
・記憶領域など，何らかの認知領域における障害の，客観的証拠（様々な領域における認知機能のレベルを特定するための，正式なあるいは略式の検査によるもの）があること。
・機能的能力における独立性が維持されていること。
・認知症が発症していないこと。

AD の病態生理学的プロセスに直結するような MCI の病因を調べる方法

・認知能力の衰えに関する，血管性，外傷性などの医学的原因を，可能なかぎり除外する。
・できるだけ長期にわたる，認知能力の衰えの証拠を示す。
・ケースによっては，AD の遺伝的要因を有していることを報告する。

出所）*Alzheimer's & Dementia* 7, No. 3, Albert M.S. et al., "The diagnosis of mild cognitive impairment due to Alzheimer's disease : Recommendations from the National Institute on Aging and Alzheimer's Association workgroup", 270–279, ©2011, アルツハイマー病協会，エルゼビア社の許可を得て転載。

付記 2　AD のために検討されつつあるバイオマーカー

アミロイドβ沈着のバイオマーカー

・CSF 中のアミロイドβ
・PET アミロイド画像

ニューロン損傷のバイオマーカー

・CSF タウ／リン酸化タウ
・容積測定あるいは目測による，海馬容積あるいは側頭葉内側部の委縮
・脳全体の萎縮
・FDG-PET 画像
・SPECT 灌流画像
・よく確認されていないバイオマーカー（fMRI 活性化研究，安静時における機能的結合の BOLD 測定，MRI 灌流，MRI 分光法，拡散テンソル画像，ボクセルに基づく多変量測定）

AD に関連した生化学的変化のバイオマーカー

・炎症性バイオマーカー（サイトカイン）
・酸化ストレス（イソプロスタン）
・その他，シナプスの損傷や細胞死のような神経変性のマーカー

略語）BOLD：血中酸素濃度依存　CSF：脳脊髄液　FDG：ルオロデオキシグルコース／フッ化デオキシグルコース　fMRI：機能的磁気共鳴画像　MR：磁気共鳴　MRI：磁気共鳴画像法　PET：陽電子放射断層撮影　SPECT：単一光子放射断層撮影

出所）*Alzheimer's & Dementia* 7, No. 3, Albert M.S. et al., "The diagnosis of mild cognitive impairment due to Alzheimer's disease : Recommendations from the National Institute on Aging and Alzheimer's Association workgroup", 270–279, © 2011, アルツハイマー病協会，エルゼビア社の許可を得て転載。

第5章　アルツハイマー病遺伝子

――予告と予防のバイオマーカー

毎朝目を覚ますたび、彼女は私たちから少しずつ遠のいている。それでも彼女は、自分が入りつつある世界について、私たちに知らせてくれる。その方法が、目を動かすということだけだとしても。恐怖と喪失のかなたに、そして、すべてのものがばらばらになっていくような暗い縁に、ある種の生があることを、彼女は告げているように見える。

――マイケル・イグナティエフ『スカー・ティッシュ』(1)

ザヴェン・ハチャトリアンは、当時アルツハイマー病協会のロナルド&ナンシー・レーガン研究所の理事であり、その後ＮＩＨ（米国国立衛生研究所）のアルツハイマー病研究センター理事になった人物であるが、一九九七年に「奪われた記憶」という論文で、次のように書いている。

遺伝子研究は、それが費消する資源の量に値するのか、また、対処法がすぐには見つからない有害遺伝子をもっていることが検査でわかった人々が覚える苦悩の大きさに値するのかという疑問を、一部の批判者たちはいだいている。しかし私の考えでは、遺伝子的アプローチは正しい方向に向かっている。アルツハイマー病研究が進めば、やがて、その考えが証明されることになると私は思う。アルツハイマー病との戦いの最前線にいる我々は、今まで、人間を人間たらしめているものを奪ってしまう、この謎の強盗の正体に、これほど近づいたことはない。(2)

この論文の中でハチャトリアンは、進化生物学者リチャード・レウォンティンのことを、彼の「アルツハイマー病に関する遺伝子研究は、治療に関するかぎり袋小路を歩むようなものである」という発言を受けて、冷笑している（しかしレウォンティンのこのコメントの内容は、今日まで多くの研究結果が証明してきたものである）。アルツハイマー病と戦う必要性を強く感じていたハチャトリアンは、人生の大半を、この戦いに捧げてきた。そして、研究のために何百万ドルも集めてきた。彼の母親の死因はほぼ間違いなくＡＤであり、それもあって、彼は今から一〇年以上前に、自分自身もＡＤになりかけていると考えた。しかし、その後一〇年経ってみて、その考えが間違っていたことがわかった。

「奪われた記憶」が発表される直前に明らかになったＡＤ遺伝子に関する発見を考えると、ハチャトリアンの途方もない主張も、レウォンティンの賢明なコメントに匹敵するほど的を射ていたと言えるかもしれない。ＡＤの原因となる遺伝子の発見に関する、初期の諸論文が、今日のＡＤ研究においても議論しつづけられている多くのテーマや謎を提起したことは、注目すべきことである。しかも、それらの発見は、ＡＤの原因の最も有力なモデルでありつづけているアミロイドカスケード仮説の形成を促したのであった。

優性遺伝するアルツハイマー病

一九九六年の論文で、神経学者エフラト・レヴィー＝ラハドとトマス・バードは、一般的なアルツハイマー病に見られるような高い罹患率と発病年齢の遅さは、通常「遺伝性疾患」の特性ではないことを指摘した。この指摘は、分子遺伝学がしっかりと定着する前の時代においては、容認できるものであったと言えるが、彼らも、遺伝学界全体で起ころうとしている劇的な変化を予見し、批判を恐れてか、すぐに自分たちの発言に自ら反論している。

彼らの論文の主旨は、三つの常染色体優性遺伝子[3]を検討することであった。その遺伝子が「家族性アルツハイマー病（優性遺伝するアルツハイマー病）」を引き起こすことは、連鎖解析とポジショナルクローニングという手法によって、一九九〇年代に示されていた。まずそれらの遺伝子のうちの一つであるＡＰＰ（アミロイド前駆体たんぱく質）が、アミロイド斑の形成に関わりがあるβアミロイドペプチドを作り出すことが明らかにされた（第2章参照のこと）。研究が始められたころ、この遺伝子の突然変異体が四つ見つかり、現在は三〇以上が認められているが、そのうち少なくとも二五の変異体が、優性遺伝するアルツハイマー病を引き起こすことがわかっている。その症状は、通常四〇歳から六〇歳のあいだに出はじめる。[4] ＡＰＰ遺伝子自体は、成長過程における学習や記憶の機能において、重要な役割を果たしているらしいこともわかっており、ＡＰＰ発現のレベルを適正値に保つことが重要であると考えられている。ＡＰＰが崩壊したときに、過剰なβアミロイドが生じプラークを形成するということが認識されたのは、比較的最近のことである。[5] 現在、ＡＰＰの突然変異体を原因とする家族性ＡＤは全体の約一五パーセントであると推定されている。

常染色体優性遺伝子のうち、残り二つはプレセニリン1、プレセニリン2と呼ばれており、やはり優性遺伝するアルツハイマー病に関わりがある。一五年前に初めて解読されたプレセニリン1は、脳や脊髄を発達させたり、ＡＰＰをより小さい断片に分割したりすることに関わっているが、プレセニリン1の一八五以上の突然変異体が、世界中の三〇以上の大規模拡大家族において、三五歳から五五歳という非常に早い年齢でＡＤを発症させていることが示されてきた。プラークやタングルの病理に関わりをもつこれらの突然変異体は、家族性ＡＤの症例の約七〇パーセントから七五パーセントを引き起こしているとされている。

プレセニリン2遺伝子は、合衆国で暮らしているボルガジャーマンの大家族集団における調査で発見されたものである（ボルガジャーマンとは、一七六〇年代にドイツからロシアのボルガに移住し、その後合衆国や南米などに移住した人々を指す呼称である）。そして、この突然変異体を有していることが次に明らかになるのは、イタリア系の大規模拡大家族であった。[6] プレセニリン2は、APPをペプチドの断片に分割する働きをもっているが、プラークやタングルにも関わりをもつ。また、細胞の成長や成熟にも関係している。この遺伝子の突然変異体は、現在一三わかっており、優性遺伝するアルツハイマー病の症例の約五ないし一〇パーセントを引き起こしているとされる。プレセニリン2の突然変異体は、厳密には、他の二つの常染色体優性遺伝子とは性質が異なる。というのも、この遺伝子を有する人々の中には、かなりの高齢になってもADを発症しない人々がいるし、プレセニリン2の突然変異体の、ある特定の組み合わせのパターンを共有する家族の間でも、その発症年齢には、下は四〇歳から上は七五歳と幅があり、このような傾向は多くの家族で見られるのである。ちなみに、発症の平均年齢はほぼ五五歳である。家族性ADにおいては、一卵性双生児の発症年齢にも一般的に一〇年ほど差があることが示されており、環境的要因がこれらの遺伝子の発現に多大な影響を及ぼすことを、強力に示唆している。[7] APP遺伝子、プレセニリン1、およびプレセニリン2の、現在わかっているこれら約二三〇の突然変異体が、あらゆるADの症例の五パーセントから一〇パーセントに関わっていることを、研究が示している（世界的に、アルツハイマー病の症例は、早期に発症するアルツハイマー病でさえも必ずしも診断されていないことを考えると、この数字は厳密に正確なものであるとは言えない）。

現在では、高齢になるまで認知症と診断されない人々にも、これら三つの遺伝子すべての突然変異体が、非常に珍しいものも含めて、時折存在することが、新しいシークエンシングテクノロジーを用いることによって、明らかになっている。この研究は、血縁にAD罹患者が四人以上いる人々を対象にして行なわれたが、それによって得られたデータは、このようなケースにおいて、未知の要因が認知症の発症を遅らせていることを、強く示唆している。[8] ADの遺伝学が進歩するにつれて、発症年齢の違いに基づいてADの種類を分けるこれまでのやり方にあまり意味がないことが、次第に明らかになってきた。

ところで、アロイス・アルツハイマーの患者アウグステ・Dの認知症を引き起こしたものは、優性遺伝する種類のADだったと、現在では考えられているが、決定的な証拠があるわけではない。遺伝と無関係な散発性のADや高齢者が罹る遅発性のＡＤも、その多くが、比較的若い人々に生じることがわかっており、アウグステ・Ｄの人生をあのように悲劇的に終わらせたものが、いかなるタイプのＡＤであったのかを確実に特定することは、誰にもできないのである。

一九九六年の『神経学年報（*Annals of Neurology*）』に発表した論説でブラッドリー・ハイマンが指摘したのは、優性遺伝する早発性のＡＤ（二十世紀の大半をとおして「初老期認知症」として知られていたもの）の神経病理学的特徴、すなわちプラークとタングルが、より一般的な遅発性アルツハイマー病におけるものと基本的に同じであることを、一九八〇年代に行なわれた研究が示したということであった。早発性ＡＤと遅発性ＡＤは、実際にまったく別個のプロセスであり、そのために異なる時間的尺度で起こるのか、それとも、様々な遺伝子的要因によって生み出された一群のＡＤが、共通の表現型を共有しながらも、具体的にたどるプロセスを異にしているものなのか、ということに関して再検討する必要が、家族性アルツハイマー病に関わる遺伝子の発見とともに生じてきたことを、ハイマンは示唆している。[9] 後の章で見るように、この問題は、とくに薬剤の開発に関連して、依然として重要なものでありつづけている。

ハイマンは、自分が提起したこの問題が、事実上、哲学的問題すなわち形而上学的事柄であることを認めている。彼は、分子疫学から得た情報をもとにして、家族性ＡＤに関わりをもつ遺伝子的要因は、ＡＤよりも重篤な疾患をもたらす可能性があるものの、質的にまったく異なるパターンの脳の病変を引き起こすことはない、と結論している。そう考えると、現在知られている遺伝子的要因によって、最も強く影響される神経病理は、βアミロイドの沈着だということになりそうである。それは最終的に、種々の「アルツハイマー病的疾患」ではなく、「アルツハイマー病そのもの」をもたらすのである。ハイマンは、「このように、アルツハイマー病は、一部は遺伝子的な、一部は家族性の、一部は環境の、しかし漠然としか特定できない多様な影響が考えられるという点で、アテローム性動脈硬化症やその他の複雑な体質性疾患に似ている。その類似の背景には、臨床的・神経病理学的表現型をもたらす、共通の病態生理学的プロセスが存在していると思われる」という言葉で、論を結んでいる(10)。

ジョン・ハーディとジェラルド・ヒギンズは、一九九二年の『サイエンス』誌に、アミロイドカスケードに関する仮説を発表した。一九九一年の『ネイチャー』誌にAPP遺伝子の詳細が発表されていたこともあって、彼らの仮説はまたたく間に、多くの研究者たちを惹きつけることとなった。また、優性遺伝するアルツハイマー病に関わる遺伝子が発見されると、これらの遺伝子を有する家族を研究の被験者とすることが、望ましいものとして定着していった。それはとくに、アミロイドの沈着を阻止することを目指す薬剤の開発に有効な研究であると考えられ、これらの家族のメンバーを研究被験者として集めることに対する関心は、ADを予防しようとする動きの盛り上がりに伴い、ここ数年間で頂点に達した。

パイサ変異体

人が記憶を喪失する可能性は無限にある。彼はそれについていろいろと調べ、そして悟った。物事が、書かれたものによってのみ認識される日が、ただし誰もその意味を覚えていない日が、やってくることを。　――ガブリエル・ガルシア・マルケス『百年の孤独』(11)

バスク出身の二五の大家族から成る、ある集団――全部で五〇〇〇名ほどになる――が、コロンビアのアンティオキア県の都市部および地方に住んでいる。彼らの大部分は県都メデジン周辺で暮らしている。これらの家族は、プレセニリン1遺伝子の、ある突然変異体を有している人々の、これまでにわかっている中で最もまとまった集団である。その突然変異体をもっている人々は、その地域では「パイサ」を宿していると表現され、パイサを宿しているのは集団全体のほぼ三分の一に当たる約一五〇〇名である。また、パイサという語は、単に、この地域の人々を指す意味でも使われる。パイサを宿している者に記憶の喪失が現れるのは、通常、四五歳ごろである。そして症状の重い者は、急速にラ・ボベラ（現地の言葉で愚かという意味）になり、五十代前半には本格的な認知症になる。アンティオキア県の多くの家族を苦しめているこの悲惨な病気を正面から取り上げた最初の科学者は、メデジンにあるアンティオキア大学の神経学者フランシスコ・ロペラであった。彼は、三世代が経過するあいだにその半分が罹患するということを発見し、この疾病が明らかに単一の遺伝子変異が引き起こしている認知症であることに気づいた。その一〇年後、一九九〇年代になってこの遺伝子が特定されると、ロペラの発見は国際的な注目を集めはじめた。一九八〇年代から九〇年代にかけて幅を利かせていた麻薬密売業者やコロンビア武装革命軍（ＦＡＲＫ）によって、その地域は危険な状態にあったのだが、そのような中でロペラ博士らはどうにか、ＤＮＡサンプルを集め、遺伝家系図をまとめ上げた。この家系図は、これらの家族が他のスペイン人たちとともに黄金を求めてコロンビアに入植した、約三〇〇年前にまでさかのぼるものであった。

アリゾナ州フェニックスにある、バナー・アルツハイマー病研究所の専務理事であり、科学界における新しいスターであったエリック・レイマンは、二〇一〇年に『*GQ*』誌に取り上げられた直後、本物のロックスターであるブレット・マイケルズとともに、ロサンゼルススタジオでフォックス・ニュースに出演した。レイマンは、アルツハイマー病研究の資金を集めるためにニュースで出資をつのったのである。そこで集められた資金の一部は、メデジンの神経科医フランシスコ・ロペラの協力を得て、コロンビアの大家族群に対して行なわれる治験に当てられることになっていた。二〇一一年にはＢＢＣニュースにおける解説で、ある科学者（名前は公表されていない）が、これらの拡大家族群を「天然の実験室」と呼んでいること、[12] そして、相互に関係をもつ家族群が「豊かなサンプル」を提供してくれることに関して、研究者たちが興奮しているということが、報告された。また、それ以前にも、ＮＩＡ（国立老化研究所）のニール・バックホルツが、これらの人々は、より高齢の被験者からなるサンプルよりも、

「よりよい画像を示すことができるクリーンな脳」をもっていると、『ニューヨーク・タイムズ』紙の記者に語っていた。[13] というのも、彼らは常染色体優性遺伝子変異に関係しており、少なくともその三分の一が認知症に、それも、研究者たちの観点から重要なことだが、若年で認知症になることが、ほとんど確実であったのである。

また、バナー・アルツハイマー病研究所が、コロンビアの大家族群から選ばれた被験者を用いて脳内のアミロイド斑を除去するための薬剤の治験を行なうことを、新設された「アルツハイマー病予防戦略（Alzheimer's Prevention Initiative：API）」の一環として計画していることも、同じ放送の中で報告された。そしてさらに、アミロイド斑がアルツハイマー病の原因や結果であるかどうかはわかっていないことが示された。しかし同時に、ＢＢＣがインタビューを行なったハーバード大学の研究者ジョゼフ・アルボレダ（彼はロペラ博士と共同研究を行なっている）の「治験はこの仮説が正しいかどうかを確認するものである。（略）薬剤がアミロイド斑を防いだとしても、認知症になる可能性はなくならない。そのことは、この研究にとって致命的なものとなるであろう。しかしもし、この大家族において、アルツハイマー病の発症が遅らされたり止められたりするならば、この研究は救済の道――世界中の苦しんでいる人々にとっての治療の可能性――につながることになる。そして、その『もし』は今なお、大きなものでありつづけている」という発言も紹介された。[14]

エリック・レイマンも、「もし大家族における研究で、この疾病が押しとどめられたとしたら、それは、世界中の何千万もの人々を、一般的なアルツハイマー病から守る治療法を生み出すことにつながる」と述べた。[15] そして、二〇一一年に予定されていた治験に関して、レイマンは次のように述べている。

もし、治験を二年間続けても、バイオマーカーに目ぼしい効果が見られなかった場合、我々はその治験が無駄であったと宣言することになる。そして、最もリスクが差し迫っている人々には、次の、見込みがありそうな手段を講じる。しかしもし、バイオマーカーが好転すれば、我々は、ごくわずかでも記憶力の低下を遅らせることに望みをかけて、もうしばらくバイオマーカーを追跡しつづける。（略）もし記憶力の低下を遅らせることになれば、そのことは、他のAD患者たちにバイオマーカーを用いた治療を考慮することを当局に促すことになるのではないかと思う。[16]

レイマンは、治験薬に効果がないことがわかった時の「次の、見込みがありそうな手段」がどのようなものであるかについては、明らかにしていない。二〇一二年のロイターの記事では「コロンビアにおける治験において行なわれた検査は、アルツハイマー病のアミロイド仮説に関してこれまでに行なわれた検査の中で最も決定的なものであったかもしれない。（略）この治験の特徴は、疾病が人々の脳細胞にそれほど損傷を与えないうちに検査をすることである」と述べられ、[17]この研究が人々の強い関心を引くこととなった。そして、フランシスコ・ロペラのもとに、様々な関係者から非常に多くのEメールが届き、そのEメールの洪水からロペラを救い出すために、バナー・アルツハイマー病研究所の科学者たちが、全力で手をさしのべているという話を、二〇一二年の夏、私は、個人的に知った。

成人した自分の子供がアルツハイマー病になり、その世話をしている高齢の親たちに関する、非常に胸を打つ話が、印象的な画像とともにBBCニュースや『ニューヨーク・タイムズ』紙の記事で紹介されたのだが、こういった話は時に厄介なものである。治験というものは、悲しみだけでなく、多くの厄介な倫理的問題を生み出すからである。「私のチームは、薬剤が実験的なものであり、リスクや効果が不確かなものであることを明らかにすることによって、期待しているコロンビアの家族たちを冷静にしようとしている」とエリック・レイマンは述べたと報告されている。[18]私も電話で、そのような主旨のことを彼から聞いた。二〇一二年七月に私は、経験豊富な老年神経学者ピエール・タリオと話をした。タリオ博士は、バナー・アルツハイマー病研究所のアソシエイトディレクターで、この治験にも関わった人物であるが、彼によると、この治験が実際に実現可能かどうかということが、二〇〇六年から話し合われていたということであった。この、複雑で、患者たちに対して潜在的に搾取的なプロジェクトを、どうすれば最善の形で実行できるかということが、計画に関わる研究者たちにとっては、大きな関心事だった。そこでは多くの問題が提起されたが、その中には、この治験を謙虚な姿勢で患者の尊厳を守りながら行なうにはどうすればよいか、これらの人々から得られた生物学的な資料を「神聖な資源」と見なすべきかどうか、というようなものがあった。

二〇一二年にはメデジンに登録所が設置され、治験希望者が直接ロペラ博士とコンタクトをとることができるようになった。登録した者は、セミナーに出席することを求められ、そこで、治験の最終目標や、被験者にどういうことが求められるかということ、そして無作為化のプロセスなどについての詳しい説明を受けた。治験被験者の多くは、一〇年以上正規の教育を受けていたが、なかには三年ぐらいしか学校に行っていない者もいた。しかし彼らが、それらの説明の内容を注意ぶかく受け止め、それについて議論するようになったことを、タリオ博士は確認している。全員が熱心に治験に参加したがったわけではないが、コミュニティ全体はこのプロジェクトを非常に好意的に受け入れ、多くの者が進んで参加する意思を示した。その中には、認知症の兆候がない人々もいた。

彼らはみなカトリック信者であり、さらに、これらの家族の娘たちは、自分が子供をもつべきであること、そしてそれが神の意志の一部であることを信じるように育てられている。したがって彼らとの話し合いには最初から地域の神父を関わらせることが重要になる。この研究では、治験が行なわれているあいだ、女性は妊娠しないように避妊措置をとることが求められるのだが、神父たちはこのことについて協力的で、彼らが、治験のために避妊措置をとることに異を唱えることはなかった。また、この地域では出産が重要視されているにも拘らず、メディアの報道によると、妊娠可能年齢の女性が少なくとも一名、この病気を次の世代に伝えまいとして、子宮摘出手術を受けた。[19] 彼らがいだいている恐れの大きさや深刻度がうかがい知れる。一九九〇年代からこのコミュニティに関与している、カリフォルニア大学サンタバーバラ校の神経学者ケネス・コシークは、ある一人の女性と出会った。彼女は、子供を欲しがっている一方で、この変異遺伝子を子供にうつすことを恐れていた[20]。コシークは、このコミュニティの人々のあいだで遺伝子検査を行なうことに関して意見を求められたとき、「それは非常に危険である。（略）私が会った二三歳の男性は、自分が変異体をもっていることがわかったら、自殺するだろう、と語っていた」と述べている。

二〇一一年後半に、メデジン地域のいくつかの家族が集められて、フェニックスに連れて来られ、予備検査とともに、ＰＥＴスキャンを受けた。彼らはアルツハイマー病に罹患していた。これらの検査は、脳内のアミロイド沈着の基準値を、これから始まる治験に提供するためのものであった。二〇一三年半ばの時点では、この治験の倫理的問題に関する手続きは完了していなかったと言える。ＦＤＡ（米国食品医薬品局）の文書によって、治験の目的については同意が得られていたが、倫理的な事柄については正式な同意が得られておらず、それは、コロンビア保健省においても同様であった。それでももし、この治験が行なわれることになれば、それは、ＡＤの薬剤テストに革命をもたらすものとなる。被験者たちが治験に入る前から認知症を患っていることは、あらかじめ確認されている。

治験の準備

この、推定費用一億ドルの無作為治験は、バナー・アルツハイマー病研究所における研究をもとにして行なわれる。現在のところ、二〇一七年に中間結果を出すことを目指して、二〇一三年後半に開始される予定になっている。データの収集はすべてコロンビアで行なわれる予定であり、神経画像処理を現場で実行できるように、メデジン初となるサイクロトロンが、多大な費用をかけて設置された。オバマ大統領が主導するＡＤ研究のための資金援助の一環として、ＮＩＨは、一六〇〇万ドルを、この治験に提供することを発表した。さらに一五〇〇万ドルの私的援助が得られる予定であり、また、製薬会社ジェネテックからは、どこよりも多い六五〇〇万ドルが提供されることになっている。ジェネテック社は、スイスに拠点を置くロシュ社の、合衆国におけるバイオテクノロジー部門のような存在である。選ばれる研究参加者の条件は、三〇歳以上であること、そして親の症状が出はじめたのが一五年以内であることである。パイサ変異体を有している一〇〇名の健康な人々が、この治験に登録され、アミロイドの形成をターゲットにした実験抗体クレネズマブ（Crenezumab）を投与されることになっている（この薬剤は、これまでに用いられた他の抗アミロイド剤よりも副作用が少ないために、二五の薬剤の中から選ばれたとのことである）[21]。この薬剤は毒性が弱いために、多量に投与することができ、脳内の可溶性および非可溶性のアミロイドの病的変異体を効率的に攻撃できると研究者たちは考えている。この薬剤は、皮下注射で二週間おきに投与されることになっている。

治験が途中で中止されないかぎり、バイオマーカーその他の臨床的変化を追跡するために、二四ヶ月から六〇ヶ月のあいだ、治験参加者全員が、腰椎穿刺、脳スキャンなどの検査を定期的に受けることになる。検査のうちいくつかは、記憶喪失の微妙な徴候を検知するためのもので、この治験の「基本的評価尺度」となる。また対照群は、変異体を有する者と有さない者、それぞれ一〇〇名ずつから成る。治験に関わっていない神経学者たちは、被験者たちが検査結果をほとんど、あるいはまったく知らされないで、これらの処置を繰り返し受け、非常に大きな負担をかけられることを憂慮し、治験薬がアミロイドを除去することが、できるだけ早期に明らかになることを願っていた。治験参加者たちは、自分が変異体を有しているかどうか治験が終わった後になっても教えてもらえないことを、前もって知っている。もっとも、被験者たちは教えてもらいたいとは思っていないように見える。彼らのそういった姿勢は、遺伝に関するカウンセラーがいないメデジンにおいては、研究者たちをホッとさせる。被験者たちに彼らの中の誰が変異体を有しているのか、わからないようになっている、このような治験の方法を、スリー・

アーム・トライアルと呼ぶ。

治験の実施と結果それぞれに存在する不確実性を一生懸命に説明しようと、研究チームは努力しているが、被験者たちがどの程度それを理解するかは、不明である。アルツハイマー病に罹ったときに家族たちが負う大きな負担を考えれば、それを取り除く治療薬の発見につながるかもしれない治験のために、被験者たちが様々な不愉快やリスクを受け入れるであろうことも想像がつく。

ピエール・タリオは、この治験が決して有害なものではないこと、そして、たとえ失敗したとしても、アルツハイマー病研究に大きく寄与するものになることを、確信している。そして彼は、すでに何千万ドルもの資金が治験のための準備に使われていることを強調し、明らかな効果が出ればよいのだが、おそらくそうはならないだろう、と私に話した。彼は、現在考えられている治験薬の投与量は正しいとしているが、投与開始年齢に関しては、三〇歳よりさらに若い年齢にすべきなのではないかと考えている。そして、メディアの多くとは異なり、効果があることがわかった場合、その薬剤は、コロンビアに住む同じ変異体を有する血族にのみ用いるべきことを強調した。パイサは大元になる変異体であり、バスクから最初に移住した人々のあいだに存在していた（あるいは、コロンビアにやってきた直後に生じた）ものである。このことは、タリオの、治験に用いられた特定の薬剤を他の人々にも用いることができるかどうかがわかるには、さらに多くの研究が必要であるという意見の根拠となっている。他の多くのＡＤ専門家たちはタリオとは異なる見解を示した。たとえばエリック・レイマンは、「優性遺伝する早発性ＡＤの症状は、最終段階では、遅発性ＡＤと基本的に同じである。したがって、早発性ＡＤを抑制する効果のある薬剤なら、遅発性ＡＤに対しても同様の効果が期待できる」という考えを、メディアで明確に表した。しかしながら、アミロイドカスケード仮説の創始者ジョン・ハーディ（第2章を参照のこと）の見解は、タリオに近いものであり、次第にそれに同調したコメントをする者が増えていった。そしてコロンビアの被験者たちに関する予備的研究から得られた暫定的な研究結果は、タリオらの見解が正しいことを示唆している。このことについては、また後に述べる。

研究結果を広く役立てる

この治験に関して社会学者たちは大きな懸念をもつであろう。私たちも、ヒトゲノム多様性計画において人々を悩ませた様々な問題、そして経済的に困窮した暮らしをしており、日常的に薬を摂取しない素朴な人々を組織的に集めて被験者にする薬剤治験の世界が拡大していくことにまつわる問題を、思い起こすことになるにちがいない。近年、先進国において研究を実施するために「被験者の輸入」が行なわれはじめている。[22] この「輸入」が行なわれるのは通常、遺伝子導入の場合か、あるいは治験前の検査におけるメデジンの被験者たちのような、孤立した集団の場合である。すなわち、小規模で、まったく新しい研究戦略が関わっている時に用いられる方法なのである。ところで、たとえばヒトゲノム多様性計画は、科学的ならびに倫理的観点から行なわれた広範な調査の後、結局、資金援助を受けられなかった。この計画が実施され、そして、臨床試験がどんどん海外で行なわれるようになれば、研究がうまく行った場合の成果は、被験者ではなく、主として先進国を利することになる。そのことが強力に批判されたのである。[23] したがってコロンビアの治験は、この種のあからさまな搾取を避けるやり方で企画されている。ジェネテック社とも、治験がうまく行った場合には、治療薬を、罹患しているすべての家族が継続的に用いることができるようにする、という取り決めを交わしている。地域の医療施設も拡大する必要があるであろう。この地域に詳しい文化人類学者のニコラ・バジクは、コロンビア人の大多数が、程度の差はあれ貧困の中で暮らしており、ごく基本的なプライマリ・ヘルスケア以上のものを受けられないことを強調し、パイサ変異体を宿している人々のあいだで行なってきた彼の民族誌学的調査によって、彼らの苦しみが何よりも政治的なものであることが明らかになったと語った。つまり、年金その他の社会的支援が存在しないため、罹患している家族は非常なストレスを抱えているのである。その上、この病は青年や中年の人々を襲うので、それによって彼らはさらにひどい貧困状態になるという悪循環が起こっている。一方でバジクは、メデジンに拠点を置く、臨床医でもある研究者たちが、治験の準備のために、被験者たちに対しかなりの額の金銭的援助をしていることに勇気づけられているとも述べている。彼らは、研究資金を、自分たちの老朽化したコンピュータを改善するためだけではなく、これらの家族たちの生活を改善するために用いようと計画しているということである。こういった支援を受けられる可能性が出現したことは、治験への参加を後押しする最大の誘因となるにちがいない。

先に述べたように、ピエール・タリオは、治験で得られた結果をコロンビアの被験者家族以外の人々に適用するには、さらに多くの研究が必要であると考えているが、一方で、メディアが他の研究者たちのコメント（先に引用したレイマンのものなど）を報道して明らかにしたように、この治験によって非常に多くのものを危機にさらそうとしている研究者たちが沢山いる。つまり彼らは、地域の住民にとっての利益を、何よりも優先すべきものとは考えていないのである。実際、部外者である研究者たちは、コロンビアの人々を「宝の山」と考えていた。このことにより、フランシスコ・ロペラの立場は、当然非常に微妙なものとなる。彼は、何十年も自分が関わってきた同胞を守らなければならないが、一方で、バナー・アルツハイマー病研究所の研究に関与している一員として、研究チームに対しても責任がある。貧しい国に住んでいる科学者がこのような立場に置かれることは珍しいことではないが、その立場は非常に厳しいものであり、うまく切り抜けることは困難である。

私が話をした、経験豊富なモントリオールの老年学研究者は、現在提案されている治験は、ぜひ行なうべきであるとし、そこで得られる研究結果は、アミロイドカスケード仮説の是非を明らかにするはずであると述べた。しかし、すべての人がこのように考えているわけではない。多くの人々は、たとえこの治験が失敗に終わるとしても、開始年齢を引き下げ、投与量を変更して、再び試みるべきだと考えている。二〇一二年に発表された暫定的な研究結果（第8章を参照のこと）は、この治験がＡＤ界にかなりの衝撃をもたらすであろうことを示唆している。

メデジンでは人々の脳に、二八歳という若いころからアミロイド斑が蓄積しはじめること、そしてその蓄積は、三八歳ごろまでは着実に増加するが、その後ゆるやかに落ち着いていくということが、二〇一〇年以前の研究でわかっていた。また、別の研究により、優性遺伝するアルツハイマー病の基になる変異体を有している人々には、一八歳という若いころから脳脊髄液の変化が現れることもわかっていた。前述したように、メデジンの家族たちは、通常四五歳までに認知機能障害になり、五一歳ごろには認知症へと移行すると考えられている。しかしながら、二〇一一年の『ランセット神経学』誌に発表された論文は、コロンビアの家族たちにおける臨床症状の開始年齢を再考することを促した。この論文は、家族性アルツハイマー病の前認知症段階に関して行なわれた、これまでで最大・最長のレトロスペクティブ研究の研究結果を示したものであった。その論文によると、認知症が始まる二〇年ほど前の、変異体を抱えている人々、つまり三五歳前後の被験者たちに対して認知力検査を行なうことによって、臨床的悪化が検知できることが、パイサ変異体を有している四四九名を含む、メデジンの一七〇〇名以上の人々を対象にした研究で明らかになった[24]。このことから考えると、優性遺伝するアルツハイマー病に関わる分子的・臨床的変化が、この研究以前に想定されていたよりも早い時期に始まることは明らかである。また、分子的変化が始まる時期は、認知能力の変化が始まる時期よりも何年も早い。

コロンビアの研究をサポートするために、マルチサイト・コンソーシアムである「優性遺伝するアルツハイマー病ネットワーク（ＤＩＡＮ）」の主導のもと、家族性ＡＤに関わる三つの遺伝子変異体のいずれかを有する二六〇名以上の被験者を対象とした研究（縦断研究および横断研究）が、合衆国、英国、オーストラリアで行なわれている。この研究においてバイオマーカーを追跡したところ、ＡＤと関連のある病理学的変化が、認知症の臨床症状が出現する最大二〇年前に見られることを示唆する暫定的研究結果が得られた。このプロジェクトの長は、ワシントン大学のアルツハイマー病研究チームのリーダー、ジョン・モリスである。彼は私と話したとき、バイオマーカーは「非常に客観的に認知力の衰退を予測させる」という自分の立場を明確にし、「バイオマーカーが変化している段階の人々こそが、治療の真のターゲットとされるべきである」とつけ加えた。さらに、この長い「前駆的」段階は、薬剤の研究や治療の開発を促すのに非常に役立つと述べた。

早発性ADに関する遺伝子検査

このプロジェクトにおいて、早発性ADに関連した変異体を有している家族の一員が、研究の被験者としての自分の経験に関して意見を公にしたことはない。今後、研究プロセスの中心は遺伝子検査になっていくと考えられるが、モリスによれば、彼が緊密な接触を保っている家族の大部分は、メデジンの家族たちと同様、自分の遺伝的状態を知ることを望んでおらず、彼らがこのプロジェクトにおいて、バイオマーカー検査の結果や、自分が遺伝子変異体を有しているかどうかを知らされることはない。

モントリオールで私は、プレセニリン遺伝子を有する家族の一員である一組の兄妹にインタビューすることができた。妹のブレンダはしきりに話をしたがった。私が会ったとき、彼女はすでに検査を受けており、その結果は陽性だった。ただし彼女は、自分がもっている遺伝子の名前については、はっきり知らなかった。彼女は「自分は検査を受けることに決めていた」と話した。彼女は独身だったし、陽性だった場合には、ADで何もできなくなるずっと前に、いろいろ整理したり、いざというときに適切な助けが得られるように準備をしておきたいと考えたのである。ブレンダは、四五歳のときに記憶障害を発症し、大勢の生徒を相手に音楽のクラス授業をすることができなくなった。大好きだった教師の職を辞めざるを得なくなったのである。彼女と話をしているうちに、私には、彼女が五二歳にして真っ暗な将来を受け入れていることがわかってきた。彼女の父親は、六十代でこの病により死亡していた。また彼女には三人の叔父がいたが、そのうち二人も同様であった。しかしブレンダは当時、カナダの別の地域に住んでおり、彼らの介護には関わらなかった。介護は彼女の母親が引き受けてくれていた。私と会う少し前に、彼女はメモリークリニックで神経心理学的検査を受けていた。彼女は「検査が大好き」で、それ以前の同じ検査の成績がよかったので、この検査を楽しみにしていたのだ、と語った。しかし今回の検査では、ブレンダはいろいろな質問に答えられなかったようであった。彼女はその口実として、検査で最近何度も何度も繰り返し訊かれる質問にうんざりしているということを挙げた。インタビューの終わりごろ、ブレンダは、検査を受けるようになったきっかけを、自分の状態を評価するための「基準値」があるほうが望ましいと医者から言われたことだと言った。そして最後に彼女は「この一、二年、私は自分がどんどん悪くなりつつあることに気づいています」とためらいがちにつけ加えた。ブレンダは私が訊くことに対して、一生懸命答えようとしてくれた。しかしそれでうまくいかないときには、自らの言葉を使って話しはじめ、丁寧に説明してくれた。私にはそれがよくわかった。私は一時間以上話してから、彼女と別れた。そのとき私はとても悲しい気持ちになった。そしてこのインタビューがブレンダに及ぼすかもしれない影響を案じた。でもブレンダは、インタビューを始めるとき、私のことをわざわざ出迎えてくれたし、別れるときには、私と話して楽しかったと言ってくれた。

ブレンダの兄アランは、妹とは異なる都市に住んでおり、二人はあまり連絡を取り合っていなかった。アランはまだ遺伝子検査を受けていなかった。彼は遺伝子の問題をこれまでずっと脇においやっていたのである。彼には最初の結婚で生まれた三人の子供がいるが、その後離婚し、再婚してもう一人子供を生むかどうか考えた時になって初めて、彼は自分の家族の病歴について考えた。そしてこの時彼は、自分と現在の妻が今後の計画をきちんと立てられるように、遺伝子検査を受けたいと思った。彼は、子供たちのことを訊かれると、彼らは成人であり、検査を受けるかどうかは彼らが決めることだと言っただけで、それ以上は話さなかった。

胎児を検査して家族性ＡＤ遺伝子が陽性であることがわかったとしても、妊娠中絶をするのは、バスクからコロンビアにやって来た、パイサ変異体を有している人々にとって、受け入れがたいことである（私は、アランが今後の計画をきちんと立てることについて話していたので、彼は違う考えをもつだろうと思っていたが、そうではなかったようである）。セントルイスのジョン・モリスのクリニックに通っている多くの患者にとっても、おそらくそのような妊娠中絶は受け入れがたいものであるだろう。彼らが遺伝子検査の結果を知りたがらないのも、一つにはそのことがあるのかもしれない。これはとても繊細な問題であり、民族誌学的な調査を必要とする事柄である。なぜなら、世界の他の地域では、家族たちが遺伝子の異常というただ一つのことに大きく振り回され、その結果、多くの人々が、結婚前に遺伝子スクリーニング検査を受けようと考えるようになっているからである。[25]

とらえどころのない感受性遺伝子

ヒトの第一九番染色体上にあるアポE（アポリポたんぱくE）遺伝子は、脂質やコレステロールの代謝、運搬、処理に不可欠な遺伝子である。アポE遺伝子には、アポE2、アポE3、アポE4という三つの型があり、型によってそれが作り出すたんぱく質はそれぞれ異なる。ヒトにおいて最も一般的なのは、E3型である。

デューク大学の遺伝学者アレン・ローゼズ（彼は後にグラクソ・スミスクライン製薬会社の遺伝部門副社長になった）が長を務める研究グループが一九九三年に発表したいくつかの論文では、アポE4が一般的な遅発性ADの発症リスクを高めることが初めて示された。[26] 孤発性AD（他の親族にはADが見られないもの。ただしこれは、親族が皆ADになる前に他の原因によって死亡しただけかもしれないので、確実なことは言えない）にも、遅発性の家族型AD（他の親族も明らかにADに罹患している場合）にも、アポE4が関わっていることがあるというのである。そして、そのアポE4とADの関係は、二、三年という短期間に世界中の一〇〇以上の研究所で、臨床や調査に基づき、確認された。[27] これらの研究結果は、高齢者のアルツハイマー病は孤発性であるという、当時広く受け入れられていた考えの見直しを迫った。そしてまた、一部の研究者たちは、このことによってアルツハイマー病の謎が解けるかもしれないと考え、非常に興奮した。

しかし、ローゼズたちがＡＤとアポＥ４の関係に気づいたときから明らかであったように、アポＥ４はいわゆる感受性遺伝子であり、それはＡＤに対する感受性を高めるものであっても、ＡＤを引き起こすのに必要なものでも十分なものでもないのである。集団研究により、アポＥ４をもつ人々の少なくとも半数は遅発性ＡＤにはならないと推定されており、また、遅発性ＡＤを発症する人々の三〇～六〇パーセントはアポＥ４をもっていないことがわかっている。したがって、この病を引き起こすのには、他の遺伝子や環境、そしておそらくは社会的な要因が、大きく関わっている。ヨーロッパと北米の住民におけるアポＥ４の保有率は、一四～一六パーセントであるが、ピグミー族、コイサン族、そしてマレーシアやオーストラリアの先住民やパプア人、一部のネイティブアメリカンのあいだでは、その率はもっと高い。そのことについては、後に改めて取り上げる。[28]

アポＥ４がＡＤに関わっているとき、アミロイド斑と神経原線維変化へと続くその最終経路が、優性遺伝子によって早発性ＡＤが引き起こされる時の最終経路とまったく同じであるように見えることが、研究によって明らかにされた。[29] アポＥ４に関連のある神経病理は、通常六十代から七十代半ばになって出てくる遅発性のものであるとされるが、最近の研究では、これらの年齢の違いが厳密なものではないことを示すデータが次々と見つかっている。また、アポＥ４の「遺伝子量」が重要であることもわかってきており、アポＥが、Ｅ４の同型接合である人々は、異型接合である人々よりも早期に影響が出ることや、アポＥ４を有する人々は、必ずではないにしてもたいてい、アミロイドが他の人より多く沈着していることも、繰り返し示されている。[30] 遅発性ＡＤと診断された患者の三〇パーセントから六〇パーセントがアポＥ４遺伝子をもっていないことを考えると、アルツハイマー病に向かう経路には、まだまだ未知の領域があり、そこには他の遺伝子が深く関わっているであろうことがわかる。[31] そして今日、これらの経路を構成している複数の遺伝子は相互に作用し合うものであるということが、世界中の研究者たちによって想定されている。また、たんぱく質を規定する遺伝子だけではなく、それとは別のＤＮＡ領域も、身体の内的・外的な環境的要因とともに、すべてＡＤの発症に関わっていると考えられている。これらのＡＤへの経路が、臨床的に診断可能な症状にいたるのは、通常七〇歳以上になってからであるが、多くの研究者は、この経路が、早発性ＡＤの最終経路と同じであると考えている。ただし、より多くの研究結果が明らかになるにつれて、これらの想定も次第に疑問視されるようになっている。

ところで、アポＥ４に関連した分子事象がいかにして始まるのかということについては、未だ満足のいく説明は存在していない。そしてその最終経路が非常に複雑であり、ミクロレベルでの分子構造の違いに大きく左右されることも、基礎科学研究によって次第にわかってきた。そうは言っても、一九九四年の『サイエンス』誌に掲載されたジョン・ハーディの、アポＥ遺伝子に関する研究がアミロイドカスケード仮説を裏づけることになるという主張は、アポＥ４とアミロイドの沈着がつよく結びついているという事実があるために、今なお支持されつづけている。[32]

アポＥ４遺伝子が連鎖解析によって発見され、その地図作成《マッピング》によって特定された頃にはすでに、まだ「発見されていない」遺伝子もまた、ＡＤに関わっているはずだという想定がなされ、今日にいたるまで、その遺伝子を探すことが重要な課題となってきた。[33] 雑誌『ヒューマン・モレキュラー・ジェネティクス（*Human Molecular Genetics*）』において、二名の神経遺伝学者ラース・バートラムとルドルフ・タンジが、二〇〇三年だけでも合計一〇三七のプロジェクトで、ＡＤのリスクに関連して、二〇の染色体、五五の遺伝子座が調べられていることを、引用索引データベース「パブメド（PubMed）」を用いて示した。彼らは次に、ＡＤの遺伝に関する状況を次のように要約した。「最も重要なことは、ＡＤの遺伝率が高いことである。このことは、過去何十年かにわたり、様々な研究で示されている。ただし、現在行なわれている研究のほとんどは、方法論が間違っている。すなわち、再現力を欠いており、また、ハプロタイプ構造に十分な注意を払っていない[34]」。

そしてこの論文は最後に、以下のように警告する。「［アポＥ４とＡＤの］遺伝的関係そのものは広く認められているが、発病にいたる病理生理学的なプロセスや、それが他の多くの遺伝子とどのように作用し合うかということに関しては、まだわかっていない[35]」。この状況は、現在でも変わらない。

臨床の場におけるＡＤの症例は、その大半が再現性をもたず、たいていの場合[36]、同じものが二度見られることがない。したがって、アポＥ４とＡＤのリスクの増加との一見強固なものに見える関係も、それがどの程度予測可能かということに関しては、被験者によって、かなりの違いが見られるのである。たとえば、ＡＤ患者の三〇パーセントから九〇パーセントが、アポＥ４をもっていると推定されているが[37]、これらの患者が、同型接合なのか異型接合なのかについては、特定できない[38]。さらに研究者たちは、実際にＡＤと診断された人々の二三パーセントから六八パーセントがアポＥ４遺伝子をもっていないことを指摘し、ＡＤの病理と感受性遺伝子の結びつきにおける、複雑で捉えがたい性質を強調した[39]。

すでにＡＤに罹っている人々の、これまでの記録に関する研究とは別に、アポＥ４遺伝子によって今後ＡＤを発症するであろう人々の数を知るための予測研究が行なわれているが、その推定人数には、それぞれの研究ごとにかなりの差がある。アポＥ４が異型接合である人々のうち、ＡＤを発症するとされる割合は、少ないもので七・六パーセント、多いものでは四七パーセントであり、同型接合の人々の場合は、下が二一・四パーセント、上が九一パーセントである[40]。Ｅ４を一つもっているだけでＡＤのリスクは三倍になり、Ｅ４を二つもっている人間のＡＤ発症率は、アポＥが陰性である人間の八倍から三〇倍であることを示唆する文献もある[41]。しかしながら、これらの推定が何を基準にしたものなのかは、めったに示されることがない。したがって、あまり信頼性の高いものではない。

アポＥが二つともＥ３である人々（ヨーロッパと北米では約六〇パーセントの住民が該当する）のＡＤリスクは「平均的」であるとされ、彼らはそのおよそ四分の一が、八〇歳を過ぎるとＡＤを発症すると推定されている。全体で見ると、アポE2をもっている人々は比較的少ない。が、一部にはその率が高い集団もある。アポEが二つともE2である人々は、ADになるリスクが低いと考えられている。これだけを見ると、E2は私たちをADから守ってくれているように見える。しかし私は、家族にAD患者がいるために、個人的に検査を受けた二人の人間がE2をもっていたことを知っている。E2は彼らの身内を守ることはなかったようである。

ADの遺伝的リスクに関する混乱の主な原因の一つは、研究の多くが採用しているそのやり方にある。すなわち、ほとんどの研究は、集団サンプルではなく臨床サンプルを基にしているので、そのデータに偏りが生まれ[42]、その結果、一般的な集団のサンプルを用いた研究よりも、アポE4とADの結びつきを強く示しているのである[43]。このような状況を考えれば予想できることだが、E4遺伝子は認知症への進行を決定しないという研究結果も、一部では、一九九〇年代後半から繰り返し確認されており、またコミュニティ研究においては、八十代の「正常な」人々の二五パーセントがE4を有しているというデータも示されてきた[44]。さらに、アポE4の発生率とADとの関係は、研究対象となる人員構成や、その地理的・環境的配置に応じて大きく変わる(後の項を参照のこと)。アポEに関する検査結果を告げられている人々に対するインタビューに基づく民族誌学的調査結果は、第7章で提示する。

それぞれの報告が正確なものであるか、また患者一人一人に対するリスクの推定に信頼性があるかといった問題は、ひとまず脇に置くとして、ADに対するアポE4の働きを重視しすぎていることについて、複数の研究者が、何年も前から、指摘を行なっていることを述べておこう。自然人類学者アラン・テンプルトンは、一〇年以上前に、ADの発生率に対するアポEの重要性に関して多くの研究者たちが出した結論を批判している。彼は、ゲノムというものが「機能的に関連のある遺伝子の集団で成り立っている」こと、そして、アポEとはそのような大きな集団の一部にすぎないことを強調し、ある遺伝子を特定の現象と関連づけるときには、非常な注意が必要であると主張する。その遺伝子は単に、近くにある別の遺伝子やその遺伝子を含む大きな集団のマーカーにすぎず、直接現象と関わっていないかもしれないからである。[45] そもそもアポＥ４は最初、心臓病や低血糖症のリスクが高まることと関連づけられていた。そして、さらに別の疾患にも関わっている（専門用語では、多面発現［pleiotropy］を示すと言う）。しかしそれにも拘らず、研究の世界においてもメディアにおいても、アポＥ４は、ＡＤのリスクとの関連ばかりに焦点があてられてきたのである。このことを忘れてはならない。

一九九六年に発表された『ニューヨーク科学アカデミー年報（*Annals of the New York Academy of Scinces*）』の中に、アポＥ遺伝子をテーマにした三巻の刊行物があるが、そこに掲載されているアレン・ローゼズらの論文の最後には、以下のようにある。「軽度認知障害をもつ人々に対して、アポＥの遺伝子型判定を神経画像処理のような他のバイオマーカーと併用して行なうようになれば、広範囲にわたる脳の損傷が起きる前に抗認知症治療をすることがすぐに可能になるであろう」[46]。この言明を見ると、一九九〇年代半ばにはすでに、ＡＤの予防への動きが現実的な選択肢として考えられつつあったことがわかる。しかしながら、同じ巻に掲載された（ただし一つ目の論文よりも後に書かれた）ローゼズのもう一つの論文には、予測のための遺伝子検査は望ましくないとある。アポＥの遺伝子型判定は、認知症の症状をもつ患者がＡＤであることを確認する際の参考程度にとどめるべきであると、ローゼズは短期間のあいだに大きく考えを変更している。[47] そして、この二つ目の論文の立場に近いガイドラインが、最近合衆国で発表された（今のところ、英国、カナダ、フランスには、同様のガイドラインは見当たらない）。予測には用いないという慎重な姿勢をとってはいても、なお彼らの提言は、研究の場のみにあてはまるものであり、診療の場で用いるのは時期尚早であると、第４章で取り上げたＮＩＡとアルツハイマー病協会による新しい診断基準は、繰り返し警告している。一九九八年に、ローゼズは三つ目の論文を発表した（これもまた『ニューヨーク科学アカデミー年報』に収められた[48]）。彼はこのころには、ノースカロライナの「グラクソ・ウェルカム研究開発チーム（Glaxo Wellcome Research and Development Unit）」に属していた。この論文には、第一二番染色体にある感受性ＡＤ遺伝子の二つ目の遺伝子座がまもなく発表されるだろうとあるが、その後の研究で、その遺伝子座は確認されなかった。

アレン・ローゼズの配偶者であり、彼の研究チームの優秀なメンバーの一人でもあるアン・ソンダースは、二〇〇〇年に発表した概要論文（summary article）の中で、アポEが、アミロイドの沈着や撤去と明らかに関わっていることを述べ、そしてまた、アポEは微小管の安定性にも影響を及ぼすとした。彼女はさらにアポEが、細胞内シグナル伝達、免疫調節、グルコース代謝、酸化ストレス、炎症など多くの細胞内プロセスにおいて、潜在的な役割を果たす多機能的分子であることも論じている。そしてその証拠の一つとして、これまでにもE4遺伝子の存在が、外傷性脳損傷からの回復を妨げると考えられてきたことを挙げた。ソンダースはこの概要論文の中で、アポEの型は、一個のアミノ酸が置き換わるだけで別のものになると述べ（しかしこれは正しくない。種類の違いには二つのアミノ酸の置き換えが関わっていることが、何年も前から知られている）[49]、たったそれだけの小さな違いが、中枢神経系や脳の機能に対していかに劇的な影響を与えているかを強調する（アミノ酸の置き換えが二つであっても、違いが小さいことには変わりがない）。

アポE遺伝子は、ADの謎をさらに複雑にするものとして、研究者たちにも臨床医たちにも、長いあいだ課題を突きつけてきた。そして、集団遺伝学者や自然人類学者たちがアポEに関して発見を繰り返すたびに、その全体像はさらに入り組んだものになっていった。しかし、『アルツハイマー病と認知症』誌の最新号は例外として、神経科医やその他の臨床医によって書かれたアポEに関する論文の大多数では、このような発見に注意が向けられることはめったになかった。[50]

ヒトのアポE――どの型が最初に現れたのか

一九九〇年代後半から、アポE遺伝子の進化に関する議論が、遺伝学者のあいだで行なわれている。この遺伝子の歴史は非常に古く、その誕生は何百万年も前にさかのぼる。そしてそれは、霊長類やその他多くの哺乳類に広く見られる遺伝子である。しかしヒト以外の哺乳類におけるアポEには、一種類の型しか存在しない。その型はヒトのE4とよく似ている。[51] この遺伝子と、類人猿やその他一部の哺乳類の、年を取った個体の脳を調べると、アミロイド斑の沈着や神経細胞の萎縮などとアポEが結びついていることが確認できる。このことは、しばらく前から知られていた。[52] また、人間に飼育されている年老いた動物が、その行動において認知症の徴候を示すことも報告されている。[53] 一九八八年には、E4やそれに近いアポE遺伝子が、ホモ・サピエンスを含むすべての哺乳類の、アポEの原型であるという説が登場した。[54]

そしてさらに、一九九九年になると、著名な霊長類学者ロバート・サポルスキーが、老化に関する神経生物学を研究しているカレブ・フィンチと共同で論文を著し、その中で、ホモ・サピエンスの歴史のごく初期の段階で起こったであろう出来事を、いわゆる「おばあさん仮説」と、「散発的突然変異によるアポE3遺伝子の選択」とを関連づけることによって説明した。ヒトの子供は出生後非常に長いあいだ保護を必要とするので、年を取った女性が生殖活動をやめて子供の世話に大きく貢献するように適応することで、若い女性たちの負担を減らしたというのが「おばあさん仮説」である。一部の研究者たちはこの仮説に疑問を呈しているが、この仮説は、アポE遺伝子がE4からE3へ進化したとする論を支える働きをしている。このことは、興味深い。サポルスキーとフィンチは、もしおばあさんの役割が本当に重要であれば、認知症や心臓病の素因が淘汰される可能性があると述べる。したがって、現存の狩猟採集集団からそれが事実である証拠が得られたとしたら、それは認知症や心臓病を知る大きな手掛かりになるだろう。であるとすれば、それはまた、E3が今日、人類における最も一般的な型である（白色人種は七七パーセントがこの型である）ことの説明にもなるかもしれない。しかし、著名な自然人類学者ケン・ヴァイスは、（私が個人的に聞いた話によれば）この種の主張には、まったく満足していない。E3遺伝子は、適応ではなく遺伝的浮動によって増加したのかもしれないからである。ところで今日、人類の九五パーセントが、少なくとも一つはE3をもっていると推定されている。したがって、最終的には、E4とE2が姿を消してしまう可能性がある。私たちが今日目にしているのは、これらの遺伝子を消滅させるプロセスにおける「進化のスナップショット」なのかもしれない[55]。

一方で、サポルスキーとフィンチは、有害に見えるE4遺伝子にも利点があり、若者の神経発達によい影響を与えている可能性があると考えている。彼らは、E4が熱帯の隔離された地域やアフリカで多く見られる理由を調べているうちに、E4が時に、感染症に対する抵抗力を強めることに気づく。最初に現れたアポEの型が何であるかという疑問は未だ解決されていないが、これらの議論を継続していく中で皆が気づきはじめたのは、アポEのような感受性遺伝子の機能に関する知見を意味のあるものにするためには、臨床の場よりも大きいコンテキストを視野に入れなければならないということであった。遺伝子の歴史を考える上で大切なのは、それを単なる「歴史」ではなく「進化の歴史」として捉えることである。そして、後の章でも明らかになるが、遺伝子が個々人においてどの程度如実に発現するかは、マクロとミクロそれぞれの地域的環境や、その人の行動内容によるのである。

おそらくイタリアの遺伝学者ローザ・マリア・コルボとレナート・スカッキが、一九九〇年代後半にアポE遺伝子の分布を詳細に調査した際には、このようなことを念頭においていたと考えられる。彼らは、ピグミー、コイサン、ラップ、パプアン、そしてマレーシアやオーストラリアの先住民や一部のネイティブアメリカンが、アポEの型のうちE4を最も多く保有していることを発見した。そしてこれらの人々が、比較的最近まで、主に狩猟と採集によって暮らしており、食糧が日常的に不足していたはずであることに注目した。コルボとスカッキは、E4が、食糧が不足する期間にコレステロールの高度な吸収を促し、糖尿病に関連する遺伝子に似た「倹約遺伝子」として働くのだと主張し、最初に倹約遺伝子仮説を唱えたジェームズ・ニールを引用する。最近、ニールの糖尿病に関連した遺伝子に関する説は単なる因果論であると誤解され攻撃の対象となったが、ニールもコルボとスカッキも、他の思慮深い遺伝学者たちと同様[56]、そのような単純な因果論は唱えておらず、遺伝子と環境の相互作用が働いていることを強調している。彼らは、テクノロジーや環境の変化によって、一般的にヒトの一生が延びたこと、そしてとくに近年は、人々が炭水化物や脂肪が多くて食物繊維の少ない食事を摂ったり、運動不足になったりしていることによって、はじめてE4遺伝子が人間にとって不都合なものになったことを示唆する。コルボとスカッキの論文は「西洋化した環境のもとでアポE4を保有しているのは、確かに不都合なことである」という言葉で締めくくられている。[57]

だが、話はこれで終わりではない。一般的に、ヒトの遺伝子が三つの型しか示さないのは実は異例なことであり、進化生物学者や集団遺伝学者たちは、アポEにおける多様性の欠如の理由は説明されるべきであると考えている。一部の研究者は、ソマリ半島で、非常に低い頻度ではあるがアポE5が見つかっていることを報告しており、ヒトのアポEにはE2、E3、E4以外に多くの型が存在すると明言している生物学者もいる。彼らによれば、その一部はアポE遺伝子の調節領域にあるという。そしておそらく、他のアポEとともに「アポE効果」に貢献しているらしい。これらの見解は、臨床医の研究者たちのものとは対照的である。ただしこれらの型は比較的最近提唱されたものであり、アポEやADに関する議論に取り上げられることはめったにない。

ある分子生物学者たちのグループは、E2、E3、E4における異種を探す比較研究の中で、ハプロタイプのバリエーション（一緒に転写される一連の一塩基多型［SNP］）を調べた際に、二〇万年以上前にはE4のみが存在していたらしいことを見出した。それで彼らは、E4がアポEの原型にちがいないという結論を導き出したのである（ただし彼らは「おばあさん仮説」には反対している）。彼らはまた、E2、E3、E4のたんぱく多型の表面下に、比較的容易にそれぞれのシークエンシングにおける多くの異種を見つけられることを発見した。E2であれ、E3であれ、E4であれ、それは場所によって、そして集団によって多様性を示すのである。[58] このことは、集団に関するアポE遺伝子の研究において、研究者たちをつねに悩ませてきた非常に多くの矛盾に対する一つの解答を提示することになるかもしれない。

精神科医のヒュー・ヘンドリーが長を務め、ナイジェリアの人々の協力を得て、一七年以上にわたって行なわれてきた「インディアナポリス・イバダン認知症プロジェクト」は、ヨルバ族におけるADやその他の認知症の発症率が、アフリカ系アメリカ人の半分以下であることを示した。その結果は、年齢調整を行なって調べた際にも変わらなかった。しかし、両者におけるE4の頻度には、それほど差がないのである。またヨルバ族は、アフリカ系アメリカ人よりも、血管性疾患の発生率や、高血圧を含む血管リスク要因の出現率が低く、コレステロールや脂質のレベルもずっと低いことがわかっている。ヘンドリーらは、これらの違いを生み出している要因には、遺伝的なものと環境的なものがあると考えている。彼らが、被験者になったヨルバ族のゲノムを調べたところ、そこには、かなりのバリエーションが存在するらしいことがわかった。これは、今までアフリカ人全体についても言われてきたことである。アフリカ系アメリカ人の人々には様々な血が混ざっているので、彼らをヨルバ族の人々の比較対象とすることにどの程度の意味があるかは不明であり、さらなる調査が必要であるが[59]、三三八名のアフリカ系アメリカ人を対象とした研究では、彼らの病気のリスクを増大させているのが、合衆国に住んでいる白人たちと同様に、E4であることを示す研究結果が出ている[60]。ただし、これらの被験者の中にどれくらい脳血管性認知症患者がいるのかはよくわかっていないので、それを知るために、ハプロタイプのバリエーションを、とくにナイジェリアで調べることが求められる。

アポEとADに関する疫学的比較研究は、その非常に多くのものについて、方法論が批判されてきた。批判しているのは、ほとんど疫学者たちだけではあるが、この種の研究の方法論に偏りがあるのは事実であり、それを排除することは事実上不可能である[61]。とはいえ、それらの研究で得られたデータは、アフリカにおける「リスクを減じる要因」と、北米における「リスクを高める要因」が、明らかに関わっているという結論を導き出すのに、十分であるように思われる。ここで言う「要因」には、アポE以外の様々な遺伝子や、それらが産出するたんぱく質、そして食事、環境なども含まれる。

アポE4と神経変性

ヤトン・ホワンは、カリフォルニア大学サンフランシスコ校グラッドストーン研究所に勤務している神経科学者である。ホワンと私は一時間以上も話をした。彼は、中国で大学院に通っていたころから二〇年以上にわたって研究しつづけているテーマであるアポEについて、熱心に語った。彼の最初の言葉は「私はアポEのことをよく知っています」というものであり、そして最後の言葉は「アポEの話をすると、私はいつも良い気分になるのです」というものだった。

ホワンの立場は、E4が、βアミロイドとの相互作用によってADのリスクを増大させることは明らかだ、というものである。二〇年におよぶ研究が、このことを繰り返し示してきた、と彼は主張する。しかし彼は、「これはアポE4の全体像ではありません。アポE4には、アミロイドとは無関係の、認知機能の低下をもたらす独自の働きがあります。そしてその働きによる変化は、早い年齢で生じるのです」とつけ加えた。その例としてホワンが挙げたのは、E4保有者が、二十代で脳におけるグルコース代謝の減少を示すという一連の研究であった。細胞における発電所とも言えるミトコンドリアと関係の深いグルコース代謝の減少は、ADを引き起こす原因となるのである。それからホワンは、「E4陽性とE4陰性の人々のあいだには、海馬を含む『デフォルトモードネットワーク』[62]における、活動の違いがある」とつけ加える。彼はその後、E4について、そして、アミロイドβ、タウ、その他の分子との関連におけるE4の特性について詳細に述べ、それから、彼のチームが、アポEとギャバ遺伝子との関係を調べるために行なっている動物実験について語った。

ヒトのADを研究するために遺伝子組み換えマウスを使うのは不適切であると、何人かの専門家たちが言っていたと告げると、ホワンは次のように答えた。

マウスはすぐれた実験材料です。しかし、マウスはマウスにすぎずヒトではないことを、我々は心に留めておかなければなりません。ヒトのアポEとマウスのアポEは、似てはいても同じではないのです。すべてのマウスのアポEはE4に近いものですが、彼らのβアミロイドの除去の仕方はヒトとは違っています。また、マウスのアポEは、少しばかりアポE3のような機能的振る舞いをすることがありますが、このことは、マウスたちをADのステージ1と2の状態にする試験において大きな意味をもちます。そして、マウスの研究結果をそのまま当てはめて、アミロイドカスケード仮説を否定するようなことはしてはいけないと我々に教えてくれます。そしてこれこそが、私が強調したいことなのです。すなわち、一つのことにすべてを賭けるべきではない、ということです。あなたもそう思うでしょう？　何よりも大切なのは、ADのメカニズムを明らかにしようとする研究を、ほとんどの資金が使われている薬剤の開発努力に埋没させてはならないということです。アミロイドβ以外のものを真剣に考えるべき時なのです。研究を多様なものにする必要があります。

すこし間を置いてから、彼は次のようにつけ加えた。

アルツハイマー病は一種のシンドロームであり、多くの細かい現象の集合です。アルツハイマー症候群と呼ぶべきでしょう。それは高血圧に似ています。血圧が上がるにはたくさんの経路があるからです。したがって、ADの薬剤は一種類ではなく複数のものが開発され定着することとなるでしょう。（略）アミロイドβの経路だけしか考えないのでは、明らかに不十分です。この経路には多額の資金が投じられてきましたが、まだ大きな成果は得られていません。アミロイド仮説は、それはそれで有効なものですが、いくつかある経路の一つにすぎないのです。ジョン・ハーディは、早発性ADも遅発性ADも、同じ遺伝的メカニズムによって引き起こされるということを強調しました。この考えは正しいのかもしれませんが、私は自分が集めた証拠から、それは話の一部でしかないと考えるようになっています。我々の考えは一面的になりがちなので、気をつけなければなりません。我々はまた、E4を保有している非常に多くの人々がなぜADにならないのかについて考える必要があります。これは、私が強い関心をいだいている、とても重要な問題です。

ホワンは、先に引用した「E4がアポE遺伝子の原型である」という説を唱えたR・W・マーリーら、グラッドストーン研究所の他の研究者たちと共同で、いくつかの論文を発表している。彼は、マーリーと同様、E4がアポEの原型であると確信しているが、人類の歴史においてE3が選ばれていった根拠として、「おばあさん仮説」を強く推している。ホワンらの最近の論文の一つ[63]には、アポE4に関する彼らの考えの複雑さが説明されている。彼らの基本的な立場は、E4は、神経変性の要因である以上に、脳に貢献する様々な機能をもつ、というものである。ホワンはいわゆる最終的共通経路を、つねに考えられてきたような簡単なものだとは考えていない。このこともとても印象的だった。アミロイドカスケード仮説の中核部分は否定できないということでコンセンサスがとれてきてはいるものの、まだまだ多くの研究が必要とされていることもまた事実なのである。ジョン・ハーディも同様のことを言っている（第2章を参照のこと）。またハーバードの神経遺伝学者ルドルフ・タンジも、アミロイドについて次のように述べている。

アミロイドβは単なるゴミではない。感染症を防ぐなど、脳を保護する役割をもっているものであり、つまるところ、脳の免疫システムの一部なのである。私はバプテストである。我々は、薬剤治験の失敗に対して反射的に反応してきたが、いかなる治験においても最初の薬剤は必ず失敗するということを忘れてはならない。ちょうど、小学五年生の子供がサッカーコートのセンターラインからボールを蹴るようなものである。現在我々は、キックオフを済ませ、試合を始めているが、これまでのところ、問題点について意見を一致させることができていない。それがアミロイドβ40に対するアミロイドβ42の割合と関係があるものなのか、アミロイドβのレベルの増加によるものなのか、アミロイドβの密集によるものなのか、あるいは、よくわからないのである。ただし最近は、この、40と42の割合の問題だと考える人が増えてきている。アミロイドβ42はアミロイドβを沈着させるように働き、アミロイドβ40はアミロイドの沈着を防ぐように見える。（二〇一〇年三月）

タンジは、彼が二〇年前に、神経遺伝学者ピーター・ハイスロップとともに発表した論文の内容をつけ加えた。それは、ヒトの脳に損傷が起きた後、免疫システムを守るためにアミロイドβがその損傷を修復するということを示すものだった。彼は「我々は遺伝学から学ぶべきだ」と主張する。つまり、臨床表現型に捉われるよりも、病気を発症させる原因を問うことに、より多くの努力が払われるべきだということである。彼は、「下流に行きすぎないようにしよう。遺伝子から始めるほうがよい」と語った。タンジのこれらの話は、次章で詳述するゲノムワイド関連解析（GWAS）のような分子遺伝学の分野で最新のテクノロジーが用いられている、という話につながるものであった。

ジョン・モリスは二〇〇九年に、彼のグループが進めているプロジェクトの一つを、脳におけるアミロイド沈着とアポE遺伝子の関係を深く理解するためのものであると説明した。

二四一名の人々のサンプル（これは、今までのところ、世界最大規模のサンプルである）を用いて、PIBスキャンを繰り返し行なったところ、最高齢のグループにおいて、E4が陽性であり、かつ認知機能が正常である人々の七五パーセントは、PIBスキャンが陽性であった。これはどういうことだろうか。この人々は、認知症になるのだろうか。これがまさに、我々が問いつづけている問題である。我々は彼らを、被験者とか患者ではなく、「参加者」と呼ぶ。そう、我々は彼らを、研究のパートナーにしようとしているのだ。そして毎年「会議」を開き、そこで研究者たちは、参加者たちに、彼らが携わってきた研究の結果を報告するのである。脊椎穿刺を含むこの研究を理解し、喜んでそれに参加する意思を示している人々でなければ、研究には参加させない。したがって参加者には、研究に深く関わろうという固い決意のある者が選ばれていることになる。しかし我々は、ＰＩＢスキャンの結果も、アポＥ遺伝子や脳脊髄液の検査結果も、参加者本人に個別に告げることはない。この点については、今後改める必要があるだろう。

モリスのグループは二〇一〇年に、この研究の結果が示されている論文を発表した。「参加者」は、四五歳から八八歳までの認知機能が正常である人々であり、全員が遺伝子型を特定されておりＰＩＢスキャンを受けていた。また、そのうち一六八名が脊椎穿刺を受けていた。論文は「年齢とアポＥの遺伝子型が相互に作用し合って、この研究に参加した、認知機能が正常な高齢者の脳におけるアミロイドβの沈着の頻度を増加させた」と結論づけた。[64]そしてそのアミロイドβの沈着は中年のうちから始まること、この研究における八〇歳から八九歳の人々の五〇・〇パーセントが著しい脳脊髄液の変化を示したこと、三〇・三パーセントの脳で、ＰＩＢスキャンが陽性であったことがわかった。この研究結果は、同じ研究グループが行なった「認知機能が正常な高齢者」の解剖で見出された神経病理学的ＡＤの年齢による頻度と同じであった。[65]この二〇一〇年の論文は、アポＥ４の量が脳のアミロイドβの沈着に大きな影響をもつこと（つまり、Ｅ４遺伝子が一個よりも二個の時のほうが沈着しやすいこと）をあらためて確認しつつも、Ｅ４遺伝子をもたない人々が、その程度はアポＥ４保有者ほど多くはないにしても、脳脊髄液とアミロイドの沈着に関して、年齢に対応する増加を示すことも明らかにしている。この研究はまた、アポＥ２がアミロイドの沈着を防ぐということを、おそらく世界で初めて、説得力をもって示した。ただ、この論文には、アポＥ２が高脂血症のリスクを高めるということは記されていない。

筆者たちは、その手順に弱点があったことは認めつつも、この研究は「アミロイドβは、発症前段階のアルツハイマー病において最初に検知される病理学的変化の中でも中心的なものである」という結論を導いたとしている。[66]ちなみに、その後生じる変化の中でとくに重要なのは、タウの蓄積である。しかし、彼らはそれにつづけて、「脳脊髄液におけるアミロイドβ42の減少やＰＩＢ陽性などの、発症前段階のアルツハイマー病の指標を有する『認知機能が正常な高齢者』がADを発症するリスクが、これらのバイオマーカーをもたない人々よりも明らかに大きいことを示す、はっきりとした証拠が出てくるまでは、発症前段階のアルツハイマー病というコンセプトは、机上の空論である」と述べている。さらに、「アルツハイマー病は複雑な疾患であり、そのメカニズムがアミロイドβの異常な代謝のみによって説明されえないことは、ほとんど確実である。しかし我々は、年齢に伴うアミロイドβの沈着が、遅発性ADの最も強力な遺伝的リスク要因であることを示す証拠を見出した。そしてそれがアポE4の病理学的表現型であることも、ほぼ間違いない。（略）また我々が見つけた証拠は、アミロイドβの異常が、発症前段階のアルツハイマー病の病理学的カスケードを開始する要因となることも示唆している」とまとめている。そして最後に「発症前段階のADは、かなりの数の認知機能が正常な成人たちに見出されている。これらの人々は、アルツハイマー病のリスクを調べるために、長期的研究によって追跡されるべきである」とした。[67]

AD界は依然として、老齢と認知症の関係について、正常と疾患の境目について、そして不確実なアミロイドβの役割について、その真相を探りつづけている。二〇一一年に著されたアミロイドカスケード仮説の概要を述べた、ある論文は、次のような指摘を行なっている。「この病気を軽減するために、アミロイドβの産生をどの程度抑えるべきなのか、あるいは、アミロイドβの除去をどの程度行なうべきなのかについては、依然として明らかになっていない。また、この病気の進行におけるどの段階でアミロイドβを軽減すると、臨床的な効果が得られることになるのかということについても、明らかになっていない」。また、この論文には、ADの脳には、その状態にかなりの個体差があること、そして、アミロイドは脳の様々な部位に沈着するため、その量を正確に測ることが非常にむずかしいということも述べられている。著者らは、アミロイド斑の沈着から将来を予測することは困難であるとする。さらに、「アミロイドβの絶対的な量は、ADを発症する年齢を決定する主要な要因ではないことを示唆するデータも出ている」とし、[68]アミロイドβの沈着には、神経原線維変化や細胞消失との相関関係はなく、「もっと言えば、認知症との直接的な因果関係もない」と主張している。これらの研究者たちは、依然としてアミロイドカスケード仮説を支持しつづけているが、アミロイドが単なる「引き金」として理解されるように求めている。アミロイドの沈着を「引き金」と考えることによって、分子レベルで何年にもわたって起こると考えられているADの複雑なプロセスを、段階的に区切って捉えることができるようになると、筆者らは主張する。そして若い「正常な参加者」を生涯を通して継続的に評価する大々的な研究が求められると述べ、

アミロイドβを「引き金」とするシナリオをテストするのは、単一の製薬会社の力だけでは難しい。それでも、もしこれが、ADのプロセスを正確に反映するものであるならば、薬剤の開発の根本的に異なるモデルを生み出すことにつながり、我々を待ち構えている健康上の社会的惨事を防ぐ鍵となるはずである。(69)

と結んでいる。

私はある時、AD研究に携わっていない二人の科学者に、アミロイドカスケード仮説がいつまでもすたれない理由について意見を求めた。彼らの答えは非常に興味深いものであった。その一人は、この状況を競馬にたとえた。賭けを行なわなければならないのに、その競馬で走っているのはたった一頭の、それも足を怪我した馬であるというのである。もう一人は、この状況を自動車事故の検証にたとえた。警察官は、事故が起こった原因ではなく、事故のいきさつを調べて仕事を終わりにしてしまう。にもかかわらず、それで今後の損害を防げると思うのである。

明らかに正しいと思われる新たな学説が提供されるまで、研究者らはそれまでの仮説を捨てないであろうと、トマス・クーンはずっと以前に述べていた。なぜなら研究者たちには、カオスに陥ることへの懸念があるし、そこには避けられない資金の問題が付きまとうからだ。アミロイドに、神経的活動において重要な役割を果たしているという側面があることを、完全に否定することはできない。研究は、アミロイドが何らかの形で、ADをはじめとする認知症的疾患の原因あるいは結果に、直接的・間接的に関わっていることを繰り返し示してきた。アミロイドは、関連のある他の神経病理学的疾患にも関わっているにちがいない。今日まで、支配的なパラダイムが、カス

ケード仮説を錨にして、何度か微調整されてきた。そして資金が集められ、研究が着実に進められてきたのである。

第6章　ゲノムワイド関連解析

——バックトゥザフューチャー

それぞれの細胞は、何百何千という遺伝子を発現させる。一方、それぞれの遺伝子は、そのほとんどが、多くの異なる種類の細胞で、そして様々な状況のもとで、発現する。複雑な形質は、相互に作用し合う様々な遺伝子の産物が空間的・時間的に集積した結果だと言える。つまりそれは、発現したのちに、よくわかっていない環境的影響を含むいろいろな出来事によって、臓器や組織の中で、時間とともに変化していき、形づくられるのである。このことを示す文書が次第に増えている。

——アン・ブキャナン、サミュエル・ショルティス、ショーン・リヒツマイヤー、ケネス・ヴァイス『遺伝子は何のためにあるのか、形質はどこから出てくるのか』[1]

多型——一個のＤＮＡ部位に様々な形が現れること——は、自然界において一般に見られるものであるが、ヒトゲノムにおけるその頻度は、ヒトゲノムが解読されるようになる前に想定されていたよりも、ずっと多い。多型の存在は、ヒトが多種多様であることの遺伝子的基礎である。[2] アポＥも多型であり、Ｅ2、Ｅ3、Ｅ4はどれも世界中に存在しているが、その分布の割合は地域により異なる。そして、これまで見てきたように、Ｅ4型を保有する人々は、メカニズムはまだよくわかっていないが、ＡＤのリスクが高い。アポＥ4はＡＤを引き起こす必要条件でも十分条件でもないことから、ＡＤの発症には他の遺伝子が関わっているにちがいないと、以前から言われてきた。また、遺伝子間の相互作用や環境の影響が、ＡＤの病理の始まりに関与しているという考えも、広く受け入れられている。しかし、何年にもわたって徹底的に研究を行なってきても、アポＥ４と同様にＡＤのリスクを高めるような他の遺伝子は見つからなかったので、現在のところは、今後そのような遺伝子が簡単に見つかることはないだろうと考えられている。ただし、何らかの形でＡＤを引き起こす遺伝子は他にも多数あるはずであり、これらの遺伝子は、まだよくわかっていない状況のもとで、ＡＤへの影響を累積していく可能性がある、と想定されている。

過去約八年にわたって開発されてきたハイスピードテクノロジー（つまり、ヒトゲノムが初めて解読されたときには、まだ利用できなかったもの）が、ＡＤの遺伝学研究を新しい方向に推し進めた技術、すなわちゲノム大規模解析を可能にした。その解析技術の一つが、「ゲノムワイド関連解析（ＧＷＡＳ）」である。これは、非常に多くのＤＮＡ配列をランダムに調べて比較する方法であり、それにより、個々の治験者における、ＳＮＰ（一塩基多型）と呼ばれる遺伝的変異を検知するのである。[3] ＳＮＰは一般的に、ヒトゲノムの、疾患のリスクを高めるとされる領域を同定する生物学的マーカーだとされている。ＳＮＰが、遺伝子的な観点から病気の原因を直接明らかにすることはないが、複数のＳＮＰが、ある遺伝子の中に、あるいは遺伝子の近くの調節領域に生じるとき、それらは、遺伝子の機能に影響を及ぼすことによって、疾患の発症に重要な役割をもつ可能性がある。

二〇一〇年末までに、一二〇〇以上のＧＷＡＳが行なわれ、二〇〇以上の疾患に関わりをもつ可能性のある様々なＳＮＰを同定することが目指された。他の方法では、特定の一つあるいは数個の遺伝子領域を調べるのだが、それとは対照的に、ＧＷＡＳはゲノム全体を調べる。ＧＷＡＳは、心臓疾患、がん、アルツハイマー病などの多因子疾患に遺伝子がどのように関わっているかということを明らかにするために、頻繁に用いられてきた。ある変異が、ある疾患をもつ人々に、より頻繁に現れるとしたら、そのＳＮＰは、その疾患に「関連がある」と言われる。たとえば、ＡＤを調べるには、記憶喪失、アミロイド沈着といったＡＤの特徴と、関連があるように見えるＳＮＰを、検査対象の集団全体にわたって、体系的に検知するのである。

今日では、個々の被験者のゲノムにおけるＳＮＰの場所を、五〇万以上も抽出し同定することが可能になり、それを、何千人という他の被験者のゲノムに存在するSNPと、簡単に比較できるようになった。この方法を用いれば、あらゆる生物のほとんどすべての遺伝子を、大々的に検査することが容易になる。費用に関しても、ここ数年で大幅に減少し、また検査にかかる時間も短縮され、GWASはますます魅力的なものになっている。被験者たちは通常、綿棒によって採取した口腔内粘膜や髪の毛を用いて、細胞のサンプルを提供する。その細胞からDNAを抽出し、SNPチップに塗布することで、何百万というDNA配列が読み取れるようになるのである。繰り返し述べておかなければならないのは、GWASが、遺伝子そのものではなく、染色体上の「場所」を同定するものであるということである。それに基づいて、どの遺伝子が関わっているのか、遺伝子のうちのどのたんぱく質生成物が関わっているのか、DNAのどのノンコーディング領域が関わっているのか、ということに関する推論が行なわれるのである。この研究は最初、心臓疾患、がん、アルツハイマー病のような、複雑であるが一般的な病気は、「ありふれた疾患共通変異仮説」に当てはまるという想定に基づいていた。すなわち、一つ以上の共通の遺伝子変異が病気の原因になるという仮説である[4]。しかし、アルツハイマー病に関してはこの仮説では説明できないのではないかと、この問題を研究している多くの専門家たちが次第に考えるようになり、実際にアルツハイマー病のGWASが始められると、それを裏づけるデータが多く見つかった。そしてまた、主要な原因遺伝子とされたものよりも、多くの「影響の少ない遺伝子」のほうが実際には重要であるようにも思われた。ただし、この問題はもっと複雑であり、そのことを示すさらなる研究がある。このことについては、後に述べる。

GWASは一般的に、仮説のない研究であると説明されており、一部の生物学者はそれを単なる証拠探りであると言っている。つまり、特段の目的なしに、情報を発見するために行なわれる調査だというのである。しかし実際には、どんなGWASにも、調査している形質が、同定できる遺伝子構成要素を有しているという暗黙の想定がある。したがって、GWASは通常、研究対象の病気あるいは研究対象の形質が同定されている人々とその対照群という、二つのグループのDNAを比較するのだが、AD研究において、このような方法をとろうとすれば、すぐに問題が生じる。健康な対照者とされている人々が前駆的ＡＤの状態でないことが、確実ではないからである。ある研究者は次のように語っていた。「いわゆる健康な対照群の中に、ＡＤを宿していても症状が出ていない人々がいるという懸念は、つねにあります。対照群の一〇パーセント程度が、後に発病したり、解剖で前駆的ＡＤだったとわかったりするということを、私はどこかで読みました。非常に大きなサンプルを用いている場合には、前駆的ＡＤの人がどの程度まぎれこんでいるかということについてばらつきが少なくなるので、研究への悪影響は少し弱められますが」。第５章までで見てきた二つの問題が、この不都合をさらに助長している。すなわち、いわゆる前駆的ＡＤを検出するバイオマーカーは信頼に足るのかということについて、いまなお激しい論争が続いており、また、臨床におけるＡＤの症状自体もばらばらなので、回避的な遺伝子型と捉えがたい表現型の両方を調査対象とする研究は、この二者の確固たる関係を確立することが非常に難しいのである。いや、もしかしたらこれは不可能なことなのかもしれない。

ＧＷＡＳの追跡調査は、しばしばその調査対象を、ゲノムの最初の検査で判明した領域にあるＳＮＰに限定する。しかしそれでは、ゲノム全体はカバーされず、サンプルは、ゲノムの機能上関連があると思われる領域のみを重点的に取り上げたものとなる。このことは、検査結果の解釈において、さらなる問題を生じさせる。

二〇一一年までに、八件のアルツハイマー病ＧＷＡＳの検査結果が発表されたが、そのすべてにおいて、アポＥ４遺伝子が（とくに同型接合の場合に）ある特定の人々をＡＤのリスクにおくことが確認された。八件の研究のうちの一つを行なった神経遺伝学者のバートラムとタンジは、それまでのＧＷＡＳ研究からわかったことをまとめた総説を、二〇〇九年に発表した。その総説は、本書第５章でも取り上げた彼らの二〇〇四年の言説を繰り返すことによって始まっている。それは過去三〇年間ＡＤの遺伝学を悩ませてきた、相反する結果に関する警告であった。総説はつづいて、当時の研究者たちのＧＷＡＳの結果に対する見解を述べる。

最も多く見られたのは、遅発性ADが、多くの浸透度の低い一般的リスク遺伝子によって、支配される可能性があるという見解である。これらの遺伝子は、ゲノム全体にわたって存在している多くの遺伝子座にあり、様々な経路に複雑に影響を及ぼしている可能性がある。そしてその多くは、アミロイドβの生成、凝集、除去に関わると考えられている。

次に総説は、彼ら自身の見解を要約する。

より大量のデータ群を使用し、より高度に解明された配列の情報に基づいてさらなるGWASが行なわれていけば、我々はADに関連した新しい遺伝子候補を次々にリストに加えることができるようになる。しかし、それらの候補を確実なAD感受性遺伝子であるとするためには、様々な個々のサンプルにおける再現性の確保とメタ分析が必要不可欠となるであろう。GWASは、行なわれるようになってからすぐに急速に進歩した。しかしそれにも拘らず、ゲノムワイド解析からこれまでに導き出された、新しいADの候補遺伝子のすべてにおいて、それをADのリスク遺伝子として明確に確立することができるような、決定的かつ実用的な遺伝学的証拠は得られていない。このことは強調されるべきである。[5]

バートラムとタンジは、「非常に多くの研究が行なわれているので、それらすべてを体系的に追跡して評価することは事実上不可能になっている」と考え、インターネットで簡単にアクセスできる「アルツ遺伝子データベース」を構築した。「アルツ遺伝子データベース」は、様々なメタ分析の結果に基づき、二〇〇九年の時点で、ADの原因との重要な関連を示すとされる遺伝子変異が少なくとも一つはある、三二の遺伝子座をリストアップしている。しかしながら、メタ分析で用いられるすべての研究は統計学的に比較できることが求められるが、実際にはそれは難しい。[6] 完了したGWASのうち一〇件について、その結果を、前述したバートラムとタンジの総説は詳細に評価しており、ADに関連する二〇以上の潜在的な遺伝子座が新しく見出されたと結論している。しかしこれに関しては、慎重に再現性を調べる必要がある。

アルツハイマー病のGWASに関して、「クロスプラットフォーム比較」を行なった最初の試みの一つは、四件の研究を比較して次のような結論にいたった。「我々が観察したかぎり、ADとの関連を示す徴候が再現された数は、予想したよりも少なかったが、これは、サンプルがまだまだ少ないからである」。言いかえれば、この研究者たちは、たくさんの大がかりな研究によって、より多くのデータが得られれば、それを用いて、さらによい結果を出すことが可能であると示唆しているのである。(7)

二〇〇九年九月七日に、「アルツ遺伝子データベース」は、「ペーパーアラート」と題する文書を発表し、その時点で最大規模であった二つのGWASから得られた結果について報告した。この二つの研究は、最初オンラインで発表され、その後『ネイチャー・ジェネティクス』という、企業が運営する、もっぱらGWASから得られた結果を公にすることを目指すジャーナルに、一対の論文として掲載された。「アルツ遺伝子データベース」は、以下のようにコメントしている。「この二つの研究は、助け合いながら、さらに一〇ヶ国の何十という研究所の協力を得て、三つの新しいリスク遺伝子を発見し、メタ分析を行なったことによって注目をあびた。さらに、それまでアポEを除くほとんどの遺伝子研究につきまとってきた不安、すなわちサンプルのサイズの小ささや、再現性のなさに対する根強い不信感を払拭し、三つの新しい遺伝子を同定していることも大きく評価されている(8)」。

「英国アルツハイマー病研究」の主席研究員であるジュリー・ウィリアムズは、この二つの論文のうち一つの筆頭執筆者であった。ウィリアムズのグループが行なった研究は、ウェルカムトラスト、英国医学研究協議会、アルツハイマー病研究トラスト、ウェールズ議会などの資金援助を受けており、また、カーディフ、ロンドン、ケンブリッジ、ノッティンガム、サウサンプトン、マンチェスター、オックスフォード、ブリストル、そしてベルファストの大学の科学者たちが参加する大規模なものであり、アイルランド、ドイツ、ギリシャ、ベルギー、米国の研究所の研究者たちとも協力して行なわれた。ジュリー・ウィリアムズは、その研究で、「ADをもつ四〇〇〇名の人々の五〇万種類以上のDNAを、ADではない八〇〇〇名の人々のDNAと比較した」。するとアポEに加えて、二つの遺伝子、CLU（アポリポたんぱくJとしても知られるクラステリンをコードする遺伝子）とPICALMに、「ADとの関係を示す圧倒的に明らかな証拠」が見つかった。そしてこの結果は、ADと診断された二〇〇〇名とその対照群二〇〇〇名という別のサンプルを用いても再現され、追認することができた。ウィリアムズはこれを「大変意義深い研究結果であり、また決定的なものである」と論じている。[9] アルツハイマー病研究トラストの会長はこのことについて「認知症研究にとって大きな躍進である。（略）ウィリアムズ教授らの業績は、イギリスの研究者が、認知症の理解においても、認知症を打倒する戦いにおいても、世界の先頭に立っていることを示している」というナショナリスティックな発言をしている。[10]

もう一つのGWASは、リールのパスツール研究所の理事であり細胞・分子生物学の博士号を有する医師である、フィリップ・アムイェルの主導のもとに、二〇三二名のAD患者と五三二八名の対照群を用いて行なわれた。その研究結果は、三九七八名の患者と三二九七名の対照群を用いた研究で再現された。サンプルとなった人々は、ベルギー、イギリス、イタリア、およびスペインから集められた。ウィリアムズとアムイェルのチームそれぞれの研究結果はともに、アポE、CLU、PICALMとさらにもう一つの遺伝子が、遅発性ADのリスクと確実に関連があることを示していた。CLU遺伝子によって産生されるクラステリンは、細胞残屑を除去したり、細胞死を妨げたりする性質をもっている。クラステリンは、すでにこの研究以前に、アルツハイマー病患者の血液中に多く確認されており、認知機能の低下と関連づけられていた。PICALMは、神経細胞への、そして細胞内での分子の輸送に関わっているほか、記憶形成などのいくつかの脳機能にも関連している。ADとの重要な関係が判明した三つ目の遺伝子は、CRI（補体レセプター）と呼ばれ、最初はフランスの研究のみで扱われていたものであるが、フランスとイギリスのプロジェクトの研究結果が統合された後に、信頼できるものと見なされるようになった。C

RIは、免疫系の働きに関して重要な役割を演じているように見える遺伝子である。また、炎症と関連があり、産生されすぎると、中枢神経系などの組織に損傷をあたえる可能性がある。GWASが行なわれる前にもすでに、CLUとCRIは、アミロイドβの除去に関わっていることが示されていた。そしてその後、GWASが行なわれるようになると、そのいくつかで改めてこれらの関係が追認される形となった。

研究者たちは当時、GWASが成功するためには、より大きなサンプルが必要であると考え、それに従って、大規模な大陸間プロジェクトを開始した。そしてその結果が、二〇一一年五月に、『ネイチャー・ジェネティクス』誌に、やはり一対の論文として発表されたが、今回は、合衆国からかなりの数の情報提供があった。一つの論文は一五五名の、もう一つは一七二名の執筆者によって書かれ、どちらの論文も、「研究の運営と調整」、「統計学的方法と分析」、「研究の設計」、「草稿執筆担当」など、ジャンル別に分けられていた。両方の論文に寄稿している者もいた。これらの仕事の複雑さが垣間見える、論文の一部を引用する。

アルツハイマー病のリスクに関連する遺伝的多型を同定するために、「アルツハイマー病遺伝学コンソーシアム（ADGC）」は、八〇〇〇名以上の患者と七〇〇〇名以上の対照群に関するデータを集めた。それには、NIA（米国国立老化研究所）に資金提供を受けている二九のアルツハイマー病センターから得られた八つのグループ、新しく集められた九つ目のグループ、そして国立アルツハイマー病調整センターや「国立アルツハイマー病細胞バンク（NCRAD）」から得られたデータが含まれていた。二度目の追試を行なうにあたっては、さらなる四つのデータベースが参照され、より多くのサンプルが用いられた。（略）三度目の追試には、別の三つのコンソーシアムによって提供された関連分析の結果が用いられた（その際に用いられたサンプルは、主に、前述したヨーロッパ系統のものである）。（略）データの元となったグループは、それぞれ異なる方法を用いて遺伝子型を特定されていたので、我々が、二三二万四八八九個のSNP（一塩基多型）を基準化するためには、データの補完を行なう必要があった。それで我々は、すべてのデータ群の品質をコントロールするために、厳格で普遍的な方法を用いた。[11]

この研究に基づき、アポE以外にも九種類の遺伝子にADリスクとの関連があることが示された。それらの遺伝子はどれも、ごくわずかなリスクをもたらすものであるとされているが、累積的AD患者の集団がその新しい遺伝子座に起因する割合」は三五パーセント程度であろうと推定されている。ただし、さらなる研究結果が得られれば、この推定値は、それぞれの研究間で大きく変わることになると考えられている。著者たちは最後に、自分たちの研究には、「影響が少ない」リスク遺伝子を明らかにする力があるとしながらも、彼らが存在すると確信しているさらなる遺伝子座を見出すためには、遺伝子型をより正確に特定し、一般的な多型と稀な多型両方の影響を調べることができる大規模な研究が必要である、と述べている。[12]

ところで、著者らが行なった研究の結果からは、様々な問題が持ち上がった。効果の小さいこれらの遺伝子は、どのような状況下で生体内に発現するのか、また、しないのか。遺伝子それぞれの影響は累積するのか。それらの遺伝子が促したり、活性化させたり、妨げたりする生物学的経路は、正確にはどのようなものなのか。そしてどのような状況下で起こる出来事なのか等々。研究者たちが、自分たちの行なっていることに興奮したのも無理はない。信じがたいテクノロジーに加え、驚異的なスピードでサンプルがスクリーニングされるのを目の当たりにしたのだから。そして、そういった技術の向上は、研究の実施に大きな刺激を与える。しかし私は、かつてヒトゲノムの解読をめぐって、これよりももっと派手に騒いでいた報道を思い出す。それは一〇年以上前のことであったが、その解読によって判明することには限界があるとして発せられた警告的な言葉も、多くの専門家たちによって何年ものあいだ無視されたのである。[13] GWAS研究者の大多数は、もしAD界が、「予防」というものをこの病気への主要な取り組みとするつもりなら、これらの遺伝子とそれが産生するものが、人の一生を通してどのように働くかということを正確に理解するために、GWASにとどまらないさらなる研究によって、経路の詳細を時間を追って記述する必要があると考えている。これは、GWASではなしえないような、気の遠くなる作業である。さらに、これまでの研究結果は、文脈から切り離された情報には、大きな力がないということを示唆している。それは単に、ADの遺伝学の複雑さに取り組むことへの、しかもためらいがちな、第一歩にすぎないのである。このことを、私が話をしたGWAS学者たちは十分認識していたが、ジーナ・コラータが『ニューヨーク・タイムズ』紙に掲載したGWASに関する記事は、予想通り楽観的なものだった。[14] そこに引用された聡明な学者たちのコメントは、コラータの主旨に合うものが慎重に選ばれている。たとえば、ロサンゼルスのカリフォルニア大学神経行動遺伝学センター長ネルソン・フライマー博士のコメントは、「これは、着実で大きな一歩である」というものであった。

GWASが引き起こした問題

最初に行なわれた二つのGWASの研究結果が発表されて間もない、二〇〇九年一一月に、私は「精神神経遺伝学・ゲノミクスセンター」のジュリー・ウィリアムズと彼女の二人の同僚に会うために、ウェールズのカーディフに赴いた。ウィリアムズは「私たちが見つけた遺伝子はまだ、その人がアルツハイマー病になるか否かを確実に予告することはできません。そのような段階にはいたっていないのです。しかしそれらは、アポEのほかにも四つはあり［そのうちの一つに関する詳細は、私たちが会ったときには公表されていなかった］、それぞれの遺伝子は、おそらく実際のリスク原因の約二パーセントを占めています」と述べた。これらの遺伝子がもたらす影響は相乗的なものだと考えられるかと私が尋ねたところ、ウィリアムズは「おそらくそうだと思います。しかし、もしそうだとしても、その知識によって個人のリスク予知の精度が高まるわけではありません」と言った。彼女はそれから、これらの遺伝子がβアミロイドの除去に影響するかどうかを単に問うことは、適切なことではないと強調した。

遺伝的要素や環境的要素など、多くのものがリスク要因となります。そしてそれらが、ある一定のレベルを超えると、急激に発病へといたります。（略）それにはいくつかのプロセスがあるはずですが、遺伝子の一部は様々な役割をもつ分子をコードするので、それらのプロセスを明らかにするのは簡単ではありません。とはいえ、これらの遺伝子はいずれにしろ、私たちの研究を正しい軌道に導いてくれるでしょう。それにより私たちはＡＤの原因に近づいていくことができるのです。

ウィリアムズがとくに注目した研究結果は、ＡＤを引き起こす遺伝子の働きに免疫や炎症が関わっていることを強く示唆するものである。彼女は、クラステリンが脳内の炎症を鎮める役割をもっている話をし、「炎症」が長いあいだ、ＡＤのリスクに関連があるとされながらも、通常、二次的なものとして考えられ、アミロイドが一次的なものとされてきたことを強調した。彼女は、それまで研究者たちが物事を「反対に」考えていたかもしれないこと、そして炎症がアミロイドの蓄積に先行するかもしれないことをＧＷＡＳの結果が示唆したと述べ、さらに、次のようにつけ加えた。

私は、私たちが本当にしたいのは、個人のリスクを予知するために、あるいは薬剤を開発するために、一連の遺伝子を単に同定することではなく、原因をもっとよく理解するために、関連した複雑な経路を解明することであると考えています。私は、アミロイド斑と神経原線維変化は相関しているはずだという見解をもっていますが、そこには、今まで認識されていなかった新しいメカニズムがあると考えているのです。私たちは細胞の絶対的な消失にはあまり目を向けてきませんでしたが、これが認知機能の変化と強く相関していることは、間違いありません。このことは、私たちが明らかにしはじめている補体に関する話とも合致します。最近の研究は、補体たんぱく質が、これまで私たちが注目してこなかったシナプス刈り込みなどの機能を有していること――これは私にとって非常に興味深いことです――を示唆しており、ＧＷＡＳの結果は、私たちがＡＰＰ（アミロイド前駆体たんぱく質）の産生よりもずっと多くのことについて考えなければならないということを明らかにしています。そして私たちには、いくつもの新しい可能性が見えはじめています。多くの研究者たちが希望に胸を膨らませているのです。何故なら、非常に多くの「正常な人々」がアミロイド斑をもっているからです。アミロイド斑はリスクファクターではあっても、決定的な要因ではないということが明らかなのです。ただし目下のところ、一部の神経病理学者たちは、このことに脅威を感じていると思います。

ＧＷＡＳのサンプルを選定する際に人種を考慮するのかと、私は質問した。すると、話し合いに参加していたウィリアムズの同僚が、研究チームは意図的に、サンプルができるかぎり白人になるようにコントロールしたと答えた。そして本当なら様々な人種を集団的に調べたいのだが、そのような研究を行なえるほど多数のケースを確保するのは事実上不可能なのだと述べ、さらに、ウィリアムズが次のようにつけ加えた。「人種や民族は交絡因子であり、遺伝学的に複雑な問題を含むので、当分のあいだ、この問題を単純化する必要があるのです」。すなわち現実的な問題として、継続的な資金援助の欠如が、研究方法を制限しているのである。

二〇一〇年五月に私は、合衆国で行なわれている主要なＧＷＡＳプロジェクトを統率しているジェラルド・シェレンベルクと会った。私はそれ以前にも、彼がこのプロジェクトの長になることに同意した直後に、モントリオールで彼と会っていた。その時の彼は、「なぜこんなことを引き受けてしまったのだろう。夜もおちおち眠れない」とこぼしていたのだが、一年後の朝八時半にペンシルベニア大学医学大学院の研究室で自分の椅子に座っていた彼は、以前よりリラックスしているように見えた。それでも、彼は自分のチームが経験している信じがたいようなプレッシャーを強調し、チームの何人かは、ずっと研究室に寝泊まりしているのだと言った。シェレンベルクは、ADの遺伝学の研究で何年もの経験を積んでいた。また彼は、一九九五年にルドルフ・タンジらと共に、ボルガジャーマンの家系に存在する家族性ADの原因である、プレセニリン2を特定した人物でもある。

シェレンベルクは、私が話をしたほとんどすべての分子遺伝学研究者たちと同様に、遅発性ADのリスクを予知するために遺伝子テストを行なうのは、まったく無意味であると主張した。そして、GWASのサンプルの選定についての話の中で、「選定は非常に慎重に行なっているものの、ADの診断が決して完全なものではない以上、サンプルがADか否かの選別も完全なものにはなりえない」と強調し、さらに、自分のチームが扱っているサンプルは、様々な「ゲノム解析プラットフォーム」から得たものなので、その膨大なサンプルを調和させるには様々な困難があるとつけ加えた。

人種構成について尋ねると、自分たちのGWASでは、そのサンプルに約一〇〇〇名のアフリカ系アメリカ人と、それより数は少ないがヒスパニック系やアジア系のアメリカ人がいると答えた。そして、少数者集団について何か意味のあることを言うためには、少なくとも一万件の症例が必要になると、やや残念そうに言った。

GWASの結果に直接的に基づく形でなされはじめた、ADの経路に関する主張に対しては、シェレンベルクは懐疑的だった。

経路の分析は始まったばかりです。研究者たちは、統計学的に意味があるように見える経路があると言います。しかしこの経路は、この分野の専門家によって集められ、吟味されたものではありません。そのため彼らは、この経路を本当のものではないと言います。その経路のことをある程度知っている研究者には、GWASの結果から直接的に主張されていることが意味をなさないとわかっているのです。

糖尿病に関する三万件に及ぶ症例を調べたGWASでは、約三〇個の遺伝子が見つかりました。効果の小さい遺伝子をすべて見つけるのがいつになるのかはわかりません。そのため、経路を解明することは非常な難題ですが、経路はおそらく相乗的なものなので、それらを知れば知るほど、より多くのリスクを予知できることになるはずです。ただしこの種の情報を患者たちに与えることは有益ではないと考えています。

正常な老化と病的な老化とのあいだに明確な区別をつけることができると思うかと私がシェレンベルクに尋ねると、一九六〇年代にはそのことが盛んに議論されていたが、今日では、明確な区別はないということで意見はほぼ一致していると彼は即座に答えた。

APPとプレセニリン1、2について、ある程度理解しはじめたときに、私たちはこれらの原因によるADが早期に発症し、進行も速い（例外はあるが）と主張できるようになりました。これは大変意義深いことです。しかし、神経病理学者に二つの脳を手渡しても、彼らは早発性家系の脳と遅発性の脳を区別することはできません。また私のグループは何年も前に、アポEが、プレセニリン1と相互に作用して発症年齢に影響を及ぼすこと、そして、アポEが、遅発性の集団に対しても同様に作用することを示しました。これらのことは、私たちが単一の疾病を見ていることを強く示唆します。しかし最近では、経路に基づいて、この疾病を二つ以上の病気に分けることができる（ただし、まだその段階にいたっていない）ことを示唆する、タウ、ユビキチン、その他の分子に関する多くの研究も行なわれてきています。ただしそれらは、アルツハイマー病の最終的発現に影響を与えるものの、単なる多型にすぎないということが、最終的にはわかるかもしれません。

シェレンベルクは、一時間の会話の最後に、予防薬の治験が行なわれる日がやってくるとは考えられないと明言した。「我々はまず、何の症状も示していない人に、最低一〇年間治験薬を投与し、次の段階では、これらの薬剤を一〇年間投与する人数を一〇万人にふやし、その間ずっと追跡しなければならないのです。楽観的に考えることなどできるはずもありません」。[15] バスク系コロンビア人を被験者にした治験が公に論じられるようになる少し前にも、私はシェレンベルクに会ったのだが、彼がこの治験に賛成していないように私が感じた根拠は、二〇一〇年にシェレンベルクが私にした、サンプルの規模（小さすぎる）や期間（短すぎる）の話である。

ケニア生まれのピーター・セントジョージ＝ハイスロップは、ジェラルド・シェレンベルク、ルドルフ・タンジおよび、私が話をしたその他の神経遺伝学者たちと同様に、何年ものあいだ、アルツハイマー病の研究に深く関わってきた人物である。彼のチームは、神経細胞の変性に関わる重要な遺伝子をいくつかと、重要なたんぱく質を一つ同定した。長年にわたりハイスロップの主要な関心は、優性遺伝するアルツハイマー病に向けられてきた。私はトロント大学で初めて彼に会った。彼はその大学に一九九一年以来ずっと勤めており、一九九五年には同大学の神経変性疾患研究センターのディレクターになった。二〇〇九年にケンブリッジで、私はふたたび彼と会った。彼は、ケンブリッジ医学研究所のウェルカムトラスト主任研究員でもある。私がケンブリッジで彼に会ったのは、GWASによって発見されたアポEに続く三つの新しい遺伝子に関する最初の論文が『ネイチャー・ジェネティクス』誌に発表された直後のことであり、この時ハイスロップは、方法としてのGWASに関する懸念を表明した。

GWASでは、統計学的結果が得られた後に別の人間が同じ結果を出した場合、それが何を意味するのかということについて、非常に慎重にならなければなりません。サンプルの集団が重複している場合はなおさらです。それが確かに遺伝子的な問題なのか、それとも統計学的な問題なのかを見きわめる必要があるのです。また、我々は、それらの結果をどのくらい重要なものだと考えるかという点においても非常に慎重にならなければならないと、私は考えています。研究者たちは、p値［有意確率］にばかり捉われて、遺伝子そのものがもつ生物学的影響の可能性をちゃんと見ようとしません。[16] それでたとえば、一〇〇〇人を検査したときのp値が〇・〇〇三になったとしても、次に一万人を検査したときのp値がそれより高くなった場合には、その高い方のｐ値を信じます。しかし、どちらのデータにおいても、その生物学的情報は全く同じなのです。何故なら、真の情報を得るためには、オッズ比を考慮しなければならないからです。[17] ＧＷＡＳによって彼らが得ているオッズ比は決して高くありません。これらのＧＷＡＳ研究から得られつつあるもの、いや、得られたものは何でしょう。それらは大して多くはないのです。とくに、報告されている遺伝子の少なくとも二つは、我々がすでに知っていたものであり、すでに、補体やアポＥに関する研究は、文字通り何百も行なわれているのです。

それからハイスロップは、もっと多くの経路がＡＤに関わっているはずだと強調した。しかし現時点では、すでにわかっているいくつかの経路を詳細に解明するのが、堅実で有意義な方法である、とつけ加えた。さらに彼は、遺伝子のみから経路を推論することはできない、と断言した。ＧＷＡＳプロジェクトの一つにも彼の名前が添えられてはいるが、彼の現在の主な関心事はプロテオーム解析（proteomics）であり、彼はこの研究で、ＡＤと関連のある経路をより深く理解できるようになるという希望をもっている。集団間における遺伝子と環境の多様性をもっと認識する必要があるという考え方があるが、ハイスロップは、この考えの強力な支持者であり、その点においてＧＷＡＳには欠陥があると考えている。しかし、プロテオーム解析で何が発見されたとしても、それが、ＡＤ研究において支配的である還元主義的な方向性を根本的に変えることはないであろう。ただし、研究の具体的な方向は、遺伝子のみに焦点を合わせたものから、細胞にも焦点を合わせたものに変化していっている。

ケンブリッジで私と話した二年後、二〇一一年の四月に、ハイスロップはＣＢＣラジオのインタビュー番組に出演した。そこで彼は、自分が率いるカナダのチームが、ＡＤの遺伝子問題に関する現在の理解に対していかに貢献しているかを話し、自分たちが研究に大きく貢献したアルツハイマー病遺伝学コンソーシアムは、ＮＩＡの資金提供を受けてＧＷＡＳの研究を行なっている組織であると強調した。ハイスロップは、ＡＤのリスクを高めると信じられている遺伝子のリストに最近加えられた五つの遺伝子について、次のように述べている（これでリストアップされた遺伝子の数は全部で一〇になった)。

これらは、アルツハイマー病をもたらす「経路」を解明するのに大きく役立つ新たなファクターである。(略)この遺伝子の中には、我々がそれまで知らなかったものもあり、それらはこの疾病に関して、より多くのことを我々に教えてくれるにちがいない。おそらく数年間のあいだに、それらは今よりももっと価値あるものとなり、病気の進行を遅らせる可能性をもった「診断や治療のマーカー」の発見へと我々を導くことだろう。(略)我々は初心に立ち戻り、新しい可能性に目を向けるべき時に来ている。(略)今まで我々が人生の最後の出来事だと思っていたものを、もう一度見直す必要があるのである。我々は大幅に考えを修正しなければならないだろう。[18]

ピーター・ハイスロップは、GWASの最新の結果に対しては非常に驚いており、現在では、このテクノロジーが、重要な遺伝子に関して、彼が以前には予想していなかった大きな発見をもたらす可能性がある、と考えるようになってきている。

GWASの可能性を高める

二〇〇九年の一一月に、ハーバードの神経科学者ルドルフ・タンジは、米国国立衛生研究所のディレクター、フランシス・コリンズとともに、キャピトルヒルで行なわれたある催しに参加した。インターネット上で「科学のロックスター」と呼ばれているこの二人の科学者は、エアロスミスのジョー・ペリーと一緒に、アルツハイマー病のための資金をふやすことの緊急性に連邦議会の注意が向けられるように、ボブ・ディランの「時代は変わる」

を、二番の歌詞を大幅に変えて演奏した。ジョー・ペリーはアコースティックギターを演奏し、コリンズがリードギターで、タンジはハーモニカを吹いた。この演奏は催しの目玉で、ポスターにも大きく描かれていた。また、それを記録した映像の中では、この催しのスポンサーが製薬会社のワイス社とエラン社であったことを視聴者に告げるテロップが流れる。キャピトルヒルの外階段で、その催しに関するインタビューが行なわれ、すぐれたギター奏者でもあるタンジは、自分が一六歳の時からエアロスミスのファンであることを皆に告げた。そしてジョー・ペリーも自分も、科学と音楽の両方に新しい思考——規制の枠の外で考えること——が必要だと考えているとつけ加えた。それからタンジは、アルツハイマー病研究のための資金援助を求める呼びかけをし（そのために彼は研究室を出て、時間をかけてこのような演奏に参加しているのである）、一年にわずか四億ドルでは、AD研究の資金はまったく足りないと語った。[19] 三年後の二〇一二年には、合衆国政府に対し、年に二〇億ドルのレベルの資金援助を求める要望書が提出されている。[20]

私は二〇一〇年初頭に、ハーバードにある彼の研究室（その研究室は彼自身が所長を務める研究所に附属している）で、タンジに会った。タンジは笑いながら、次のように述べた。

私たちはここではある意味でサドマゾヒストです。私たちは研究所のコア施設や外部委託を利用せず、全部自分たちだけでやります。そのほうが、信頼できるからです。私たちのGWASは、一三〇〇以上の家族に関する四つの異なるサンプルを用いたもので、あくまでも家族という単位を基本に置いた研究です。

GWASの結果をもし額面通りに受け取るとすれば、一塩基多型は、リスクへの影響が小さい共通変異である多くのAD遺伝子候補があるということを示しています。それがADの正体なのかどうかはともかくとして、私が一九九九年に広めるのを手伝った、共通変異による一般的な疾患や希少な突然変異による希少な疾患のモデルに、それが非常によく適合するのは確かです。しかしその考え方は、現在では疑問視されています。

なぜならば、浸透度と普及率が、遺伝子の影響を大きく左右するからです。そうでしょう？　浸透度とは、突然変異や遺伝的変異を有する者が病気になる可能性のことであり、普及率とは、そのような突然変異や遺伝的変異をもっている人々の割合のことです。早発性ADに関しては、浸透度が重要であり、普及率はあまり問題にされません。いやそれどころか、現実には浸透度のみが測られ、また、希少な突然変異だけが研究されます。アポE研究では逆に、浸透度よりも普及率が注目されます。GWASの結果を額面通りに受け取れば、そこで明らかになっているのは、普及率が主で、浸透度に関するデータはごくわずかです。

これまでにGWASで見つかった遺伝子は相乗的に働くのかと尋ねると、タンジは次のように答えた。

それらはすべて、相乗的に働くと言えるでしょう。しかし、脈々とつらなる遺伝子の相互作用を研究するのは、とても難しいことなのです。たとえば、あなたが私に従い、ボンフェローニ補正検査〔多様な検査を行なうことにより偽陽性を避ける技術〕を死ぬまで受けたとしても、その結果のS／N比は、信頼をおけるほどには高くなりません。当然、保護的ファクターとリスクファクターは、同じ生物学的経路にあることもあるし、別の経路にあることもあります。そしてそれらのファクターは、経路によって、付加的だったり、相乗的だったり、対立的だったりするはずです。

（訳注5）S／N比は、元来、雑音《ノイズ》に対する信号《シグナル》の大きさを表すものであるが、ここでは、偽陽性に対する陽性の割合を意味している。

たとえば、新しいADの候補遺伝子の中には、ADのリスクに対して影響力が小さいように見える、一塩基多型の共通変異のみを有しているものが何十個もありますが、それらの共通変異が実際に病気を引き起こしているかどうかはわかりません。もしかしたら、（これが私が最も言いたいことなのですが、）これらの共通変異は、祖先から受け継がれたハプロタイプ〔何世代にもわたって一緒に受け継がれる傾向があり、染色体上の密接に関係している遺伝子座にある一連の対立遺伝子《アレル》〕に付随しているものなのではないでしょうか。ただし、このハプロタイプにおいても、集団のごく一部では、ＡＤのリスクに大きな影響を及ぼす希少な変異の群を宿していると考えられます。

そしてタンジは、何人かの分子遺伝学者たちの最近の研究に言及した。彼らの論文は広く引用されており、そこでは複雑な疾病において遺伝可能性が失われてしまう仕組みを解明しようとする試みがなされている。[21] 二〇〇九年の『ネイチャー』誌に掲載されたそのような論文の一つには、次のような言葉がある。

> ゲノムワイド関連解析は、複雑な疾病や人間の複雑な形質に関わりのある何百という遺伝子変異を同定し、また、それらの構造への貴重な洞察を提供している。（略）しかしこれまでに同定されたほとんどの変異は、リスクの増加をもたらす量が比較的少なく、また、家族性集団のごく一部しか説明しない。そのため、遺伝可能性がいかに失われたかという疑問は解決されない。[22]

これらの論文の筆者たちは、興味深いことを述べている。すなわち、疾病に関わる変異の大多数（八〇パーセント以上）は、ゲノムのコーディング領域の外部にあるというのである。そして彼らは、遺伝可能性が失われる仕組みを解明するにあたり、一般的に言われている問題点を四つ挙げた。第一に、今後は影響の小さい変異がもっとたくさん見つかるはずだが、そのためには、今よりもずっとずっと大きなサンプルサイズをもつさらなるＧＷＡＳが必要であること。第二に、影響の大きい変異の中には非常に希少なものがあるはずだが、現在のＧＷＡＳは、研究対象の集団の五パーセント以上に現れる変異のみに焦点を合わせるので、そのやり方では、たぶんそれを見つけられないこと。第三に、ＧＷＡＳでは遺伝子間の相互作用を見出すことにあまり力が注がれていないこと。そして最後に、研究対象の家族間に共通している環境に対して十分な考慮がなされていないことである。そして論文はさらに、以下のように述べる。

ゲノムワイド関連において「暗黒物質」と呼ばれているものを研究する際の優先事やその方法については、コンセンサスが得られていない。「暗黒物質」というのは、たしかに存在していて、その影響が確認されているのに、目で「見る」ことができないもののことである。

遺伝可能性が失われる理由として挙げられているものの中で、タンジやAD遺伝学者の一部を最も惹きつけているのは、大きな影響力をもつ希少変異に関する説である。『ネイチャー』誌の論文は、それについて詳述している。

GWASにおいてこれまで、変異の影響が過小評価されてきたのは、各遺伝子内部の、病因となる可能性のある変異が、十分に調査されていないからである。注目すべきは、脂質のレベルに関係する共通変異をもっているとされる三〇の遺伝子のうち一一は、同時に、影響力の大きい既知の希少な対立遺伝子《アレル》ももっているということである。このことは、複雑な形質に対して影響力の小さい共通変異をもっている遺伝子は、複雑な形質に対して影響力の大きい希少変異ももっている可能性があることを示唆している。

重要なことは、GWASやその他の遺伝子研究の非常に多くが、ヨーロッパ系の人々のみを対象にしてきたが、遺伝子変異はアフリカ系の人々のあいだに最も多く、また、非ヨーロッパ系の人々に関する研究によって、興味深い新しい変異が見出されているという事実である。[23]

この論文の著者たちは、数多くの希少な変異が遺伝子内部やコーディング領域に見つかっても、それらは表現型に対して異なる影響を及ぼす可能性があるために、事態が非常に複雑になっているということをつけ加えている。それにも拘らず彼らは最後に、GWASが今後も、解明できていない遺伝可能性を調べるための効率的な方法でありつづけるだろうと述べ、また、研究対象を広げて非ヨーロッパ系の人々も対象に含めるべきだと提言している。

デューク大学のデービッド・ゴールドスタインを長とするグループが二〇一〇年に発表した論文も、同様の考えで論を推し進めているが、そこでは、「統合的関連」というコンセプトのもと、GWASで確認されている徴候の多くが、離れたゲノムに作用するような、影響力の大きい希少な変異によって生じることが示唆されている。これらの変異は、希少であるために、それ自体はまだGWASによって確認されていないが、GWASで確認されている、ずっと一般的な変異との関連で、重大な影響力を形成している。とすれば、単一のハプロタイプの検査では、観察されている関連を十分に説明することはできないはずであり、何年ものさらなる実証作業が求められることになるだろう[24]。これに関連したある研究は、「まぼろしの遺伝可能性」というコンセプトを用いて、「エピスタシス」(遺伝子間の相互作用)に対して十分な注意が払われてこなかったことが、遺伝可能性の過大評価につながっていることを指摘している[25]。

ラース・バートラム、クリスティーナ・リルおよびルドルフ・タンジが二〇一〇年の『ニューロン』誌に発表した、アルツハイマー病の遺伝学に関する考察は、最近のADのGWASは、そのほとんどすべてが何らかの点でアミロイドβの代謝、とくに脳内におけるアミロイドβの凝集や除去と関連のある遺伝子座を確認していることを指摘している。そして、今後塩基配列を特定するテクノロジーが進歩すれば、遺伝可能性が失われる仕組みが、前例のない詳しさで説明されるようになり、発病に関わっている、塩基配列の希少な変異が明るみに出されるはずだと述べている[26]。彼らはこの論文で、アミロイドカスケード仮説が、遺伝子研究の結果、確固とした地位を獲得することを暗に示している。しかし、私と話した時にタンジは強調していた。研究者たちはいま、原点に立ち戻る必要があると。

現在多くの人は、影響力の小さいたくさんの一塩基多型が集まって、その総合的な力が限界点を超えたとき、最終的にADという病理が引き起こされると考えています。しかしそうではないのです。実際は、これらの一塩基多型の小さい影響はすべてこだま、もしくは彼らの前を行く大きな船の航跡にすぎないのです。GWASは、ADを解き明かす旅のまさに第一歩であると言えます。そしてそれは、必要不可欠な第一歩なのです。GWASは、たくさんある変異の中から希少な突然変異を見出すために、どのハプロタイプを見るべきかを、我々に教えてくれます。したがってGWASにより、我々は既知の早発性ADと関連のある希少な突然変異を確認しています。また、強力な影響力をもつ遅発性の突然変異も確認しています。ただしそれらは、必ずしもADの発症を保証しません。発症するまでには一〇〇年以上かかるかもしれず、つまり、ほとんどの人はその前に死亡してしまうのです。したがって、それらの変異は単なる部分的浸透に見えるのです。人々が四〇歳ごろに死亡するとすれば、優性遺伝するアルツハイマー病と関連のあるAPPやプレセニリンの突然変異も、部分的浸透に見えるはずです。

イヴリン・フォックス・ケラーは、その著書『「生まれ」と「育ち」のあいだのスペースという幻想（*The Mirage of a Space between Nature and Nurture*）』の中で、遺伝子と環境の相互作用は、人の一生をとおして分かちがたく絡み合っているので、表現型に対するそれぞれの寄与を、切り離して評価することはできず、その結果、「遺伝可能性が失われる」というコンセプトそのものが疑わしいものになっていると述べている。

タンジらは最近、自分たちの「強化された」GWASで、何年にもわたって追跡してきた複数の家族から成るサンプルを用い、ADAM10と呼ばれる遺伝子に関する研究を行なっている。彼らはあらかじめ選抜した一〇〇四家族の中に、群れをなしている一塩基多型に基づいたADのリスクが高まっている七家族を見つけた。そして、これらの七家族すべてにおいて、ADAM10という非常に変異しにくい遺伝子が突然変異を起こしていることを見出した。それまでは、それよりずっと大きい集団を扱ったGWASが、この特定の一塩基多型群によるADリスクの増加はわずかであるとしていた。これらの突然変異は、七つの家族のメンバーのうちＡＤに罹患した人々の七〇パーセントに存在したが、ＡＤに罹患していない約一〇〇〇人の被験者を対象にした調査では、一人だけにしか見出されなかった。注目すべきは、これらの突然変異が、七〇歳ごろまで認知症を引き起こさないらしいことである。「私たちは幸運でした」とタンジは言った。「想像してみてください。もし八〇歳か九〇歳になるまで病気を発症させない遺伝子だったとしたら、私たちはそれについてどのように立証を行なえばよいでしょう」。そして彼はつけ加えた。「ＡＤのリスクを増加させるオッズ比は、ＡＤＡＭ10のほうが、アポＥよりも少し高いのですが、ＡＤＡＭ10の突然変異はとても希少なものです。しかしその影響は非常に大きく、そして影響の小さい一般的な変異すべてと関連しています。デービッド・ゴールドスタインらが『統合的関連』と呼んでいるのは、まさにこのことです。ＧＷＡＳのことをけなしていたゴールドスタインが完全に態度を変えて、今ではＧＷＡＳのやり方を我々に教えているのを見て、私は実に嬉しく思いました」。

タンジは、研究者たちがＧＷＡＳの研究をもっと深く掘り下げるようになれば、さらに多くの同様の発見がなされるだろうと信じているようである。この種のアプローチは、たとえば、いくつかの希少な変異が免疫系に影響を与え、炎症を引き起こすことによって、ＡＤと関連していることを示すだろうと彼は考えている。しかしながら、私が二〇一二年の七月にアルツハイマー病に関連する遺伝子群（Alz Gene）のリストをチェックしたとき、ＡＤＡＭ10は三九位にすぎなかった。このリストの遺伝子の順位は頻繁に入れ替わるのだが、ＴＯＭＭ40、そしてＳＯＲＬ1という遺伝子が、近年、非常に有望な候補遺伝子として報告されている。これらは現在のところ、それぞれ二位と二四位である。しかしいずれも、大きなＧＷＡＳには出てこない。現在、ほぼすべてのＧＷＡＳ調査が、新しい候補遺伝子を発見しており、研究者たちに興奮と不安を同時に与えているが、これらの発見が別の研究で繰り返されることはめったにない。それをどう解釈すべきか、その答えはまだ出ていない。そんな中、ＧＷＡＳを深く掘り下げるための方法、あるいは「まったく別の掘り進め方」の準備が整いつつある。[27]

いくつかの希少な変異がＡＤを引き起こしているのかもしれないという、この最近の洞察は、ピーター・ハイスロップの考え方にも変化をもたらしたと思われる。あるインタビューで彼は、最近のＧＷＡＳによる発見が、研究者たちに「物事を考えなおす」きっかけを与えたと述べている。希少な変異は、様々な遺伝的環境のもと、小さい影響が次第に蓄積していく一般的な変異とともに、「統合的関連」という状況を形成し、複雑な影響をもたらす可能性がある。生物学者のケン・ヴァイスは、「リスクのレベルはコンテキストによって異なるが、それでも十中八九、そこには対立遺伝子《アレル》の変異の混合が寄与している。研究者たちがこのことをよく認識することで、より深い理解がもたらされるのである。ただしリスクに関するどの仮説も、あらゆる状況に当てはまるわけではない」と述べる。ヴァイスは、その混合の事実と、それが与える認識論的課題とに取り組むことを、科学者たちは学ぶべきだと主張している。

二〇一二年の二月に発表されたある論文では、遅発性アルツハイマー病と診断された身内が四名以上いる家族から選ばれた四三九名の人々の、遺伝子上の問題に関する発見が取り上げられた（第5章を参照のこと）。この論文は、希少な変異およびＡＰＰ、プレセニリン1、プレセニリン2といった、優性遺伝するアルツハイマー病に関連した遺伝子の病原性の突然変異が、時折、遅発性ＡＤに関わっていることを世界で初めて示した。研究者たちは論文の最後で、「突然変異以外にも様々な要因が、発症時の年齢やＡＤを引き起こす変異の浸透度に、影響を与える可能性がある。また、ある人間が病因となる変異をもっていることを特定する際には、発症時の年齢よりも家族集積性のほうが重視される」と述べている[28]。この論文の著者たちは、ＧＷＡＳがこれまで同定しているのは共通変異のみであり、希少な変異の確認はできていないと述べている。そしてタンジと同様に、ＡＤの遺伝は、その多くが希少な変異によるものであると結論している。しかし、本章冒頭のエピグラフが明らかにしているように、形質に対する共通変異および希少な変異の寄与を、細胞的環境や社会的環境といった、環境のコンテキストから切り離して評価することはできない。

ADの遺伝子問題に関しては、今後明らかにしなければならないことが沢山ある。遺伝子同士の相互作用、有害物質などの環境的影響、そして社会的環境に関する研究はまだ始まったばかりなのである。それらすべてが遺伝子の発現の形を変化させ、ADのリスクに影響を及ぼすのである。

新しいテクノロジーは、より少ない費用で、そしてより短時間で、膨大なデータ群を処理することを可能にした。それを受け、より多くのデータを求める多くの遺伝学者たちは、すべてのゲノム配列が決定されることを強く望んでいる。私が非公式に聞いた話によると、何人かの研究者が、それまでの立場を変更し、今ではGWASを固く信奉している背景には、このように大きなデータ群の操作という魅力や、資金が与えられるという政治的便宜があるらしい。しかし「人間を独自な存在にしているものを強奪する犯人」をやっつけようとする世界的な人道的努力で、科学者たちが一つになっているというイメージが[29]、数多くの研究者を引きつけているのも間違いない。

本書で取り上げた研究者たちは、そのほとんどが二〇年以上も前から知り合い同士であり、会議やワークショップなどで定期的に顔を合わせている。彼らの関係は概して、ほどよく友好的な競争関係であるというのが私の印象である。ジョン・ハーディは二〇一〇年に、ピーター・ハイスロップと月に一度ぐらい朝食をともにして、世界中の何百という研究所を関わらせる大規模な研究に関する将来の目標を語り合うと述べていた。ところで、AD研究の世界で非常にしばしば忘れられている、ある事実に注目する必要がある。二〇一一年の『アルツハイマー病と認知症』誌に掲載された、アルツハイマー病の「詳細な資料」を含む長い論文は、アルツハイマー病協会が準備したものであったが、その最後には次のようにある。

認知症の診断を受けていない認知症患者の人数を確実に知ることはできないが、多くの情報源から得られた証拠を集めると、認知症の診断基準を満たしている人々の半数が一度も認知症の診断を受けたことがないことがわかる。中には、認知症に罹っている人々の八〇パーセント以上が一度も認知症の診断を受けていないことを示唆する情報もある。[30]

この論文は、米国の状況を集中的に取り上げている。その内容の大半は「介護」の問題に関するものであり、認知症になった身内の介護を無報酬で行なっている一五〇〇万人におよぶアメリカ人の窮状を、詳細に論じている。そのような介護における労働時間の合計は、二〇一〇年には一七〇〇万時間にものぼり、彼らは結果的に約二〇二〇億ドルを国に寄与した形となった。合衆国だけでなく今日ではいたるところに、ADを撲滅するための非常に大きな政治的・経済的プレッシャーが見られる。しかし治療法が、そしてそれ以上に望ましい予防法が、もうすぐ見つかるとされるために、介護者、とくに経済的に恵まれない人々の上にのしかかる、信じがたいような継続的負担が無視されつづけている。二〇一一年にはオバマ政権下で、国家アルツハイマー病プロジェクト法が制定され、さらに二〇一二年には、二〇二五年にアルツハイマー病の予防や治療が可能になることを目標にした計画が発表されて、アルツハイマー病との闘いはまた一歩前進した。

次章では主に、身内がADと診断された健康な人々へのインタビューについて考察する。彼らは全員、無作為化比較対照試験の一部として、自らのアポEの遺伝子型を検査してもらうことを望んだ人々である。実際にインタビューを行なってみて、最も印象に残ったのは、非常に多くの人々が、家族の介護をする上で毎日負っている負担について話したがったことである。私たちは、彼らが自分自身の遺伝子型判定結果についてその意味を熟考することを求めたが、彼らはたいてい、そのことにはふれなかった。彼らの多くは、疲れ切っていたのである。

第7章　具現化した前兆とともに生きる

将来の健康や幸福は、現在すでに存在している「状態」に依存している。したがってそれらは、託宣によって顕在化され、変更することができるようになる。将来を支配している「目に見えない力」に、我々は今ここで対処することができるのである。ある人間が病気になるという お告げがあった時には、その人間の「状態」はすでに悪くなっており、彼の将来は現在の彼の一部になっている。

――エヴァンズ＝プリチャード『アザンデ人の妖術・託宣・呪術』[1]

太古から、占いは人類とともにあった。その実践は、鳥や動物の内臓の状態を調べたり、恍惚状態でお告げを聞いたり、あるいは様々な占い師とセッションを行なうことによってなされた。占いは、普通の人々が通常の方法で手に入れることのできない知識を提供する。そしてその知識は、人々の行動を促す力をもっている。また、歴史研究や文化人類学研究においては、占いの目的の一つが、すでに起こったことについての説明を提供することであるとされている。不幸の原因が明らかにされ、道徳的責任の所在が明らかにされることによって、いかなる行動をとるべきかが示されるのは、過去の出来事の再構築においてであるからだ。[2] しかしながら、占いは、単に過去を現在に結びつけるだけではない。将来に関する予言が、占いの肝要な部分である。

分子遺伝学、ゲノム学、およびエピゲノム学[3]によって発見された事柄が、急速に累積され普及したのに伴って、新しい形の占いシステムが出現した。そしてその「占い」は、人々の健康やその家族たちの生活に関する大きな不安をもたらす可能性があるのである。将来というものは、もちろん、人間の過去の行為――繰り返される行ない

――によって決まる。しかし私たちは誰でも、遺伝的継承によって何らかの疾患にかかりやすくなっているのだから、[4]理論上、私たちは全員「症状が出る前の病気である」と言える。すなわち疾病とは、将来という形で潜在している疾患が加速して現在に現れることである。[5]自分がもっている遺伝子を専門家に判断してもらうのは、占い師のお告げを聞くよりも、将来に対する深い洞察をもたらすだろうと考えられる。しかし私たちが、遺伝子間の相互作用や、遺伝子とそれらの環境の相互作用、ゲノム全体の活動、および発生生物学といった、分子生物学の世界について知れば知るほど、遺伝子はそれだけでは、ほとんどすべての一般的な疾患にとって、病気をもたらす強力な主体ではないということが、ますます明らかになってくる。

いわゆる単一遺伝子性疾患の場合には、誰が不運に見舞われる可能性をもっているかということについて、遺伝子工学により、以前よりもずっと正確に推測できるようになっている。しかしそれでも、病気の予測には、占いの典型的な特徴が、依然としてあらゆる形で根強く残っている。文化人類学研究が繰り返し示してきたように、[6]将来を掌握しようとすればするほど、次々に曖昧さや不確実性が前面に浮かび上がってくるのである。そしてそのことは、本章で後述する民族誌学的発見を見れば、より明らかであろう。個々の遺伝子の体現に関する知見が、家族内部に懸念を生じさせながら、各世代にわたる共通の身体的特徴に関する問題を提起するであろうことに、私たちは注目する必要がある。病気の責任の所在を突き止めようとするとき、厄介な問題が現れる。遺伝性の病気を引き起こす主体に対する考え方は、時とともに変化しており、十八、十九世紀には、それには人間の行動が関わっているとされていたが、二十世紀初頭から科学者たちが、遺伝子を、完全に自律的な物体、つまり道徳的な意味をもたないものと見なすようになった。そしてそれ以降しだいに、このような理解が一般的になった。ただし実際には、後述するように、特定の遺伝子の保有者に対しては、道徳的解釈がなされつづけた。

今日では、あらゆる生物学的プロセスや経路に遺伝子が関わっていると考えられている。したがって、ハンチントン病やテイ＝サックス病のような、単一遺伝子の突然変異が原因である特定の希少な病気のみを「遺伝性の病気」とする考えは、適切ではない。一方で近年、遺伝子と環境の相互作用がますます注目を集めるようになり、遺伝子を発現させる状況が脚光をあびるようになってきた。それに伴い、病気を引き起こす社会的・個人的責任という考えが、ふたたび優勢になってきている。そんな中、個人の発達の過程で、環境が遺伝子に変更を加える現象は、「エピジェネティック・インヘリタンス」と呼ばれ、注目を集めている。そしてこういった変更の一部は後の世代に継承されるという説もあり、病因の所在に関するさらなる問題を生じさせている（第8章を参照のこと）。

遺伝的側面から身体を考える

過去二〇年間にわたって、社会科学者たちは人類遺伝学の知見の蓄積が生み出した社会的変化について論じてきた。彼らはまた、遺伝子検査やスクリーニングが慣例化されたときに何が起こるか、ということも予測している。たとえばエドワード・ヨクセンは、遺伝子検査によって「まだ症状が出ていない患者」を見つけられるようになったことによって、近い将来、私たちのほとんど全員が医学的検査を受けさせられるようになることを、一九八〇年代にすでに示唆している。[7]また、疫学者のアビー・リップマンは、一九九〇年代初頭、新しい形の医学調査を表すために、「遺伝子化（geneticization）」という語を造った。そして彼女はこの調査を「個人の差異がＤＮＡ情報に還元されるプロセス」として特徴づけた。[8]ＤＮＡの塩基配列の小さな違いに基づく原理主義的生物学と社会的現実がふたたび融合されることにより、人種差別、社会的不平等、障害者差別が強化される可能性を、彼女は何よりも懸念していた。彼女以外にも多くの社会科学者たちが、同様の懸念をいだいていたと思われる。[9]

ニコラス・ローズは、フーコーの「生政治の概念」を引用して、人生が「一つのプロジェクトとして考えられているような」進んだ自由民主主義においては、人々が自律的になり、自己実現を目指して、慎重に、責任をもって選択を行なっていくことが、よりよき人生を送るために肝要であるということを示唆した。そして彼は、思考の上で遺伝型がこの人生というプロジェクトに結びつけられることによって、どのように生き、子供をもうけ、結婚し、あるいはキャリアを追求するか、ということに関する決定を形作る「イメージのグラフ」に、遺伝やリスクといった言葉がますます頻繁に登場することになるだろうと述べた。ただしローズは、遺伝的にリスクがあるとレッテルを貼られた人々が不可避的に医学の専門的知識によって支配されるという事実はほとんどないということを、急いでつけ加えた(10)。一方、サラ・フランクリンは、遺伝子工学が社会全般を変化させる可能性があることを、社会科学者や倫理学者たちが過度にセンセーショナルに取り上げることが、非難の対象になることがあるだろうと警告している(11)。

分子遺伝学が、診療現場や公衆衛生のスクリーニングプログラムに導入されたことに対して、患者やその家族がどう反応したか、そして、その導入によってどのような影響を受けたかということに関する詳細な調査が、ますます頻繁に行なわれるようになっている(12)。今までのところ、この研究のほとんどすべてが、単一遺伝子性疾患の検査を受けた人々の主観的経験を扱っている。致死的な病気をもつ子供がいる家族では、親たちがその特定の病気の撲滅に寄与する研究を推進するために、政治に関わるようになるということも、これらの研究から明らかになった(13)。また、人々が、分子遺伝学に関する知識を積極的に解釈しようとすることも確認されているが、その一方で、自分の家族に伝わる病気に関して遺伝的説明のみを用いることに、しばしば抵抗を示すことも、記録されている(14)。遺伝子に関する知見が、病因についての説明に取り入れられる場合、それらの知見は、人々が親族関係や遺伝、健康といったものについて前もって抱いている考えを補うが、すっかり変えてしまうことはめったにない。たとえば、コックスとマッケリンは、ハンチントン病について論じたとき、人々がもともともっていた理解が、メンデル遺伝学の理論と衝突した可能性があることを示した。遺伝的リスクを身をもって体験している家族にとっては、科学的説明は必ずしも受け入れられるものではない。コックスとマッケリンは、自分たちの経験的な学びに基づき、次のように主張する。「メンデルの遺伝理論は、リスクを、静的・客観的な枠組みに押し込めて抽出するが、その向こうには、不確実で混沌とした人間の現実が存在しているのである」[15]。人が一生のうちで大事な決断を迫られるとき、とくに子供を作ることに関する決定を行なうときに、遺伝子検査で得られた情報が有用なものとして認識されるのは確かである。しかし概して、彼らの毎日の生活に最も影響を与える変数は、疾患を抱えた家族への関わり方や、家族内で間主観的に構築された「リスク」の概念であると、コックスらの研究は明確に示している。

社会学者のカー、カニンガム＝バーリー、およびエイモスは、遺伝学がどの程度正確に自分たちの人生を形づくるかということを一般の人々が認識し理解することになったときには、「彼ら自身が自らのオーソリティとなる」と想定するのが妥当であると述べている[16]。実際に、遺伝子検査を受ける機会が訪れた時に人々が検査を受けることに対してどのような反応をしてきたかということを見れば、この主張が正しいことがよくわかる。特定の遺伝的疾患のリスクが認められている成人、あるいはそのような胎児を妊娠している者のうち、遺伝子テストを受けようとするのは、現在五〜二五パーセントほどであると考えられている。そしてこのような状況は、一〇年以上続いている（ただしこの数字は、国によって、また疾患の種類によって異なる）[17]。また、検査を受けた人々に関してもその多くが、検査結果を無視したり、異議を唱えたりすることが報告されている[18]。これらの反応が、彼らの病気に対する不安や、医療に対する不信、疑念といった感情からくるものであることは間違いない。ときには、親族に関する懸念もそこに含まれるであろう。また、社会的差別、保険対象からの除外、就職上の不利などを懸念する気持ちも、多くの人々に遺伝子検査を躊躇させている[19]。

ある特定の遺伝子が突然変異を起こしている時に、それが身体にどのような影響を与えるかは様々であり、また、その遺伝子の「浸透度」によっても変化するので、ここにさらなる懸念が生じる。プレセニリン変異のような常染色体遺伝子異常を自分がもっていることを知った時の衝撃の大きさは、自分のアポE変異の型を知った時のものとは比べものにならないであろう。遺伝子検査を受けるかどうかを考えるとき、人々がその遺伝子が関わるとされる病気の発症年齢を気にするのは当然であるし、また、優性遺伝するＡＤが関わっている場合には、子供をもつかどうかの決定を迫られている状況であるか否かによっても、その判断が変わることは不可避である。そしてそのような様々な葛藤ののちに検査を受けても、その検査は必ずしも、疾患の症状の程度を、また、一部の疾患に関しては、死ぬまでに症状が現れるかどうかさえも、教えてはくれない。その上、単一遺伝子性疾患のほとんどのものに関しては、今のところ、治療法は見つかっていないし、予防策を講じることもほぼできない。逆に言えば、遺伝子検査の結果を解釈し、その結果に基づいて何かを行なうとすれば、その時には、対象となる疾患がどのような性質のものであるか、そしてその疾患の治療法があるかどうかということを徹底的に考慮する必要がある。

文化人類学者のモニカ・コンラッドは、民族誌学の文献にもとづいて、「発症前人間という存在をつくり出すこと」について考察している。たとえば彼女は、ハンチントン病を例証として用い、一つの家族の中に、検査されることを選ぶ者と拒む者がいる状況を取り上げる。コンラッドは、占いに関する文化人類学研究の影響を受けて、「予言的現実」という、遺伝子工学によって現代社会にもたらされた概念を探究し、「倫理的意思決定」に焦点を当てる。すなわち、予言において人間の身体が神託にされるとき、生み出された「予知の倫理体系」は、世代内ならびに世代間を通して作成されるというのである。彼女の研究は、遺伝子検査に関する他の社会科学研究と同様、生命倫理学では当然とされている「知る権利」の原則に疑問を投げかける。そして、個人の自律性や主体性という前提にも、それが遺伝子の問題に関わる意思決定に及ぶ場合には、非常に問題があるとする。遺伝子検査により何らかの予知を与えられて暮らす人々の日常生活にしみ込む「不確実性の語用論」と、検査によって新たにもたらされる、家族間の「相関的アイデンティティ」について、コンラッドは詳細に論じている。この「相関的アイデンティティ」を形づくるのは、たとえば、検査結果を自分の子供に、どうやって、いつ伝えるのか、完全に本当のことを伝えるのか、子供にも検査を受けさせるのか、受けさせるとしたらいつなのか、というような配慮である。まさに家族の絆が、遺伝子検査の結果として形成され、また、検査を受ける見通しによって、医療の対象になるのだと、彼女は述べる。[20]

アリス・ウェクスラーの著書『ウェクスラー家の選択（*Mapping Fate*）』は、ハンチントン病をかかえた家族の痛ましい話を、胸に迫る描写でつづっている。歴史家であるアリスには、両親と三人の兄、そして一人の妹がいた（妹のナンシーは遺伝学者であり、彼女はのちにハンチントン病の遺伝子を世界で初めてマッピングすることになる）。アリスの母親と三人の兄たちは、ハンチントン病で亡くなった。この書は、アリスの家族の生活を、病気との戦いや、それに伴う家族の秘密、そして時折訪れる静かな日々の描写などによって、赤裸々につづっていく。また、ハンチントン病と闘うための様々な委員会や、その研究を推進するための基金を立ち上げるために、内科医である父親が奮闘する様子や、妹ナンシーの真摯な研究活動についても、詳しく述べられている。ナンシーが活動したのは、ハンチントン病の発症率が高く、その遺伝学的側面に関する重要な研究が多数行なわれている、ベネズエラのコミュニティにおいてであった。そしてその活動が、ハンチントン病遺伝子のマッピングにつながったのである。アリスもナンシーも、自分たちの遺伝的な「運命」を知るための検査を受けるかどうかという問題と、ずっと闘っていた。アリスはその検査をロシアン・ルーレットと呼んでいた。アリスの日記の一部を見ると、検査を受けることが彼女にとってどれほど残酷な「賭け」であったかがよくわかる。

その恐ろしさは、たとえようもない。本当に知ってしまった時のことを考えると……。もし自分が陽性だったらどうしよう。あるいはナンシーが陽性だったら……。一度知ってしまったら、引き返すことはできないのだ。

私は陽気になったり、落ち込んだり、高揚したり、ひどく心配になったり、狂ったようになったりした。なぜなら検査のことを考えるのは、私にはまったく「無理」だったからだ。私の心はほかの所に逃げようとしている。私はただ「自分がこの病気でないことを知る」ためだけに、検査を受けたいと思っているのだから。

私とナンシー、それに父の三人で、検査について話をしようということになった。検査の前に洗いざらい気持ちを吐き出して、すべてを明らかにしようということになったのだ。父が本当に私とナンシーに検査を受けさせたいと思っているのか、私にはわからなかった。[21]

アリスは、決定をくだすために、実際に検査を受けた人々の話を聴くことにした。しかし当然、人々の反応は多岐にわたっていた。ある女性は、検査をして陰性であることがわかった時、人生が完全に変わったと話した。彼女は、今では結婚しており、仕事も変えていた。しかし彼女は、自分はハンチントン病から完全に逃れることはできないと感じていた。彼女の二人の兄が陽性だったからである。別の者は、自分が陰性であることがわかり、「尋常ではない恐怖」から解放されたことで、後に仕事で不渡りを出し、逮捕される事態にまでいたったと述べた。結果が陽性だった人々のうち何人かは、心理学者たちの見解とは裏腹に、それによって不安が減じるようなことはなかったと述べている。彼らは今では、いつ発症するのかという大きな心配を抱えており、多くの者にとってそれは、自分はこの病気になるのかどうかという一般的な不確実性よりも、耐え難いものなのである。アリス・ウェクスラーは、結局、検査を受けないことに決めた。そして自分は白黒はっきりさせることを避けることで、もしかしたら本当は、曖昧さを楽しんでいるのかもしれないと書いている。[22]

人々が遺伝子検査を受けるかどうかには、遺伝子の種類が大きく関わっているということを、社会学者ニーナ・ハロウェルの研究が明らかにしている。がん患者が多い家系の出で、乳がんのリスクを高めるとされる乳がん遺伝子（BRCA gene）の検査を専門クリニックで受けている英国の女性たちに、ハロウェルはインタビューをし、これらの女性たちがほとんど例外なく、検査を受けることを、自分自身と子供たちに対する自分の義務であると考えていることを見出した。また、すでに子供を産んでいる多くの女性たちは、知らないうちに自分の子供をリスクにさらしてしまったことに対して、責任を感じていた。このインタビュー結果に基づき、ハロウェルは、女性は男性よりも「遺伝上の責任」すなわち、検査を受けてその結果を家族に伝える義務を感じる傾向が強いと論じた[23]。

つまり、遺伝子に関する知識は、人々に行動を始めさせたり、逆に控えさせたりする可能性がある。そしてそれは、遺伝子が発現する懸念を強めたり、減じたり、その質を変化させたりするのである。しかし、そのような知識が生み出すものを、私たちは本当に、具現化された「遺伝的主観性」と呼んでもよいのだろうか。そして、「遺伝情報の開示」と「主観性における変化」とのあいだには、イアン・ハッキングが言うところの[24]「緊密なループ効果」があるのだろうか。人々は、自分が遺伝子そのものであるという考えに支配されているのであろうか。それとも、遺伝子に関する知識は、他のごく一般的な知識と同じように、日常生活の慌ただしい現実や、リスクに関する既存の考えや、より幅広い社会的・文化的な次元に属するのだろうか。そして時には、大多数の社会科学研究が、人生、病気、死に関する考えを形づくるとしている道徳的・宗教的な次元に、吸収されるのだろうか。

一九九〇年代半ばに、文化人類学者ポール・ラビノウは「生社会性（biosociality）」という語を造った。彼は、遺伝子に関する新しい知識の台頭とともに、集団や個人の新しいアイデンティティが形成されるだろうと考えたが、この語は、それを表すためのものである[25]。ラビノウは、病気に関する経験を共有している者同士がサポートし合うようなグループが、遺伝子型判定が行なわれるようになるずっと前からすでに存在していたことに言及し、そのようなグループは「心のケアや政治的活動」に関して、これからも機能しつづけるだろうとしながらも、自分たちの共通の運命に対処し、その運命に介入し、その運命を理解するために、分子遺伝学に関する個別の知識を得た人々は、新しい集団を作り出すであろうことを示唆した。

ただしラビノウは最近、この状況の再評価を行ない、遺伝子が、大多数の病気における主たる要因としての地位を失っている今日、生社会性という考えは、修正されなければならないということを認めている[26]。たとえば、アポE4の対立遺伝子《アレル》をもっていることに基づいて集団を構成するという考えは、この遺伝子がADを引き起こすのに必要なものでも十分なものでもないのであれば、無意味である。アルツハイマー病に関するサポートグループは、疲れ切った介護者や、身内を介護施設に放置した罪悪感や悲しみを覚えている人々を支援するために、一九七〇年代から存在しており、そこには、この病気に対処している様々な家族が集められている。また、ADの初期である人々が集うことができるようなグループも作られている。しかし、病状が進むにつれて、このようなグループへの参加は、美術や演劇を含む治療的な活動を目的にして集まる場合を除けば、もはや現実的なものではなくなる。なぜなら彼らは、記憶力を失うことを運命づけられ、親しく話し合うことが次第にできなくなっていくからである。ADの社会的支援自体は、多くの家族が評価しているが、同じ遺伝型に基づくようなグループディスカッションは、今のところ予定されていない（このことについては後述する）。

これまで社会科学者たちによって最も一般的に研究されてきた疾患は、単一遺伝子性のものであるということを、繰り返し述べておかなければならない。それは非常に希少な存在であり、その罹患率は人類の約二パーセントであるが、だからと言って、これらの研究の意義は少しも減じられない。なぜなら、そのような研究の成果は、調査対象となるそれぞれの疾患の壁を越えて一般化できるからである。しかしこれらの研究には、明白な問題が一つある。今までのところ、遺伝子検査とスクリーニングに関するものとしては、ドゥアナ・フルワイリーがセネガルで行なった鎌状赤血球貧血の研究を除くほとんどすべての研究が、北米、ヨーロッパ、およびイスラエルで行われてきたということである。(27)

アポE遺伝子検査

単一遺伝子性疾患に関する検査を行なう時には、被験者は、自分が問題の疾患に関連する遺伝子を有しているかどうかを告げられる。そして出産や妊娠中絶をどうするのか、どのような医療保険に加入するのか、家族のサポートをどう考えるのかといった事柄について、決定を行なうよう求められる。これらの検査で対象となる約四〇〇〇の単一遺伝子性疾患の多くは、過去一〇年間にわたって世界的に行なわれた分子遺伝学とゲノム科学に関連した研究の結果、他の病気と同様、将来のリスクの予想をＤＮＡのセグメントのみに基づいて行なうことに、従来一般に考えられていたよりも問題があるものであることが明らかになった[28]。たとえば、嚢胞性線維症やテイ＝サックス病などの疾患に関連した多くの突然変異が、数多くの、時には何百もの対立遺伝子《アレル》の変異を内包していること、その変異の形は従来考えられていたほどには予知ができないこと、そしてそのために、リスクの予想は決して簡単ではないことが示された[29]。この状況が、以前考えられていたほど単純なものではないことや、新しい突然変異が次々に見つかっていることに関しては、前章で行なった、優性遺伝するＡＤに関する考察も参考になるだろう。

　これまで見てきたように、遅発性ＡＤのケースにおいて感受性遺伝子を扱うときには、不確実性が非常に大きくなる。アルツハイマー病を予防するための取り組みが本格化されるにつれ、アポＥ遺伝子は、リスクの具現化の一つとしてのみならず、他のバイオマーカーと同じように認知症の前駆的徴候として評価に使用される、一つのバイオマーカーとしての地位を獲得した。したがって、近いうちにアポＥ検査が日常化することはほぼ間違いない。遺伝子型判定の費用が着実に安くなっていっている現在の状況においては、なおさらである。

　一九九〇年代半ばから、関連の専門機関、健康政策の策定機関、国のＡＤ団体などのあいだで、遅発性アルツハイマー病に関して遺伝子検査を日常的に行なうべきではないという合意がなされていた（ただし、臨床診断を確認するために用いることはできるとされた[30]）。そんな中、米国に拠点を置くアルツハイマー病協会は最近、ガイドラインを修正し、慎重なカウンセリングを伴えば、アポＥ遺伝子検査を行なうのは妥当であるとした。しかし英国のアルツハイマー病協会は、アポＥ遺伝子検査を推奨しないとし、これは合衆国の方針とは相いれないものであると言明している。カナダのウェブサイトにも、検査への反対の意が表明されており、フランスの国営ウェブサイトにいたっては、一つの可能性としてのアポＥ遺伝子検査に言及することすらしていないのが現状である[31]。私がインタビューしたほとんどすべての臨床医も、患者は自分のアポE検査の結果を告げられるべきではないと述べていた(反対意見の者も数名いた)[32]。このような、検査結果の開示に反対する意見を正当化する根拠は、有効性のあるADの予防策や治療法が現在見つかっていないことである。とは言え、現在、合衆国の多くの民間企業がアポE検査を提供しており、検査の特許を正式に取得しているのがアシーナ・ダイアグノスティック一社のみであるという事実も、その普及を妨げてはいないようである。正確なデータを得るのは困難であるが、一般の人々がこの検査を受ける率は増加しつつあるように思われる。聞いたところでは、数万人にも上るらしい[33]。「アーリー・アラート・アルツハイマー病・ホーム・スクリーニング・テスト」という、自宅で購入できるキットも作られている[34]。

一九九九年にNIH(米国国立衛生研究所)が承認した一連のランダム化比較試験は、「リヴィール・プロジェクト(アルツハイマー病のリスク評価と教育)」という包括名称《アンブレラネーム》で、一〇年以上行なわれている[35]。このプロジェクトの当初の目的は、アポE遺伝子検査とその検査結果の開示に関する「実現可能性、安全性、心理的影響、および行動への影響」を評価することであった[36]。リヴィール・プロジェクトは現在、第四段階に入っているが、以下に行なう考察は、四四〇名以上の健康な人々を被験者とした、第一段階と第二段階で得られた研究結果に基づくものである。被験者は全員、近親者の中に、六〇歳以降にADと診断された者がいた。比較試験の第一段階は、ボストン大学のほか、クリーブランドにあるケース・ウェスタン・リザーブ大学やニューヨークのコーネル大学の医学部で行なわれ、第二段階では、そこにワシントンD・Cのハワード大学も加わった。被験者は、それぞれの医学部に保存されているAD研究データベースから体系的に選抜されたり、研究関係者から紹介されたり、広告による募集や口頭での勧誘、コミュニティのプレゼンテーションを通して集められたりした[37]。集められた被験者は、第一段階では、ランダムに介入グループと対照グループに分けられ、それに基づいて試験が行なわれた。第一段階で三つの大学に集められた人々は、大多数が自らを「白人」であるとしていた。参加者たちは、高学歴で、平均一七年の教育を受けていた。第二段階で加わったハワード大学のサンプルは、ほとんど全員が、自らをアフリカ系アメリカ人であると述べている。彼らの学歴も高く、平均一五年の教育を受けていた。年齢は三〇歳から八六歳で、七〇パーセントが女性だった。どの大学における被験者たちも、治験に参加した理由は、何よりも、アルツハイマー病に関する医学研究に役立ちたいと思ったことだと述べた。被験者の九一パーセントが、検査結果を知りたいと述べたが、そのほとんどの者は、自分の遺伝子型を知ることを、二義的なものだとしていた。

被験者は、まず教育目的のセッションに参加する。そこではパワーポイントを用いてアルツハイマー病に関するプレゼンテーションが行なわれ、現在ではADの原因が多様であるとされていることや、どのような人々にADのリスクがあるのかということに関して、性別、家族歴、遺伝子型に基づくいろいろな説が紹介される。プレゼンテーションが終わると、被験者たちは研究施設に戻り、後日、採血を受ける。この時点での脱落者はほとんどいないが、認知機能障害をもつ者や、落ち込み、不安といった性格傾向が試験に不適切だとされた少数の者がスクリーニングされ、自分が被験者にはなれないことを告げられる。介入グループの人々は、採血の二、三週間後に自分のアポEの状態を告げられるが、対照グループの人々は、研究が終了するまで、この情報を与えられない。対照グループの役目は、第一段階が終わると終了する。

この試験の実施を正当化する根拠は、最初に作成された研究提案書に明記されている。感受性遺伝子の検査は、近い将来、とくに民間レベルで、ますます一般的になる可能性があるので、高い確実性をもって予知が行なえない状況の中で人々がリスク情報にどう対処するかということに関する知見が緊急に求められているというのが、その一つである。二つ目は、人々は自分の身体に関する情報を告げられるべきであるという考えであり、三つ目は、「家族がADで死亡した場合、自分もほぼ一〇〇パーセントADになる」という誤解が蔓延していることである。アポE4の同型接合を有している人が死ぬまでにADになるリスクは、男性で五二パーセント以下、女性で五八パーセント以下であるという研究結果がある（アフリカ系アメリカ人における認知症のリスク推定値は、これより幾分高い）ことを認識させれば、人々の懸念はおそらく減じるだろうというのが、彼らの主張である。四つ目は、これにより、今後臨床試験で随時用いることができるような、アポE4をもつ人々のストックを確保できるということである。

この研究においては、リスク開示として、被験者全員が自分の遺伝子型に対応したリスク曲線を示される。リスク曲線のタイプは、全部で一二ある。これは、非常に大きな白人のサンプルに関して行なわれたメタ分析から得られたデータベースを基にして、特別に考案されたものである。[38] この曲線は、ハワード大学のサンプルのために若干修正された。これらの曲線は、年齢、性別、およびアポE遺伝子型の六種類の組合せの違いに基づいているが、[39] 曲線のタイプを基に被験者たちに告げられたのは、ADではなく認知症のリスク推定であった。第一段階では、被験者たちは、リスク曲線とともに自分のアポEの遺伝子型を教えられ、その後、遺伝カウンセラーから、該当するリスク曲線について個別に説明を受ける。[40] 彼らは、自分のリスク曲線のコピーを持ち帰ることや、自分の遺伝子型を書き留めることを許されている。そしてすべての被験者は、遺伝カウンセラーが一二ヶ月のあいだ追跡的に行なう、三回の構造化インタビューによって、組織的にモニターされ、その結果を対照グループの人々の反応と比較される。四つの研究施設で行なわれた第二段階においては、対照グループは用いられず、また、被験者たちにアポEの状態を開示するのは、臨床医とカウンセラーの両方である。構造化インタビューの結果は、研究被験者の大多数が、アポEの結果を告げられた後に、いつまでも続くような不安の増加を経験していないことを示唆している。[41]

リヴィール・プロジェクトを概念化する

リヴィール・プロジェクト（図7-1も参照のこと）は、神経科医ロバート・グリーンの主導のもとに行なわれた。彼は、一〇年間の臨床経験を積んだのちに、自分の「分析のスキルや実験設計のスキル」を強化するために大学に戻り、疫学、統計学、公共政策を学び、公衆衛生学の修士号を取得した人物である。すでにランダム化比較試験の設計に関わっていたグリーンは当時、「私は、ＡＤと診断された人と一緒に神経科クリニックにやって来た多くの家族たちに会い、長時間話し合った。彼らの一部は、この病気に遺伝的な要因があることを明確に理解しており、自分自身が発症するリスクについて知りたがっていた」と述べている。彼がこれらの人々と話し合ったのは、一九九〇年代の半ばから終わりにかけてのことだった。その頃グリーンは、ＮＩＡ（米国国立老化研究所）が資金

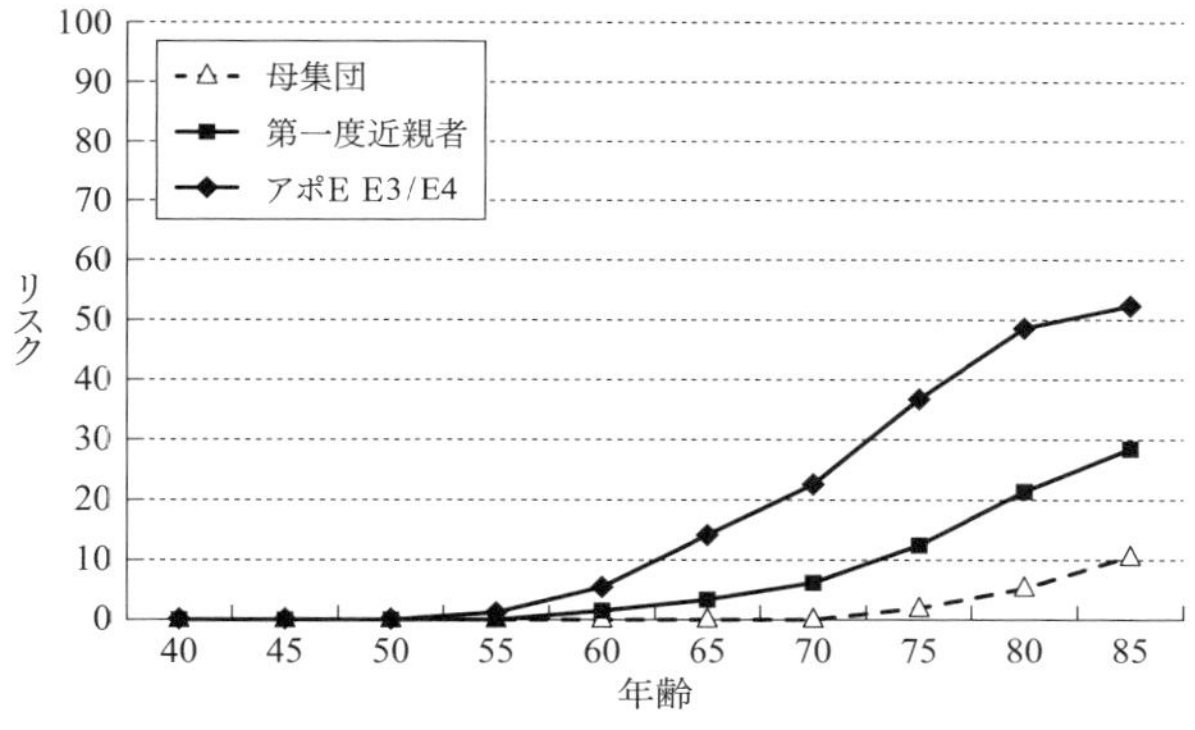

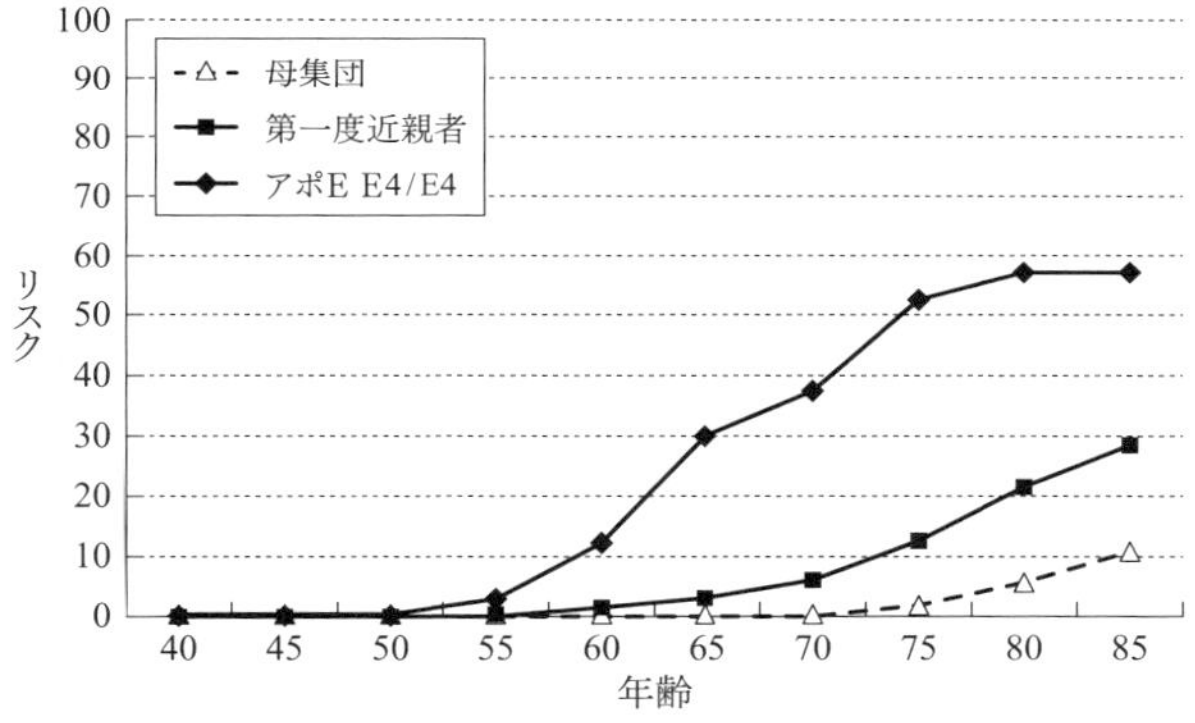

図 7-1 リヴィール・プロジェクトで教育とカウンセリングのプロトコルの一部として用いられる，人の一生のリスク曲線。アポ E 遺伝子型が E3/E4 である女性と，E4/E4 である女性に，これらの曲線のコピーが配布された。それぞれの曲線は，母集団における AD のリスクを示す曲線と，第一度近親者（親，子，兄弟）に AD と診断されている者がいる人々のリスクを示す曲線と並べて，表示されている。

を出し、一五の研究センター（大半は米国に置かれていたが、そのほかカナダ、ドイツ、ギリシャにもあった）で行なわれていたミラージュという研究プロジェクトに参加していた。

遺伝医学者、疫学者、生物統計学者であるリンゼイ・ファラーが長を務めたミラージュ・プロジェクトは、一九九一年五月に開始された。そして、ADの遺伝的・環境的リスク要因をさぐるために、二五〇〇名以上のAD患者と、彼らの第一度近親者をサンプルとしたデータセットが作成された。ミラージュ・プロジェクトの研究被験者は、登録名簿やメモリークリニックの患者の中から選出された。ミラージュ・プロジェクトのチームに参加したグリーンは、自分のアポEの状態（ADの、完全ではないが重要なリスクマーカー）を知らされた時の人々の反応を評価することを目的としたランダム化比較試験の重要性を説き、今こそそのための助成金を申請するべき時であると主張した。一九九〇年代の後半、グリーンはすでに、ADを前駆的段階で検知することの必要性を認識しており、それに関する執筆も行なっていた。そして、この病気の進行を遅らせる、あるいは予防する医療が、比較的近いうちに市場に出回るはずだと考え、アポEのような感受性遺伝子に関する情報を患者の家族に告げるにはどうすればよいか、そしてそれを告げることはどのような影響をもたらすかということを考えるための機が熟したとした。私と彼が彼の自宅で長いあいだ話をしたとき、彼は次のように述べた。

決定遺伝子に関する情報をどのように伝えるかということについては、すでにモデルがあります。しかし、感受性遺伝子型判定を扱うためのパラダイムはありません。私たちには、確率的情報に関して普通の人々と語り合うための語彙がないのです。リヴィール・プロジェクトは、感受性遺伝子情報の話し方や伝え方を探る画期的な研究となるでしょう。

助成金が得られるまでに、グリーンは二度申請を行なった。そしてその頃、いくつかの医学雑誌やアルツハイマー病協会から、合計六つの合意声明が出されていたが、そのすべてが、病気にかかっていない人々に対してアポ

E遺伝子検査を行なったり、その結果を開示したりしないように、忠告していた。彼は、合意声明のうちの一つあるいはそれ以上に署名していた何人かの主要人物に連絡して、リヴィール・プロジェクトの共同主任研究員あるいは顧問の職を打診した。

そのあと私たちは、リヴィール・プロジェクトのリスク曲線がどのくらい正確に作られているかという問題について話し合った。

リヴィール・プロジェクトには、二つの情報源が用いられました。一つは、第一度近親者に潜んでいるリスクを絶対的な基準で評価したミラージュ・プロジェクトの生データ、もう一つは、以前に行なわれたアポEのメタ分析から得られた相対リスクデータです。私たちはこの二つを組み合わせて用いました。これは、とてもユニークなやり方です。すなわち私たちは、異なる方法を用いて集められた二つのソースから得られたデータを用いたのです。私の知るかぎり、遺伝カウンセリングの目的でこのようなことが行なわれたことはありません。絶対リスクに関するデータと相対リスクに関するデータを重ね合わせるために、私たちが如何なる努力をしたかということを示す論文が書かれました。人々が、このような曲線は見たことがないと言うであろうことが想定されたからです。[42]人々は「自分がアルツハイマー病になる可能性はどのくらいありますか？」と訊きたいのです。私たちはこの質問に真摯に向き合うべく努めています。感受性遺伝子に関する情報は、従来の医学的リスク情報と同様のものであり、決定論的・メンデル的遺伝情報とは異なるということを、私たちは助成金の申請書にはっきりと書きました。人々は、与えられている情報の不確実性を利用して、自分自身のためにセーフティネットを作り出してしまいます。喫煙の例を考えるとわかりやすいでしょう。喫煙が肺がんに関連があることは誰でも知っていますが、それでも「私の叔父は、九五歳になるまで煙草を吸っていましたが、肺がんにはなりませんでした」と言うことができるわけです。私たちは、確率的情報が人々の人生において意味をもつように、努力を続けています。

ミラージュ・プロジェクトの主任研究員リンゼイ・ファラーは、私と話したとき、「家族を基にした研究」であるミラージュ・プロジェクトは、様々な想定、様々な構想でデータを集めたので、メタ分析というよりは「プールデータ分析」と呼ぶべきものであると述べた。そして、リヴィール・プロジェクトにおける開示方法を如何なるものにするか考えていた時に最も気にかけたことは、人々が検査の後、思いつめて「橋から飛び降りる」ようなことがないようにすることだったと強調した。ロバート・グリーンも同様のことを言っていた。「何よりも、我々が与える情報は、正確で、説明可能なものでなければなりません。しかし実際には、当分のあいだ、推定のほとんどは不正確なものでありつづけるでしょう」とファラーは述べた。

リヴィール・プロジェクトの共同主任研究員である神経学者ノーマン・レルキンは、この研究に関する自分の考えがロバート・グリーンとは幾分異なっていることを、率直に表した。アポEの遺伝子検査は、被験者志向型ではなく、医学志向型のものになるはずだというのが、レルキンの考えである。研究目的のために、検査を日常的に行なう必要があるからである。レルキンは言う。「人々が今現在、その検査を望んでいるかどうかは、どうでもよいのです。いずれにしろ、どちらであるか、わからないことですし」。

私は二〇〇三年にレルキンと話した。彼は、ADを予防するための前駆的ADの検知が、遺伝子検査と神経画像（これは彼が当時すでに深く関わっていたテクノロジーである）を用いたバイオマーカーの検知によって、まもなく一般に行なわれるようになるだろうと予言した。そして、自分を含む三名の共同主任研究員の組合せを「適切」なものだとし、三人それぞれの考え方について次のようにまとめた。「ピーター・ホワイトハウスは、最も懐疑的です。明確な目的を定めることができなければ、このプロジェクトを進めるべきではないという彼の考えは正しいものです。ロバート・グリーンは、一般の人々が自分の遺伝子型を知る必要があるということを強く主張しています。これも正しいです。そして私は、アポE検査はごく当たり前のものになると考えています。これも正しい予想です。アポE検査はいずれ、コレステロール値を調べるための採血のようなものになるでしょう。五年後には、指紋だけあればよいということになるかもしれません。我々の研究には、アポE検査が必要なのです。今やらなければ、手遅れになります」。二〇〇八年には、ノーマン・レルキンもピーター・ホワイトハウスも、リヴィール・プロジェクトの共同主任研究員の職を辞して、顧問になっていた。注目すべきは、最初の三名の主任研究員のうち二名が、自分はアポE検査は受けていないと述べたことである。理由を尋ねると、一人は、自分の家系にはADの者がいないので、検査を受けるつもりはないと言い、もう一人は、答えたくないと言った。

遺伝子型を思い出す

リヴィール・プロジェクトが始まって一年ばかり経ったころ、ロバート・グリーンは、このプロジェクト内で質的な研究を始めるべきだと主張した。私はいろいろ考えた末に、彼の主張に同意し、その実現のために私自身の資金を用いることを了解した。質的研究から得られる結論は、量的研究から得られる結論とは異なるであろうと考えたからである。質的研究は、リヴィール・プロジェクトの被験者たちが自分の遺伝子型を初めて知らされてから一二ヶ月以上経って行なわれ、被験者のうち七九名が第二次標本《サブサンプル》としてその対象にされた。この研究は、五名の文化人類学者のチームによる、自由形式のインタビューから成っていた(43)。

これらのインタビューでわかったのは、大多数の人々が、告げられたリスク推定値を、アルツハイマー病と診断された身内の話と結びつけて考えていたということだった。家族の病歴以外にも、AD協会、神経科医、かかりつけ医、メディアなど、様々なソースから得たADに関する知識が、彼らの、このプロジェクトで与えられた情報に対する解釈に影響を及ぼしていた。そのため、リヴィール・プロジェクトで提供されるリスク評価が、被験者が以前から抱いていた「自分の家族の誰にどのくらいADリスクがあるか」ということに関する「素人的考え」に置き換わることはめったにない。さらに、リヴィール・プロジェクトの追跡インタビューから得られた結果は、与えられたリスク情報を正確に覚えている四〇〇名の参加者のうち、そのほぼ半数が、実際に自分のリスクを、告げられたリスクとはかなり異なると思っていることを示していた。リヴィール・プロジェクトの研究者たちが述べているように、「検査参加者たちは、反証が示されても、もともともっていたリスク認識に固執するのである」[44]。

七九名いた質的研究の参加者のうち、自分の検査結果を正確に覚えていたのはわずか二七パーセントであった。二三パーセントは間違って覚えているか、まったく覚えていなかった。残りの五〇パーセントは要点だけを覚えていた。彼らは、「私には悪い遺伝子がある」とか、「私のリスクは思っていたより低い」とか、「私はほぼ最悪な状態だ」などと述べていた。このような状況では、リヴィール・プロジェクトで告げられる遺伝子検査の結果によって、人々が自分のリスクに関する認識を大きく変えるようになるとは考えがたい。ヴィッキ（五〇歳、アポE3／E3、ADの身内二名）は次のように述べている。こういった発言をする者は非常に多い。

今日ここに来る途中、私はずっと、自分がどの遺伝子をもっているのかと訊かれるにちがいないと考えていました。でも、思い出せないのです。確かめてくれればよかったです。

ジャッキー（四五歳、対照被験者、ADの身内二名）はこう述べている。

私は正直言って、ほとんど何も覚えていません。リスクの評価をどこかに置いたのは確かですが、それがどこだったか思い出せないのです。

ポール（五三歳、対照被験者、ADの身内一名）もまた、自分が検査結果をなかなか思い出せないことを強調する。

遺伝カウンセラーが何回も説明してくれたのですが、彼らが注目していたのが、四つのうちのどのマーカーだったのか、覚えていません。私たちは最初の面談のときに、情報をぜんぶ与えられ、そのメモをきちんと家に持って帰りました。そして三ヶ月後だったかに戻ってきて、告げられたことについて訊かれました。しかし私は「さっぱりわからない」と叫ぶしかありませんでした。私がADになる可能性が一〇パーセントなのか、二〇パーセントなのか、五〇パーセントなのか、わからないのです。

テッサ（六〇歳、アポE2／E2、ADの身内一名）は、与えられた情報の要点を把握している被験者の一人だった。

困ったことに、私はすぐ忘れてしまいます。私はE2かE4なのですが、どっちだったか、忘れてしまうのです。ただ、どっちだったにせよ、それはADの要因になるものではないということは、覚えています。

この種の反応は、E4アレルをもっているために高いリスク評価を受けた人々のあいだにも、同じようによく見られるものだった。たとえばジャクリーン（五四歳、アポE4／E4、ADの身内二名）は、次のように述べている。

私は思い出すことさえできません。面談で検査結果を聞いても、次の面談を受けるときには、自分のリスクがどうだったのか忘れてしまうのです。一〇〇パーセント確信はもてませんが、リスクがどんどん高くなっていることはわかります。

ヘレン（五二歳、アポE3／E4、ADの身内五名）の言葉は、彼女の混乱を表している。

初めて追跡調査を受けにきたとき、私は検査結果について訊かれました。リスクの確率が何パーセントなのか、そしてアポEの型が何であるか訊かれたのです。しかし私は思い出すことができませんでした。数字はとくに頭に残らないのです。私がそれに答えるとしたら、まるっきり当てずっぽうに言うしかありませんでした。(略)「わかりました。3と4ですね。書き留めておきます」と私は言いましたが。それは、言われた内容を理解したという意味ではありません。私はオウムのように、それをただ繰り返したのです。

エリザベスという女性には、ADの身内が七名いた。彼女は、リヴィール・プロジェクトの教育セッションで、アポE4がADを引き起こすわけではないと教えられたが、この情報をなかなか信じなかった。彼女は、自分がADになると思い込んでおり、自分がE4の異型接合であることを告げられたときに、その因果関係を確信したからだ。しかしエリザベスは、遺伝子型を調べる前には、自分がADになることはすでに「事実」としてわかっていると断言していた。そして検査は結局、何も変えることはないと主張していた。

五〇歳のアンジェラには、ADの身内が五名いた。彼女のアポE4の検査結果はE3/E4だったが、彼女はそのことよりも、遺伝カウンセラーが、この検査の欠点を強調することによって、その情報の趣旨を和らげたことに驚いた。アンジェラにとっては、自分がADになることは明白な決定事項だった。「はっきり言うべきです。私の家族はみんな、アルツハイマー病のいけにえなのです。その事実に向き合うべきです。原因は家系にあるのです」。

対照的に、五五歳のジョージーナは、身内でADになったのが自分の母親一人だけだったので、「遺伝子型がアポE3/E4であるから、リスクが高い」と告げられたことを、受け入れられなかった。「遺伝性なのですか。まあ、そうなのかもしれませんが、私はあまり納得していません。母の兄妹たちはかなり前に亡くなりましたが、ぼけたというような話は聞いたことがありません。私たちがとくにADになりやすいと考える根拠はないと思います」。リスクに関する彼女自身の考えと、遺伝子型に基づいて彼女に提示されたものは食い違っており、また母親のこともあったので、彼女は、感受性遺伝子検査の予告力に対して複雑な思いを抱いていた。
レベッカ（四八歳、アポE３／E３、ADの身内四名）も、告げられた結果に疑問をもった。ただし、ジョージーナとは逆の理由からである。レベッカは、家族歴のせいで、リスクが幾分高くなると告げられたのだが、彼女は少し怒ったように、次のように述べた。

あの検査によると、私にはリスクはないわけです。ですよね？　だから、本当言うと、私は安心すべきなのです。ただし私は、そうだと信じきっているわけでもありません。もし私があの検査に全幅の信頼をおいていたとしたら、「たぶん、私がADになることはないだろう」と言うでしょう。でもそんなふうには言いきれないのです。

ADの身内が四名いるレベッカが不安になるのはもっともである。ただ彼女は、教育セッションで教えられたこと、すなわち、ADと診断された人々のほぼ五〇パーセントがE４アレルをもっていないということを、忘れていたように思われる。
もちろん、被験者の中には、説明されたことを必ずしも正確に理解していなくとも、自分たちが大事な情報を与えられたと考えている者もいた。

検査を受ける前、私は、自分がADになる可能性は九〇パーセントだと考えていました。（略）しかし今、コインを投げた場合のように、五分五分の確率であることを知っています。
（五五歳、アポE４／E４、ADの身内一名）

また、ADを予防したり治療するためにできることはほとんどないので、次のような反応も珍しくない。

私は自分のおかれている状況を知っています。私の子供たちも、自分のおかれている状況を知っています。つまり私たちは、ＡＤになるかもしれないし、ならないかもしれないのです。

（四五歳、アポＥ３／Ｅ３、ＡＤの身内一名）

一部の被験者にとっては、家族への関心が、自分の検査よりもずっと優先される。五二歳の精神科看護師キャロラインは、自分自身の遺伝子型について知るよりも、やはりリヴィール・プロジェクトに参加している姉のそれに関心があると述べている。キャロラインは結婚しているが、彼女には子供がない。姉のリンダには子供が二人いる。キャロラインは、自分と姉では、検査がもつ意味が大きく違うと認識している。

もし私が今アルツハイマー病になったとしても、それは私一人の身に起こる出来事です。でも、もし私に子供がいたら、事態は変わります。私はもっともっと心配することになるでしょう。そして私は、そこにある一つ一つのことを知りたいと思うでしょう。姉には二人の子供がいます。なので、姉の検査が行なわれることになったとき、私は本当に、自分のためにではなく、姉のためにボストンにやって来ました。もちろん、検査結果を知ることは私自身のためになりますが、それより何より、私は姉のために、一緒にいたいと思ったのです。そして姉妹として一緒に検査を受けようと考えました。

キャロラインは、自分の遺伝子型がＥ３／Ｅ３であり、姉がＥ３／Ｅ４であることを知った。そして彼女は、父親の主な介護者であった経験から急に不安になり、姉の子供たちの将来に関する懸念について考える余裕もなくなった。

正直なところ、私は今これらの結果について、あまり考えないようにしています。なぜなら、姉のもっているリスク要因を知った上で、自分が父親の介護でどんな経験をしたかを考えると、不安に押しつぶされそうになるからです。姉に関しても同じことを経験することは、本当に考えたくないのです。

自分自身の検査結果に対してどう思ったか訊かれると、キャロラインは次のように答えた。

私は、自分のリスク要因がわかったとき、それが何を意味するのか、考えることはしませんでした。自分がそれに関して何を思ったか、それほど多くのことを思い出せないと思います。

それでも、彼女は言葉を続けた。そしてリヴィール・プロジェクトへの参加を、自分自身の遺伝子型を知る欲求があるという理由で、正当化した。

知識は力です。私は本当にそう信じています。自分の運命を変えることができるかどうかはわかりませんが、目を半分だけ開けて人生を進んでいくことで救われるとは思いません。それだけは確かです。

ではその力は、どのような行動をあなたに起こさせるのかと私が訊くと、キャロラインは困惑した。

私は、リヴィール・プロジェクトは有益な情報を与えてくれると思います。ただ、私がそれをどう用いるのかは、訊かないでください。正直言って、わからないのです。

ニューヨーク出身で五五歳の女性であるローラは、アポE4アレルの同型接合であると告げられた。彼女は、リヴィール・プロジェクトに参加する前に、すでに乳がんの遺伝子検査を受けていた。彼女の家系には乳がんと精神疾患があるからである。ローラの母親も母親のいとこの一人も、ADの診断を受けた後に亡くなっており、ローラはさらに、この病気が父方の家系にもあるのではないかと疑っていた。したがって彼女は、リヴィール・プロジェクトへの参加に同意する前に、自分にはアルツハイマー病になるリスクがあると認識していた。彼女は以前、何年ものあいだ、あるセラピストによって、うつ病の治療を受けていた。そして、母親がADになったときには、そのセラピストが彼女を大きく支えてくれた。ローラは自分のことを、自分の身体の状態をとくに知りたがっている人間だと思っていた。また、インタビューのあいだに、ローラは次のように述べている。

私の家族は、みんなうつ病です。つまり、それが私の人生の物語なのです。もし、この世に落ち込みの遺伝子が一〇個あるとしたら、私にはその遺伝子が全部あるはずだということが、私にはわかります。

ローラはリヴィール・プロジェクトに参加できたことに感謝していたが、具体的な詳細についてはほとんど覚えていなかった。

えーと、そういった小さなワークショップには行ったことがありますね、あの、その、私は相変わらず、完全に混乱しています。何かしら悪いものを、あるいはそうでなくても何かを、自分が二つもっているということを、私は知っています。一つは母方から、一つは父方から、受け継いでいるのです。なので、えーと、七〇歳になるころには、五〇パーセントの確率でADになることが、私にはわかっています。でもそれは、それほど悪いことのようには思えないのです。ほとんどの人が確率一〇パーセントのまま七〇歳になるということを考えなければ。

「悪いもの」のことをもっと説明するように求められると、ローラは「わかりません。それがどういう遺伝子なのかわかりません。それは乳がんの遺伝子ではありません」と答えた。

彼女は、すでに自分が確実に記憶喪失になっていると思っており、認知症への懸念を強めていた。しかしそれは、彼女が告げられたアポE4の状態についての情報によってというより、実際に物覚えが悪くなっているという自己認識と、自分の家族歴によってであった。

生まれてからずっと、自分には記憶の問題があると感じてきました。そこで、ちょっと訊きたいことがあります。一つは、この記憶の問題は、何らかの意味で、幼いころから実際にあるものだったのかということです。もう一つは、若いころから何らかの記憶の問題に気づいていた人々は、最後にはアルツハイマー病になるのかということです。そして、その関係はまだ研究されていないのか、ということです。

リヴィール・プロジェクトで教えられたことを正確に覚えている被験者は比較的少ないので、リヴィール・プロジェクトの研究者たちが行なった追跡調査で、参加者の八〇パーセント以上が自分の検査結果を誰かに告げたと報告しているのは、少し意外なことである（結果を告げた相手は、親しい身内が最も多く、友人がそれに続く。わずかだが、医療従事者という回答もあった）。質問表では、まず「あなたのアポE遺伝子検査の結果を誰かに話しましたか」という問いがなされる。(45) そして次に、話した相手は誰かと具体的に問われる。しかし、被験者たちが家族や友人に告げた言葉がどのようなものだったかは問われない。リヴィール・プロジェクトの参加者の大半は、プロジェクトへの参加に関して前向きであり、その利点を認めていたと、研究者たちは述べているが、たとえそうだとしても、多くの人々が、与えられた情報を自分がどう扱えばいいのかよくわからなかったということは明らかである。この点については、あらためて考察する。

推定されるリスクを伝える

リヴィール・プロジェクトの研究者たちは、治験が始まる前に何回か会議を開き、被験者たちに、推定されるリスクをいかに伝えるべきかということについて、いろいろと話し合った。彼らが何よりも大切だと考えたのは、検査結果を数値化することであり、すべての研究所に共通の、標準化された情報の伝え方を作り出すことだった。遺伝カウンセラーの一人アリソン・ジョーンズ（仮名）は、自分が時折、追跡インタビューを受けに戻ってきた被験者たちの相手をするために、遅くまで仕事をすることになると語った。彼女の考えによると、被験者たちは検査を受けた後、告げられたリスクを理解できずに、助けを必要として彼女のもとにやって来る。カウンセラーの人数はそれほど多くないので、アポE検査が広く行なわれるようになれば、カウンセラーたちは、必要とされる指導を行なう時間を確保することができなくなり、医師にその役目が求められるようになるが、医師はおそらく、カウンセラーよりもさらに時間をかけてくれないだろうと、アリソンは推測している。さらに、彼女の考えでは、医師たちは、検査結果が意味するものについて、自分自身の考えを患者に押しつける可能性がある。

被験者たちは、検査結果を告げられてから六ヶ月後には、教えられたことをほとんど忘れていること、そして彼らが、ADになった親の介護でストレスを覚えているというようなことについて、ただカウンセラーにしゃべりたがっているだけであることを、アリソンは、実際に被験者たちと会った経験をもとに、詳しく話してくれた。通常の遺伝カウンセリングでは、口頭による説明の後、関連するリスクの予想や、必要であれば、今後の生活を改善するための助言が行なわれ、遺伝子型を含む検査結果が記載された文書が、患者やクライアントに渡される。しかし、リヴィール・プロジェクトの場合、検査の結果が公に知られると、被験者たちが遺伝的差別を受ける懸念が大きくなるとアリソンは言う。被験者たちは臨床試験に参加しているので、保険会社が彼らを差別することは難しい。しかしそれでも、遺伝的差別の問題は非常にデリケートなものなので、リヴィール・プロジェクトでは文書によって人々に遺伝子型を告げることはしないのである。

差別を懸念した結果、リヴィール・プロジェクトでは、その検査結果が忘れさられ、人々が自分の遺伝子型に基づいて行動する可能性が減じられるように配慮されている。ただ、これらの被験者たちと何時間もともに過ごしたアリソンは、ほとんどの被験者が、自分たちに示されたグラフの意味を少なくとも最初は理解して、それを自宅に持ち帰ったと考えている。さらに彼らの何人かは、数字に熟達しており、アリソンに、彼女が答えられないような質問をした。アリソンは、ＡＤリスクに関する複雑なデータだと思っていたものが、グラフ上では単純な曲線で表されているのを見て、複雑な気持ちになった。その単純な曲線からは、残された人生におけるリスクの、近似値ではなく正確な数字が引き出せるはずだからだ。リヴィール・プロジェクトの研究者たちは、リスクに関する情報が被験者たちにどのように伝えられているかということに関して、互いに意見を異にしているとアリソンは述べた。そして、彼女の経験によると、検査を受けた人々の一部は、彼らが絶えずメディアで目にしている「八五歳以上の一般市民の八五パーセントから九五パーセントはアルツハイマー病である」という迷信から、どうしても逃れられない。

アリソンは「私たちは彼らに、実際にリスクがどれくらい残っているかということについて、説明を続けています。つまり、彼らはすでに、非常に多くのことをくぐり抜けて生きてきたのです。ほとんどの人にとって、年齢がリスク要因だというのは馬鹿げているのです。年を取るにつれて、むしろリスクは下がるのです。しかし彼らは、リスクが年齢とともに上がりつづけるという記事を読みつづけます」と述べた。彼女はまた、彼女がカウンセリングを行なった被験者のほとんどが、追跡インタビューが終了するとそれきりになってしまうということを聞いて驚き、心配になったとも述べている。そして、リスクの推定値の質をよくするためだからと言って、生存している自分たちの親の遺伝子型の特定をまったく行なわないというのはいかがなものかと、何人かの者は不満をいだいていたという。

アポＥ遺伝子はそれ自体がＡＤを引き起こすものではなく、特定の状況下でＡＤの発症に寄与するだけのものであることを、おそらく一人の例外を除いて、研究に参加した全員が理解していた。このことが、質的研究の結果から明らかになったと聞かされ、アリソンは喜んだ。そして彼女は、リヴィール・プロジェクトが、将来のＡＤリスクに関する不安を取り除いてはいないと認め、その上で、それでもよいのだと述べた。そして「ただその場合、ではなぜこれを行なっているのか、と問わなければならないでしょう。たぶん、それは将来の研究者たちの役に立つからです。彼らが、感受性遺伝子データを患者に告げるための、より良い方法を考え出すのを、このプロジェクトは助けることになるのです」とつけ加えた。アリソンのこの言葉は、適切なものだろう。何故なら、アポE遺伝子検査を受けることは、被験者にとって、特段、認知症になる不安を助長するようなものではなかったはずだから だ。[46] リヴィール・プロジェクトで得られた研究結果は、現在、ADのバイオマーカーに関連したリスク情報を患者に伝える際にも参考にされている（第8章を参照のこと）。

アルツハイマー病のリスクを熟知させる[47]

感受性遺伝子に関する確率論的な情報には、本質的な曖昧さが埋め込まれている。このことは、人々のもつ不安を和らげるだろう。そして、インタビューの結果を見ると、リヴィール・プロジェクトの被験者たちの多くが、主に自分の家族との関係でリスクを理解していることがわかる。したがって、遺伝子型の検査結果は、しばしば家族についての情報や家族のAD歴によって影が薄くなる。このことも人々の不安を緩和していると思われる。たとえば、アレクシス（五三歳、アポE3／E4、ADの身内三名）は、自分の家族について次のように述べている。

私の家族には、高い遺伝的リスクがあります。ただし、それ以外のことはわかりません。私は、彼らの遺伝子の状態がどうなっているのか、知らないのです。私は、彼らがADを発症する可能性はどれくらいなのかと、よく考えますが、それはアポE4とは関係ありません。私の姉は何年か前に小さな脳卒中をおこし、リスクをもっているので、家族である私にも同じリスクがあると私は考えています。つまりは、そういうことです。

また、多くの人々が、遺伝子検査によって与えられる情報を、彼らにとって新しいものではなく、家族歴によって彼らがすでに知っている、あるいは薄々感じていることを追認するだけのものだと思っていることを、強調する。エドワード（三七歳、アポE4／E4、ADの身内一名）は、自分のADリスクの高さについて、次のように述べる。

私の母は、この二年間に三人の兄弟を亡くしましたが、彼らは三人とも認知症でした。このことから、私のリスクは、父方だけでなく、母方からも受け継がれていることがわかります。客観的に私の家系図を見れば、私も妹たちも、どこかの時点でこの病気になる可能性が高いとわかるはずです。

アン（五〇歳、アポE3／E4、ADの身内一名）は、遺伝子検査が彼女の家族に及ぼした影響について語る。

私のリスクが高まっているという情報は、私の家族全員、とくに子供たちに強い影響を及ぼしています。なぜなら、私がもっている遺伝子は、彼らももっている可能性があるからです。でも、私の知るかぎり、身内でADになったのは、父だけです。そのことを私のケースと比較してよいのかはわかりませんが、父の双子の妹はアルツハイマー病にはなっていません。私は彼女を見て、どうしてだろうと考えます。彼女は、膝関節を全置換する手術を三回受け、心臓の治療も受けていますが、身の回りのことはきちんとこなしているし、元気に過ごしているのです。

アンは自分の家族歴が、一卵性双生児は同じ遺伝子とリスクを共有するという一般的な想定とそぐわないように感じており、自分のリスクが高くなりつつあるというリヴィール・プロジェクトの予想に対しても、疑いをもっていた。

ADのリスクを説明するときに、「遺伝の混合」という言葉が用いられることがある。これは、最近ケンブリッジ大学家族研究センターの名誉教授となったマーティン・リチャーズによって、数年前に作り出された概念である。リチャーズは、メンデル性遺伝という考えから離れ、「両親から受け継がれた影響が混じり合う」という、英国の一般市民のあいだで頻繁に見られる理解を取り入れた[48]。このような考えは、ギリシャ・ローマ時代からすでに見られるものである[49]。前述したコックスとマッケリンのもののような、単一遺伝子性疾患に関する以前の研究と同様、リヴィール・プロジェクトでは、その被験者の多くが、罹患している人間と共通の特徴をもつ家族を、その疾患のリスクが最も高い人間だと考える。そして、その遺伝子型がわかっていてもいなくても、「遺伝の混合」という考え方を用いる傾向があるのである。家族構成員のあいだの、身体的・精神的・情緒的な「表現型」の類似は、病気のリスクや共通の遺伝子型を示すものとされる。アニータ（五〇歳、アポＥ３／Ｅ４、ＡＤの身内五名）は次のように述べている。

家族の中にアルツハイマー病が蔓延していることを、私は知っています。しかし私はずっと、発病するのは私ではなく、姉だと思ってきました。なぜなら私は父の特徴をより多く受け継いでおり、姉は母の特徴をいろいろ受け継いでいるからです。そのために私は、もしＡＤが遺伝子〔アポＥ〕によるものだとすれば、姉の特徴はＡＤに直結すると考えました。

クリスティーナ（五二歳、アポＥ３／Ｅ４、ＡＤの身内三名）は、リスクが高いとされた彼女の検査結果について次のように述べる。

うーん、私はあまり驚きませんでした。だって、私は母に似ているのです。母と叔父はよく似ていて、二人とも彼らの父親に似ています。家族歴を見ただけで、自分にリスクがあるのは当然だとわかるのです。

ゾーイ（五六歳、対照被験者、ＡＤの身内三名）は、次のように述べている。

写真でも見せたとおり、私と私の父は実際、肉体的にクローンのようです。肉体的外観が意味をもつのかどうか、口頭では誰も教えてくれませんが（私は自分で検査報告書を読んでいないので、その情報がそこに書かれているのかどうか知らないのです）、私は関係があると思っています。

ある参加者（五〇歳、アポE3／E3、ADの身内三名）は、自分の弟について、次のように述べる。

私の弟は、あまり科学に精通していません。そして、自分が母の特徴をたくさん受け継いでいることをすごく気にしています。彼は、髪の毛の色も、青い目も、多くの行動上の特徴も、母に似ているのです。

人々はまた、片方の親の遺伝子が、もう一方の親の遺伝子よりも強力であり、その結果、特定の病気を遺伝させると信じることがある。あるいは、アポE4アレルは（したがってADは）、その家族の女性側だけに遺伝する可能性があると信じることがある。しかしそれは、概して、女性のほうが長生きだからだ。

遺伝学に関する、また遺伝に関する、様々な考えがごっちゃになってしまうというのは、北米やヨーロッパにおける一般の人々の特徴である。[50] この明らかな無知は、時折、科学的知識の欠如のせいであると解釈されるが、遺伝学に基づくリスクの予想と切っても切り離せない本質的な不安とつき合っていくための戦略として、自ら選んだものだと理解することもできる。人々は、抽象的なものと具体的なもの、見えないものと見えるもの、統計学的なものと個人的なものを混ぜ合わせることによって、一見相入れないように見える事柄同士を結びつける、とバーバラ・ドゥーデンとシリヤ・サメルキは述べている。[51] このような結びつけは、たとえば「自分の家族の中に蔓延している病気」のリスクについてそれまで抱いていた考えと遺伝的情報が、明らかに調和する場合には、比較的容易に行なわれるはずである。

アルツハイマー病の原因をどう考えるか

リヴィール・プロジェクト参加者の大半は、自分のアポE検査結果をめぐる混乱や曖昧さを経験しているにもかかわらず、誰がADを発症するかということに遺伝的要因が関係していると信じている。しかしそれらの人々は、一名の例外を除いて、遺伝的要因は、遅発性ADの原因の一つにすぎないということを強調している（これは、プロジェクトの教育セッションで参加者たちが教えられたことである。ただし、参加者の大多数が、自分はこの治験を受ける前から、このような考えを抱いていたと述べている）。リヴィール・プロジェクトの被験者たちが挙げる、遺伝的要因以外の、病気をもたらす原因には、食事（被験者の三五パーセントが回答）、環境（被験者の二九パーセントが回答）、運動量（被験者の一九パーセントが回答）、アルミニウムとの接触（被験者の一九パーセントが回答）、年齢（被験者の一六パーセントが回答）、うつ病（被験者の一七パーセントが回答）、精神活動（被験者の一七パーセントが回答）のほか、それほど頻繁ではないがコンスタントに挙げられた原因として、ストレス、頭部損傷、喫煙、アルコールなどがあった。教育セッションでは、老化がADの最大のリスク要因であるという話が出ていたが、あまりにも当たり前だと思ったのか、インタビューでそのことに言及した者は少ない。また、アルミニウムは、教育セッションではリスク要因として挙げられなかったが、むかし医学界で広まった、この時代遅れの仮説は、今なお一般の人々のあいだに、根強く残っている。最近、ADとコンタクトスポーツの関係について書かれた記事や、頭部損傷による神経障害に関する報告が、よく見受けられる。それにより、数年前に比べ、より多くの人が、頭部損傷をADの主なリスク要因として挙げるようになってきている。

ミューリエル（四一歳、アポE3／E3、ADの身内一名）は、自分の母親に関する経験に基づいて、ADの原因を様々に解釈している。

食事の問題はつねにつきまといます。そして私は、ＡＤと食事の結びつきをつよく意識しているので、その点には気を使っています。コレステロールとＡＤのあいだにも、まだ明らかにされていない多くの関係性があるはずです。また、年を取るにつれて、頭の働きを活発にするために、脳を刺激する必要が出てきます。クロスワードパズルをしたり、新しいことを学んで、脳を働かせつづけるようにするのです。でも、実は母もそうしていました。彼女は食事にとても気をつけていました。それなのに、発症を防ぐことはできませんでした。遺伝的なことも関わっているでしょうが、それについてはよくわかりません。私にわかるのは、原因は一つではないということです。

インタビューを受けた人々の多くが、ＡＤの遺伝的感受性は、コントロール可能な他の要因によって、増加したり、軽減したりする可能性があると想定している。クリスティーナ（五二歳、アポＥ３／Ｅ４、ＡＤの身内三名）は次のように述べている。

　適切に行なえば、食事や運動には、遺伝的潜在力がＡＤの引き金を引くことを防ぐ働きがあります。このことは、研究によっても示されています。私に遺伝的潜在力があるのは間違いありませんが、それが発現するかどうかは、自分の行動や、自分が置かれた環境によります。血液のマーカーが用いられるようになるまで、リスクを示すものは、家族歴だけでした。そのため今でも、私にとって家族歴は、大きな遺伝的要因なのです。そしてその家族歴を見れば、内在的なものであれ、生活習慣によるものであれ、何らかのリスク要因が私の家族に存在していることがわかります。しかし私は、自分のＡＤが発現するかどうかは自分にかかっていると考えたいと思っています。たとえばそれは、やはり私に強い家族歴がある糖尿病に似ています。食事や運動によって、糖尿病の発症を防ぐことができると研究が示していますが、このことは私の考えの助けになっているのです。私はアルツハイマー病についても同じように考えたいのです。

ロージー（五一歳、アポE3／E4、ADの身内二名）は、遺伝的要因の役割を、あまり信じていないようだった。

私は、遺伝的要因はきわめて些細なものだと考えています。人々は遺伝的なことについて、いろいろ話したがります。しかし私は、それは無知からくるものだと考えています。遺伝的要因などという言葉は、まやかしなのです。たしかに私の母には、何らかのADの素因があったかもしれませんが、五十代で小さい子供が三人いるというストレスをかかえ、生活の変化を余儀なくされたりしたことなどの影響のほうが、はるかに大きいでしょう。もしかしたら、母はうつ状態になり、それが発症につながったのかもしれません。私はアポE検査を受けてはいますが、ADの原因を遺伝的なものだと信じているわけではありません。私は、自分の検査結果を覚えてすらいません。私は、ADと遺伝を結びつけるパラダイムに対して否定的ですから、遺伝によって実際にリスクが増加するとは考えません。まだわかっていない別のものがあると考えています。そして、それがストレスや環境と相まって、病気を引き起こすのだと思うのです。私は検査を受けることを興味深いことだと思いました。しかし私は、この検査の結果を、何かの答えとして見ていません。検査の結果の中から、自分の興味のある情報を抽出するだけです。誰かが絶対的真理だと言っても、信じません。知るというのは、とてもよいことですが、だからと言って、その先に何かの答えを求めてはいないのです。

そしてジュリア（五七歳、アポE3／E4、ADの身内一名）は、科学的知識に多くの欠落部があることによって、不確実性が引き起こされていることを強調する。

私は、ある時点で、遺伝子が故障を起こすのだと考えています。それにより、何かが変わるのだと思うのです。しかし、その引き金が何であるのかはわかりません。また、私たちは遺伝子そのもののことは認識していますが、その遺伝子に悪さをさせるのが何であるかを知りません。それで私は、何か、私たちが思っているよりも大きなことが起こることによって、これらの憎むべき遺伝子、あるいは得体の知れない何かが、私たちの体を痛めつけるようになるのだと考えています。遺伝的要因、性別など、様々な要因の混合をどう理解すれば、「よーし、これが脳を実際に詰まらせているものだ」と言えるようになるのか、まだ私たちは知らないのです。

リヴィール・プロジェクトの遺伝カウンセラーたちがリスクに関する情報を伝えるときには、予測につきものの不確実性を強調した。そして、ほとんどの被験者たちが、それを理解したようである。感受性遺伝子検査における不確実性のレベルは非常に高く、また、アポE検査自体のもつ予測力にも限界があるので、人々はいつまでも、ADの原因を複雑なものだと考えつづけることになる。しかし同時に多くの者が、予防策は実際に自分たちを守ってくれるかもしれないという希望をもちつづけている。家族のうちの誰にリスクがあるかということを知ろうとするとき、確率論的推定には、既存の考えに取って代わる力はないように見える。ロージーの例を見てもわかるとおり、一部の人々は明らかに、感受性遺伝子の遺伝子型を特定することの価値について、非常に懐疑的である。一方、エリザベス（五二歳、アポE3／E4、ADの身内三名）は、検査結果の不確実性をあまり気にしていない。

私は知らされない状態に置かれつづけるほうが嫌です。知らされないでいると、パニックになります。伝えられる情報は、必ずしも自分が発症することになるということを意味しませんが、それはほとんどの医学的な事柄について言えることです。白黒がはっきりしているものはないのです。すべてのものが灰色なのです。それでも、知るのはよいことなのです。私は、私の父の遺伝子型は知りませんでしたが、彼のADについては、いろいろ知っていました。私は祖父についても様々な知識をもっていました。また、父にも祖父にもたくさんの兄弟姉妹がいたことを知っています。そして、それらの兄弟姉妹たちの中にADになった者があまりいないことも知っています。それらが真実であるかはともかくとして。

人々は、ＡＤの予防に関して、自分自身の家族で経験してきたことをくつがえすような情報をメディアなどで見かけたときには、とくに用心深くなる。たとえば、ローズマリー（六二歳、アポＥ４／Ｅ４、ＡＤの身内一名）は次のように述べている。

ＡＤに良いと私が聞いたものの一つが、ターメリックでした。それで私はできるかぎり料理にターメリックを用いました。また、パプリカやとうがらしも、使いはじめました。私はさらなる情報をインターネットで入手しようと思っていました。しかし、初めて遺伝子検査の結果を教えられたとき、私は、ＡＤにならないために自分の足を使って出かけて行き、いろいろなことを調べたほうがよいと思ったのです。でも、しばらくすると、その気力もなくなりました。そして私はただ、「ＡＤになりませんように。どうかＡＤになりませんように」と言うだけになりました。なぜならば、どんな検査を受けても、どんなことをやっても、最終的にはすべて神様がお決めになることだからです。

ジョリー（五六歳、アポＥ３／Ｅ４、ＡＤの身内一名）は、頭の体操の効力について懐疑的であった。

頭を使ってクロスワードパズルやトランプなどをすべきだと言われますが、私はそれがアルツハイマー病を予防したり軽減したりするとは思いません。なぜなら、私の母はとても活動的な人だったからです。彼女は何年も学校給食の仕事をし、新聞を隅から隅まで読んでいました。ですから、彼女の頭脳はつねに刺激されていたはずです。レーガン元大統領にしても、彼が脳を使っていなかったとはとても思えません。

日常生活には不確実なことがたくさん存在する。人々は自分のＡＤリスクをそれらと比較して語ることが多い。ロージーは「朝起きてベッドから降りることにもリスクがあるし、家から出かけることにもリスクがあります。リスクはあらゆるところにあり、生きること自体がリスクなのです。存在すること自体がリスクなのです」と述べている。また、五七歳であるタラは、E3／E3という自分のアポE検査結果を、天気予報にたとえている。「私には、つねにADになる可能性があります。それは、『雪になるでしょう。しかし積雪が一〇インチなのか、一インチなのかはわかりません』と言われている状態に似ています」。遺伝子型がアポE4／E4だった少数の人たちは、最も高いリスクを推定されたにも拘らず、自己意識を根本的に変化させられてはいないようである。ヘレン（四二歳、アポE4／E4、ADの身内三名）は自分自身の反応に驚いている。

遺伝カウンセラーは、私に検査結果を告げたとき、「どういう気分ですか」と訊きました。母方にアルツハイマー病の親族がいた私は、自分もこの遺伝子をもっている可能性が高いと思っていたので、あまり驚きませんでした。それでも、それを告げられれば、たとえば五〇ポンド痩せるとか、一瞬一瞬を大切に生きるようになるとか、そういった、何かしら大きな変化が起きるのではないかと思っていました。私はそれを望んでいたのです。でも、そんなことは起こりませんでした。検査結果を告げられるという体験は、なんだかもやのかかったようなものでした。もしそれが、本当にすっきりとした明確なものであれば、私の体の感覚にじかに訴えかけてきて、私はそれに基づき、いろいろなことを計画したでしょう。でも、そうはなりませんでした。つまり、それは単に、人生における不確実性が、別の形で現れたものにすぎなかったのです。

彼女は最近、長期介護保険に加入することに決めたのだが、それは母親の介護をした個人的経験によるものであり、自分の遺伝子検査の結果とは関係ないのだとつけ加えた。

ヘレンのような反応はめずらしいものではなかった。人々はしばしばインタビュアの話をさえぎって、自分の話をしはじめた。その内容は、近親者のアルツハイマー病を目の当たりにした精神的トラウマだったり、介護の苦労だったりした。ハワード大学でインタビューを受けた五〇歳のアフリカ系アメリカ人ヴィッキは、過去数十年間に及ぶ、胸がおしつぶされそうになるような日々について語った。彼女は、認知症が着実に悪化していく父親の介護によって、自分自身のADリスクを考える余裕もなくなっていた。彼女の兄弟姉妹は、忙しいので父親には関われないと主張し、助けてはくれなかった。また、ヴィッキに言わせると、ヴィッキの母親も自分の夫の物忘れや奇行に腹を立て、「現実から目をそらして」おり、そのこともヴィッキを悩ませた。父親の診療に付き添い、彼の徘徊の面倒を見、介護ができなくなったときに老人ホームを見つけたのは、すべてヴィッキだった。彼が亡くなるまでの約七年間、彼女は「もはや父さんではなくなってしまった男性」の大変な世話をしつづけたのであった。父親が死んで一年半後には、今度は母親が筋萎縮性側索硬化症と診断され、ヴィッキは「その病気について新たに学習しはじめた」のである。両親が生きていたとき、ヴィッキは、彼女の叔父と叔母のこともケアしていた。彼らは二人ともADの診断を受けていたが、遠くに住んでいた彼ら自身の子供たちからは援助を受けておらず、ヴィッキが一人で重要な経済的・法的決定をくだしていた。叔父は、主にヴィッキがケアをするようになってから三年後に亡くなったが、叔母のケアはその後も続いており、インタビューでヴィッキは、彼女のためにあまり時間をかけられないことを後ろめたく感じていた。

ヴィッキは、アポEの検査結果はE3／E3だったが、糖尿病があったため、血糖値とコレステロール値をとても気にしていた。しかし、たまにしか休暇をとらず、成人してからはずっと役所に勤め、働いていた。また、夫とともに三人の子供を育てあげた。そんなヴィッキも、最近とうとう早期退職をした。「これは私に合った選択です」と彼女は述べ、今は、家族に関することや、教会活動、そしてホームレスの権利保護のボランティアなどに専念している。彼女は将来に希望を抱いており、「ADであれ何であれ、なるときには、なるのです。夫にも検査結果を告げましたが、彼は私と同じように、今までいろいろな思いをしてきたので、『まあ、どうなっても、俺たちはそれに対処するだけさ』と言いました」と述べた。

リヴィール・プロジェクトの研究者たちによって、検査の一二ヶ月後に行なわれた追跡構造化インタビューでは、遺伝子型がＥ４だった人々は、他の被験者たちよりも、検査結果に刺激されて、食事その他の行動が変化したということ、そして、一部の者は保険の補償内容を変更したということが、見出された。[52] しかしながら、検査結果を知らされてからインタビューを受けるまでが一二ヶ月よりも長かった質的研究の被験者五四名のうち四二名が、検査結果を知っても何もしなかったと述べており、その中には検査結果がＥ４陽性だった者も一三名含まれていた。彼らが何もしなかった理由として挙げたのは、まず、ＡＤを予防したり治したりするためにできることは何もないということであり、もう一つは、彼らが告げられた情報には予言としての力があまりないので、何をすれば予防の助けになるかが、そもそもわからないということであった。また、リヴィール・プロジェクトに参加するずっと前から食事に気をつけていたと述べる者もいたし、少数の者は、保険を書き換えるなどして何かを変更するには、単に忙しすぎるのだと述べた。総合的に見ると、大半の被験者にとって、遺伝子型の結果にもとづいて彼らの生活に生じた長期的な変化は、わずかだったようである。

ここまで見てきたようなインタビューの抜粋によって、私たちは人々の生活を垣間見るが、実際に彼らと会う可能性はないので、それらは仕切りの向こうにある静止画のようなものとなり、私たちはもどかしい思いをつのらせる。自分の遺伝子型を知っているということが、リヴィール・プロジェクトの参加者にとって、年を取っていくにつれて重要になるものなのかどうかは、彼らの人生にいかなる出来事が起こるかによって決まる。たとえば、家族歴などに基づいてなされる予言といったものに左右されるのである。すべての被験者は、リヴィール・プロジェクトに参加する前に、自分の血液がアルツハイマー病関連の基礎科学に用いられることに同意していたが、彼らの大多数が、自分は、自分たちの家族に大きな負担を強いている病気に関するこの科学研究を、可能なかぎり助けたのだと、大きな満足感を覚えていた。そしてその満足感は、正当な報酬だと言える。

遺伝子型判定から得られた確率論的推定によって、この正体不明の神経病理学的変化を捉えようとすることに対しては、リヴィール・プロジェクトに参加した多くの人々が、快く思っていなかった。イアン・ハッキングの「相互作用的性質」という概念は、遺伝子型判定やＰＩＢスキャンなどのバイオマーカー検査の結果が、人々の意識や、場合によっては自己のアイデンティティに対して、どの程度影響を及ぼすのかということを考える助けになる。ハッキングが主張するのは、人々が診断され、ある状態として「分類される」と、その分類はエスカレートし、その結果、人々はリスクをもつ者の見本として扱われるようになるということである。そのリスクには、うつ病、拒食症、認知症、そして様々な人格障害のリスクが含まれる。レッテルを貼られた人々は、治療方法と法律・政策がパッケージになった枠組みの中に入れられる。そしてその後、今度はレッテルを貼られた人々のほうが、そのようなレッテルに対して反応し、その枠組みを変えていくのである。精神科診断を受けた人々に対して行なわれた、フォーカス・グループと呼ばれる集団的インタビューの研究結果に基づいて、マーティン、ピッカースギル、そしてカニンガム＝バーリーは、人々は、肉体《ソーマ》、精神《サイキ》、社会《ソサエティ》に関する様々な知識を集めながら生きているとし、神経科学の概念は、その人々がもともともっている考えに取り入れられたり、ごくたまに完全にそれに取って代わる、と述べている。[53]

研究の場においてであっても、人々は、自分の検査結果を告げられるべきであるという想定は、合衆国ではとくに一般的であるが、同時に、バイオマーカーが個人の将来を決定しないということもはっきりと告げられるべきだと考えられている。そして、自分の遺伝子型を知ることやＡＤのリスクがあるとレッテルを貼られることが、人々の主観あるいは自己意識を変えることはほとんどないということを、リヴィール・プロジェクトの結果は、強力に示唆している。しかし、ＰＩＢスキャンにもとづいてリスクの推定を告げられれば、それよりずっと大きな影響があるだろう。人々が、自分の本質を、脳や体や社会との関わりを総合したものと考えずに、多くの研究者が示唆しているように、[54]脳のみに存在するものとして認識しはじめているとすれば、大脳皮質におけるアミロイド沈着に関して自分が何かを告げられるという出来事は、恐ろしい経験となり、場合によっては自己という存在に大きな変革の連鎖を起こさせるきっかけになる可能性があるのだ。

知られざる遺伝子型

二〇〇二年から二〇〇三年にかけて、ケベック州モントリオールで、遅発性ＡＤ患者の第一度近親者（主に子供）を対象にしたインタビューが行なわれた。私を含む三名の文化人類学者のチームが、彼らの親族が治療を受けているクリニックや老人病センターでインタビューを行なった。インタビュー対象者の年齢は二九歳から七〇歳で、五八パーセントが女性だった。リヴィール・プロジェクトの被験者たちとは対照的に、モントリオールでインタビューした人々は、ＡＤの遺伝学に関する体系的な情報に触れたことがなかった。大半の者が頼りにしていたのは、他の介護者や、メディア、家庭医、権利保護団体から得られた情報であった。しかし研究によれば、家庭医たちは、ＡＤの遺伝子検査に対してとても否定的である。[55] また、ＡＤの権利保護団体も、遺伝子検査には反対している。

インタビューを受けている時に、自分からアポＥの話をする者はいなかった。そして、ＡＤの原因に遺伝的要素が関わっていると考えているのは、彼らのうちの半分だけだった（一〇年後には、違う結果が出ている）。カーラ（五二歳、ＡＤの身内三名）は、遺伝的要素が病気を引き起こすことを強調した一人である。

私は、この病気の責任は遺伝的要素にあると、自分に言い聞かせています。アルミ鍋とか、住んでいる地域とかのせいではなく、家族が抱えている荷物のせいだと思うのです。私の家系に先例があったことは間違いありません。私の祖母は、アルツハイマー病に罹っていました。私の伯母もそうでした。だから私たちは気づいていたのです。私たちには、いずれ何かが起こるのだと。

アルツハイマー病について話し合うとき、医師たちが遺伝学の重要性を軽視すると訴えたインタビュー対象者もいた。ＡＤに遺伝的要因があると考えている者は半分いたが、それが最も重要な、あるいは唯一の要因であると考えているのは、六名だけであった。ハンナ（六二歳、ＡＤの身内一名）は次のように述べている。

私は、すべてのものに、遺伝が関わっていると考えています。でもそれは、病気になる傾向を決めるだけなのではないかと思っています。その病気が喘息であれ、心疾患であれ、ＡＤであれ、がんであれ、同じことです。それを表面化させるかどうかには、別の要因が関わっていると思っているのです。

その人がＡＤの原因やその予防について如何なる考えをもつかは、主に家族歴によって、そして家族内でこの病気をどのように経験したかによって決まる。ブリジット（三八歳、ＡＤの身内二名）は次のように述べている。

私はアルツハイマー病についての講義をいくつも聴きに行きました。彼らは、脳を働かせつづけなさい、脳を活性化させなさい、いろいろなことをするように努めなさい、と言いました。でも、私の母はずっと働いていたし、ブリッジをしたり、麻雀をしたり、何でもやっていたのです。彼女は始終、頭を使っていました。そのことをどう理解すればよいのでしょう？　答えはありません。彼女はつねに、とても活動的だったのです。

また、ジェーン（二八歳、ＡＤの身内五名）は、次のように述べている。

私は健康に気をつけ、運動をし、つねに活動的でありつづけるようにしています。それ以外にも、予防のためにできることはたくさんあるのかもしれませんが、私にはわかりません。私は自分のことを、間違いなく戦うタイプの人間だと思っています。でも母もまさにそういう人でした。それで私は、こんがらがってしまっているようなのです。

インタビュー対象者のうち何人かは、ＡＤの遺伝子検査に疑問をもった。彼らは、この病気の予防のためにできることは何もないと考えていたからである。その一人であるソフィー（五八歳、ＡＤの身内二名）は当惑していた。彼女の本当の懸念は、自分が認知症になったら、夫や子供たちにどういう影響があるか、ということだった。

Ｃ先生は「検査ができますよ」と言いました。私は「治療法がありますか」と訊きました。彼は「いいえ」と言いました。私は「それではなぜ検査を受ける必要があるのですか」と言いました。私は知りたいとは思わないのです。私は、私の世話で夫や子供たちにつらい思いをさせることを最も恐れています。でも、検査をして何かを知ったとして、それが何の役に立つでしょう。また、人々は、自分がＡＤになりはじめると、何かがおかしいと気づきます。私はそう信じています。つまり、それは決してわかりにくいものではないのです。私の母は知っていました。そして最初のころ私に、「以前の私ではなくなったわ」と言っていました。

フランク（五一歳、ＡＤの身内一名）は、介護のことで頭がいっぱいであることを明らかにし、次のように述べている。

よく聴いてください。私は、医学における用語論の問題には、まったく興味がないのです。何か偉大な新しい研究が現れて、それが予防や治療を約束してくれたなら、私はそれに興味をもつでしょう。しかし、なぜ母が発病したのか、母がどういう遺伝子をもっているのか、その遺伝子が脳内でどういう作用をするのか、というようなことには、まったく興味がありません。

メアリー（五三歳、ＡＤの身内一名）は、母親がＡＤになることを避けられたと思うかと訊かれると、次のように答えた。

どんな方法を用いたとしても、母の病気を押しとどめることはできません。彼女はそのようなステージにいないのです。それに、私の家族には、対処しなければならないことが他にありました。父は結腸がんだったし、母にも母の亡くなった兄にもリンパ腫があったのです。実際に私の家族には、ADよりも心配すべきリスクがたくさん存在します。

リヴィール・プロジェクトの回答者たちと同様、モントリオールのインタビュー対象者の約半数は、誰がADになるように運命づけられているかを、病歴をもつ家族との類似性から考えた。ハンナ（六二歳、ADの身内一名）は、アルツハイマー病について心配しているのかどうか訊かれたとき、自分よりも兄のほうが発症する可能性があるはずだと述べた。

私の母は、私よりも兄のことを心配しています。母は、彼の特徴が自分と似ていると感じているからです。兄は、母の家族全般に似ており、同じような体格をしています。私も兄も情熱的な性格ですが、兄は母に似て、無口です。私は自分の気持ちを率直に話しますが、兄は慎重な人間なのです。

インタビュー対象者の中には、機会があれば遺伝子検査を受けたいと考えている者もいた。しかし、そのような検査が何か新しい情報をもたらすと信じている者はほとんどいなかった。多くの者は、その病気が自分の家族に蔓延していると考えていたが、彼らのほとんどが介護などで手一杯であり、自分自身のADリスクを、さしあたりの関心事とはしていなかった。これは、リヴィール・プロジェクトの被験者たちの反応ともよく似ている。リヴィール・プロジェクトにおいても、その被験者の大半が、自分の遺伝子型を知った後に、懸念を増加させていなかった。自分が与えられた、不明瞭で不確かな情報を頭から追いやり、忙しい日常生活を続けていたのである。[56]

アルツハイマー病に関する情報源

モントリオールで参加者たちが挙げたADに関する主な情報源は、医師（六五パーセント）、新聞（三八パーセント）、他の介護者（三五パーセント）、AD協会やその他の組織（三三パーセント）であった。一方、リヴィール・プロジェクトで挙げられた主な情報源は、AD協会やその他の組織（五二パーセント）、新聞（四九パーセント）、医師（四四パーセント）、そしてリヴィール・プロジェクト自体（三九パーセント）であった。モントリオールにおいてもリヴィール・プロジェクトにおいても、割合は高くないがその他の情報源として、テレビやラジオ、インターネットのサイトやチャットルーム、専門的医学文献、そして自らの（看護のような）仕事経験などが挙げられた。注目すべきは、リヴィール・プロジェクトの参加者たちが、被験者としての自分たちの経験を、情報源として比較的低く見積もっていることである。その経験が彼らの日常生活を大きく変化させたり、将来に関する懸念を駆り立てたりしなかったことを示唆する結果である。

AD協会というのは、アルツハイマー病患者とその家族とのあいだに起こるトラブルを解決したり、一般の人々のこの病に関する理解を深め、その意識を高めることなどを目的とした、専門的な権利擁護組織のことである。これらの協会は、公開プレゼンテーションを行なうほか、ピアサポートグループと呼ばれる患者や家族の互助団体を運営したり、患者、家族、医療専門家に対する教育セッションを行なったりする。そしてAD協会は一九七〇年代後半から、ADの認識に関する一般的・政治的概念を形成することに大きく貢献してきた。

ASOに所属する医療社会学者ミリアム・パドルスキーが行なった研究を簡単に紹介して、本章を締めくくりたいと思う。ASOとは、オタワAD協会のことであり、一九七八年に設立されたカナダAD協会（ASC）の下部組織である。[57] 二〇〇五年に行なわれたパドルスキーの研究によると、ASOでもASCでも、遺伝的問題に関する議論は、出版物や実践において、非常に限定されている。それは、合衆国、英国、フランス、その他のＡＤ協会に関しても同様である。ＡＳＯのスタッフは、患者や家族と交流する上で、アルツハイマー病の遺伝に関する恐れを軽減するために、論理的な説明を行なうよう心がけている。ＡＳＣのパンフレットには、遺伝関係の情報がいろいろと載っており、そこには、遺伝子検査のこと、ＡＤの原因に関することのほか、遺伝そのものの仕組みに関する情報も取り上げられている。同様の情報は、ウェブサイトにも記載され、「ＡＤ神話」など一般的な問題が論じられている。それらの情報の中では、家族性（早発性）と単発性（遅発性）のアルツハイマー病の違いや、「ある人間が遅発性アルツハイマー病を発症するかどうかを決定するための検査は、現在のところ存在しない」こと、さらにはアポＥ遺伝子の予知力の限界が強調されている。「アポＥ遺伝子はアルツハイマー病を予知することはできない。しかし、診断を追認するには役に立つかもしれない。特記すべきは、アポＥ４アレルの不在が、アルツハイマー病のリスクを減じるということである」などという記述も見られる。[58] しかしながら、ＡＳＣのウェブサイトで入手できる情報のうち、遺伝子関連の資料はごくわずかである。ＡＤ患者たちが遺伝子関連の問題に関心をもつことはめったにないと、ＡＳＣスタッフのほとんどが報告している。またスタッフたちも、プレゼンテーションや個別的な指導を行なう場合、遺伝子関連の事柄にはわずかな時間しか割かないと言う。精神・身体における健康的なライフスタイルを勧めるにあたって、スタッフたちは「リスク要因」という概念に頼るが、彼らが遺伝子検査を勧めることはない。

人々が、ＡＤ協会のイベントやＡＤ関連の記事などで得た知識に基づいて、遅発型アルツハイマー病の遺伝的問題に関心をもつようになることは、ほとんどありえないように思われる。[59] 二〇〇一年から二〇〇六年までに発表されたアルツハイマー病に関する一八〇〇件の新聞・雑誌記事を体系的に分析したところ、遺伝的問題にはほとんど重点がおかれてこなかったことが明らかになったという報告がある。[60] これは、以前に行なわれた一九九五年から二〇〇一年までをカバーした分析の結果とも一致している。[61] 一八〇〇件の記事のうち、遺伝的問題への言及があるのは、二〇五件だけであった。しかもそのすべてにおいて、遺伝子がこの病を決定するという印象は避けられており、ADの原因の複雑さが強調されている。また、遅発性ADのための遺伝子検査に言及している記事はわずか二二件であったが、そのうち二一件で、そのような検査は人々に何の利益ももたらさないと述べられていた。前述したとおり、家庭医や一般開業医は、患者に遺伝子検査を受けることを勧めない傾向がある。そしてこの傾向は、合衆国において最も顕著である。あるカナダ人研究者は、自分のプロジェクトの一つで、アポE遺伝子の型を特定することを含む様々な検査のために、被験者たちの血液を採取したが、彼は、自分が被験者たちに、遺伝子型が知りたければ後で手紙を送るように言ったと、私に打ち明けた。そして今までのところ、そのような依頼の手紙は届いていないとのことである。

知識は力だとキャロラインは述べるが、アポEに関する知識が、実際に行動につながるケースは、驚くほど少ないと言える。そして、リヴィール・プロジェクトの被験者たちは、概して実用主義的《プラグマティック》である。彼らの、そしてその他多くの人々の、運命に刻み込まれていると考えられる病気を回避するためにできることは何もないからである。リヴィール・プロジェクトの被験者たちは、主に研究の助けになりたいという理由で、自分は治験に参加したのだと主張しているが、これは事実ではないと、ノーマン・レルキンは私に語った。これは単に人々が、それを選ぶことを期待されていると考える答えにすぎないのだというのである。その真偽はわからないが、自分の血液が研究目的に利用されることに、被験者たちが喜んで同意し、研究に協力していることは事実である。自分に与えられる確実な報酬は、自分のアポEの型を知ることだけであることを彼らは知っているのである。治験を受けていく中で、被験者たちの心に残っていた不安はなかったものにされ、また、いつか見つかる治療法には、わずかばかりでも自分の血液提供が貢献するという希望をもたされるのである。

特記すべきは、現在進行中の、リヴィール・プロジェクトの第四段階では、軽度認知障害と診断された人々までもが、被験者として登録され、自分のアポEの型を告げられることになっていることである。これらの被験者は、六ヶ月間追跡されて、推定されたリスクへ推移するかどうかを調べられる。しかし本来、このプロジェクトは、これらの被験者のうち何名が最終的にＡＤに変わるのかを調べることを目的にしたものではなかったはずである。

ある家族性疾患に関する研究は、様々な社会科学で広く引用され、私たちの目を社会的・政治的活動に向けさせる。それらの活動は、新たに出現した遺伝学的知見と直接関わりのあるものである。[62] そのような連携によって、ＡＤ患者を抱える家族は、希少な単一遺伝子性疾患の科学的研究の推進や資金援助のためにロビー活動を行なうようになり、「遺伝の市民権」と呼ばれるものが体現される。[63] しかしながら、パイサ変異体を宿しているコロンビアの家族集団はおそらく例外であり、彼らは典型的に民族的な連携を実践していると考えられるべきであろう。つまり、彼らは自分自身や直系の家族が、研究で得られた結果によって得をすることは多分ないとよく知っているのに、研究被験者になることに同意しているのである。リヴィール・プロジェクトへの参加に同意した人々も同様に、主にアルツハイマー病の研究の進歩に役立つために被験者になったのだと語っている。このような姿勢は、「身体の市民権」とも呼ぶべき新たな概念を生み出す。それは、政治的ロビー活動などといったものは巻き込まない。その概念のもとでは、人々はむしろ、個人としてまた家族として、自分たちの身体を、検査などの形で、自分たちを直接利することはないかもしれない研究に提供することによって、自分たちは科学的進歩に貢献できるという信念をもち、社会的に連携していく。

次章では、まずＡＤ研究における最近の展開を紹介し、次に議論を広げて、ゲノミクス、エピジェネティクス、エピゲノミクスの世界を考察する。そして、ＡＤの謎を解明するために目下行なわれている試みにとって、これらの新しく現れた知見がどういう意味をもつかということについても考察を行なう。

第8章　いつ訪れるかわからないチャンス、そして運命の奪還

そこには静止しているものがない。そして私たちは、よく理解できず、予知もできない出来事を必死で克服しなければならない。それには大きな犠牲が伴う。また、人々は誰でも、魔法使いの弟子のように、自分の力を制御できずに破壊的になる可能性がある。そのような世界で、私たちは冒険を続ける。それが人生である。病気からの完全な、そして永続的な自由は夢にすぎないのである。[1]

——ルネ・デュボス『健康という幻想』

「アルツハイマー病研究サミット二〇一二——治療と予防への道」と題された二日間の会議が、二〇一二年五月にワシントンのＮＩＨ（米国国立衛生研究所）で開催された。このサミットの目標は、二〇二五年までに、アルツハイマー病の予防と治療のための有効なアプローチを見出すことであるとされた。そして、世界各地で指導的な役割を果たしているアルツハイマー病研究者たちが集まって、プレゼンテーションを行ない、どのようにして、それを有効に遂行するのかということを話し合った。[2] 一日目には、保健福祉長官のキャスリーン・セベリウスが、合衆国では二〇五〇年までに一六〇〇万人の人々がアルツハイマー病に罹るということを、力説した。また七月にはバンクーバーで、その年における最大のＡＤ会議が開催され、世界のＡＤ患者は二〇五〇年には三六〇〇万人になるであろうということが発表された。政府に向けられた、しばしば繰り返されるこのような「呪文」は、今日のアルツハイマー病に関するすべての議論に、緊迫感を与えるべきものであるが、あまりにもしばしば繰り返されるために、それを聴く人々の多くがその内容に麻痺していた。しかしそれでも、各国政府はこのことに次第に注目するようになってきているようである。[3] 合衆国政府は、人々がこの病気や介護についてもっと調べられる助けになるよう

に、そして、喜んで研究の治験者になってくれる人々を引き寄せるために、ウェブサイトを立ち上げたとセベリウスは指摘している。アルツハイマー病協会のウェブサイトも同様に、研究の被験者になる人々を引き寄せるという目的を言明している。

メディアは、研究サミットの報告に「オバマ政権のアルツハイマー病との闘い」などという見出しをつける一方で、[4]合衆国におけるアルツハイマー病研究の資金が、他の主な疾病に対するものよりも、相変わらず著しく少ないことも指摘している。アルツハイマー病協会も、「昨年、NIHは、エイズの研究に三〇億ドル、心疾患に四三億ドル、がんに五八億ドル費やした」と述べ、そしてこれらの金額に比べて、ADに与えられるものが如何にわずかであるかを指摘している。二〇一一年一月に、オバマ大統領は「国家アルツハイマー病プロジェクト法」を成立させ、二〇一二年二月には、次の二年間で、アルツハイマー病の研究資金を一億五六〇〇万ドル増加させると述べた。さらに、研究サミットが開催された二〇一二年五月には、二〇一三年度の予算案で、ADの研究や介護を支援するために、さらに一億ドルを追加することが認められたと発表した。しかし、これでも、他の病気に向けられている金額よりもはるかに少ないのである。

二〇一二年の初頭に、ゲーリー・スティクスは『サイエンティフィック・アメリカン』誌に乗せた記事で、「政府の麻薬や病気との戦いは、たいてい負け戦に終わる」と述べ、[5]マウントサイナイ医科大学のアルツハイマー病研究者サミュエル・ギャンディがロイターに語った、「二〇二五年までに治療法が見つからなければ、戦いという言葉は、私にとって敗北を意味する」という言葉を引用している。一方、二〇一二年七月に『ニューヨーク・タイムズ』紙は、『ネイチャー』誌に発表された、ある研究結果について報じている。それは、根気強くアミロイド沈着に取り組みつづけているAD研究は、確実に正しい道を歩んでいるということを示唆し、研究界に前向きな希望をもたらすものであった。[6]一八〇〇名におよぶアイスランド人の全ゲノムを解読するという研究が行なわれたのだが、その一環として、カリ・ステファンソンが率いる研究グループが、八五歳以上のアイスランド人の一〇〇名中約一名が有している、APP（アミロイド前駆体たんぱく質）遺伝子の、ある突然変異（A673T）を発見したのである。この突然変異は、人々をアルツハイマー病や認知機能の低下から守るものであると考えられた。それは、アポE4の同型接合である人々にも有効であるようだった。そして、試験管内の結果ではあるが、この突然変異を有している人々は、他の人々に比べ、アミロイドを作り出すペプチドの形成が、約四〇パーセント阻害されていることが確かめられた。

『ネイチャー』誌に掲載された論文には、次のようにある。「A673T変異が示すアルツハイマー病に対する強力な予防効果は、APPのアミロイドβ形成を減じることがアルツハイマー病予防につながるという仮説を、原理的な側面から証明するものである。さらにA673Tは、アルツハイマー病以外の認知機能低下も遅らせることがわかっており、この二つは、同じあるいは同様のメカニズムであると解釈できる」(7)。論文は、一般的な老化による認知機能低下のプロセスが、少なくとも一部は、アルツハイマー病の発病のプロセスと共有されるという説を、自分たちの発見が間接的に支持すると結論づけている。そして、アルツハイマー病は、老齢と関連のある認知機能低下の、いわば極限を表すものであるとし(8)、この考えは、老化と認知症の絡まり合いを認める論を強力にサポートするだろうと述べている。

また、この論文には、APP遺伝子においてたんぱく質をコードしている突然変異は三〇以上見つかっており、そのうち二五が病原となるもので、そのほとんどすべてが早発性ADと関連があることや、認知症を防ぐ突然変異は北米の人々のあいだでは非常に稀にしか見られないものだったので、ごく最近になってやっとアイスランドで見つかったのだということも示された。ジーナ・コラータは、『タイムズ』誌で「この発見は、ADの進行や発病を防ぐ可能性を示唆しており、これまでアミロイドのレベルを減少させる薬剤を熱心に開発してきた製薬会社を勇気づけた」と述べている(9)。そして、サミュエル・ギャンディの「この発見は、格別に重要な――優性遺伝するアルツハイマー病に関連のある突然変異が二二年前に初めて発見されて以来、この分野における最も意義深い――ものである」という言葉を引用している。一方、アミロイドカスケード仮説を唱えたジョン・ハーディは、「この研究は明らかに正しいものである」とした上で、「認知症を防ぐ働きをする突然変異の発見と同様に注目されている、アミロイドのレベルを減少させるという戦略――これはアミロイド仮説の最終的なテストとなる――が依然として、典型的な〔すなわち遅発性の〕アルツハイマー病の枠組みでのみ評価されるべきものであることに変わりはない。何故なら、もしかしたら、アルツハイマー病から真に逃れるためには、生まれた時からアミロイドβのレベルが低い必要があるかもしれないからだ」とつけ加えた。すなわちハーディは、ADに対するアプローチを段階的に変化させるべきものだと考えているようである。そのようなアプローチにおいては、生まれた時から存在している調節的要因が重視されることになる(この点については、後であらためて取り上げる)。

認知症を防ぐ働きをする突然変異に関する記事が発表された直後に開催されたバンクーバーの会議に組み込まれた、遺伝学に関する科学的分科会で、ハーディは立ち上がり、アイスランドにおける発見は新しいものではなく、何年も前に見つかっていたが、公にされなかっただけだと主張した。そして、『ネイチャー』誌の論文の選考委員としての自分の意見がないがしろにされていることをつけ加えた。ハーディは次第に、アミロイド仮説の有用性に関する懐疑を口にするようになってきていた。少なくとも、彼自身が最初に考えたようなモデルに対しては批判的だった。アミロイドの働きについての理解はあまり広まっておらず、今後、ADは複雑な混合体として認識されるようになると、今日ではほとんどすべての人が考えているようである。これは、薬剤の開発にとっても重要な意味をもつだろう。

二〇一〇年に『アルツハイマー病と認知症』誌に掲載された論文で、イクバルとグルンドケ＝イクバルは、ADが多因子的なものであること、そして、ADには少なくとも五種類のサブタイプが認められることを明言し、これらのサブタイプは、ADに作用する薬剤に対する反応がそれぞれ異なるはずであるから、治験は別々に行なうべきであると述べた。二〇一一年に『ネイチャー』誌に掲載された別の論文は、「現在研究者たちがもっているアルツハイマー病の生態に関する知識では、治療の正しいターゲットを特定することはできない。この病気は、たくさんの出来事の長い連鎖の結果であるが、その鎖のリンクの一部は未だ謎であり、病気の進行を止めるためにはどのリンクを切断すればよいのか、わかっていないのである」と述べた(10)。そのような言説の中にあっても、アイスランドにおける、認知症を防ぐ働きをする突然変異の発見は、バンクーバーの会議で繰り返し言及されたわけだが、同様にその会議で注目を集めた、アミロイドβを脳から除去することを目指す新しい薬剤に関する治験も、二四名の人々への免疫グロブリンの静脈注射などにより、この病気の初期段階において、症状の進行を抑えることに成功していた。この成果は、三年にわたって確認されている。そしてこの研究は、それまでの研究とは対照的に、免疫療法を用いずに行なわれるため、大きな副作用を伴わない。したがって今後も、より多くのサンプルを用いて、行なわれていくはずである。サンプルは非常に少なかったが、この結果は、バンクーバーの会議で発表されたすべてのデータの中で、メディアが最も関心を寄せたものだった。専門家にしろ、一般の人々にしろ、一番知りたがっているのは治療法だからだ。

この四〇〇〇名以上が参加した六日間のバンクーバー会議は、非常に活気に満ちたものとなった。アルツハイマー病に関する現状打破がすぐそこに迫っているかもしれないと人々に思わせることができたからである。もっとも、ほとんどの発表者は、手放しで楽天的になっていたわけではなかったが。一つの全員参加型セッションと、他のいくつかのパネルでは、進行中のＧＷＡＳ（ゲノムワイド関連解析）に焦点が当てられていた。ジェラルド・シェレンバーグは、新しく設立され、彼が長を務める「アルツハイマー病プロジェクト国際ゲノム会議（ＩＧＡＰ）」に関する詳細な発表を行なった。ＩＧＡＰは、それまでのＧＷＡＳの結果を再現することを目指すコンソーシアムである。そしてそれと並行して、他の感受性遺伝子を探す作業も続けていき、それらの遺伝子がどの経路に存在しているのかを記録することにも努めるものである。このコンソーシアムは、一二ヶ国に置かれ、そこでは二万種類の一塩基多型が検査されている。この会議で発表された、ＧＷＡＳ関連の別の論文では、比較的一般的な変異体と希少な変異体の両方が、ＡＤのリスクに関わっているらしいことが確認されたが、それらの変異体は、アポＥ４のようには問題の解明に役立たない。そして、そのような変異体が保護的に働き、ＡＤの発症年齢を遅らせるということを強調した論文もある。前述したアイスランドの研究結果も、多くの論文で「保護的」という観点から論じられることになるだろうが、実際には、それらの遺伝子が保護的になるための社会的・環境的状況を示唆するようなコンテキストを示すデータは、発表に含まれていない。もし、そのようなデータを示すよう求められたとしても、発表した研究者たちは間違いなくそれを拒否するであろう。

ＡＤを分子的側面からとらえて予防を考えるという最近の傾向を反映し、バンクーバー会議ではその非常に多くの分科会で、しばしばエンドフェノタイプ（中間形質）と呼ばれる種類のバイオマーカーが取り上げられた。たとえばある論文は、プラズマバイオマーカーは標準化された診断ツールとして役に立つものであり、それが、前駆的ＡＤの単純な臨床診断を改善することになるということを、根拠を示して主張した。また、ある分科会では、いくつかのバイオマーカーに関して長期にわたって行なわれた追跡調査の結果と、それらのバイオマーカーが年齢に関連してどのように出現したかというデータを読み解くためにすべての時間が当てられ、優性遺伝するＡＤと遅発性ＡＤは、異なる時間の軌跡を辿るとしても、それらにおけるバイオマーカーの変化には強い類似性が存在するという主張がなされた。その主張により、早発性並びに遅発性のＡＤは、原因は違っても基本的に同じ疾患であるという、一部の研究者たちの信念が支持される形となった。しかし数ヶ月後に、この想定は見直されるべきであるという考えが一般的になる。このことについては後述する。

「アルツハイマー病予防コンソーシアム（ＣＡＰ）」に関する発表が行なわれた分科会は、超満員だった。アルツハイマー病予防コンソーシアムは、アルツハイマー病の予防に関する研究を行なう、合衆国の三つのグループの研究者から成るコンソーシアムである。そこでは、研究者たちが、緩やかな結びつきの下でそれぞれの研究を行なっており、その研究結果を一般化できるように調整している。「症状が出ていないアルツハイマー病における抗アミロイド処理」に関する、ある取り組み（要するにアポE4についてのもの）は、ADの予防への動きを開始することに対して非常に意欲的であるハーバード大学のリーサ・スパーリングが関わっている予防の試みである。この補助的なプロジェクトの目標は、アルツハイマー病を発症するリスクをもつ高齢者に対する最善の対処法を確立することである。リスクの有無は、画像診断でアミロイド沈着のバイオマーカーを確認することによって評価される。ここでは、ADの発症前段階においてアミロイド蓄積を減少させることによって「下流の神経変性」や「認知能力の低下」を、遅らせたり完全に回避したりすることができるという仮説についての研究が行なわれている。

それとは別に、優性遺伝するアルツハイマー病ネットワークDIAN（第5章で簡単に取り上げた）に関連する試みもあり、これは、変異性アルツハイマー病の研究を行なう、最大の世界的ネットワークとして知られている。ワシントン大学のジョン・モリスとランダル・ベイトマンが率いる、このDIANは、現在、アルツハイマー病協会とダイアン・ファーム・コンソーシアム（製薬会社一〇社のコンソーシアム）の資金援助を受けて、予防への取り組みを始める準備をしている。バンクーバー会議の要約にも掲載されている、このグループがこれまでに出した結論は、以下のとおりである。

臨床においても病理学においても、優性遺伝する早発性ADの表現型は、それよりずっと一般的な「単発性の」遅発性ADの表現型と同じように現れる。したがって、早発性ADにおける脳変化の性質やシークエンスは、遅発性ADのケースにも当てはまることが考えられる。とすれば、遺伝子の突然変異に関する臨床研究が、あらゆる種類のADを予防するための試みに道を切り開く可能性がある。予防の試みは、補助的なものだと捉えられてきたが、そこから得られる科学的知識は、ADの原因を考えるためのヒントをくれる。そしてそれにより、バイオマーカーは治療の開発を促し、我々は、早くADに対処することができるようになる。[11]

このパネルでは、コロンビアで暮らしているバスクの家族たち（第5章を参照）を被験者とする予定である試みについても、討議された。この討議を要約した報告書には、次のような大胆な文言が続く。「我々は、自分たちの進歩に、計画に、スケジュールに、興奮を抑えることができない。また、他の研究者や出資者とともに、様々なプログラムと関わり合いながら働く機会をもてることを、とても喜ばしいものだと感じている。我々はともに、ADの予防に関する研究の新時代を築こうとしている。多くの資源を用い、バイオマーカーをすべて明らかにし、AD克服への道を切り開いていくのである」[12]。エリック・レイマンは、自分のプレゼンテーションの最後で、この試みは「最もリスクの高い人々に、自分で戦う機会とその戦いの場を与えている」と述べた。このパネルにおけるプレゼンテーションは、興奮に満ちていたが、同時に、ADを防ぐことに対する緊急性を皆に意識させ、また、この病に侵された多くの家族がいかに研究に貢献したかということを、参加者たちに思い起こさせた。そしてそれらの家族がやっと、彼らが待ち望んでいたような形で注目されるようになってきているということを伝えた。さらにレイマンはこの会議で、バスクの家族たちを被験者とする新たな研究の計画についても報告を行なった。それは、遅発性ADのリスクを高めるとされているアポE4を有していることが確認されており、合衆国において国家登録をしている、二万人から五万人の人々についての研究であり、これらの人々のうち四百名を用いて、新しい抗アミロイド剤を検査することをその目的としている。

アミロイド、老化、神経活性を取り上げた全員参加のセッションでは、認知機能が正常な人々におけるアミロイド沈着を追跡することが、ADの病気のメカニズムを深く追究することに役立つはずだということが力説された。このセッションの要約には、「アミロイドβは、なぜ、ある人々には沈着し、他の人々には沈着しないのか、なぜ、ある人々は認知症状を示すのに、他の人々は示さないのか、アミロイドβは、脳の構造と機能にどのような影響を及ぼすのか。これらのことは、未だにわかっていない」とある[13]。『アルツハイマー病と認知症』誌に最近掲載されたある論文にも、アミロイドβの神経毒性は試験管内では明らかに証明されているものの、生体内では証明されていないとあり[14]、要するに、アミロイドに関する理解は遅々として進んでいないのである。

この全員参加のセッションの前に行なわれたセッションで、「必ず証拠に基づいた研究を行なうプロジェクトである」リヴィール・プロジェクトの主任研究員であるロバート・グリーンが行なった発表には、大きな注目が集まった。それは、軽度認知障害の診断を受けている人々に、彼らのアポEのステータスを知らせた結果に関するものであった。彼らには、その後三年間のあいだにADに変わるリスクの推定値も告げられていた。[15] このセッションでは、臨床的に正常な被験者たちに、自分の「アミロイドのステータス」を倫理的に告げるためのプランに関する発表も行なわれた。これらの人々は、前述したアポE4の治験において、バイオマーカー研究の被験者になる予定である。アミロイド陽性の人々は、治療グループとプラシーボグループに分けられ、アミロイド陰性の人々は、「何もしない」グループに入れられるであろう。脳内にアミロイドが見つかっても、ADが発症するかどうかはわからないし、発症するとしても、それがいかなるタイミングで起きるかは特定できないということが、グリーンの発表の中で指摘された。そして、リヴィール・プロジェクトから得られた研究結果に基づいたものになるであろう「開示に関するセーフガード」が、今後の研究の中に埋め込まれるであろうことが強調された。また、自分のアミロイドのステータスを知ることが、その人にどのような影響を及ぼすかということが、研究の一部として、秩序立てて評価されるようになるだろうと述べられた。[16] 症状の出ていない高齢者にアミロイドの画像検査結果を開示する際に、遺伝子検査の分野で開発された方法が参考になると主張した発表もあった。[17]

この会議では一四〇〇点以上のポスターが展示され、その大多数はバイオマーカーを扱うものだったが、GWAS、PIBスキャン、海馬の構造と大きさ、認知機能の検査を扱ったものや、現在注目されているテーマである睡眠パターンを扱ったものもあり、ほかにも、ADの予防において体を動かすことの重要性を強調し、社交ダンスの積極的な効用を強調するもの、瞑想の価値が軽視されていると主張するもの、ADの特徴としての嗅覚の変化を取り上げるものなどがあった。また、いくつかのポスターは、ADの初期段階を指し示すものとして、「歩き方の変化」に注目すべきだと訴えていた。これなら、一般開業医の診療所でも容易に発見できるからである。

ADを分子的な観点から予防しようとする動きに懐疑的である人々は沢山おり、また、会場にいたADの専門家たちと話をしてみたところ、その中には立腹している者さえもいた。しかし、私が出席したいくつかのセッションで、その最後に人々が行なった様々な質問を聴いたところ、私には、二〇二五年までに——少なくとも合衆国において——ADの予防や治療を可能にするという目標に向かって前進しているアルツハイマー病の研究界を後押しするために投じられている膨大な時間とエネルギーに、多くの研究者たちが興奮しているように感じられた。しかし、現在想定されているやり方によってこの目標を達成するためには、これまで、手なずけられることを拒んできた気まぐれな役者であるアミロイドの活動について、さらに解明することが必須となる。ヨーロッパや北米における同様の会議に何回も出席してきた、この会議のある参加者によると、バンクーバーで彼女が話をした人々の多くが、研究者たちの発表にこめられたメッセージが、それ以前のものほど独善的ではなくなってきていると述べているという。つまり、一部の人々の間には興奮の前兆があるにせよ、発表者たちは、大きな飛躍的前進が目前に迫っているとは考えていないのである。

世界規模の呼びかけ

あの王が政治の問題をあつかうと、
ゴルディアスの結び目のような難問も
靴ひものように簡単に解かれてしまう。
——シェイクスピア『ヘンリー五世』第一幕、第一場バンクーバー会議が開催されたのと同じ二〇一二年七月に『アルツハイマー病と認知症』誌に掲載された、バイオマーカーの開発に関する非常に長い論文は、「ADの予防に関連して今必要とされているのは、グローバルな学際的トランスレーショナル・リサーチを統合するために、迅速で真摯な『招集』をかける、ADイニシアティブである」という言葉で結ばれている。[18] この論文は、フランクフルト大学精神医学部の二名の研究者が、「二〇二〇年までにアルツハイマー病を予防するキャンペーン」を現在推進しているザヴェン・ハチャトリアンと共に執筆したものであり、「アルツハイマー病のすべての段階を図示するためのバイオマーカーの開発──治療上のゴルディアスの結び目を解くための近道」というタイトルがつけられている。

このタイトルを見ると、筆者たちが依然としてADを、神経学的変化の蓄積の段階によって捉えうると考えていることがわかる。この考え方は、筆者たち自身の発表で論じられ引用された、一部の研究結果と同様に、現在の研究においては非常に不適切であるとされている想定である。しかし、この「招集」が目指しているのは、今日までの研究における限界を回避することである。これまでの非常に多くの変則を含む研究から脱却し、基準化へと歩を進めることこそが、時代の要請なのである。よく知られているように、ゴルディアスの結び目の言い伝えとは、誰にもほどき方がわからない巨大な結び目を、アレクサンドロス大王が剣を用いて切り離したという逸話であるが、今日、この慣用句は、複雑でわかりにくいものに切り込んで、議論や主張の核心に迫ることを意味するのに用いられている。ハンペルらは、自分たちの論文の中で、「誰もが望んでいる『アルツハイマー病治療におけるゴルディアスの結び目を切り離すための魔法の一手』は、今のところ、体系的で包括的なアルツハイマー病のバイオマーカーが、統合され、必要条件を満たしたことを確認することであると考えられる」と述べている。[19] 表現は入り組んでいるが、その主旨は理解できる。磨きをかけられたバイオマーカーは、剣のように、アルツハイマー病の謎を解くということである。

ハンペルらの論文は、まず「迫りくる医療経済の危機」というテーマに義務的にふれ、それから、一部の政府がついに重要な課題に応えつつあることに言及している。また、ハンペルらは、「障害が始まるのを五年ほど遅らせるだけで、病気の広がりやそのコストを半減させられる」と主張し、さらに、介護を行なっている人々や研究者、活動組織などが等しく共有している、AD解決にまつわる焦燥感を強調した。目下の課題は、ADのリスクがあり症状の出ていない人々を確実に特定するという「未知の領域」へとAD界を推し進めるようなバイオマーカーを臨床ツールとして開発することであるというのが、彼らの主張である。そして彼らは、この目標を達成するためには、システムバイオロジーで行なわれているようなアプローチ方法で問題に取り組むことが必要であるとした。彼らの言うとおりであれば、予防を現実的な目標にするためには、適切な治療法を開発するまでの期間を、三年かせいぜい五年程度に短縮しなければならない。そしてたくさんの、多様な人々のあいだで大規模なバイオマーカーの変化を確認する必要がある。ADのリスクが高まっている人々や、症状の出ていない前駆的軽度認知障害の人々、そして「肉体的・精神的にノーマルで、健康な高齢者」に関する、包括的で長期的なデータベースを作り出すことのできる、世界規模の巨大なインフラストラクチャーの構築なしに、この目標は達成できない。高度な処理能力をもったテクノロジーを用いて、そういった包括的データベースを作り、バイオマーカーのグローバルな標準化を可能にすることが、この試みの鍵である。これまで被験者として用いられてきた人々は多様すぎて、その研究のために、より大きな群れを必要としていた。[20] このことが、今日までのバイオマーカー研究における限界であったとされている。そのため、健康なボランティアによる非常に大きな集団を研究目的のために集める作業が、現在、世界規模で進められている。

この計画は、気が遠くなるほどに途方もないものである。世界には、いかなる形であれ正式な医療の援助を受けることができない地域がたくさんあり、そのような場所に何千万人もの人々が暮らしていることを考えると、このプロジェクトがグローバルなものにはなりえないことがわかる。他の地域に暮らす人々も、何らかの障害を診てもらうためには、どんなに緊急であっても、何時間も歩いて行かなければならないというのが現状である。しかも、理屈の上では何らかの医療が受けられることになっている非常に多くの国々においても、ボランティアの被験者を追跡するのに必要な資源や専門技術は存在していないのである。また、どのような地域に住んでいるにせよ、高齢者以外の人々が、繰り返される侵襲的な検査を受ける被験者のボランティアを引き受けてくれるとは考えにくい。ＡＤ患者の配偶者は別として、誰が好んで、何年にも及ぶ定期的な脊椎穿刺や神経画像診断を受けなければならないような生活を選ぶだろうか。そこでは、利他主義の名のもとで、いかに人々が束縛されるかが試されることになるだろう。このような状況を、多額の金銭的報酬が変えるかもしれない。とくに、貧困状態にある人々のあいだでは、その可能性が高い。しかしもしそうなれば、それは現在、経済的に恵まれない国々で行なわれている、臓器の調達や薬剤の治験において見られる、搾取的な商品化の亡霊を呼び起こすことになるにちがいない。

また、その計画に伴ってなされている想定においては、非常に大きいサンプルを組織的に用いることによって変則的なものが重要ではなくなり、四、五〇歳以降の、まっすぐアルツハイマー病に向かって進んでいく時系列に沿って整然と並べられた、「純粋な」バイオマーカーのみが残されることになる。そして、このモデルに当てはまらない、その他すべての関連した変数は、脇に追いやられて、新しく書き換えられた「アルツハイマー病の自然な経過」が提示される。すなわちこれが、現在では、ＡＤ予防への鍵とされるアミロイド沈着などの発見可能な発症前段階を伴う機能局在説に、しっかりと固定されているわけである。しかしジョン・ハーディが述べているように、人々のあいだに見られるアミロイドに関する違いは、生まれた時から存在しており、我々は最初から異なるレベルのアミロイドをもっているのかもしれない。しかも、このアルツハイマー病という謎において、アミロイドがどういう役割を果たしているのかは、依然として正確にはわかっていないのである。

アミロイド仮説にとどめを刺す

バンクーバー会議における記者会見で、当時アルツハイマー病協会の医療・科学担当役員であったウィリアム・ティースは、ＡＤ研究に関連する資金を増やすことを目指して、「アルツハイマー病のより早期の発見、認知症のリスク要因に関するより多くの知見、そしてよりよい治療と予防に向かって、我々が前進しているということが、アルツハイマー病協会の国際会議において確認された」と述べ、さらに「これらの前進は、アルツハイマー病が対処できる、治療できる、治癒できる、あるいは予防できる病気となり、アルツハイマー病であると告げられることが死の宣告ではなくなるような未来を作り出すために、きわめて重要な意味をもつ」と述べた。彼はまた、次のように語った。「アルツハイマー病や認知症の介護費用は世界的に高騰している。この病をもって暮らしている人々の数も増加しており、罹患者の家族は様々な課題に直面している。そしてこれらの問題を解決するために有意義な積極的努力が、いま緊急に求められているのである。二十一世紀半ばまでに、アルツハイマー病罹患者の介護費用は、合衆国だけでも一兆ドルを超えると考えられている。この状況は、患者の家族はもちろん、医療制度にも大きな影響を与え、連邦および各州の予算に、莫大な、維持しがたい重圧をかけることになるであろう。そんな中、アルツハイマー病に取り組む合衆国国家計画が五月に発表された。これは史上初の試みであり、すみやかに、かつ効率的に実行に移されなければならないものである[21]」。

しかし、それから一週間も経たない七月二三日に、「アルツハイマー病治療薬、最初の大規模臨床試験に失敗」という見出しの記事が『ニューヨーク・タイムズ』紙に載った。記者のアンドルー・ポラックは、「今回の失敗は、この病気の原因に関する一つの説の信憑性を危うくし、使用された薬剤の背後にある製薬会社三社に打撃を与え、また、この研究分野全体にも大きなダメージを与えた」と述べている。製薬会社の一つファイザー社の報告によると、エラン社からも資金援助を受けて、ジョンソン・エンド・ジョンソン社と共に製造したアルツハイマー病治療薬バピヌズマブは、その第三段階の治験において、プラシーボと比べて、薬を投与された患者の認知能力や生活機能の改善に効果を示さなかった。そもそも、第二段階の治験が統計学的に意味のあるものではなかったので、「ほとんどの医師やウォールストリートのアナリストたちは、この薬剤は成功しないと予想していた」とポラックは書いている。バンクーバーの会議では、このような失敗が起こる徴候は見られなかったが、おそらくこの分野のリーダーたちは、楽天的なメッセージを伝えながらも、心のどこかで懸念を抱いていたにちがいない。この、失敗した第三段階の治験では、被験者たち――軽度から中程度のAD患者である一一〇〇名のアメリカ人――のすべてが、アポE4の保有者だった。しかし第二段階の治験では、このバピヌズマブという薬が、むしろアポE4をもっていない人々のほうにより効くであろうことが示されていたので、八月初旬に、アポE4をもっていない人々を被験者として新たな治験が行なわれたが、その結果はさらなる失望を呼んだだけだった。その後、ファイザー社とヤンセン社は、軽度から中程度のアルツハイマー病のためのバピヌズマブの開発を完全に停止したことを発表した。ただし今後も、ADの予防において、この薬がどのような価値をもつのかということを評価することを目的にした治験が行なわれる可能性はあるだろう。また現在、コロンビアの家族たちが参加する、ある治験が提案されているが、これは、バピヌズマブと密接に関係のある薬剤――βアミロイドを固着する単クローン抗体(ソラネズマブ)――を用いるものである。

研究に携わっている科学者たちの中にはもちろん、治験が失敗したという報告に対して、異議を唱える者もいた。臨床症状は軽度であっても、病理学的にはADがすでに進行していたから、効果がなかったというのである。つまり、これらの薬剤が投与される時期が遅すぎたのだという主張である。マウントサイナイ医科大学のサミュエル・ギャンディは、「もし、アミロイド斑が現れる前に、予防のためにこれらの薬剤が用いられるとすれば、メリットがもたらされるであろう。これらの治験はすべて、二五年ほど遅すぎる」と述べたと報じられている。[22] しかし他にも、同様に失敗とされている、もしくは、はっきりしない結果しか生み出さなかったとされている治験が、複数存在する。それらの結果は、ADの予防が分子的なアプローチに変更されることを促すであろう。一方、エリック・レイマンはバンクーバーで、優性遺伝するADを有する家族を用いる治験は、遅発性の被験者——彼らの病気はずっとゆるやかに進行する——を用いるものよりもずっと短期間で行なえること、したがって、時間だけではなく費用も節約できるということを、聴衆に対し、何度も強調した。

バンクーバーの会議後の八月には、遅いステージの一〇〇〇名の患者に関する、二つの研究それぞれで、ソラネズマブが、記憶力の低下を遅らせることに失敗したことが報告された。しかし、ソラネズマブを開発したイーライリリー社の職員たちは、それにもかかわらず、「勇気づけられた」という。その理由は、ADの軽度のステージにある患者から成るサンプルを用いたこの二つの研究の結果を結び合わせると、統計学的に意味があるデータが得られると考えたことである。この不確かな仮説は、認知症状が現れるずっと前に、つまり非常に早期にこの薬を投与すれば、病気の進行を遅らせることができると信じている人々を勇気づけた[23]。それから一〇月までのあいだに、DIANの研究で用いられることになっている薬剤が発表されたが、それは、ソラネズマブとガンテネルマブであった。そしてさらにもう一つの薬剤が使用される可能性も示唆された。一六〇名の被験者を用いるDIANの研究の目的は「アルツハイマー病の発症自体を防ごうとするものである。これは、新しい戦略である」とジョン・モリスは述べている[24]。

AD界における予防への動きは、大胆にも、新しい戦略を必要とするパラダイムシフトとして説明されている。それは明らかに、研究者や主要な資金提供者たちの注目を集めるためのものだが、どう考えてみても、パラダイムシフトというのは言いすぎである。予防への動きがクローズアップされてきている現在、たしかにアミロイド仮説は、打ちのめされ、傷つけられてはいるが、それでも今のところ、依然として重要な仮説でありつづけているのだ。ただし研究者たちは、この古くなりつつある仮説には、修正の必要があると考えるようになってきている。

二〇一二年一二月に『ランセット神経学』誌に掲載された、コロンビアの家族たちに関する予備的な研究結果に基づく二つの論文と、それに関するコメンタリーは、現在、AD研究を根本から見直すことがどの程度求められているかということを明らかにした。これらの論文が発表される前から研究者たちは、脳画像診断や脳脊髄液分析に基づいて、臨床症状の徴候が現れる何年も前からアミロイド斑の沈着が始まる可能性があると確信していたが、最新の研究も、このことを追認しており、また、早発性変異体を有するコロンビアの家族たちのあいだでは、臨床症状の徴候が現れる二〇年も前に、しかも一八歳から二六歳という若い人々の中に、このような変化が見つかっていた。これらの結果は、「薬剤の有効な投与計画を立てるためには、発症前のバイオマーカーの早期発見が不可欠である」という考えを強化するものである。[25]

遅発性ADにおけるアミロイド斑の形成は、アポE4が関わっているケースも含めて、アミロイドβペプチドを組織から除去することができないために生じるが、早発性ADにおいては、おそらくアミロイドβペプチドの過剰な生産のせいで生じる。これは非常に重要な発見である。実を言うと、両者を突き合わせるために使用されたサンプルは非常に小規模のものであったが、この発見が、優性遺伝するADと遅発性ADとのあいだに大きな違いがあることを示唆していることは間違いない。単に原因が違うということだけではなく、最終的な分子の経路にいたるまで、両者のあいだには違いがあるということである。早発性ADと遅発性ADは、どの点から見ても同じものであるという想定は、危ういものとなってきた。また、灰白質の減少やシナプス機能の変化などを伴う神経変性が、アミロイド斑の沈着より前に起こる可能性があるという注目すべき発見もあり、これらの発見は、両方とも前述した論文で示されたものであるが、研究者たちからは、試験的なものと見なされており、またこの種の研究にはいろいろな意味で限界があるのも確かである。しかしながら、もし、発見されたような変化がたびたび追認され、遅発性ADのケースでも十分に示されれば、事実上百年間変更されなかった、アルツハイマー病の神経病理学的診断基準は、修正を必要とするであろう。要するにアミロイド斑は、AD現象の最初の徴候ではないのかもしれないのである。

さらに今後は、より本格的な研究が、優性遺伝するＡＤの研究を行なっているコンソーシアムで行なわれ、様々な発見がなされていくことになる。そうなればおそらく、アミロイドカスケード仮説に関する激しい議論が起こり、ＡＤ界は、通常科学によく見られるような深刻な変革を余儀なくされるであろう。ところで、睡眠障害に悩まされている人々はアルツハイマー病への途上にある可能性があるとする論文がある。「日中の眠気の増加はＡＤの最大の前兆である」というのである。たしかに、マウスのモデルに関する実験では、アミロイド斑形成の始まりが、睡眠障害を引き起こすことがわかっている。しかし多くの研究者が指摘しているとおり、人間においては事態はもっと複雑である。[26] そして、脳にアミロイド斑があっても認知症にはならない人々がたくさんいることを、私たちは知っている。この論文には、このことへの言及はない。

この章の残りの部分では、分子ゲノミクスの出現に関してほんの少し考察した後、ポストゲノム研究およびエピジェネティクスの知見によって方向づけられた、ＡＤ研究における新しいアプローチを取り上げる。この種の研究は、薬剤に関する研究ほど、医療現場やメディアの注目を引かないが、今後、高齢化社会が世界経済に及ぼす影響を考えれば、これまでよりも大きな注目を向けられるべきものである。

遺伝的決定論のドグマを超えて

過去一〇年ほどのあいだに、分子遺伝学の世界で、多くの注目すべき変化が起こった。その一つは、遺伝子が、「真の」実体のある存在物から、一つの概念というステータスに降格されたということである。この変化は、ゲノミクス界の多くの専門家の、おそらくは大多数の専門家の頭の中で起こった。遺伝子のステータスが変化したとは言っても、現場において「遺伝子」が非常に大きな力をもちつづけていることに変わりはない。ただし研究上は、どこからどこまでを遺伝子と呼ぶのかを、科学者たちは正確に特定することができないし[27]、遺伝子は安定していないし、遺伝子がそれ自体で、人々の表現型や、後の世代の人々の生物学的構造を決定することはないのである。端的に言えば、私たちは遺伝子ではない。そして、遺伝子はもはや、人間の生命を駆動させる基本的な力として通用しなくなっている。イヴリン・フォックス・ケラーの言葉をかりれば、遺伝子は、「物理学者にとっての『原子』」「プラトンの魂」といったかつての地位を失ったのである[28]。

このように遺伝子の定義が混乱し、その存在が危機に追い込まれたのは、皮肉なことにヒトゲノム計画の成果なのである。現在ではよく知られているように、ヒトゲノムを解読したとき、それに携わった科学者たちは、取り出したＤＮＡの九八パーセントを「がらくた」に分類した。そこに生命の青写真が実現されるという、彼らの想定とは一致しなかったからである。ただし、ごく最近、事態は劇的に変化した。これまで直接たんぱく質をコードする遺伝子のみを解読することに集中するために即座に脇に追いやられていたがらくたのＤＮＡが、もはや無視できなくなってきた。このがらくたのほとんどは機能せず、何もコードしないように見えるが、それでも、時折、遺伝子の発現や調節に明らかに関わっており、その性質に応じて分類されるようになってきているのである[29]。また、ＲＮＡに関しても、たんぱく質をコードしないタイプのものが、複雑な有機体における最も包括的な調節システムを形成すると考えられるようになってきている[30]。たんぱく質をコードしないタイプのＲＮＡは、細胞が作られていくプロセスにおいて、どのタイミングで何が起きるかということに大きく関わっていることがわかっている。また、幹細胞の維持、細胞増殖、アポトーシス（プログラムされた細胞死）にも深く関わっており、がんやその他の複雑な疾患のプロセスをコントロールしている[31]。そのため、分子生物学者たちは、構造の解読ばかりを研究するのではなく、人間の一生を通じての、また、長い進化の過程を通じての、細胞や臓器の機能のメカニズムの解明に、関心を向けるようになってきている。メカニズムを解明する際に重要なのは、遺伝子の調節——とりわけ、どのように、そしてどういう状況下で、遺伝子のスイッチが入ったり切られたりするのか、言い換えれば、遺伝子の発現は何によってもたらされるのかということ——を理解することである。

このアプローチによって、細胞の発達や病気の発症に、進化的、歴史的、環境的、そして文化的な変数がどのように影響しているかということが、浮き彫りにされるだろう。そうなれば、理論上、決定論的な議論はもはや意味を失う。今後は、細胞の機能に環境が関わることによってミクロとマクロ両面にもたらされる相互作用が、この種の研究の鍵となるはずである。この台頭してきたエピジェネティクスと呼ばれる知見は、これまで分子遺伝学の基盤であった中心的ドグマに対して、実際的にはともかく理論の上では、真っ向から挑戦している。ヒトゲノムの解読に関連してこれまで遺伝子を表すのに用いられてきたメタファー——生命の書、コードの中のコード、聖杯など——は、今では時代おくれのものとなった。これからは、細胞が主役となり、遺伝子の多面発現や[32]、遺伝子と遺伝子、遺伝子とたんぱく質、遺伝子と環境の相互作用を、簡単に脇に追いやることはできなくなる。GWAS研究者たちは、これらの複雑さが自分たちの研究をどんなに険しいものにしているか、すぐに理解した。遺伝子型と表現型のあいだに、一つのスペースが開かれたのである。すなわち、エンドフェノタイプ——不安定な、中間的状態——のゾーンである。これは、一〇〇年前にも、ある程度認められていた考え方であるが、その後、比較的最近まで脇に追いやられていたものである[33]。エンドフェノタイプは、バンクーバーの会議で明らかになったように、病気の謎に対する理解を深めるために、そして将来的には複雑な疾患を予防するために研究されており、今日では、多くのエンドフェノタイプが、重要なバイオマーカーとして認められるようになっている。

認知症の宇宙は、分子的側面から捉えてみると、ほとんどの人が想像していたよりも、複雑で刺激的なものであることがわかった。それは、これまで堅固だと考えられていた境界が崩壊し、変幻自在の妖怪たちがそちらこちらに散らばっている、ポストモダン的な宇宙である。頭のよくなる遺伝子の隣では、ジャンプ遺伝子がゲノム内を移動しており、そこにそれらの遺伝子を転写する要因となるものがうごめいている、予想しなかったものから成る世界である。ただ一つ明らかなのは、一部の遺伝子は一つ以上のたんぱく質をコードし、一方、多くの遺伝子はたんぱく質をまったくコードしないということである。単一遺伝子性疾患は例外であるが、ほとんどの場合、身体の内外で起きる様々な出来事により生じた多様な要因が遺伝子の発現を強めたり阻害したりすることが、次第に明らかになってきている。したがって、希少な単一遺伝子性疾患でないかぎり、どんな疾患に関しても、個々人の将来を遺伝子検査によって予測しようとする努力に、あまり期待してはならないのである。

科学史と科学哲学を専門とするイヴリン・フォックス・ケラーは、その著書『遺伝子の世紀』の中で、私たちが二十一世紀初頭にどこに立っていたかということに関して考察している。

二十世紀、遺伝子は輝かしく活躍した。そしてそれにより、我々は生命体を理解する上で、類を見ない驚くべき進歩をとげた。事実、我々は遺伝子のおかげで、生物学における新しい時代の入口に立つことができた。しかし進歩がさらに進めば、生物学的組織に関する、他の概念、他の用語、他の考え方の導入が必要となり、それによって、生命科学に対して遺伝子がこの数十年間もっていた支配力は、力を失っていくだろう。[34]

フォックス・ケラーは、遺伝子の概念が多くの実験的な目的のために役立つことは認めながらも、生命の働きに関して時宜を得た洞察を行なうには、必ず新しい概念の採用が必要であると結論している。しかし課題は山積している。バンクーバーの会議で、ジェラルド・シェレンバーグは、ADに関連したGWASの研究結果を発表したあと、聴衆の一人から、「遺伝子と環境の相互作用はつねに存在しており、遺伝子のみを分離して研究することはできないということは、よく知られていることなのではありませんか」という、非常に率直な質問を受けた。シェレンバーグは、深い息をしてから、「そのとおりです。しかし私たちは、まず簡単なものから始めなければなりません。それで遺伝子を研究するのです。環境との相互作用を考えるのは、その後です」と苦笑しながら答えた。そのような還元主義的なアプローチは、実際には、文脈から切り離した結果を生み出し、最終的に研究者を誤らせることになるのだが、彼はその点にはふれなかった。

エピジェネティクス——地平線の拡大

初めに細胞があった。しかしそれは、本当に初めからあったのではない。生命の歴史が始まって一〇億年ないし二〇億年経って、我々の基本原理のほとんどが確立した後に、初めて現れたのである。

——ケネス・ヴァイス、アン・ブキャナン『人魚の物語』(35)

生物哲学者ポール・グリフィスは、一〇年ほど前に、次のように述べている。「あらゆる形質が遺伝子的要因と環境的要因の相互作用によって生み出されるということは、間違いない事実である。この考えはほとんど普遍的に受け入れられているが、遺伝子決定論——遺伝子の発現に対するコンテキストの影響や、形質の形成における非遺伝的要因の役割を無視する傾向——はいつまでもなくならない(36)」。現在提唱されているエピジェネティクスは多岐にわたり、その各説については詳述できない。ここでは、「エピジェネティクス」という語に複数の意味があるということだけを述べておく。この学問分野は新しいものではなく、一般的には一九四〇年代以前から存在していたとされているが、それに反対する人々もいる(37)。エピジェネティクスの最新の研究は、遺伝子の発現と制御に焦点を合わせている。たとえば、表現型に関して言えば、なぜ一卵性双生児は必ずしも同じ病気を発症しないのか、また、発症するとしても、優性遺伝するアルツハイマー病に見られるように、発症年齢に二十年も差があるのは何故なのかというような問題が扱われる。この狭い意味でのエピジェネティクス的アプローチは、ただちに、遺伝子決定論の限界を明確にする。

一方現在では、信奉者たちが「発達システム理論（DST）」と呼んでいる、エピジェネティクスへのより広いアプローチが確立されている。DSTアプローチの出発点は、遺伝子決定論を存在論的に逆転させたことである。それは、非常に多くの変数のあいだに存在するダイナミックな相互作用に優先権を与えることによって、予想される結果のバリエーションを無限に増やした。社会学者のバーンズと科学哲学者のデュプレは、共同で執筆した論文の中で「遺伝子は現在、遺伝的素材の原子とはされていない。それは、DNAとして概念化され、細胞内の化学的・分子的システムの一部であるとされているのである」と述べている。[38] またデュプレは、パリーと共に執筆した著書『ゲノム後の自然』の中で、次のように述べている。「DNAは、単に遺伝に関わるだけのものではない。我々は、DNAが人間のライフサイクルに対して何をなすのか、問うべきなのである。自然を受動的なものと捉えてはならない。テクノロジーの助けをかりるなどして人間が働きかける対象として概念化するのは適切ではないのである。自然は能動的で自発的で、人間の働きかけに対しても積極的に反応し、それに抵抗することができる存在として捉えるべきものである[39]」。

デュプレが二〇一〇年に発表した論文では、「個人の遺伝子はライフサイクルを通して同質である」という考えが、反証が増えつつあるにもかかわらず根強く存在することが、非常に人を惑わせると指摘されている。彼は、同質性の想定がいつまでもなくならないのは、ゲノム配列を比較する研究に、あまりにも重きがおかれつづけているためであるとし、「ゲノムが、特定の細胞状況において、実際にいかなる影響力をもつかということを知るためには、単に配列によって示されるものよりもずっと詳しいゲノムの研究と説明が必要になる」と述べている。[40] ゲノムに対するこのようなエピジェネティクス的変化は、細胞膜の中で、ゲノムを取り巻く、通常RNAとたんぱく質から成る分子間の化学的相互作用によってもたらされる。分子生物学者のストローマンも、「細胞環境内の変化を感知あるいは測定し、細胞が適切な反応をするように、それらの信号を処理する、たんぱく質の制御ネットワークが存在している」と述べている。[41] この制御システム、すなわち「ダイナミックなエピジェネティクス的ネットワーク」は、DNAによって規定されない、独立した生体システムである。この、エピジェネティクスという新しいアプローチによって、DNAの意義に関する理解は、大きく変化し、偶然性という概念が注目されるようになってきている。存在論に関心をもつ批判者たちにとって、DNAが自発性をもっているという、非常に多くの論に暗に示されている考えは、不適切な擬人化でしかない。[42]

一方、分子レベルにおける複雑な研究は、加速的に発展しており、多くの注目すべき発見をもたらしている。そのような最近の研究の中には、細胞内で「細胞の内外に存在するたんぱく質の、発生、折りたたみ、輸送、置き換え」を制御する生物学的経路が複数競合しあい、なおかつ統合されているという考えに基づくものもある。[43] この種の研究は、最近の、アルツハイマー病に関係する神経病理をより繊細に理解しようとする動きや、薬剤の開発に対して、意義のあるものである。しかし、現段階では、ADの原因の問題は、後期の分子的変化に厳格に限定されている。

騒々しい混乱

数年前、分子生物学者リチャード・レウォンティンは、生物学において行なわれていたアプローチに関する、過激な批評を著した。その中で彼は、当時一般的だった、自然法則が生物学を決定するというニュートン力学的な想定を問題視した。彼は生体の構成について、次のように述べる。

電子のように非常に小さいものは、その内部が同質である。また、惑星のように非常に大きなものも、その構成は均質になりがちである。対して生体は、中間のサイズをしており、その内部は不均一である。異なる性質をもちダイナミックな相互作用をする多くの部分から、生体は成っているのである。そしてその各部分は、さらに小さい部分から成っており、その中にも同様に様々な性質と相互作用が存在している。しかも生体は、その一生のあいだに形状や性質をつねに変化させつづけながら、受精卵から老人へと移行していき、最後には、歯もなく髪の毛もなく、何もなくなるのである。要するに、生体は、相互に作用し合う多くの「決定力の弱い力」の、変化していく集合体である。[44]

レウォンティンは、生物学は不可避的に、異なる人に対しては異なる説明がなされる物語であり、それは分子レベルにいたる様々な形態や機能の、非常に詳細な描写を集めたものとなるだろうと考えている。しかし一方で彼は「この騒々しい混乱」の中から、生物学者たちは、それぞれのケースの「汚れた特殊性」から解き放たれた、一般的な主張を引き出すことができるかもしれないと述べた。そして彼は「ただしそれは法則ではなく、広く共有される特質のことである」と急いでつけ加えた。しかし歴史を振り返れば、そのような試みはすべて失敗しており、認識論者たちも、それに反対しているように見えると彼は言い、生物学的に生命の意味を解明することに関するかぎり、我々がこれまで作り上げてきたモデルやメタファー、医療機器のすべては、我々の理解に多くの寄与をなしてきた一方で、統一性や完全性をもたらすことはない、というフォックス・ケラーの考えに同意している。むしろ、複雑さに立ち向かうことこそが、時代の風潮なのである。

レウォンティンは、もちろん、彼が複雑さを強調したり、「混乱」を生体の機能と関連づけたりするのを、快く思っていない生物学者たちがいることは、よく知っている。しかし、あらゆる種類の生体が、驚くべき素早さで、新しい環境や有害な損傷、そして様々な攻撃に対応することができ、現実に適応しているという現実を無視することは、現在次第に困難なことになってきている。チャールズ・ダーウィンがガラパゴス島で研究したフィンチのくちばしのサイズにしても[45]、タラの生殖が、現在の乱獲への反応として劇的に変化した事例にしても[46]、微生物が抗生物質に対抗して抵抗力を高めていく過程にしても、それらの生物学的変化を、非常にゆっくりとした出来事の展開の結果として考えるのは、もはや適切ではない。そして同じことが、ヒトの生物学に関しても、認識されはじめているのである。

自然人類学者であるケネス・ヴァイスとアン・ブキャナンは、「生命は法のようなものか」と題する論文で、自然は「普遍的な、例外のない法則によって支配されている」という想定に基づいた独自の論を展開している。彼らは、「自然の法則は、原因と結果のプロセスあるいはメカニズムであり」、「我々は、いわゆる『科学的方法』で、自然の法則を追究する」と述べている。これにはもちろん、系統だった、そしてコントロールされた観察――経験的アプローチ――が必要となる。そこでは、還元主義が用いられ、遺伝子の複製・予測が行なわれる。そして新しい事実を推測する能力が重要視されるだろう。とくに二十世紀には、予測可能性という考えが次第に拡大されていき、現在では、それに確率論的考えを加味した上で法則性を見つけ出すような研究が行なわれている。このアプローチは結果的に、自然というものを「実質的に決定論的なもの」と概念づける。ヴァイスとブキャナンは、DNAの微小な断片に関する因果関係は十分に予測できると考えてはいるが、「生命には、重要な点において、啓蒙主義的な意味における法則性はないのかもしれないこと、また、仮にそのような法則が見出されたとしても、それが我々にはわからないものであるかもしれないことに、我々は最近のテクノロジーの進歩によって気づきはじめている」としている[47]。ヴァイスとブキャナンによれば、そのような気づきによって経験主義すべてが否定されることはないが、因果関係や推論に対する現在の経験主義的アプローチは、問題視されることになる。「生命の多くは、即興の、一時的なコンテキストに応じた蓋然論によって特徴づけられているように見える。そこには適切な裏づけとなる分布が存在していない[48]」。すなわち、ジョン・スチュアート・ミルの「西洋的運命論」という考え――科学的秩序は規則的なパターンに従うので、我々には物事がどうなるかがわかるという考え――は、取り消されるべきなのである。認められる資格をもつのは、運命論ではなく運命そのものである。[49]

現在、生物学者たちがそのようなことを論じるときに議論の対象にされるのは、生物学的なマイクロメカニズムではなく、むしろ、病気の原因とその進行過程の規則性である。ここで言う「規則性」とは、集団を基にしたデータに基づき、どこに居住している人々にも適用され、一般化されるようなものである。

将来は変えられるか

おそらく、より若い世代の一部は、彼らが科学的還元主義と呼ぶものに対して、すでに不満を抱いている。二〇〇七年に私は、モントリオールに居住する二五歳から三九歳の、大学教育を受けた三〇名の人々と、非公式に話し合う機会を得た。その試験的な話し合いでは、彼らが遺伝学にいかに接触し、理解し、関心を寄せているかということが焦点となった。[50] 三〇名のうち、家族に深刻な病気の経験がある者は、一名か二名だけであった。また、単一遺伝子性疾患について報告する者はいなかった。

三〇名全員が、病気の発症に遺伝子が大きく関わっていることを認めたが、ほとんどすべての者が、社会的・環境的・行動的変数も原因になると述べた。そこには、育ち、教育、経済状況、環境汚染物質、食事、性格などが含まれる。三一歳のキースが述べているように、「遺伝子は全体像を示してはくれない」のである。彼は次のように続ける。

病気の元となるのは遺伝的特徴なのかもしれませんが、遺伝子がそれぞれの人間にどのように作用するかを理解するのは困難です。それには、自分の心や、教育や家族といったいろいろなものが関係するからです。身体がどのように働き、心がどのように働き、他の要因がどのように作用するかということは、ものすごく複雑なことなのです。

インタビューをした人々の多くは、外部の要因が遺伝子に多大な影響を与える可能性があると考えているようだった。キャンディス（二八歳）は、

遺伝子が、たくさんの化学物質や外部のものと戦えるほど強くなければ、身体は化学的侵入に抵抗できず、がんになる可能性があります。

と述べた。

また、ジョイス（三一歳）は、

もしかしたら私には、人がめったにかからないような、とんでもない病気になる、高いリスクがあるのかもしれません。でも多分、そのことを私が知ることはありません。何故ならば、もしそうだったとしても、私はその遺伝子をオンにすることを（遺伝子の種類によってはオフにすることを）、偶然に避けつづけてきたからです。それで、その遺伝子は大人しくじっとしていて、何も起こらないのかもしれないのです。

と言った。

外部の脅威を軽減するために、これらの人々は、自然食品を食べたり、ビタミン剤を飲んだり、運動したり、体重制限を行なったりといった、日常的予防戦略をとる。彼らは、このような行動が、遺伝子と環境の健康的相互作用を維持するのにきわめて重要であると信じている。そして多くの者が、スイッチを入れたり切ったりすることによって遺伝子の発現に影響を与え、その人の健康状態を決定する、「トグルスイッチ」や「トリガー」に関して、

目を輝かせながら語った。たとえばジョイスは、次のように述べている。

私は、病気になるというのは、自ら病気になるスイッチを入れるようなものだと思っています。煙草を吸う人は、煙草を吸わなければ決して押されない、いろいろなスイッチを押すのです。逆に、野菜をたくさん食べたり、抗酸化物質を摂取したりする人は、病気にならないように、自らのスイッチをコントロールするのです。

またラリーは、

食べすぎとか働きすぎといった外的な要因が、その人のキャパシティを超えて、ショートを起こす可能性があります。ほかにも、煙草のけむり、環境汚染物質、食品中の有害物質や着色料、そして何らかの化学物質など、原因は様々に考えられます。いずれにしても、「何か」が遺伝子を始動させるのです。

と述べている。

一部の人々は、自分たちは、自分たちの親よりもずっと、いろいろな資源や知識にアクセスできるので、前の世代よりもリスクが少ないと考えている。たとえばラリーは、次のように述べる。

あなたは糖尿病になる素因をもっているかもしれませんが、それを受け継いだあなたの子孫は、食事や行動、そして自分のストレスレベルに気をつけることで、糖尿病を回避できるかもしれません。

ジョイスは、自分の家族の乳がんの歴史を思い返し、

私の曾祖母も、祖母も、母も、みんな乳がんでした。しかし、彼女たちの暮らしぶりに目を向けてみると、

母乳で子供を育てた者は一人もいないし、祖母は喫煙者でしたし、三人とも、非常に高脂肪の食事をし、あまり運動をせず、多くのアルコールを摂取していたのです。たぶん私も、その素因を受け継いでいると思いますが、私の暮らし方は、彼女たちとは非常に違っています。

と述べた。

ジョイスのような人々は、遺伝子が病気を引き起こすかどうかをある程度コントロールできるということを強調することで、自分の家族の病歴から積極的に距離を置こうとしていると言える。ある男性は、自分の祖父が、農場で育てられ、過酷な肉体労働に従事し、自分とは非常に異なる環境の中で、自分とは非常に異なる生活を送ったことから、自分は、祖父が罹ったような深刻な病気を回避できるのではないかと考えていた。大多数の者が、遺伝によって決定された未来という考えを避け、健康になるための自己責任と自己決定に焦点を合わせている。「私たちは遺伝的なものを親と共有しているが、生活様式における世代的な違いによって、自分で自分の遺伝子を変化させたのだ」と主張している者もいる。

これらのインタビューによって、若い人々が、基本的に遺伝子を環境や人間の行動によってその機能が変更される、不安定なものとして考えていることがわかる。そして、多くの者が、自分が受け継いだかもしれない遺伝的遺産のうち、リスクのある側面を、自分自身の努力によって抑えたりくつがえしたりすることができると信じている。ここには、運命論も運命もない。今日の中産階級の若者たちに見られる支配的価値――自己コントロールと自制心――があるだけである。もちろんこれらの人々の一部は、いつか、自分の信念を打ち砕かれるだろう。何故なら、遺伝子やバイオマーカーの、増えつづける検査による、慢性的な不安に対処しきれなくなるだろうからだ。だが、アルツハイマー病の場合は、食事制限や運動が心臓血管系を維持するのに有効であることが、繰り返し示されてきた。したがってそれによって、脳卒中や混合型認知症を防げる可能性が高い。そのような行動の背後にある推進力がいかなる価値観によって支えられているとしても、このような日常的習慣を培うことは、結局有意義なのである。ただし私たちは、現代の世界に生きている非常に多くの人々が、自分たちの健康や福祉を促進させることができる状態にはないということを忘れてはならない。この状況は、搾取的な経済発展と開発へのたゆまぬ努力とともに急速に悪化しつつあるが、それによる収益が、地域の人々のあいだに公平に再分配されることは、ほとんどない。

エピゲノミクスと個々人の生活経験

人々は時折、ヒトの脳は、宇宙で最も複雑なものであると言う。しかし本当は、その脳を含むヒトのほうが、脳よりも、必然的にはるかに複雑なシステムなのである。そしてヒトは、自分の体だけでなく、自分の精神についても知らなければ、また、自分の周りにいる他の人々のことについても知らなければ、自分を全体的に理解することはできない。ヒトは自分が属している社会全体を正しく把握しなければ、決して自分を理解することはできないのである。そして社会全体は、より複雑なものであるに違いない。

——メアリー・ミッジリー『科学と詩』[51]

エピジェネティクスや、それより大きい分野であるエピゲノミクス（ゲノム全体にわたるエピジェネティクス的変化をグローバルに分析すること）に関する体系的な研究が、最近になって爆発的に増えた。そして多くの研究者が、細胞を主役とした「分子のエージェンシー」と呼ぶべきものを認めるようになっている。基礎科学研究者の大多数の焦点が、特記すべき例外を除いて、体内のミクロ環境に向けられつづけているのである。今や環境的変数が、いくつかのプロセスに仲介されて、特定のＤＮＡのサイトにおける細胞プロセスに対して影響をもたらしうることが、分子レベルにおいて、はっきりと確認されている。仲介するプロセスとして最もよく知られているのは、メチル化である。ある状況下では、メチル化、脱メチル化、および関連のプロセスが、繰り返し起こることもわかっている。[52] そして、一部の研究者たちは、これらのエピジェネティクス的変化は、DNAから独立して遺伝しうると主張している。[53] このエピゲノミクス的研究は、一部の人々が新ラマルク主義と呼んでいるものへの扉を開いたと言える。ただし今のところ、これらの発見は、関連的研究によるものであると位置づけられており、まだ完全に受け入れられてはいないのが現状である。[54]

アルツハイマー病に関するエピジェネティクス的研究も行なわれはじめてはいるが、その数はまだあまり多くない。しかし、ある研究は、記憶の形成とエピジェネティクスとの結びつきを発見したし、[55] 別のプロジェクトでは、アルツハイマー病感受性遺伝子座になりうる、一二の遺伝子座における、DNAメチル化の分析が行なわれた。そこでは、ADと診断されたある年齢の人々から取られた脳組織に、それ以前に確立された基準との「エピジェネティクス的」ずれが見られた。これは、正常な対照群には見られなかったものである。この研究の著者たちは、「エピジェネティックな遺伝子発現に対する制御は、胎児や新生児のような初期の発達段階、思春期、そしてとくに老齢期に、ゆるくなる傾向がある」と述べている。[56] 彼らはまた、βアミロイドの処理に寄与するある種の遺伝子は、親から子へ引きつがれる際に、重大なエピジェネティクス的変化を示すことも見出している。[57] この発見は、彼らによれば、ADへの罹りやすさと関連している可能性がある。別の研究者たちは、ある一卵性双生児から得られた脳組織のDNAメチル化のレベルを調べたが、その値は著しく異なっていた。双生児の一人は、六〇歳のときにADの診断を受け、その一六年後に死亡しており、もう一人は、認知症の徴候を示すことなく、七九歳で死亡していた。認知症になったほうは、脳組織のメチル化のレベルが、もう一人よりもずっと低かった。彼は、若いころに仕事の関係で、大量の殺虫剤を浴びていたことが確認されたが、そのことがADの発症に関わっていたのかどうかは、今のところわかっていない。[58] これらの違いは、環境的要因、ライフスタイル、食事、薬物乱用、あるいは単なる確率的変動によって引き起こされる「エピジェネティクス的ずれ」によって、説明できるとされているが、ワンおよび共著者たちは、次のように指摘している。

エピジェネティクス的修正は、特定の遺伝子の調節に対してごくわずかな影響を及ぼしているだけの可能性がある。したがって、異常なDNAメチル化は、いくつかの遺伝子座が同時に影響を受けるときにだけ、病気の表現型を生み出すのである。[59]

彼らは、脳が正常に作動しなくなるのは、アポE遺伝子型を含む様々な変数が臨界点を超え、ADになりやすくなっている人々なのだとつけ加え、次のように述べる。

遅発性ADは、単なる正常な老化の極端な形なのかもしれない。もしそうだとすれば、すべての人間に、アルツハイマー病を発症する素質があることになる。我々のモデルにおいては、エピジェネティクス的効果は、一生のあいだで、とくに、その制御が老齢のために弱まるころにはっきりと現れてくるが、実は胎児の段階において、すでに蓄積が始まっている可能性がある。あるいはもしかしたら、親におけるエピジェネティクス的出来事の影響が、世代を超えて蓄積されているのかもしれない。

エピジェネティクス・システムのうち、メチル化やそれに関連した活動が行なわれる部分は、クロマチンマーキング・システムと呼ばれている。クロマチンは、DNAとたんぱく質とそれに関連した分子の複合体であり、クロモソーム（染色体）の元となるものである。[60] クロマチンの構造は、遺伝子の活性化に大きく関わり、遺伝子の活性／不活性の状態を細胞系譜において保たせるが、DNAメチル化のように、クロマチンによって遺伝される特徴はほかにもあり、それが「クロマチンマーク」と呼ばれるものである。クロマチンマークは、すべての植物と脊椎動物に見られる。また、多くの無脊椎動物、真菌、そして一部のバクテリアにおいても見出されている。メチル化のプロセスが正常な発達にとって重要であることは何十年も前からわかっており、今までに何度も、実験動物を使った、神経発達に対するメチル化の影響を示す発表が行なわれている。ワンと共同研究者たちの研究は洞察力に満ちたものであったが、同じような発見は、それ以前にもなされていた。そして、それらにおいても同様に、人生の初期におけるメチル化のパターンと、後の人生におけるＡＤの発症のあいだには、関連があることが示唆されていた。[61] 最近発表された「老化するエピゲノム」と題された論文は、このテーマに関するすぐれた技術的概要を提供している。[62] しかし、いくらすぐれた論文が書かれたとしても、これらの発見に基づけば、ＡＤの物語は、具現化された分子の相互作用の一つでありつづけることになるだろう。そこに追加されるのは、分子の発達過程によって与えられる、時間的な変化のみである。ところで、明らかに老化のプロセスに直接的・間接的に影響を及ぼすはずである、身体の外部にある変数については、体系的な調査があまり行なわれていないのが現状である。それについては、これまでのところ関連研究のみが行なわれているが、今こそ、マクロとミクロの変数が並行して調べられるような研究プロジェクトを計画するタイミングであると言えるだろう。

一方、新しく発見された遺伝子変異に関して、定期的に広く公表されている研究結果は、還元主義的アプローチを推進するような傾向にある。これらは、製薬会社がつよい関心を寄せることによって強力に推し進められているものであり、今後も世間一般の注目を集めることになるだろう。そのような情報が最初にオンラインに登場したのは、二〇一二年一一月、『ニューイングランド医学ジャーナル』においてであった。そこで述べられていたのは、異型接合したＴＲＥＭ２遺伝子が希少変異を起こすことが、アルツハイマー病のリスクを著しく増加させる一因となるということを示す、研究の詳細であった。[63] 二つの研究チームが、それぞれ別々に、このジャーナルの同じ号に、同様の研究結果を発表した。研究チームの一つは、国際的コンソーシアム「アルツハイマー遺伝解析グループ」の研究チームであり、もう一つは、デコード・ジェネティクス社に関連した研究チームであった。どちらの研究も、この希少変異を有する人々は、一生のうちにＡＤを発症するリスクが、一般の人々の三倍から五倍であるという結論を出している。これは、アポE4によるリスクに相当する。この変異は、脳内の白血球の活動に影響を及ぼし、それによって、免疫系が有害なアミロイドを効果的に除去することを妨げる。しかし、TREM2の変異を有するのは、アルツハイマー病患者の二パーセント以下であり、したがって、患者をその変異の有無でスクリーニングすることにはあまり意味がない。一方、この研究を行なっているワシントン大学の上級研究員アリソン・ゴートは、『ニューヨーク・タイムズ』紙に、「この分野では、新しい治療薬が切望されており、そのことによって我々は、免疫系の機能を維持させることを目指す、今までとは異なるアプローチへと向かうことになるだろう」と書いている。(64)

GWASが進めば、さらに多くの希少変異が定期的に見つかる可能性がある。GWASの価値に関しては、ルドルフ・タンジの予測が正しかったと考えられる。そのような希少変異が次々に見つかっていけば、いずれは、アルツハイマー病シンドロームにおける非常な複雑さの、さらに驚くべき証拠が提供されることになるだろう。

次の最終章では、「はじめに」で提示した問題を再び取り上げて、それを、これまでの章における考察の中で何度も言及した、アルツハイマー病予防に向かう、いわゆるパラダイムシフトの観点から再考する。

第９章　解決しがたい問題に取り組む

世界は実に複雑である。したがって、その描写や分析も複雑なものになるはずである。しかし科学は、伝統的に、そのような「騒々しい混乱」を、単純で普遍的で根本的な、永遠の法則に還元しようと努めてきた。

——サンドラ・Ｄ・ミッチェル『複雑な真実』(1)

因果関係に関する意見の対立

これまでの章では、「はじめに」で提示された、相互に関係しているいくつかの問題が、多かれ少なかれ、ＡＤの原因に関するものであることを明らかにしてきた。アルツハイマー病は、完全に物質的な側面から捉えられるべきものなのだろうか。言い換えれば、ＡＤは、特定の部位に局限される現象として、完全に脳内で形作られ、展開していくものなのだろうか。もしそうだとすれば、この病を治療するための試みは、アミロイドカスケード仮説、あるいはその修正版によって導かれる最終共通経路に関する分子病理学に焦点を合わせなければならない。この、脳に局限するアプローチは、「最大節約法（parsimonious approach）」の産物であり、必然的に還元主義的なものとなる。そして、主として効果的な薬剤の開発に向けられる。ＡＤのバイオマーカーの発見にもとづいて、予防に重点をおくようになったとしても、この還元主義がすたれることはない。もし、効果的な予防薬が開発されれば、ＡＤに関連する行動の変化が起こる前に、それらが投与されるだけである。

それどころか、還元主義は、実際には今までよりもさらに深く埋め込まれていっているように見える。研究の対象が予防へとシフトした結果、アルツハイマー病関連の神経病理学は、診断ガイドライン上で初めて臨床から正式に分離され、それに伴って、精神と身体を切り離して考えるようになったからである。バイオマーカーの変化が見つかりながら、行動上の変化の徴候がない、正常と認知症の中間段階とも呼ぶべきものの存在が、はっきりと認められており（第4章を参照のこと）、また、アミロイド沈着が認められるかなりの数の人々が、そのバイオマーカーが最初に認められてから、ADのような行動症状を示すまでに、何年か経過している。そのことから、ほとんどの研究者たちは、バイオマーカー検査は陽性でも、死亡するまで認知能力が正常である人々を、死が介入しなければ結局発症したであろう病気の、貯蔵庫であると考えているのである。

病因局在説に基づく、この支配的なADモデルは、いくつかのバージョンに分かれながら、何年ものあいだ、幅を利かせてきた。このモデルの支持者たちは、身体の外側にある多くの要因が、人々を認知症に罹りやすくさせ、認知症に対する感受性を増加させることを否定しているわけではないが、大多数の者は、脳内におけるもの以外の変数について、研究しようとはしていない。身体の外部にあるすべてのものを、彼らが脇に追いやり軽視してきたために、長いあいだAD界に深刻な断裂が広がる結果になっている。認知症は、時間的にも空間的にもあまねく分布していると考えられる。(2) しかし、新しく登場したエピジェネティクスに関する現代の研究は、家族やコミュニティなど様々な集団において、その内部でも、相互間でも、認知症が均等に分布しているわけではないことを明らかにしており、社会政治学的・生態学的な環境が、脳の発達と機能に影響を及ぼすという見解を、強く裏づける。しかしこのような情報は、神経病理を治癒するための研究を行なっている分子研究者のほとんど、すなわち、少数のエピジェネティクス研究者以外の者たちにとって、あまり魅力のあるものにはなっていない。

過去百年にわたり、アミロイド斑や神経原線維変化に関する議論にまったく関心を示さなかった専門家が、少数ではあるが存在し、社会的・環境的要因が老化に与える影響の重要性を強調してきた。精神科医デービッド・ロスチャイルドが一九四〇年に著した論文や、[3]「何より優先されるべきは人間である」というモットーを掲げていたキットウッドの最近の論文、そして英国におけるキットウッドの信奉者たちの論文などに、[4]そういった姿勢が色濃く見られる。また疫学の文化的研究にも、それに近い傾向が見られ、[5]それは、英国に基盤を置くキャロル・ブレインとその共同研究者たちの研究と同様である。そして今、進展しつつあるエピジェネティクスに基づくある研究は、人生において積みかさねられていく経験が認知症への感受性に与える影響についてさらなる研究を行なうために、数多くの問題を提起している。肥満や糖尿病を減らそうという世界的な試みは、間違いなく、混合型認知症の発症率を下げるであろう。しかしこのような試みは、これらの病気の普及の原因である、社会的・政治的側面――とりわけ経済的格差やファーストフードの促進と販売――に組織的に対処しなければ実質的な意味をもたず、単に、局在論に、脳の機能に対する他の身体部位の影響を組み込むにとどまる。そうした組織的な対処は、現ニューヨーク市長マイケル・ブルームバーグによって提案された、ソーダ瓶のサイズの制限のように、特定の町や都市で起こりはじめている。

脳を文脈化する

認知症の前駆症状をバイオマーカーに基づいて診断するための基準を設けるための動きは、精神と身体の分離を確実なものにするだろう。しかし、「異常を指し示すバイオマーカーは、リスクや感受性の評価を抜きにしては語ることができず、結局は確率論に基づいている」という事実そのものが、批判的言説、すなわち、何故ある人々は発症し別の人々は発症しないのかという言説への扉を開き、[6]そこからさらに私たちは、こころの状態や、個人的な事情、そして家族、環境などが、病気を防いだり、病因となったり、その効力を中和したりすることに寄与する可能性に立ち返るのである。

ところで読者の中には、これまでの章を読んで、何故「こころ」についての考察が行なわれないのだろうと、疑問を覚えた人々がいるだろう。私は、人のこころとは、結局のところ、人体に対する外的刺激と内的刺激のはざまに生じる「調停者」なのではないかと考えている。しかしこのような見解は、現代において強い発言力をもっている多くの主要な哲学者たちには受け入れられていない。たとえば、パトリシア・チャーチランドは、「感じたり、考えたり、決定を下したりするのは、非物質的な何かではなく、脳である」と信じている。[7] そして、神経学者や認知心理学者の非常に多くの者が、ミニメンタルステート検査やモントリオール認知機能評価法（ＭｏＣＡ）などを用いて患者を検査するとき、自分たちが、脳内で起こっていることを、そして脳の構造と機能を直接的に映し出すものとしての精神活動を測定していると考えている。しかしながら、哲学者のアルヴァ・ノエは、その著書『私たちの頭の外（*Out of Our Heads*）』の中で「あなたはあなたの脳ではない」という、説得力のある論を展開している。ノエは、世界中のすぐれた神経科学者たちが、心を脳そのものだと考えていることに敬意を払いながらも、それに対する意見として、現在のところ、我々は神経細胞の巨大な集まりとそれらに関連した分子が、いかにして意識を生じさせるのかということに関する証拠をもっていないと主張する。

ノエや、彼と意見を共にする哲学者たちにとって、心をもつということは、意識するということであり、一方、脳をもつということは、ある肉体組織をもつということである。脳は、意識の獲得における一つの重要な要素にすぎない。意識とは、――「脳と身体と世界の共同作業によって生じる現象なのである。意識は、その環境的コンテキストにおいて、動物が全身を使って獲得するものである。要するに、私は、あなたがあなたの脳であることを否定する。しかし私はあなたが脳をもっていることは否定しない。そしてもちろん、あなたが心をもっていることを否定しない」。[8] ノエは、明らかに哲学者スーザン・ハーリーに倣っており、頭蓋骨はその中に心を閉じ込める「魔法の入れ物」ではないし、精神機能は内部のプロセスによって完全に説明されるべきものではないと主張している。そして、それゆえに我々は、精神の現象を理解すべきであり、したがって、「境界を越えるものとして」意識と経験の現象を捉えなければならないと述べている。人間の脳は柔軟であり、身体に対して長期間にわたって与えられる外的・内的刺激に対して、終わることなく反応のリレーを繰り返すということを、ノエは強調する。このことは、人が一生をかけて環境に適応すること、また、より短期間で何かに適応すること、そして、世代を超えて人類が世界に適応していく過程によく示されている。

「現在確立されている神経科学は、基本的にデカルトの考えに従うものであるが、我々の内部で考えたり感じたりしている主体は脳であると考えることにおいて、デカルトとはたもとを分かつ」とノエは述べている。神経科学や一部の哲学者たちは、結局のところ、「機械〔身体〕の中の幽霊〔心〕」を消し去った。それにより、デカルトの心身二元論は、一元論へと崩壊したのである。しかしそのような動きは、意識という主観的経験の仕組みを説明することができない「脳」という一片の肉を、私たちに残す。ノエは心を、ハーリーと同様に、人体の境界によって限られていない、無形で組み替え可能な構造物として概念化している。そして彼は、世界とダイナミックに結びついているという私たちのあり方と、神経科学は折り合いをつけなければならないと結論する。[9] 生物学者スコット・ギルバートは、自我が浸透されうること、そして我々は、各自が生態系の集合である複雑なコミュニティであることを、個人の生物学的成長に関する新しい知見が示唆していると主張する。[10] ノエの見解は、彼の考えに似ている。

ノエは認知症については語っていないが、彼の著書を読むと、彼が局在論を、認知症のような現象やその他の神経病理学的疾患の、不完全な説明だとして退けていることがわかる（この見解の詳細については、『認知症――心、意味、人格（*Dementia: Mind, Meaning, and the Person*）』を参照のこと）。[11] 多くの者は「心」というものを、完全に脳内に閉じ込められており、脳に縛られている自我と主観性の座として働くものと理解している。そのような「心」に、ADの恐ろしい神経学的破壊を引き起こすことができないのは当然である。ADに精神疾患が寄与することはあるが、心因性のADというものはありえないのである。しかし、社会生活を共有したり、教育を受けたり、適切な栄養へアクセスするだけではなく、ときおり非常なトラウマをも内包する、日常経験の一部である意識としての心は、間接的に神経病理学に寄与する可能性がある。このような様々な要素を横断するものとして考えられている「心」は、必然的に、内的・外的環境を刺激へと変換する装置となる。そしてこの「心」は、何故、一部の人々は認知症になるのに、他の人々は「神経病理」が見つかっている時でさえも、認知的に正常でありつづけるのかと問うことを、私たちに許す。エルンスト・マイヤーの言葉を用いれば、ADを引き起こす因果関係の鎖は、遠因へと広がっているのである。(12)

局在論を強固なものにしている、神経学界で強く信じられている想定によって、ADは、原因においても結果においても、脳に限定された疾患として理解されるようになった。そして、ADは本物の病気として位置づけられ、道徳的に非難される対象ではなくなった。しかし、ADが医療の対象になると、ADの原因の説明は、分子的な変化のみに帰され、ADのリスクに関連する、社会経済的・政治的・公衆衛生的な議論は脇に追いやられることとなった。ADの原因の説明モデルを、神経病理学よりも幅広い領域にシフトすれば、ある一つの事柄が浮き彫りになる。それは、アルツハイマー病の責任をどこに置くべきかという問題である。この点については、本章の最後で、もう一度取り上げる。

アルツハイマー病は正常な老化と連続したものなのか

正常な老化あるいは病理学的老化とADの関係について、ワンとその共同研究者たちは、すべての者にアルツハイマー病を発症する素因があると考えるのが妥当であると述べている。そして老化生物学者トム・カークウッドは、「老化は連続であり、つねに我々に作用しつづけている」と指摘している。(13) 彼の見解によると、老化は、認知症など、人生後期に現れてくる症状と密接に絡まり合っている。キャロル・ブレインとその共同研究者たちは、疫学的手法を用いて、「アルツハイマー神経病理が単に存在しているという事実」以外の要因が、とくに七五歳以上の人々において認知症の症状を決定するはずであると結論づけ、「人生後期における認知機能障害は、一生の問題であり、遺伝的・発達的・ライフスタイル的要因のほか、蓄積された神経損傷や、先天的・後天的な認知的予備力、代償機構、および年齢に関連した衰弱の影響を受ける」と述べている[14]（第1章も参照のこと）。さらに、何十年にもわたる解剖によって明らかになった様々な証拠は、アミロイド斑や神経原線維変化など、アルツハイマー病の徴候とされているものが、程度の差はあれ、老化しているすべての脳に見出されることを示している。

二〇〇七年の論文でキャロル・ブレインは、年齢自体が認知症の圧倒的に大きなリスク要因であること、そして、九〇歳以上の人々が認知症を発症するリスクは、六五～六九歳の人々の二五倍以上であることを強調した[15]。彼女は、アルツハイマー病のみを罹患している人々に研究対象をしぼるようなやり方に対して批判的である。そのような研究では、血管疾患のような、加齢に伴う病変をもつ人々が、非常にしばしば研究対象から除外されてきたからである（ただし近年、この事態はいくぶん変化している）。ブレインは、たとえば高血圧の人々を除外することになれば、高齢者の三〇パーセントもの人々が認知症研究の対象者にはなれなくなり、その結果生じる大きな偏りは、デービッド・ベネットとハワード・チャートコウによって提起されている重要な認識論的問題に直結すると指摘した。すなわち、高齢の人々において「正常」とは何かという問題である。アルツハイマー病研究者たちは必然的に、つねに解決不可能な問題をかかえているとブレインは述べる。何故なら、正常な老化が終了し認知症が始まる時点を、特定しなければならないからである。また、そのような決定は、人々が思い描く「老化」のイメージに大きく依存するが、それは文化や政治によって大きく影響を受けるものである[16]。

ブレインは、今日の多くの研究者たちと同様に、アルツハイマー病は単一の病気ではなく、老化のプロセスと密接に関連している少なくとも二つの、おそらくはいくつかのサブタイプがあるシンドロームであると考えている。

このような多様なサブタイプを「基準化」のために忘れ去るのではなく、慎重に認め研究することが大切だと、ブレインは主張する。彼女は、六五歳以上の人々を対象にした長期的な集団研究に焦点を合わせた、一九八五年に開始されたプログラムにおける主要な研究者である。二〇一〇年に私が会ったとき、彼女は次のように述べた。

認知症の人々はその大多数が七五歳以上ですが、彼らのほとんどがADというラベルをつけられています。私は、これらの高齢者たちのために、大元に立ち返って老年性認知症について考え、この包括的な症状に、より受け入れやすい新しいラベルをつけることに努めるのがよりよい方法であると、そしてある意味でより誠実な方法であるだろうと考えています。そして一人一人の患者が、認知スペクトルのどこに位置するかを、そして日常生活をどう管理しているかを見極めて対処する必要があると思っています。このようなやり方を用いれば、アルツハイマー病をスペクトルで表すことができるようになります。つまりそれは、障害の程度を基準化するということです。そのために私たちは、それぞれの人の日常の機能の能力レベルがどの程度なのかを把握している必要がありますが、このアプローチは、他のほとんどのやり方よりも、ずっと患者本位のものであり、また、アルツハイマー病だけではなく、心臓疾患、糖尿病などの共存症にも注意を向けるものです。その実現には、家庭訪問や高齢精神科医の存在が不可欠になります。私はこのごろ、「恩恵を受ける能力」という言葉をよく使います。

ブレインの考えは、自分のチームが行なった研究の結果から導き出されたものである。その研究では、四五〇名以上のサンプルが用いられたが、より高齢の人々においては、その非常に多くの割合の人々が、死亡時の脳にいわゆる神経病理を示しながらも、生存中は認知症の徴候を示していなかった。ブレインは、早発性の、優性遺伝するアルツハイマー病は、アミロイド斑と神経原線維変化という黄金基準に厳密に適合することに同意し、六十代と七十代初期の、遅発性ADと診断された人々の場合も同じであることを認めているが、臨床的にADと診断されたうちの大多数である七五歳以上の人々においてはほとんど例外なく、アミロイド斑や神経原線維変化が、他の神経病理の徴候と混合していると述べる。すると、二つの問題が浮上する。一つ目は、AD関連の研究の大多数が、六十代と七十代の人々、しかもその症状がいわゆる純粋なアルツハイマー病である人々を対象にして行なわれてきたことである。ブレインは、そのような研究から得られた結果は、おそらく、より高齢の年齢層においては該当しないと述べる。そして二つ目は、脳に病変が散らばっている、より高齢の人々の非常に多くが、なぜ日常生活において認知症を示さないのかを説明する必要があるということである。このことを念頭において、ブレインと彼女のチームは、教育には潜在的に認知症を防ぐ働きがあるという、しばしば繰り返される主張を精査する、注目すべき研究を行なった。

この研究の一環として、全部で八七〇名のサンプルを用いた大規模な集団ベースコホート追跡調査が、二回に分けて、それぞれ一九八五年、一九九一年に開始された[17]。この調査では、人々が受けた教育の年月が最初に記録される。そして彼らは死亡時まで繰り返し面接調査をうけ、死亡すると、解剖によって認知症に関係があるとされる病理を調べられた。被験者の五六パーセントは、死亡時までに認知症の臨床診断を受けていた。この研究によって、教育期間が長いほど、認知症になる割合が低く、脳の重さが大きいことがわかった。一方、認知症と神経変性病理あるいは血管性病変との関係は見出されなかった。また、教育を多く受けるほど、認知症のリスクが減じるという この傾向は、病理の程度の大きさにかかわらず見受けられた。このことは、教育がいかに大切であるかを明らかにする。

これらの研究を行なった研究者たちは、このような試みがさらに求められていることを強調する。そして彼らは、教育と神経病理と認知症の関係が、依然として明確でないことには同意しつつも、自分たちのサンプルが、「教育は脳内における病変の累積を防ぐのか」「教育は通常の病理学的な認知機能障害を何らかの方法で緩和するのか」「そしてその緩和の程度は、病理学的重症度に応じて変わるのか」という三つの問いに答えるための十分なデータを提示したと考えている。ところで彼らは、教育期間が、死亡時の脳内の神経変性病理や血管性病変の累積に影響することはないと述べるが、在学した時期と死亡時期とのあいだに七〇年以上の隔たりがある時でさえも、教育は、多くの人々において「病理学的負荷と認知機能の衰えとの結びつき」を阻止するように作用する。また、人生の早い時期に多くの教育を受けた人ほど、より守られるように見える。

この研究は「認知的予備力」の仮説をサポートするが、研究者たちは、この研究結果がもつ意義について慎重であり、このコンセプトに関するそれ以前の研究の——その多くはサンプリングの偏りからくる——欠点を指摘している。彼らは、教育が、社会的地位の低さや、有害物質にさらされる機会の多さや、栄養不良などを補う可能性が、大いにあるのではないかと注目している。彼らの研究は、脳の重さが教育の量に比例することを明らかにしているが、どちらが原因でどちらが結果なのかはわからないということも認めている。彼らはまた、単に在学期間だけではなく、全生涯にわたる「教育」や「学習」が、その人間に大きな影響を及ぼすということも認識している。ブレインらは、次のように結論づけている。「たくさんの教育を受けた人々は、それよりも少ない教育を受けた人々に比べて、重い脳をもつ。そして彼らは、神経病理を有していても、認知能力を維持する傾向にある。ただし、哲学者であり小説家だったアイリス・マードックの例を見てもわかるとおり、教育は、認知症リスクを弱めるが、完全に予防するわけではない」。集団ベース研究の結果は絶対ではなく、実際には大きな個人差があるはずであるから、さらなる研究が必要であるとブレインらは認めている。識字率が低く、正式な教育をまったくあるいはほとんど受けていない人々で構成された集団に対する、きめ細かい研究が必要であると、文化人類学者たちは主張するであろう。わずかに行なわれているその類の研究によると、このような集団には、認知症がないわけではないが、高い割合では見られない。この非常に興味深い発見は、認知症患者のケアに関して、また、家族やコミュニティの行動が、認知症に関連した認知機能の変化を遅らせたり改善したりする可能性に関して、重要な意味をもつ[18]。

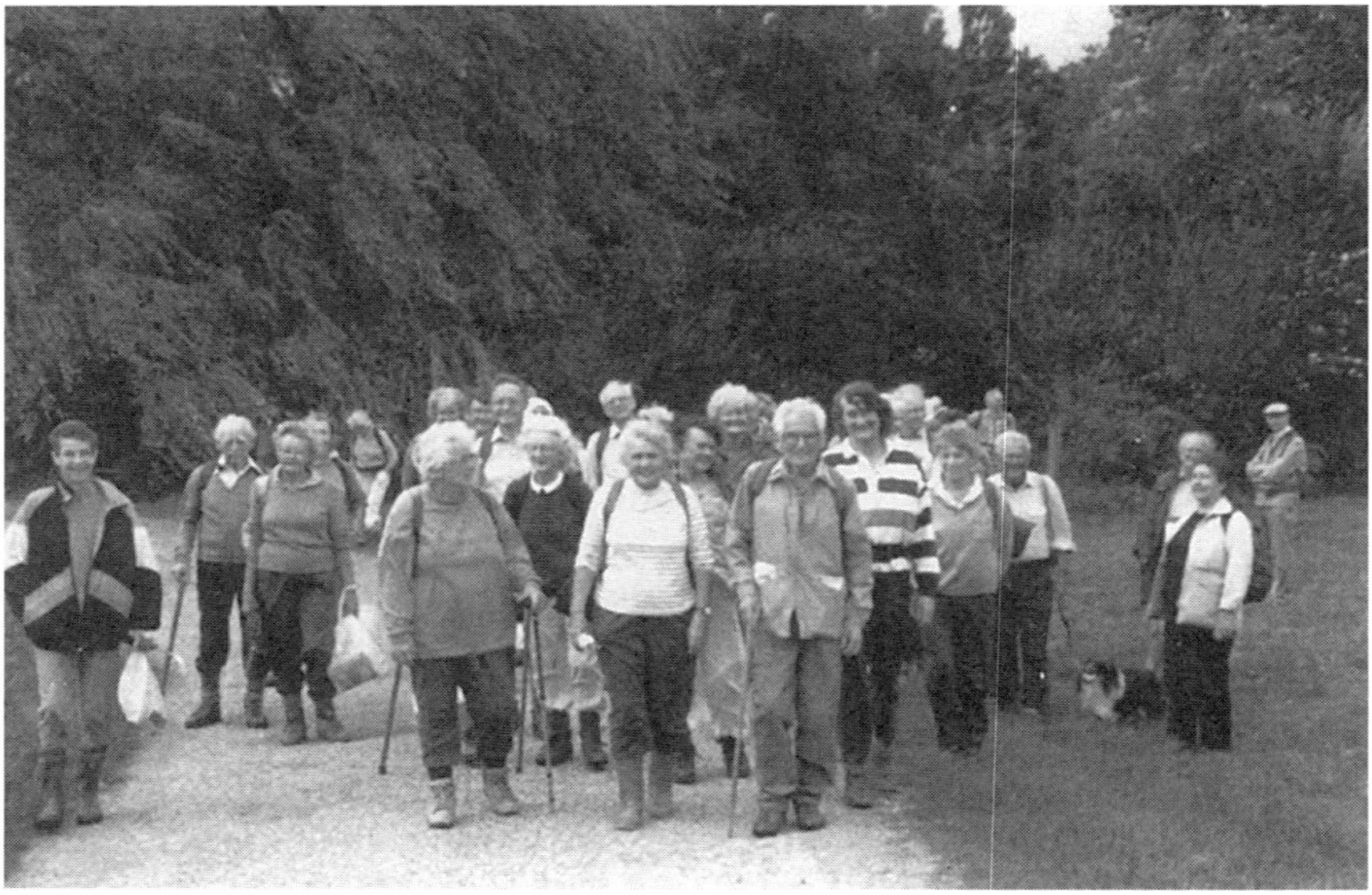

図 9-1　英国ケント州のタンブリッジウェルズ散策同好会。90 歳になる著者の父親が率いる，年に一度のブルーベルウォークの様子。マーガレット・ロック所有の写真であるが，撮影者は不明。

老化と認知症との関係に関する認識論的問題には、もちろん、まだ答えが出ていないし、近々解決されるとも考えにくい。精神医学にも造詣が深いシカゴ在住の神経学者M・マーセル・メスラムは、アルツハイマー病の原因を統一しようとする理論に対して、二〇年以上前に反論を述べている。彼は、「神経の可塑性」、すなわち、脳の構造の維持や環境への生体の機能的適応における非常に重要なプロセスは、年齢とともに減少することを指摘し、このことは、とくに年齢が、ADの最も重要かつ普遍的なリスク要因であることの理由を説明するとした。そしてその考えに立てば、老齢に関連するアルツハイマー病は、病気などではなく、単に「年を取れば取るほど重荷となる適応作業」を続けられなくなったことが必然的に現れたものだということになると、メスラムは述べる[19]。脳が老化するのは正常なことであるが、特定の変数――遺伝的要因、環境、ライフスタイル（図 9-1）――が、老化のスピードに影響を与え、また、ブレインらや他の研究者たちの研究が示唆しているように、老化した場合のダメージの大きさをも変化させる可能性があるというのがメスラムの見解であり、彼は次のように結論している。

ＡＤの病理や予防について本当に理解するためには、発生生物学のアイデアが必要となるかもしれない。我々の目標のうち、最も重要なものの一つは、成人のヒトの脳において可塑性を作り出しているプロセスを理解し、そのプロセスが老化などのＡＤを引き起こす要因に対して脆弱であるとき、それを修正できるかどうかを、見定めることである。[20]

メスラムの論は、老化と認知症は根本的には断絶していないということを主張するものであり、認知症は非常に高齢な人々の「正常な」終点として理解されるべきだというものであるが、マーティン・ロスが唱える「決定的な限界点を超えると、老化と認知症のあいだには明らかな断絶がある」という論（第1章を参照のこと）と、完全に食い違っているわけではない。ロスの論は、若い人々のアルツハイマー病、とくに優性遺伝するＡＤに当てはまるものだと言えるだろう。「ＡＤを、正常な精神的老化の、予測可能な連続的延長として説明することはできない」というロスの意見は、主として、七〇歳以下の人々のサンプルを用いたＰＩＢスキャンがほとんど行なわれていなかった時期に得られた研究結果に基づいたものである。ブレインのチームやその他の人々の研究は、メスラムの研究と同様に、ますます増えつつある、より高齢の人々には、ロスの考え方が当てはまらないことを強く示唆している。[21]

遺伝的要因や環境の存在が、ある人々が別の人々よりもＡＤになりやすい理由の説明になること自体はロスも認めているが、彼の想定は、そして、有効な薬剤を開発しようとしている人々を含むほとんどの研究者たちの想定は、アミロイド斑が、アルツハイマー病の始まりの、議論の余地のない証拠であること、そして、ごくまれな例外を除いて、年齢にかかわらず、神経原線維変化が見られれば、それはこの病気の決定的な病理学的徴候であるというものであった。それは今も変わらない。このような態度は、病因局在説が最終的な答えを提供してくれるという信念に基づいたものであり、日常生活のコンテキストから切り離されている。しかし現実には、アミロイドやタウたんぱく質に関する新しい発見が、次々になされているのである。テクノロジーの発展によって、より深い探索が可能になり、アミロイドが、実際にＡＤと関連のある神経機能障害を引き起こしているのかどうかを疑問に思う研究者の数が増えてきており、事態はますます複雑になっている。また、台頭しつつあるバイオマーカー研究によれば、前駆的認知症の進行は必ずしも、ＡＤの予防に力を注ぐことを提言した研究者たちが示したような、規則的なものではない（第４章を参照のこと）。たとえば、脳の構造の変化は、アミロイド沈着の始まりと同じ時期に、ある場合にはそれより早く起こることが示されている[22]。

まだまだ説明されなければならないことが山積している。たとえば、分子的アプローチに最もコミットしている研究者たちでさえも今は認めているように、もし薬剤の失敗が、この分野を悩ませつづけるとすれば、アミロイド仮説は、きびしく修正されるか、完全に撤回されなければならないわけだが[23]、今までアミロイド斑や神経原線維変化が注目されてきた陰で、その重要性がつねに二次的なものとして考えられてきた細胞消失に注意を向けた、目下進行中の動きは、急速にアミロイドカスケード仮説の修正をもたらす可能性がある。細胞消失に対する適応性は人によって異なるということが、バイオマーカーによって示されたが、そのことが逆説的に、細胞消失とその重要性についての、より深い探究を促した。

ＡＤのような認知症をすべて分子レベルで捉えるまでの道のりは、まだまだ遠い。それどころか、その半分は依然としてほとんど認識されておらず、まったく研究されていない。遺伝的要因によってリスクがあると考えられている人々を含めた非常に多くの人々が、かなりの高齢になっても認知症にならないのは何故なのかという問題が、体系的に調べられたことは、ブレインらの研究を除けばほとんどない。この問題は、私が話を聴いた研究者の多くが、話のついでに言及したものであるが、老化というもの自体が社会的・政治的・経済的事象にどのように埋め込まれているかということをあぶり出すものである。ＡＤ研究は、何よりも、研究資金を集めることを最重要の目的にして、認知症の恐ろしさと、経済への悪影響を強調することをその戦略としてきた。ＡＤ協会などの高齢者を対象にした組織は、健康な暮らし方を勧めているが、高齢になっても認知症にならないためにはどうすればよいかという重大な問題は、脇に追いやられている。

なぜ、そして、いかにして、非常に多くの人々が、年を取っても健康で元気にしていられるのかということを明らかにするためには、ＡＤの原因を脳内に限定する考え方をやめ、境界を越える思考へと向かわなければならない。そして、人間そのものや社会的・政治的環境へ、視点を移す必要がある。しかし、ＡＤの謎に対する局在論的アプローチやＡＤを病気として捉える傾向は、今後も続くであろう。

埋め込まれた肉体

前章で取り上げたワンらによるエピジェネティクス研究の成果は、それよりずっと以前にメスラムが示した考えをサポートし、推し進めるように思われる。私たちがＡＤ界における第三の問題の考察に向かおうとするならば、先に引用した、科学哲学者イヴリン・フォックス・ケラーの意見も、見逃してはならない。フォックス・ケラーにとって、病気の原因を「生まれ」によるものと「育ち」によるものに分けるというのは、間違ったやり方である。彼女は「発達というものは、その始まりから、多くの異なる種類の要素間の相互作用を巻き込む、多様な一連の活動が複雑に統合されることによって起こる現象である」と述べる。この、「遺伝子と環境の絡まり合い」は、ＤＮＡ分子の構造・配置・ヌクレオチド配列と、(細胞の内外の)環境刺激が、相互に作用することによって生じる非常に複雑な網なのである。[24] フォックス・ケラーは、この考え方を、エピジェネティクスの基礎であるとし、発達初期だけではなく一生を通して適用できるものだと主張する。

フォックス・ケラーは「環境刺激」に限定して論じているが、アルツハイマー病に関連した疫学的研究や、新しく登場したエピジェネティクス研究は、社会的・政治的要因も調べられるべきだとしている。すなわち、精神的外傷を与えるような社会・家庭における出来事や、教育の質、社会的孤立の度合い、貧しさなど、境界を越える思考によって医療化された変数、さらには、有害物質やプリオンなどの、病気を引き起こす物質にどの程度さらされているか、栄養状態はどうなのかといった、神経発達に直接影響をおよぼす変数のことである。このような視点から研究を行なうのは簡単ではない。何故なら、通常は限られた研究資金を奪い合っている様々な分野の専門家たちに、協力し合うことを求めなければならないからである。それは間違いなく、長期にわたり、高度な内容を扱うものとなる。しかしおそらく、現在AD界が経験しつつある「通常科学の崩壊」は、フレックの言う「有意義な緊張」をもたらすであろう。そして、新しい集団や新しいアプローチが誕生することになるかもしれない。

二〇一一年にマギル大学で開催された、エピジェネティクスに関する会議で、発表者の一人が「DNAメチル化――生まれと育ちの分子的リンク」と題した発表を、パワーポイントを用いて行なっている。北米における環境エピジェネティクスの重鎮であるモシェ・シーフのチームは、子供のときに虐待を受け、その後自殺した二五名の人々について、彼らの脳を調べ、その研究結果に関する考察を発表している（家族らは、身内の脳を研究用に提供することに同意していた）。調べた結果、これらの脳は、DNAメチル化のパターンが、過去に虐待された記録のない自殺者や、対照群と、かなり異なっていた。[25] シーフは「疫学的データは、人間の発達は『生まれ』（遺伝的要因）と『育ち』（社会的・物理的環境）のあいだの相互作用によるものである証拠を示しているが、そのメカニズムの解明は、未解決問題でありつづけている」と指摘している。[26] しかし彼は、この種の研究を有効なものとするために十分な数のサンプルを集めるのは非常に難しいことを、最初に認めた人間でもある。そして最近、エピジェネティクスに関して、ある批判的な論文が発表されたが、その中で、現在までの多くのエピジェネティクス研究の結果が、いかに暫定的なものであったかが明らかにされた。[27]

文化人類学者ジョル・ニーウナーは、エピジェネティクスが向かう可能性のある、一つの不適切な方向について、私たちに警告する。エピジェネティクスが、社会のもつ様々な側面を実験用の疑似的システムに変換してしまう危険があるというのである。病歴や環境といった生体内外における出来事を分子レベルで捉えるやり方は、社会の変化を、標準化されたモデルに置き換える。そしてそのモデルは、実験室のあいだを行き来したあと、一般的言説へと広がっていく。[28] たとえばシーフらの研究結果にしても、本来、文化、政治経済、家系の歴史や家族の生活など、より大きなコンテキストの中におかれなければならず、それを怠れば、自殺の原因がひどく切り縮められた話にまとめられてしまう可能性がある。自殺行為につながった「欠陥のあるメチル化のプロセス」を引き起こした元には、不適切な親の行動があったはずなのである。

ニーウナーは、体外の変数が、実験室で生み出されたエピジェネティクスの研究結果の中にシステマティックに組み入れられる仕組みを説明する、予備的な試みを行なっている。この分野では、分子生物学者たちがマクロ環境に注意を向けはじめている。[29] ニーウナーは、「環境エピジェネティクス」と呼ばれる、異成分から成るサブフィールドに、焦点を合わせている。彼は、「埋め込まれた身体」という概念を提唱する。それは、環境エピジェネティクス的相互作用によってもたらされるものであるが、「それ自体の過去が、また、それがその中で暮らしている社会的・物理的環境が、濃密に浸透した身体である。また、進化していく継代的歴史と、若年期の刻印がきざまれた身体であり、社会的・物理的環境の中で非常に変化しやすい身体である」。[30] ニーウナーは、人々の一生における重要な出来事を調査し、記録し、ある程度基準化し、それから、身体のエピジェネティクス的変化との関連でシステマティックに調べるための「履歴の分子化」を求めている。[31] 彼は、環境のエピジェネティクス研究は、まだ、しっかりと確立された学問分野ではないこと、そして、そこで発表された研究結果が、公衆衛生学などで活用されるようになるのは、まだ遠い先のことであることを強調しながらも、エピジェネティクス研究を有効なものにするために、社会的・政治的変数をそこに含める努力が本格的になされるべきであることを主張する。一九九〇年代初頭にすでに私は「ローカルバイオロジー」というコンセプトを提唱していた。それは、「埋め込まれた身体」を主として形成する「体外の変数」を重要視し、それに真剣に取り組もうとする努力を表すものであった[32]。

「埋め込まれた身体」という概念を具体化した、わかりやすい例としては、これまでの章で行なった、アルツハイマー病の遺伝的要因に関する考察を参考にしてほしい。すなわち、アポE多型それぞれのあいだの違いに関する考察、ヒトの脳におけるアミロイド斑の分布に関する考察、そしてアミロイド斑が認知症の行動上の変化といかに関わっているかという考察などのことである。これらを見れば、いくらADの予防を目指し、ADの原因に関する洞察の改善を望んでいても、基準化されたバイオマーカーの存在によって確定される前駆的ADのみに焦点を合わせているかぎり、近似的原因を示すだけであった以前と同じ段階に、話を戻すだけになってしまうということがわかる。このようなやり方では、すべての原因を扱うような研究は行なえない。明らかに老化や認知症と関連がある、数多くの体外的要因を無視することになるからだ。そこから脱しなければ、私たちのうち誰が認知症になるのかを正確に予想するようなこともできるようにはならない。「生物学が扱っているのは、せいぜい、単なる法則である」という、近年高まってきている認識も、この主張を支持する。私は臨床医たちから、他のいかなる変数よりもずっと確実にADのリスクを予告しつづけているのは家系であると、繰り返し聞かされた。バイオマーカーがそれを超えることは、今後もないように思われる。本書の中で私がインタビューした研究者たちが「不確実」という語を用いた回数は、驚くほど多い。

読者諸氏は、先に引用した、ADに取り組んでいる著名な研究者の、「一〇年以内にADを阻止するという課題に関する一連の試みは、アポロ宇宙計画、マンハッタン計画、ヒトゲノム計画のような類似の国家的企てと同じように、途方にくれるほど困難なものである」という言葉を覚えているであろう[33]。ADエピデミックに立ち向かうとすれば、今後は、グローバルなレベルとローカルなレベルを統合するような、公衆衛生のアプローチが求められるようになるだろう。そこでターゲットとされる変数は、高価なテクノロジーや、高性能の設備や、熟練した作業員の助けを借りなければ、簡単に操作することができないようなものである[34]。そのようなアプローチは、この問題に対する最も人道的で有効な方法であるが、もちろん、分子パズルを解くために多くの資金を用いてやりがいをもって行なわれている研究計画によるサポートを締め出すものではない。

最終的には、脳内の分子的変化についてもさらなる研究が行なわれなければならないし、様々な集団同士でADの発症率が統計学的にどのように違うかということも、厳密に調べられなければならない。そしてさらには、それらとは別次元の研究も求められることになるだろう。また、個人の生態学と、様々な変数（進化的・歴史的・環境的・社会的・文化的・政治的な変数）との、切り離しがたい絡まり合い、すなわち、便宜上、生物社会の特質として考えられている、終わることのないプロセスを理解することにも注意を向けなければならない[35]。このようにして初めて、ADの発症率の違いや、その複雑さに寄与する様々な原因が、理解されるようになるのである。そのためには、非常な努力が必要であるが、それなしにAD研究を予防へとシフトさせることは、決してできない。これらを達成するには、神経防護作用の研究も欠かせないが、それを効果的に行なうためには、まず脳を中心に置く考えを止めなければならない。一〇〇歳以上の人々の遺伝的特徴[36]と環境や社会的整備に関する、魅力的な研究結果は、正しい方向に向かうための第一歩であると言える。それは長期間にわたる健康な生活をサポートするであろう[37]。

ADのための資金を増やそうと考えている人々は、ADエピデミックが阻止できない場合にもたらされる、荒廃した世界の恐ろしい未来像が失われないことを望んでいる。しかし現実にはそのようなエピデミックを阻止できる、アルツハイマー病のための「銀の弾丸」はおそらく存在しないのである。非常に多くの研究者たちが指摘している、この病気の異種混交性が、その根拠である。老化していく脳が提示する課題は、測り知れないほど複雑で厄介なものだ。ただし、包括的なADのカテゴリーをこれまでどおり存続させることは、政治的な目的のために役立つ。ADというラベルは、行政機関や社会に、問題の巨大さを自覚させるための、ヒューリスティックな手立てとして用いられるからである。しかし、もしシステマティックに、ＡＤがサブタイプに分けられたとしても、それに関する知識が公の場に出ていくとき、ＡＤは必ずしも、関連する研究の努力やすぐれた臨床的ケア、家族へのサポートの改善といった「考えうるあらゆる手段を用いて対抗しなければならない」悲劇としての象徴的な力を、減じられないのである。

ＡＤ界における現在の大刷新に関する誇大な宣伝は、豊かな国々の人々に「私たちはついに治療を目前にしている」と信じさせる可能性がある。しかし、薬剤の治験が次々に失敗していることを考えると、あまり期待すべきではないことがわかるだろう。本書の最初で簡単に取り上げたトマス・マキューンの研究によると、二十世紀初頭、科学者たちは抗生物質を開発しようと努めていたが、その頃には、栄養や衛生状態が改善され、感染症が大きく減少し、人々の寿命が長くなった。それは、薬剤が実際に用いられるようになるよりもずっと前のことであった。私たちは、大規模な科学研究における大躍進には時間がかかることを忘れてはならない。そして現在がそうであると私たちが信じ込まされているように、老化のパンデミックが急速に近づいている時にこそ、体力が弱まり自立が困難になった高齢者のケアと社会的サポートが改善され、状況を好転させるために非常に多くのことがなされうるということを、念頭においておくべきである。

非常に多くの高齢者が、社会に対して積極的に貢献しており、このことは注目されるべきである。最近行なわれた英国におけるある研究も、高齢者たちが、経済に対する重荷であるどころか、実質的な貢献者であることを示している。六五歳以上の高齢者も、納税、購買、人々のケア、ボランティア活動など、様々な形で社会に貢献しているのである。その研究によれば、これらの高齢者は、年金、福祉、医療補助などで国から受け取る金額を、四〇〇億ポンド（約六五〇億ドル）も上回るだけの貢献を、英国経済に対してなしているとされている。また、ベビーブーム世代はまもなく定年を迎えるが、その頃には、経済に対する彼らの貢献はさらに増加するであろうことも、この研究によって示されており、二〇三〇年には、高齢者たちの実質的貢献は、約七五〇億ポンドになるものと推定されている。[38]

現在のＡＤ界における、バイオマーカーの観察による予防への動きは、最終的には薬剤の販売を見込んではいるものの、目下のところ、研究目的のみに限定されている。万に一つ、これらのテクノロジーを臨床で用いることが承認され、薬剤が作られ、その処方が慣例化されたとしても、それらは、世界の高齢者のほとんどには、手の届かないものになるだろう。大きな社会的・政治的変化が起これば話は別であるが、それは非常に可能性の少ないシナリオである。そして中年以降の人々がＡＤのバイオマーカーを定期的にモニターする設備を利用することは、彼らがどこに住んでいるにせよ、ほぼ確実に不可能である。人々の記憶力や思考力が年齢とともに衰えていっても、大抵の場合は、もうろくしたとか、老いぼれたとか、単におかしくなったと判断される。そのため、彼らが乏しい医療制度や地域経済に与える負担はそれほど大きくないが、その代わりに、家族は非常な負担を強いられることとなり、結果的に、多くの高齢者が、ネグレクトを受けるなどの目に遭う。時には、餓死にいたったりすることさえもある。そのようにして失われた生命は、きちんと数えられてすらいないのかもしれない。それらが数えられるのは、迫りくる老化のパンデミックを認めさせるためにグローバルな統計値を増加させる時や、ごくたまに、研究の被験者として役立つ時だけである。[39]

このような人々の運命を改善するためには、公衆衛生計画の実施に向けた、グローバルに統合された政治的シフトが、緊急に求められる。そして、その実現に最終的に必要とされるのは、ＡＤへの分子的なアプローチではなく、主として家族やコミュニティが、行政機関の支援を受けながら、認知症の罹患率を減らし、あるいは、少なくとも、その進行を遅らせることに努めながら、老化の現実に取り組むようなアプローチであろう。このような動きは、非常に多くの地域で依然として認知症と結びついている汚名を減じさせることにもなるはずである。このように、公衆衛生のアプローチはきわめて重要なものであるが、その効果は限定的である。私たちは、政治がＡＤの発症率に対してグローバルに及ぼす影響についても、はっきりと認識すべきであり、可能であれば、それに対処すべきである。貧困や、根深い不平等を軽減したり、十分な栄養と衛生設備、そして教育にすべての人がアクセスできるようになることが、健康にとって重要であるということは、ずっと以前から認識されてきた。しかし今日その実現は、ほんのごく一部の地域で、幾分なされているだけである。世界ではたくさんの人々が、耕作可能な土地から別の土地へ強制的に移住させられ、環境汚染が広がり、限られた資本は一部の人々に独占されている。それらすべては、その他の有害なストレスとともに、ますます世界中の人々を苦しめている。このような状況が存続し、増加しつづけるかぎり、アルツハイマー病の発症率も、その他多くの病気の発症率も、決して減じることはないだろう。そして、糖尿病や肥満症を含むいくつかの病気は、認知症に直接影響を及ぼす。

最後に、もう一つ確認しておかなければならないことがある。いかなる予防措置も、いかなる薬剤も、老化を撃退することはできないし（異端的な科学者は、このことを試みているが）、認知症を、あたかも感染症のように一掃することもできない。そしてまた、老化と認知症を切り離すこともできない。私たちにできるのは、いつか発症するであろうＡＤの進行を食い止める、あるいは押しとどめる方法を見出すことだけである。

おわりに

心を映し出す肖像画

本書の「はじめに」の最後のほうで、私は、アルツハイマー病が患者やその家族をいかにしてむしばむか、その主観的な体験については最低限の考察しか行なわないことを述べた。なぜアルツハイマー病に対する取り組みが必要なのか、その究極的な理由は、この病が何百万人もの患者やその家族にもたらす苦悩や苦労にこそあるが、本書にはそれがほとんど抜け落ちている。私はそのことを、痛烈に意識している。そこで、本書を終えるにあたり、画家ウィリアム・ユターモーレンが、自分がアルツハイマー病と診断された後に描いた、注目すべき絵を、ぜひ紹介したいと思う。図A-1から図A-4までの絵には、思考力が失われていく恐ろしくみじめな体験が、鮮やかに表現されており、それを見ると胸が引き裂かれそうになる。私は二〇〇一年の『ランセット』誌に載ったユターモーレンに関する記事を読んで、彼の作品に興味をもった。そして、二〇〇八年に国際アルツハイマー病大会がシカゴで開催されたとき、ミリアド・ジェネティクス社の後援でシカゴ文化センターで開かれた、ユターモーレンの作品展覧会に行った。この展覧会には、彼がアルツハイマー病と診断される前の作品も含まれており、彼の生涯にわたる

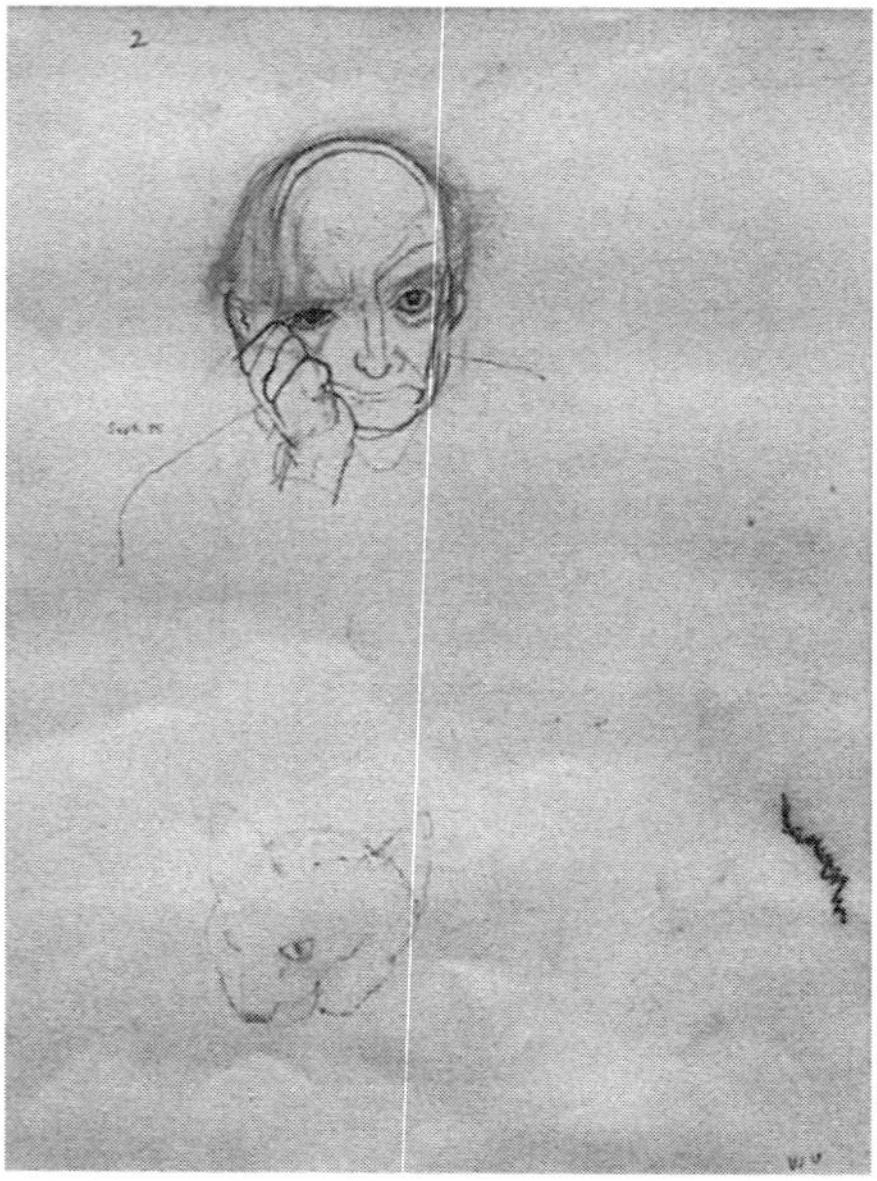

図 A–1　猫と自画像。紙に描かれた鉛筆画。1995 年。ウィリアム・ユターモーレン作。

数々の作品が、初期の肖像画（一九五五年から一九七七年まで）、ダンテ・サークル（一九六四年から一九六六年まで）、ママーズパレード・サークル（一九六九年から一九七〇年まで）、そして、最後の肖像画（一九九五年から二〇〇〇年まで）の四部に分けられて、展示されていた。

ウィリアム・ユターモーレンは、一九三三年に生まれ二〇〇七年に亡くなったが、彼がＡＤと診断されたのは、一九九五年のことであった。ドイツからの移民二世の一人息子として南フィラデルフィアで生まれたユターモーレンは、ペンシルベニアの美術学校に通ったあと、英国に渡り、そこで絵画の勉強を続けた。彼はとくに、Ｒ・Ｂ・キタイのポップアートの影響を受けたという。そして、一九六五年に美術史家パトリシア・レドモンドと結婚し、ロンドンに居を定め、終生、そこで過ごした。アルツハイマー病と診断されたあとは、自宅で、妻や友人や介護士の世話を受けていたが、病状が悪化したため、二〇〇四年に老人ホームに移り、そこで死亡した。

『ランセット』誌の記事によれば、ユターモーレンの一族に神経疾患や精神系疾患の罹患歴はない。また、彼自身の経歴を見ても、五五歳のときに交通事故に遭い、三〇分間意識を失っていたということ以外には、とくに目立ったところはない。彼は、六一歳のとき初めて神経科医にかかり、そこで「おそらくアルツハイマー病である」という診断を受けた。彼の妻は、夫の病気はそれよりも数年前から始まっていたと考えた。そうなると、彼の発症年齢は五十代だということになるが、彼の一族には神経疾患の病歴をもつ者がいないので、それは優先遺伝するア

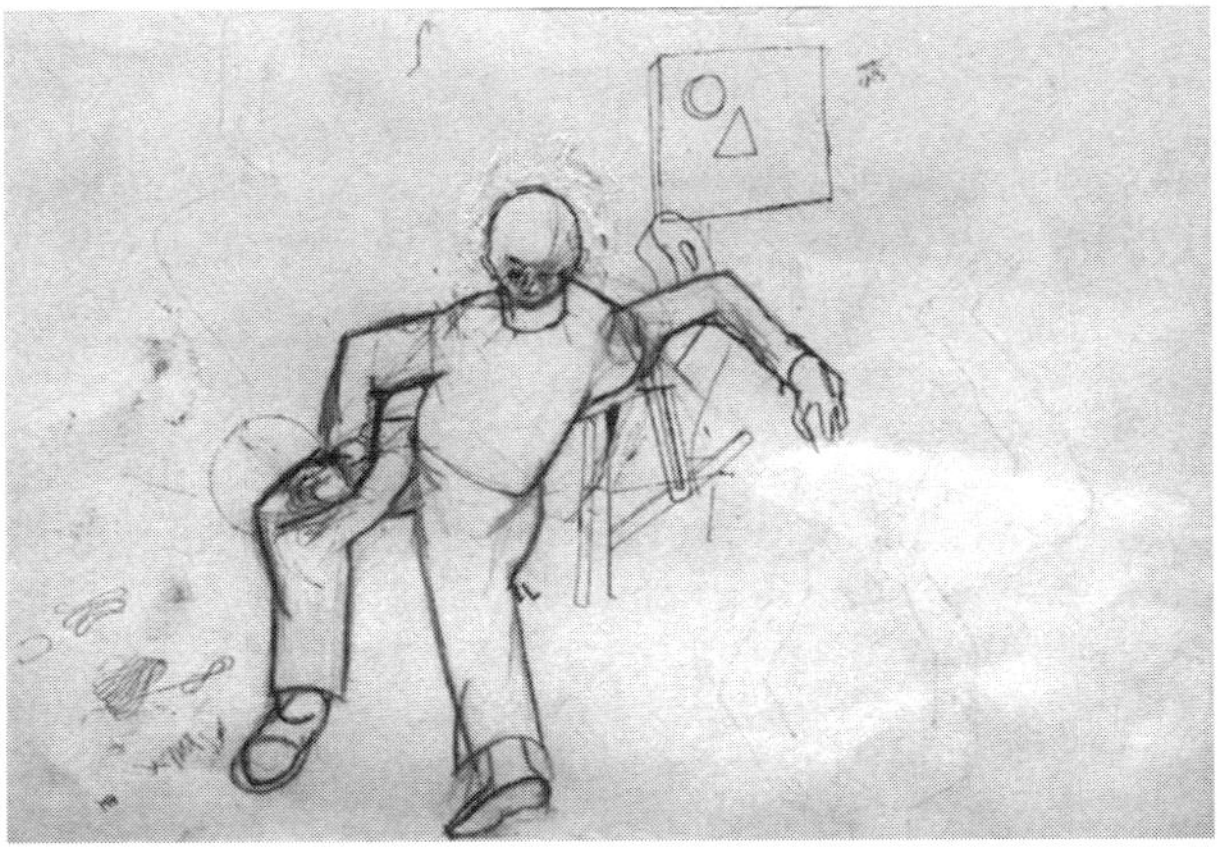

図 A-2　壊れた人。紙に描かれた混合画材画。1996 年。

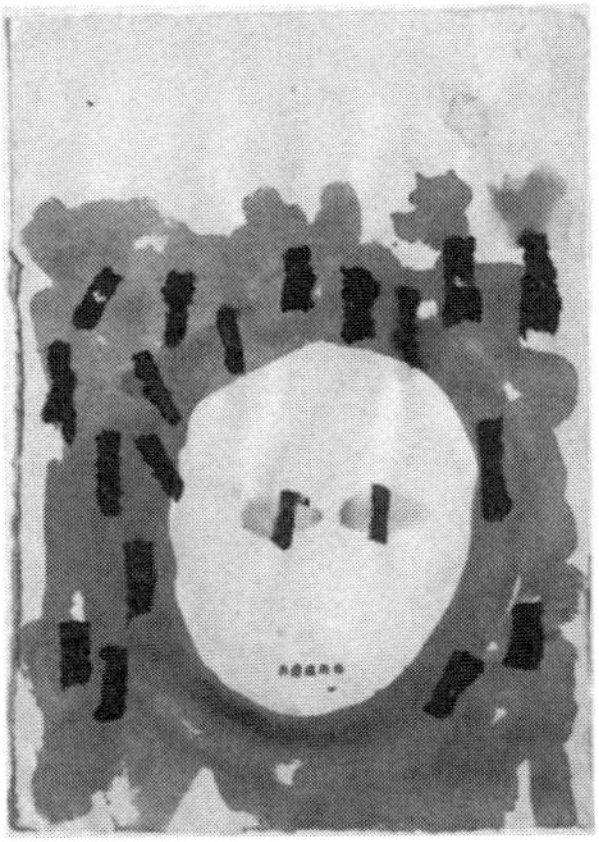

図 A-3　仮面（黒い斑点）。紙に描かれた水彩画。1996 年。

ルツハイマー病ではありえない。ユターモーレンは、六五歳ごろには「認識能力の全般的な衰え」を示していたが[1]、できるかぎり長いあいだ絵を描きつづけるようにという医師たちの指示にしたがっていた。それには、彼に神経学的にどういうことが起こっているのかを他の人々が理解する、といった目的もあった。妻のパトリシア・ユターモーレンは、次のように述べている。「ちょっとした自画像を描きあげるたびに、ウィリアムは、それを担当の看護師ロン・アイザックスに見せていました。ロンはアトリエに来て、新しい作品すべての写真を撮っていました。ロンは、ウィリアムの作品が、この病気の患者の心理の深いところを、そして精神的な苦悩を、人々が理解するための大きな助けになっていると確信していて、そのことがウィリアムを明らかに励ましていました。そしてそれがあったからこそ、彼は絵を描きつづけたのです[2]」。

ユターモーレンは終生、人間を描きたいという強い欲求をもっていた。そのことは、毎年元日にフィラデルフィアで開催されるママーズパレードを描いた彼の、色彩豊かな絵の中に登場する人物たちを見ると、よくわかる。そして、彼は一生をとおして、自画像を含む多くの肖像画を描いており、ADと診断された後は、彼の作品のほとんどすべてが、自画像になった。『ランセット』

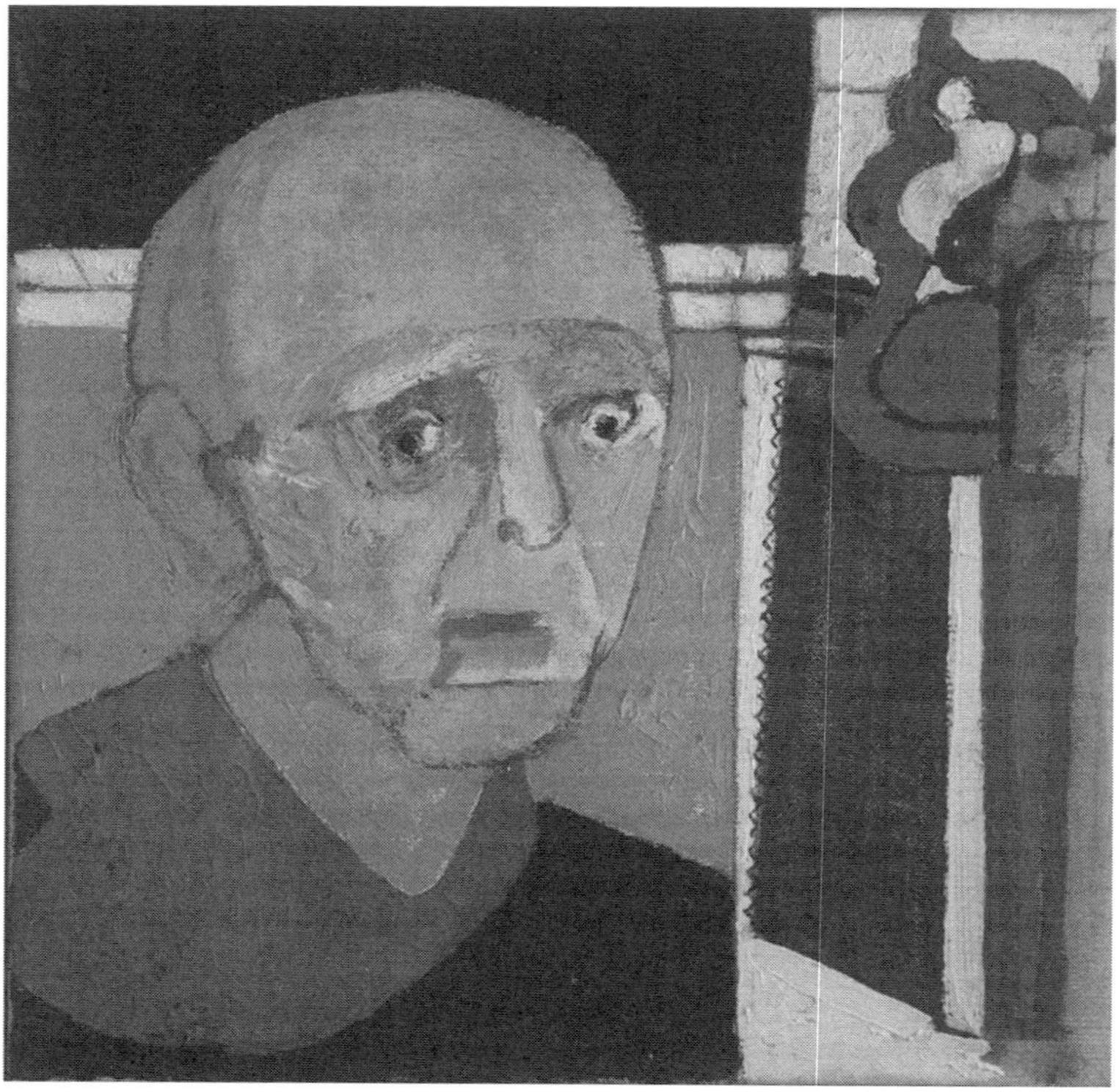

図 A-4　自画像（のこぎりと）。カンバスに描かれた油彩画。1997 年。

誌の記事に書かれているように、診断を受けた後に描かれた彼のいくつもの自画像は、彼の認知機能の衰えが進行していく様子を如実に反映したものとなっている。[3] その記事には、これらの自画像が、多くの観客に、恐怖、悲しみ、怒り、あきらめ、そして赤裸々な痛みなど、様々な心の状態を率直に示していると書かれている。[4] ユターモーレンの後期の自画像に、悲しみと不安のテーマが表現されている（とくに Head-1 と題された絵には強い恐怖が表されている）ことは間違いない。そして、このようなテーマは、ユターモーレンの画家としての能力に衰えが目立ちはじめる前に描かれたいくつかの作品にも、はっきりと見て取れると指摘されている。六〇歳のときに描かれた彼の絵の一つには、開けはなたれた天窓の下で、テーブルをつかんで座っている自分自身の姿が描かれているが、彼の妻は、この絵が、恐れと孤独を表現していると考えている。のちに医者たちが、この妻の解釈が正しいのかどうか、ユターモーレンに尋ねたとき、彼は、開かれた天窓を指さして、「そのとおりです。そして私は出ていこうとしていたのです」と答えた。(5)

これらの絵は、ユターモーレンの、空間的・知覚的情報の処理力が非常に衰えたことを劇的に示している。そしてそのことが、見る者の胸を引き裂き、彼らに不安と恐怖を、おそらく彼ら自身の将来に対してさえも、いだかせるのである。一方で『ランセット』誌の記事は、ユターモーレンが絵の多くに抽象的な手法を用いていたことに言及し、眼前のものをできるだけ正確に写しとる必要があるリアリズムに課せられる制限を受けずに絵を描きつづけられたことは、彼にとってよいはけ口になったのではないかと述べている。そして、アルツハイマー病が絵描きにとって最も貴重な道具を鈍らせてしまっても、画家が仕事を続けることができるということを「人間の創造性の柔軟さの証だ」として、文章を締めくくっている。(6) これらの絵はまた、死ぬまで社会的・文化的活動を続けることによって、この病気による精神の破壊に対抗することができること、そしてそのための手段が他にも多くあるはずだということを示唆している。研究はまだ始まったばかりであるが、そのような活動は、アルツハイマー病になる素因を強くもっている人々の認知症の発症を、防ぐことはできないとしても、何年も遅らせることができる可能性がある。

謝辞

私は一〇年間にわたって、多くのアルツハイマー病研究者に――一部の方々には繰り返し――話をうかがったが、彼らは惜しみなく時間を割いてくれた。そのご厚意がなければ、私は本書を書き上げることができなかったであろう。とくに、マギル大学附属ヘルスセンターのジューイッシュ・ジェネラル・ホスピタルの神経科医ハワード・チャートコウと、ケンブリッジ大学公衆衛生・プライマリケア学部の公衆衛生学教授キャロル・ブレインには、多くのことを教えていただいた。話し合いはしばしば、互いの家で食事を楽しみながら行なわれた。また、その他にも多くの研究者、臨床医、遺伝カウンセラーが、多忙の中、多くの時間をさき、自分たちが一生を捧げてきた世界について、私に教えてくれた。これらの専門家たちとのやり取りが実りの多いものであったことは言うまでもない。

数多くの患者とその家族が、私や私の研究助手と会うことに快く同意してくれて、時には一時間以上も相手になってくれた。彼らとの会話は、しばしば話すのがつらいようなテーマにふれることもあったが、ほとんどすべての方が、この研究プロジェクトを手伝うのはこの上ない喜びであると述べてくれた。私の研究チームが、リヴィール・プロジェクトのボランティア被験者たちに会うことを可能にしてくれた、ハーバード大学・医学大学院の遺伝学・神経学・疫学教授ロバート・グリーンにも、とても感謝している。このプロジェクトに関与した研究者たちのうち何人かが、その後数ヶ月間にわたって私たちが実施するインタビューの準備のために、ボストンで丸一日私たちにつき合ってくれた。彼らは、合衆国東部のいくつかの都市から、わざわざ飛行機で駆けつけてくれた。ハワード・チャートコウは、モントリオールのメモリークリニックに通っている患者たちに私たちが会うことを可能にしてくれた。また、英国に住んでいる高齢の精神科医トム・デニングは、ケンブリッジの近くに住む、彼がケアしているいくつかの家族に私が会うとき、親切にも同行してくれた。

多くの研究助手たちが長年にわたって私を手伝ってくれた。とくに、アルツハイマー病患者をもつ家族へのインタビューや、研究結果のまとめ・分析において、彼らにはとても助けられた。快活な彼らとともに、何度もレンタカーでカナダとボストンのあいだを行き来したことを、私はいつまでも忘れないだろう。ジャナリン・プレスト、ステファニー・ロイド、ジュリー・フリーマン、ジュリアン・チリベック、ブリオニー・ビーバリッジ、そしてミリアム・パドルスキーに深く感謝する。また、ジュリアン・チリベック、ウィルソン・ウィル、アダム・フィンチュラー、そしてクリスティン・フレモンズは、図書館で資料を調べ、データを入力し、パワーポイントプレゼンテーションの準備をし、異常なコンピューターの不調と格闘してくれた。私にとって、まさに欠かせない存在だった。

本書は、カナダ社会・人文科学研究会議（SSHRC）、カナダ保健研究機構（CIHR）、ヴェナー＝グレン財団、そしてトルーデュー財団の、資金提供を受けることができたが、これらの大きなサポートがなければ、このプロジェクトをカナダ、英国、合衆国で行ない、この三国におけるそれぞれの状況を比較することは不可能であった。すなわち、世界的な高齢化と、それが、医療ばかりではなく、世界全体の経済に与える影響によって緊急性を帯びている、この上なく複雑な問題を私が深く掘り下げることができたのも、これらのサポートのおかげなのである。

私の原稿を読み、貴重な意見を述べてくれた不特定多数の人々や、遠近の同僚・知人たちは、本書の執筆に関して、重要な存在であった。その中には、ジェシー・バレンジャー、ケネス・ワイス、シャロン・カウフマン、ハワード・チャートコウ、キャロル・ブレイン、およびピーター・ホワイトハウスがいる。最後に、本書の編集と出版にあたり尽力してくれた、プリンストン大学出版局編集長のフレッド・アッペル、そしてサラ・デービッド、ジェニー・ウォルコウィッキ、ジェシカ・マッサブルック、エリザベス・ブレイズジェフスキーに感謝する。全編にわたって注がれた彼らの細心の注意と心配りは、まさにプロフェッショナルな仕事によるものであった。

ところで、いつものように、リチャード・ロックは、優れたシェフであり、様々な状況において私に有益な助言をしてくれ、何十年にもわたる無二の連れ合いとして、終始私を支えてくれた。

訳者あとがき

本書は、マーガレット・ロック（Margaret Lock）著 *The Alzheimer Conundrum: Entanglements of Dementia and Aging* (Princeton University Press, 2013) の全訳である。

私がロック博士の著書を翻訳するのは、*Twice Dead*（脳死と臓器移植の医療人類学）以来、一四年ぶりになる。カナダのマギル大学で長年にわたり教育・研究に携わってきた世界有数の医療人類学者であり、その著書が数々の賞を受賞している彼女の新作を、日本の読者に紹介する機会を再び与えられたことを、私はとても光栄に思っている。

しかも、本作のテーマである「アルツハイマー病」は、現在の私にとって非常に興味のある題材であった。一九三四年生まれの私は、今年で八三歳になり、日々、様々な能力の衰えを感じている。若い頃は楽々とこなしていたことが、今はできない。昔は楽しくて仕方がなかったことが、今は億劫で仕方がない。ほんの数日前のことが、まったく思い出せないというようなことも多い。

もちろんこれは、私だけに起こっている出来事ではない。この地球上に住むすべての人々が、年齢を重ねるとともに直面せざるを得ない現実なのである。私がまだ子供であった遠い昔にも、老人たちは「ボケて」いた。そして私が大人になると「アルツハイマー病」という言葉が、日本でもよく聞かれるようになっていった。それらは決して特殊なことではなく、普遍的で身近で、至る所に存在する「日常」なのだ。

しかし、私たちはそのことを忘れがちである。若い頃であれば、なおさらである。遠い遠い未来の、あるいはどこか別の世界の出来事だと思っている。そうして、気づけばそれは、自分自身の問題として、いきなり目の前に立ち現れるのである。自らに降りかかってきて初めて、私たちはそれらについて真剣に考えはじめる。これは単なる老化なのか、それとも認知症という病気になりはじめているのか……。

私たちが抱える不安や悩みに対して、本書は、正確な見識と幅広い視点をもって、詳細に答えてくれる。私自身も、今までよく理解していなかった、認知症に関する様々な情報を、この翻訳作業の中で多く得ることができた。そして「老いること」そのものについても、考えを深めることができた。この『アルツハイマー病の謎――絡まり合う老化と認知症』は、専門家の参考書としても十分に役立つものでありながら、老化に直面しているすべての人々、そしていずれ老化していく若者たちにとっても、有用な道しるべとなるだろう。

Twice Dead を翻訳しているときに、私はロック博士にお会いした。彼女は、とても聡明で美しい女性であった。待ち合わせ場所を決めようということになったとき、彼女の方から「渋谷のハチ公前ではどうか」という提案があり、強い親近感を抱いたことをよく憶えている。彼女は、かつて京都を拠点に研究を行なっていた。また、京都大学や聖路加看護大学で教鞭をとったり、北米と日本の比較研究をしていたこともあり、日本のことをよく知っているのである。本書の翻訳にあたって、彼女は、幾度にもわたる私の様々な質問に、快く答えてくれた。いつも懇切丁寧に説明をしてくださるので、とても感謝している。

最後に、名古屋大学出版会の編集部長橘宗吾氏と編集部の山口真幸氏に、心からお礼を申し上げたい。橘氏は、高齢化社会を迎えた私たちが直面している重要な問題について詳細に論じた、この貴重な書物の翻訳という意義深い仕事を、私に勧めてくださった。打ち合わせでお会いした時に伺った様々なお話も、大変に興味深いものだった。山口氏は、細かい確認作業を、ほんとうに丁寧にしてくださり、自分自身がボケかかっている翻訳家のおぼつかない作業を、何とか完遂させてくださった。

私は、この年齢になって本書に関われたことを、大変幸運なことだと感じている。

二〇一八年一月

坂川雅子

《訳者紹介》

坂川《さかがわ》雅子《まさこ》

1934年，東京都に生まれる。1960年，東京大学大学院修士課程修了。桐朋学園大学教授，長野県看護大学教授を経て，現在は翻訳家。訳書に，ネイサン『「ガン」と告げられたら——生きのびるためのガイド』（勁草書房，2000年），ロック『脳死と臓器移植の医療人類学』（みすず書房，2004年），ドゥーリー／マッカーシー『看護倫理』（全3巻，みすず書房，2006年），クラインマンほか『他者の苦しみへの責任——ソーシャル・サファリング を知る』（みすず書房，2011年），フォックス『国境なき医師団——終わりなき挑戦，希望への意志』（みすず書房，2015年）などがある。

アルツハイマー病の謎

2018年2月10日　初版第1刷発行

定価はカバーに
表示しています

訳　者　坂　川　雅　子

発行者　金　山　弥　平

発行所　一般財団法人　名古屋大学出版会
〒464-0814　名古屋市千種区不老町1名古屋大学構内
電話(052)781-5027/FAX(052)781-0697

印刷・製本　亜細亜印刷㈱　　ISBN978-4-8158-0897-6
乱丁・落丁はお取替えいたします。

索　引

略　語

ア　行

カ　行

サ　行

タ　行

ナ　行

ハ　行

マ　行

ヤ　行

ラ・ワ行

A-Z

図表一覧

図 1–1 ジャヴィエ・ド・フェリプのアミロイド斑。1911 年。アロイス・アルツハイマーによる。*Cajal's Butterflies of the Soul : Science and Art* (2010), p. 278. オックスフォード大学出版局の許可を得て転載。……47
図 1–2 顕微鏡写真（脳の内部。プラークとタングル）。「インタラクティブツアー（An Interactive Tour）」より。アルツハイマー病協会の許可を得て転載。……67
図 2–1 アルツハイマー病と診断された脳内の細胞消失。「脳の内部——インタラクティブツアー」より。このツアーは，14ヶ国語で行なわれている。アルツハイマー病協会の許可を得て転載。……101
図 3–1 モントリオール認知機能評価検査。Ziad Nasreddine, M. D の許可を得て転載。……121
図 3–2 時計を描くテスト。モントリオールのマギル大学に附属しているジューイッシュ・ジェネラル・ホスピタルのメモリークリニックで行なわれた。ハワード・チャートコウ MD の許可を得て転載。……123
図 4–1 アルツハイマー病に関する連続的変化。AD が発症するまでの軌跡を示したもの。*Alzheimer's & Dementia* : 7, no. 3, Sperling et al., "Toward defining the preclinical stages of Alzheimer's disease : Recommendations from the National Institute on Aging-Alzheimer's Association workgroups on diagnostic guidelines for Alzheimer's disease", 280–292, © 2011, The Alzheimer's Association. エルゼビア社の許可を得て転載。……160
図 4–2 ある患者の脳画像。PIB-PET（ピッツバーグ化合物 B を用いた陽電子放射断層撮影）スキャンと MRI（磁気共鳴画像）スキャンの両方から得られたデータを再構築したもの。ハワード・チャートコウ MD の許可を得て転載。……175
図 7–1 リヴィール・プロジェクトで教育とカウンセリングのプロトコルの一部として用いられる，人の一生のリスク曲線。Roberts J.S., Cupples L.A., Relkin N., et al. Genetic Risk Assessment for Adult Children of People with Alzheimer's Disease : The Risk Evaluation and Education for Alzheimer's Disease (REVEAL) Study. *J. Getriatr Psychiatry Neurol* 2005 ; 18 : 250. © 2005 SAGE publications. SAGE publications の許可を得て転載。……273
図 9–1 英国ケント州のタンブリッジウェルズ散策同好会。90 歳になる著者の父親が率いる，年に一度のブルーベルウォークの様子。マーガレット・ロック所有の写真であるが，撮影者は不明。……354
図 A–1 猫と自画像。紙に描かれた鉛筆画。1995 年。ウィリアム・ユターモーレン作。（以下図 A–4 まですべてギャラリー・ベッケルーオディーユーボアコの許可を得て転載。）……366
図 A–2 壊れた人。紙に描かれた混合画材画。1996 年。……367
図 A–3 仮面（黒い斑点）。紙に描かれた水彩画。1996 年。……367
図 A–4 自画像（のこぎりと）。カンバスに描かれた油彩画。1997 年。……368

参考文献

Abbott, Alison. "The Plaque Plan." *Nature* 456 (2008) : 161–64.

Abraham, Carolyn. "Dementia Researchers Feel Blocked by Ottawa, Big Pharma, Medical Dogma." *Globe and Mail*, September 17, 2010. http://www.theglobeandmail.com/life/health-and-fitness/dementia-researchers-feel-blocked-by-ottawa-big-pharma-medical-dogma/article4389415/.

Acosta-Baena, Natalia, Diego Sepulveda-Falla, Carlos Mario Lopera-Gomez, Mario Cesar Jaramillo-Elorza, Sonia Moreno, Daniel Camilo Aguirre-Acevedo, Amanda Saldarriaga, and Francisco Lopera. "Pre-dementia Clinical Stages in Presenilin 1 E280A Familial Early-Onset Alzheimer's Disease : A Retrospective Cohort Study." *The Lancet Neurology* 10, no. 3 (2011) : 213–20.

"Ageing Epidemic Looms in Ghana." *Modern Ghana*, June 17, 2007. http://www.modernghana.com/news/137880/1/ageing-epidemic-looms-in-ghana.html.

Aizenstein, Howard Jay, Robert D. Nebes, Judith A. Saxton, Julie C. Price, Chester A. Mathis, Nicholas D. Tsopelas, Scott K. Ziolko, et al. "Frequent Amyloid Deposition without Significant Cognitive Impairment among the Elderly." *Archives of Neurology* 65, no. 11 (2008) : 1509–17.

Alliance for Human Research Protection. "NY Times Corrects Gina Kolata Re : Alzheimer's." September 16, 2010. http://www.ahrp.org/cms/content/view/726/1/.

Alzheimer's Association, William Thies, and Laura Bleiler. "2011 Alzheimer's Disease Facts and Figures." *Alzheimer's & Dementia* 7, no. 2 (2011) : 208–44.

Alzheimer Society of Canada. "Alzheimer Care : Ethical Guidelines ; Genetic Testing." 2006. http://www.alzheimer.ca/english/care/ethics-genetictest.htm.

Alzheimer's Association. *Portraits From the Mind : The Works of William Utermohlen 1955–2000 : A Retrospective of the Artist's Work Before and After His Diagnosis with Alzheimer's Disease*. Salt Lake City, Utah : Myriad Pharmaceuticals, 2008.

Alzheimer's Association International Conference. "Sleep Duration, Sleep Disorders, and Circadian Patterns Are Risk Factors and Indicators of Cognitive Decline." Press release, 2012. http://www.alz.org/aaic/releases/mon_1030amct_irregular_sleep.asp.

"Alzheimer's Disease : Amyloid Precursor Protein—Good, Bad or Both?" *ScienceDaily*, December 29, 2009. http://www.sciencedaily.com/releases/2009/10/091018171806.htm.

Alzheimer's Disease International. *World Alzheimer Report 2009 : Executive Summary*. 2009. http://www.alz.co.uk/research/files/WorldAlzheimerReport-ExecutiveSummary.pdf.

Amador-Ortiz, Catalina, Wen-Lang Lin, Zeshan Ahmed, David Personett, Peter Davies, Ranjan Duara, Neill R. Graff-Radford, Michael L. Hutton, and Dennis W. Dickson. "TDP-43 Immunoreactivity in Hippocampal Sclerosis and Alzheimer's Disease." *Annals of Neurology* 61, no. 5 (2007) : 435–45.

Andersen, Erin. "Isolated by Affliction, Isolated by Language." *Globe and Mail*, December 18, 2010.

Anderson, Warwick. *The Collectors of Lost Souls : Turning Kuru Scientists into White Men*. Baltimore : Johns Hopkins University Press, 2008.

Apse, Kira A., Barbara B. Biesecker, Francis M. Giardiello, Barbara P. Fuller, and Barbara A. Bernhardt. "Perceptions of Genetic Discrimination among At-Risk Relatives of Colorectal Cancer Patients." *Genetics in Medicine* 6, no. 6 (2004) : 510–16.

Ballenger, Jesse F. "DSM–V : Continuing the Confusion about Aging, Alzheimer's and Dementia." *H-madness : History of Psychiatry*, March 19, 2010. http://historypsychiatry.com/2010/03/19/dsm-v-continuing-the-confusion-about-aging-alzheimer%e2%80%99s-and-dementia/.

———. "Necessary Interventions : Antidementia Drugs and Heightened Expectations for Aging in Modern American Cultures and Society." In Ballenger et al., *Treating Dementia*, 189–209.

———. *Self, Senility, and Alzheimer's Disease in Modern America : A History*. Baltimore : Johns Hopkins University Press, 2006.

Ballenger, Jesse F., Peter Whitehouse, Constantine G. Lykestsos, Peter V. Rabins, and Jason H. T. Karlawish, eds. *Treating Dementia : Do We Have a Pill for It?* Baltimore : Johns Hopkins University Press, 2009.

Barad, Karen. *Meeting the Universe Halfway : Quantum Physics and the Entanglement of Matter and Meaning*. Durham, N.C. : Duke University Press, 2007.

Barboza, David. "China, in a Shift, Takes on Its Alzheimer's Problem." *New York Times*, January 12, 2011.

Barnes, Barry, and John Dupre. *Genomes : And What to Make of Them*. Chicago : University of Chicago Press, 2008.

Bateman, Randall, and John Morris. "The Dominantly Inherited Alzheimer's Network Trials : An Opportunity to Prevent Alzheimer's Disease." *Alzheimer's & Dementia* 8, no. 4 (2012) : 427.

Bayley, John. *Iris : A Memoir of Iris Murdoch*. London : Abacus, 2002.

Beach, Thomas G. "The History of Alzheimer Disease : Three Debates." *Journal of the History of Medicine* 42 (1987) : 327–42.

Beck, Stefan, and Jorg Niewohner. "Translating Genetic Testing and Screening in Cyprus and Germany : Contingencies, Continuities, Ordering Effects and Bio-Cultural Intimacy." In *The Handbook of Genetics & Society : Mapping the New Genomic Era*, edited by Paul Atkinson, Peter Glasner, and Margaret Lock, 76–93. New York : Routledge, 2009.

Beck, Ulrich. *World at Risk*. Cambridge : Polity Press, 2007.

Beeson, Diane, and Theresa Doksum. "Family Values and Resistance to Genetic Testing." In *Bioethics in Social Context*, edited by Barry Hoffmaster, 153–79. Philadelphia : Temple University Press, 2001.

Belluck, Pam. "Alzheimer's Stalks a Columbian Family." *New York Times*, June 1, 2010, Health sec. http://www.nytimes.com/2010/06/02/health/02alzheimers.html.

———. "New Drug Trial Seeks to Stop Alzheimer's Before It Starts." *New York Times*, May 15, 2012, Health/Research sec. http://www.nytimes.com/2012/05/16/health/research/prevention-is-goal-of-alzheimers-drug-trial.html.

Belluck, Pam, and Salvador Rodriguez. "Hoping to Crack Alzheimer's, Together as a Family." *New York Times*, October 3, 2011, Health sec. http://www.nytimes.com/2011/10/04/health/04alzheimers.html.

Bennett, David A., Philip L. De Jager, Sue E. Leurgans, and Julie A. Schneider. "Neuropathologic Intermediate Phenotypes Enhance Association to Alzheimer Susceptibility Alleles." *Neurology*

72, no. 17 (2009) : 1495–1503.

Bennett, I. J., E. J. Golob, E. S. Parker, and A. Starr. "Memory Evaluation in Mild Cognitive Impairment Using Recall and Recognition Tests." *Journal of Clinical and Experimental Neuropsychology* 28, no. 8 (2006) : 1408–22.

Berg, Marc. *Rationalizing Medical Work : Decision-Support Techniques and Medical Practices*. Cambridge, Mass. : MIT Press, 1997.

Berger, John. *Ways of Seeing*. London : Penguin, 1972.

Berrios, G. E. "Alzheimer Disease : A Conceptual History." *International Journal of Geriatric Psychiatry* 5 (1990) : 355–65.

Bertram, Lars, and Rudolph E. Tanzi. "Alzheimer's Disease : One Disorder, Too Many Genes?" *Human Molecular Genetics* 13, no. 90001 (January 13, 2004) : R135–R141.

Bertram, Lars, Christina M. Lill, and Rudolph E. Tanzi. "The Genetics of Alzheimer Disease : Back to the Future." *Neuron* 68, no. 2 (2010) : 270–81.

Bertram, Lars, and Rudolph E. Tanzi. "Genome-wide Association Studies in Alzheimer's Disease." *Human Molecular Genetics* 18, no. R2 (2009) : 270–81.

Binstock, R., and S. G. Post, eds. *Too Old for Health Care? Controversies in Medicine, Law, Economics, and Ethics*. Baltimore : Johns Hopkins University Press, 1991.

Blacker, Deborah, and Rudolph E. Tanzi. "Genetic Testing in the Early Diagnosis of Alzheimer Disease." In Scinto and Daffner, *The Early Diagnosis of Alzheimer's Disease*, 105–26.

Borazanci, Aimee Pasqua, Meghan K. Harris, Robert N. Schwendimann, Eduardo Gonzalez-Toledo, Amir H. Maghzi, Masoud Etemadifar, Nadejda Alekseeva, James Pinkston, Roger E. Kelley, and Alireza Minagar. "Multiple Sclerosis : Clinical Features, Pathophysiology, Neuroimaging and Future Therapies." *Future Neurology* 4, no. 2 (2009) : 229–46.

Bowler, John V., David G. Munoz, Harold Merskey, and Vladimir Hachinski. "Fallacies in the Pathological Confirmation of the Diagnosis of Alzheimer's Disease." *Journal of Neurology, Neurosurgery & Psychiatry* 64, no. 1 (1998) : 18–24.

Braak, H., and E. Braak. "Neuropathological Stageing of Alzheimer-Related Changes." *Journal of Neuropathology & Experimental Neurology* 59 (2000) : 733–48.

Brayne, Carol. "The Elephant in the Room—Healthy Brains in Later Life, Epidemiology and Public Health." *Nature Reviews Neuroscience* 8, no. 3 (2007) : 233–39.

———. "Research and Alzheimer's Disease : An Epidemiological Perspective." *Psychological Medicine* 23, no. 2 (1993) : 287–96.

Brayne, Carol, and Paul Calloway. "Normal Ageing, Impaired Cognitive Function, and Senile Dementia of the Alzheimer's Type : A Continuum?" *The Lancet* 331 (1988) : 1265–67.

Brayne, Carol, and Daniel Davis. "Making Alzheimer's and Dementia Research Fit for Populations." *The Lancet* 380 (2012) : 1441–43.

Brayne, Carol, Paul G. Ince, Hannah A. D. Keage, Ian G. McKeith, Fiona E. Matthews, Tuomo Polvikoski, and Raimo Sulkava. "Education, the Brain and Dementia : Neuroprotection or Compensation? EClipSE Collaborative Members." *Brain* 133, no. 8 (2010) : 2210–16.

Brayne, Carol, Blossom C. M. Stephan, and Fiona E. Matthews. "A European Perspective on Population Studies of Dementia." *Alzheimer's & Dementia* 7, no. 1 (2011) : 3–9.

Breitner, John C. S. "Dementia—Epidemiological Considerations, Nomenclature, and a Tacit Con-

sensus Definition." *Journal of Geriatric Psychiatry and Neurology* 19, no. 3 (2006): 129–36.

Breteler, Monique. "Mapping Out Biomarkers for Alzheimer Disease." *Journal of the American Medical Association* 305, no. 3 (2011): 304–5.

Brindle, David. "Older People Are an Asset, Not a Drain." *Guardian*, March 2, 2011.

Brisbane, Arthur. "The Trouble with Absolutes." *New York Times*, July 13, 2010, Public Editor's Journal sec. http://publiceditor.blogs.nytimes.com/2010/08/24/the-trouble-with-absolutes/.

Brown, Theodore M. "Mental Diseases." In *Companion Encyclopedia of the History of Medicine*, vol. 1, edited by W. F. Bynum and Roy Porter, 438–62. London: Routledge, 1993.

Buchanan, Anne V., Samuel Sholtis, Joan Richtsmeier, and Kenneth M. Weiss. "What Are Genes 'for' or Where Are Traits 'from'? What Is the Question?" *BioEssays* 31, no. 2 (2009): 198–208.

Burchell, Graham, Colin Gordon, and Peter Miller, eds. *The Foucault Effect: Studies in Governmentality*. Hemel Hempstead: Harvester Wheatsheaf, 1991.

Butler, Robert. *The Longevity Revolution: The Benefits and Challenges of Living a Long Life*. New York: Public Affairs, 2008.

Butler, Robert N., Richard A. Miller, Daniel Perry, Bruce A. Carnes, T. Franklin Williams, Christine Cassel, Jacob Brody, et al. "New Model of Health Promotion and Disease Prevention for the 21st Century." *British Medical Journal* 337 (2008): a399.

Callon, Michel, and Vololona Rabeharisoa. "Gino's Lesson on Humanity: Genetics, Mutual Entanglements and the Sociologist's Role." *Economy and Society* 33, no. 1 (2004): 1–27.

Canadian Study of Health and Aging Working Group. "The Incidence of Dementia in Canada." *Neurology* 55, no. 1 (2000): 66–73.

Canguilhem, Georges. *The Normal and the Pathological*. New York: Zone Books, 1991.

Carome, Michael, and Sidney Wolfe. "Florbetapir-pet Imaging and Postmortem B-amyloid Pathology." *Journal of the American Medical Association* 305, no. 18 (2011): 1857–58.

Cassels, Alan. "Drug Bust." *Common Ground*, November 2010. http://www.commonground.ca/iss/232/cg232_cassels.shtml.

Castel, Robert. "From Dangerousness to Risk." In Burchell, Gordon, and Miller, *The Foucault Effect*, 281–98.

Castellani, Rudy J., Hyoung-gon Lee, Sandra L. Siedlak, Akihiko Nunomura, Takaaki Hayashi, Masao Nakamura, Xiongwei Zhu, George Perry, and Mark A. Smith. "Reexamining Alzheimer's Disease: Evidence for a Protective Role for Amyloid-β Protein Precursor and Amyloid-β." *Journal of Alzheimer's Disease* 18, no. 2 (2009): 447–52.

Chaufan, Claudia, Brooke Hollister, Jennifer Nazareno, and Patrick Fox. "Medical Ideology as a Double-Edged Sword: The Politics of Cure and Care in the Making of Alzheimer's Disease." *Social Science & Medicine* 74 (2012): 788–95.

Chilibeck, Gillian, Margaret Lock, and Megha Sehdev. "Postgenomics, Uncertain Futures, and the Familiarization of Susceptibility Genes." *Social Science & Medicine* 72, no. 11 (2011): 1768–75.

Choudhury, Suparna, and Jan Slaby, eds. *Critical Neuroscience: A Handbook of the Social and Cultural Contexts of Neuroscience*. Chichester, UK: Wiley-Blackwell, 2012.

Christakis, N. A. "The Ellipsis of Prognosis in Modern Medical Thought." *Social Science & Medicine*

44, no. 3 (1997) : 301–15.
Churchland, Patricia. *Brain-Wise : Studies in Neurophilosophy*. Cambridge, Mass. : MIT Press, 2002.
Clark, C. M., and J. A. Schneider. "Use of Florbetapir-pet for Imaging B-amyloid Pathology." *Journal of the American Medical Association* 305, no. 3 (2011) : 275–83.
Cohen, Lawrence. *No Aging in India : Alzheimer's, the Bad Family, and Other Modern Things*. Berkeley : University of California Press, 1998.
Cohn, Simon. "Disrupting Images : Neuroscientific Representations in the Lives of Psychiatric Patients." In Choudhury and Slaby, *Critical Neuroscience*, 179–94.
Cole, T. *The Journey of Life : A Cultural History of Aging in America*. Cambridge : Cambridge University Press, 1991.
"The Colombian Alzheimer's Family Testing Possible Cures." *BBC News*, May 19, 2011, Latin America & Caribbean sec. http://www.bbc.co.uk/news/world-latin-america-13428265.
Comfort, Alex. *A Good Age*. New York : Simon & Schuster, 1976.
Condit, C. M. "How the Public Understands Genetics : Non-Deterministic and Non-Discriminatory Interpretations of the 'Blueprint' Metaphor." *Public Understanding of Science* 8, no. 3 (1999) : 169–80.
Corbo, R. M., and R. Scacchi. "Apolipoprotein E (APOE) Allele Distribution in the World : Is APOE ε 4 a 'Thrifty' Allele?" *Annals of Human Genetics* 63 (1999) : 301–10.
Corder, E. H., A. M. Saunders, W. J. Strittmatter, D. E. Schmechel, P. C. Gaskell, G. W. Small, A. D. Roses, J. L. Haines, and M. A. Pericak-Vance. "Gene Dose of Apolipoprotein E Type 4 Allele and the Risk of Alzheimer's Disease in Late Onset Families." *Science* 261 (1993) : 921–23.
Costandi, Mo. "Disrupted Sleep Might Signal Early Stages of Alzheimer's." *Scientific American*, October 18, 2012. http://www.scientificamerican.com/article.cfm?id=disrupted-sleep-might-signal-early-stages-of-alzheimers.
Cox, S., and W. McKellin. " 'There's This Thing in Our Family' : Predictive Testing and the Construction of Risk for Huntington Disease." In *Sociological Perspectives on the New Genetics*, edited by P. Conrad and J. Gabe, 121–48. London : Blackwell, 1999.
Cruchaga, Carlos, Sumitra Chakraverty, Kevin Mayo, Francesco L. M. Vallania, Robi D. Mitra, Kelley Faber, Jennifer Williamson, Tom Bird, Ramon Diaz-Arrastia, Tatiana M. Foroud, Bradley F. Boeve, Neill R. Graff-Radford, Pamela St. Jean, Michael Lawson, Margaret G. Ehm, Richard Mayeux, and Alison M. Goate. "Rare Variants in APP, PSEN1 and PSEN2 Increase Risk for AD in Late-Onset Alzheimer's Disease Families." *PLoS ONE* 7, no. 2 (2012) : e31039.
Crutch, Sebastian J., Ron Isaacs, and Martin N. Rossor. "Some Workmen Can Blame Their Tools : Artistic Change in an Individual with Alzheimer's Disease." *The Lancet* 357 (2001) : 2129–33.
Crystal, Howard A., Dennis Dickson, Peter Davies, David Masur, Ellen Grober, and Richard B. Lipton. "The Relative Frequency of 'Dementia of Unknown Etiology' Increases with Age and Is Nearly 50 % in Nonagenarians." *Archives of Neurology* 57, no. 5 (2000) : 713–19.
Cupples, L. Adrienne, Lindsay A. Farrer, A. Dessa Sadovnick, Norman Relkin, Peter Whitehouse, and Robert C. Green. "Estimating Risk Curves for First-degree Relatives of Patients with Alzheimer's Disease : The REVEAL Study." *Genetics in Medicine* 6, no. 4 (2004) : 192–96.
Daston, Lorraine. *Classical Probability in the Enlightenment*. Princeton : Princeton University Press,

1988.

Daston, Lorraine, and Peter Galison. *Objectivity*. New York : Zone Books, 2007.

Davis, D. G., F. A. Schmitt, D. R. Wekstein, and W. R. Markesbery. "Alzheimer Neuropathologic Alterations in Aged Cognitively Normal Subjects." *Journal of Neuropathology & Experimental Neurology* 58, no. 4 (1999) : 376–88.

Daxinger, Lucia, and Emma Whitelaw. "Understanding Transgenerational Epigenetic Inheritance via the Gametes in Mammals." *Nature Reviews Genetics* 13, no. 3 (2012) : 153–62.

Delvecchio Good, M. J., B. J. Good, C. Schaffer, and S. E. Lind. "American Oncology and the Discourse on Hope." *Culture, Medicine, and Psychiatry* 14, no. 1 (1990) : 59–79.

De Meyer, Geert, Fred Shapiro, Hugo Vanderstichele, Eugeen Vanmechelen, Sebastiaan Engelborghs, Peter Paul De Deyn, Els Coart, et al. "Diagnosis-Independent Alzheimer Disease Biomarker Signature in Cognitively Normal Elderly People." *Archives of Neurology* 67, no. 8 (2010) : 949–56.

Dickson, Samuel P., Kai Wang, Ian Krantz, Hakon Hakonarson, and David B. Goldstein. "Rare Variants Create Synthetic Genome-Wide Associations." *PLoS Biology* 8, no. 1 (2010) : e1000294.

Dillman, Konrad. "Epistemological Lessons from History." In Whitehouse, Maurer, and Ballenger, *Concepts of Alzheimer Disease*, 129–57.

Dolinoy, Dana C., Radhika Das, Jennifer R. Weidman, and Randy L. Jirtle. "Metastable Epialleles, Imprinting, and the Fetal Origins of Adult Diseases." *Pediatric Research* 61, no. 5, pt. 2 (2007) : 30R–37R.

Douglas, Mary. "Risk as a Forensic Resource." *Daedalus* 119, no. 4 (1990) : 1–16.

Dubois, Bruno, Howard H. Feldman, Claudia Jacova, Steven T. DeKosky, Pascale Barberger-Gateau, Jeffrey Cummings, Andre Delacourte, et al. "Research Criteria for the Diagnosis of Alzheimer's Disease : Revising the NINCDS-ADRDA Criteria." *The Lancet Neurology* 6, no. 8 (2007) : 734–46.

Dubois, Bruno, Howard H. Feldman, Claudia Jacova, Jeffrey L. Cummings, Steven T. Dekosky, Pascale Barberger-Gateau, Andre Delacourte, et al. "Revising the Definition of Alzheimer's Disease : A New Lexicon." *The Lancet Neurology* 9, no. 11 (2010) : 1118–27.

Dubos, Rene. *Mirage of Health*. London : Harper and Row, 1959.

Dumit, Joseph. "Critically Producing Brain Images of Mind." In Choudhury and Slaby, *Critical Neuroscience*, 195–226.

———. *Picturing Personhood : Brain Scans and Biomedical Identity*. Princeton : Princeton University Press, 2004.

Duden, B., and S. Samerki. " 'Pop Genes' : An Investigation of 'the Gene' in Popular Parlance." In *Biomedicine as Culture : Instrumental Practices, Technoscientific Knowledge, and New Modes of Life*, edited by R. V. Burri and J. Dumit, 167–90. New York : Routledge, 2007.

Dupre, John. "The Polygenomic Organism." In *Nature After the Genome*, edited by Sarah Parry and John Dupre, 19–31. Oxford : Blackwell, 2010.

Duster, Troy. *Backdoor to Eugenics*. New York : Routledge, 1990.

———. "Buried Alive : The Concept of Race in Science." In Goodman, Heath, and Lindee, *Genetic Nature / Culture*, 258–77.

Duyckaerts, C., P. Delaere, J.-J. Hauw, A. L. Abbamondi-Pinto, S. Sorbi, I. Allen, J. P. Brion, et al. "Rating of the Lesions in Senile Dementia of the Alzheimer Type : Concordance between Laboratories. A European Multicenter Study under the Auspices of EURAGE." *Journal of the Neurological Sciences* 97, nos. 2–3 (1990) : 295–323.

Eddy, S. R. "Non-coding RNA Genes and the Modern RNA World." *Nature Reviews Genetics* 2, no. 12 (2001) : 919–29.

The Editors. "Alzheimer Disease." *Nature Medicine* 12, no. 7 (2006) : 746–84.

Ekstein, J., and H. Katzenstein. "The Dor Yeshorim Story : Community-Based Carrier Screening for Tay-Sachs Disease." *Advances in Genetics* 44 (2001) : 297–310.

Emslie, C., K. Hunt, and G. Watt. "A Chip Off the Old Block? Lay Understandings of Inheritance amongst Men and Women in Mid-life." *Public Understanding of Science* 12, no. 1 (2003) : 47–65.

Engstrom, Eric. "Researching Dementia in Imperial Germany : Alois Alzheimer and the Economies of Psychiatric Practice." *Culture, Medicine, and Psychiatry* 31, no. 3 (2007) : 405–13.

Erkinjuntti, T., T. Ostbye, R. Steenhuis, and V. Hachinski. "The Effect of Different Diagnostic Criteria on the Prevalence of Dementia." *New England Journal of Medicine* 337, no. 23 (1997) : 1667–74.

Erlich, S. S., and R. L. Davis. "Alzheimer's Disease in the Very Aged." *Journal of Neuropathology & Experimental Neurology* 39, no. 3 (1980) : 352–54.

Evans-Pritchard, E. E. *Witchcraft, Oracles and Magic among the Azande*. Oxford : Clarendon, 1937.

Ewald, Francois. "Insurance and Risk." In Burchell, Gordon, and Miller, *The Foucault Effect*, 197–210.

Ezrati, Milton. "Japan's Aging Economics." *Foreign Affairs*, May/June 1997. http://www.foreignaffairs.com/articles/53050/milton-ezrati/japans-aging-economics.

Farlow, Martin R. "Alzheimer's Disease : Clinical Implications of the Apolipoprotein E Genotype." *Neurology* 48, no. 5, suppl. 6 (1997) : S30–S34.

Farrer, L. A. "Familial Risk for Alzheimer Disease in Ethnic Minorities : Nondiscriminating Genes." *Archives of Neurology* 57, no. 1 (2000) : 28–29.

———. "Intercontinental Epidemiology of Alzheimer Disease : A Global Approach to Bad Gene Hunting." *Journal of the American Medical Association* 285, no. 6 (2001) : 796–98.

Farrer, L. A., L. A. Cupples, J. L. Haines, B. Hyman, W. A. Kukull, R. Mayeux, R. H. Myers, M. A. Pericak-Vance, N. Risch, and C. M. van Duijn. "Effects of Age, Sex, and Ethnicity on the Association between Apolipoprotein E Genotype and Alzheimer Disease. A Meta-analysis. APOE and Alzheimer Disease Meta Analysis Consortium." *Journal of the American Medical Association* 278, no. 16 (1997) : 1349–56.

Fassin, Didier. "Another Politics of Life Is Possible." *Theory, Culture & Society* 26, no. 5 (2009) : 44–60.

Featherstone, Katie, Paul Atkinson, Aditva Bharadwai, and Angus Clarke. *Risky Relations : Family, Kinship and the New Genetics*. Oxford : Berg, 2006.

Finch, C. E., and R. M. Sapolsky. "The Evolution of Alzheimer Disease, the Reproductive Schedule, and apoE Isoforms." *Neurobiology of Aging* 20, no. 4 (1999) : 407–28.

Fleck, Ludwik. *Genesis and Development of a Scientific Fact*. Chicago : University of Chicago Press,

1979.

Fleisher, Adam S., Kewei Chen, Yakeel T. Quiroz, Laura J. Jakimovich, Madelyn Gutierrez Gomez, Carolyn M. Langois, Jessica B. S. Langbaum, Napatkamon Ayutyanont, Auttawut Roontiva, Pradeep Thiyyagura, Wendy Lee, Hua Mo, Liliana Lopez, Sonia Moreno, Natalia Acosta-Baena, Margarita Giraldo, Gloria Garcia, Rebecca A. Reiman, Matthew J. Huentelman, Kenneth S. Kosik, Pierre N. Tariot, Francisco Lopera, and Eric M. Reiman. "Florbetapir PET Analysis of Amyloid-β Deposition in the Presenilin 1 E280A Autosomal Dominant Alzheimer's Disease Kindred : A Cross-Sectional Study." *The Lancet Neurology* 11 (2012) : 1057–65.

Folstein, M. F., S. E. Folstein, and P. R. McHugh. " 'Mini-mental State' : A Practical Method for Grading the Cognitive State of Patients for the Clinician." *Journal of Psychiatric Research* 12, no. 3 (1975) : 189–98.

Foucault, Michel. *The Birth of the Clinic : An Archaeology of Medical Perception*. Translated by A. M. Sheridan Smith. New York : Vintage Books, 1973.

———. *The History of Sexuality*. Vol. 1. New York : Vintage Books, 1980.

Fox, Nick. "When, Where, and How Does Alzheimer's Disease Start?" *The Lancet Neurology* 11 (2012) : 1017–18.

Fox, Patrick. "From Senility to Alzheimer Disease : The Rise of the Alzheimer Disease Movement." *Milbank Quarterly* 67 (1989) : 58–102.

———. "The Role of the Concept of Alzheimer Disease." In Whitehouse, Maurer, and Ballenger, *Concepts of Alzheimer Disease*, 209–33.

Franklin, Sarah. "Life." In *The Encyclopedia of Bioethics*, edited by Warren T. Reich, 456–62. New York : Simon & Schuster, 1995.

Franzen, Jonathan. "My Father's Brain." *The New Yorker*, September 10, 2001.

Fullerton, Stephanie M., Andrew G. Clark, Kenneth M. Weiss, Deborah A. Nickerson, Scott L. Taylor, Jari H. Stengard, Veikko Salomaa, Erkki Vartiainen, Markus Perola, Eric Boerwinkle, and Charles F. Sing. "Apolipoprotein E Variation at the Sequence Haplotype Level : Implications for the Origin and Maintenance of a Major Human Polymorphism." *American Journal of Human Genetics* 67, no. 4 (2000) : 881–900.

Fullwiley, Duana. *The Enculturated Gene : Sickle Cell Health Politics and Biological Difference in West Africa*. Princeton : Princeton University Press, 2012.

Gaines, Atwood, and Peter Whitehouse. "Building a Mystery : Alzheimer Disease, Mild Cognitive Impairment, and Beyond." *Philosophy, Psychiatry, & Psychology* 13 (2006) : 61–74.

Galerie Beckel-Odille-Boicos. *William Utermohlen : Paintings and Drawings 1955–1997*. Paris, 2000.

———. *William Utermohlen OEuvres : 1955–1997*. Paris, 2002.

Galison, Peter, and David Stump, eds. *The Disunity of Science—Boundaries, Contexts, and Power*. Stanford : Stanford University Press, 1996.

Garnick, Marc B. "The Great Prostate Cancer Debate." *Scientific American* 306, no. 2 (2012) : 38–43.

Garrard, Peter, Lisa M. Maloney, John R. Hodges, and Karalyn Patterson. "The Effects of Very Early Alzheimer's Disease on the Characteristics of Writing by a Renowned Author." *Brain* 128, no. 2 (2005) : 250–60.

Gauthier, Serge, Barry Reisberg, Michael Zaudig, Ronald C. Petersen, Karen Ritchie, Karl Broich, Sylvie Belleville, et al. "Mild Cognitive Impairment." *Lancet* 367 (2006) : 1262–70.

Gearing, M., G. W. Rebeck, B. T. Hyman, J. Tigges, and S. S. Mirra. "Neuropathology and Apolipoprotein E Profile of Aged Chimpanzees : Implications for Alzheimer Disease." *Neurobiology, Proceedings of the National Academy of Sciences of the United States of America* 91, no. 20 (1994) : 9382–86.

George, Daniel R. "Overcoming the Social Death of Dementia through Language." *The Lancet* 376 (2010) : 586–87.

George, Danny, and Peter Whitehouse. "The Classification of Alzheimer Disease and Mild Cognitive Impairment." In Ballenger et al., *Treating Dementia*, 5–24.

George, Danny, Peter Whitehouse, Simon d'Alton, and Jesse Ballinger. "Through the Amyloid Gateway." *The Lancet* 380 (2012) : 1986–87.

Gere, Cathy. " 'Nature's Experiment' : Epilepsy, Localization of Brain Function and the Emergence of the Cerebral Subject." In Ortega and Vidal, *Neurocultures*, 235–47.

Ghebranious, Nader, Lynn Ivacic, Jamie Mallum, and Charles Dokken. "Detection of ApoE E2, E3 and E4 Alleles Using MALDI-TOF Mass Spectrometry and the Homogeneous Mass-Extend Technology." *Nucleic Acids Research* 33, no. 17 (2005) : e149.

Gibbon, Sarah, and Carlos Novas, eds. *Biosocialities, Genetics and the Social Sciences : Making Biologies and Identities*. London : Routledge, 2007.

Gilbert, Scott F. "The Genome in Its Ecological Context : Philosophical Perspectives on Interspecies Epigenesis." *Annals of the New York Academy of Sciences* 981 (2002) : 202–18.

Gilbert, Walter. "A Vision of the Grail." In *The Code of Codes : Scientific and Social Issues in the Human Genome Project*, edited by Daniel Kevles and Leroy Hood, 83–97. Cambridge, Mass. : Harvard University Press, 1992.

Gilleard, C. J. "Is Alzheimer's Disease Preventable? A Review of Two Decades of Epidemiological Research." *Aging and Mental Health* 4 (2000) : 101–18.

Glass, Daniel J., and Steven E. Arnold. "Some Evolutionary Perspectives on Alzheimer's Disease Pathogenesis and Pathology." *Alzheimer's & Dementia* 8, no. 4 (2012) : 343–50.

Gleckman, Howard. "The Obama Administration's War on Alzheimer's." *Forbes*, January 11, 2012. http://www.forbes.com/sites/howardgleckman/2012/01/11/the-obama-administrations-war-on-alzheimers/.

Glenner, G. G. "Alzheimer's Disease : The Commonest Form of Amyloidosis." *Archives of Pathology & Laboratory Medicine* 107, no. 6 (1983) : 281–82.

Goate, A., M. C. Chartier-Harlin, M. Mullan, J. Brown, F. Crawford, L. Fidani, L. Giuffra, A. Haynes, N. Irving, and L. James. "Segregation of a Missense Mutation in the Amyloid Precursor Protein Gene with Familial Alzheimer's Disease." *Nature* 349 (1991) : 704–6.

Goldman, Jill S., Susan E. Hahn, Jennifer Williamson Catania, Susan LaRusse-Eckert, Melissa Barber Butson, Malia Rumbaugh, Michelle N. Strecker, et al. "Genetic Counseling and Testing for Alzheimer Disease : Joint Practice Guidelines of the American College of Medical Genetics and the National Society of Genetic Counselors." *Genetics in Medicine* 13, no. 6 (2011) : 597–605.

Golomb, James, Alan Kluger, and Steven H. Ferris. "Mild Cognitive Impairment : Historical Development and Summary of Research." *Dialogues in Clinical Neuroscience* 6, no. 4 (2004) :

351–67.

Goodman, Alan H., Deborah Heath, and M. Susan Lindee, eds. *Genetic Nature / Culture: Anthropology and Science beyond the Two Culture Divide*. Berkeley: University of California Press, 2003. Gottesman, I. I. "Schizophrenia Epigenesis: Past, Present, and Future." *Acta Psychiatrica Scandinavica. Supplementum* 384 (1994): 26–33.

Graff-Radford, Neill R., Robert C. Green, Rodney C. P. Go, Michael L. Hutton, Timi Edeki, David Bachman, Jennifer L. Adamson, et al. "Association between Apolipoprotein E Genotype and Alzheimer Disease in African American Subjects." *Archives of Neurology* 59, no. 4 (2002): 594–600.

Graham, Janice E., Kenneth Rockwood, B. Lynn Beattie, Ian McDowell, Robin Eastwood, and Serge Gauthier. "Standardization of the Diagnosis of Dementia in the Canadian Study of Health and Aging." *Neuroepidemiology* 15, no. 5 (1996): 246–56.

Gravitz, Lauren. "Drugs: A Tangled Web of Targets." *Nature* 475 (2011): S9–S11.

Green, Robert C., V. C. Clarke, N. J. Thompson, J. L. Woodard, and R. Letz. "Early Detection of Alzheimer Disease: Methods, Markers, and Misgivings." *Alzheimer Disease & Associated Disorders* 11, suppl. 5 (1997): S1–S5, discussion S37–S39.

Green, Robert C., J. Scott Roberts, L. Adrienne Cupples, Norman R. Relkin, Peter J. Whitehouse, Tamsen Brown, Susan LaRusse Eckert, et al. "Disclosure of APOE Genotype for Risk of Alzheimer's Disease." *New England Journal of Medicine* 361, no. 3 (2009): 245–54.

Green, Robert, Scott Roberts, Jason Karlawish, Thomas Obisesan, L. Adrienne Cupples, Denise Lautenbach, Margaret Bradbury, et al. "Disclosure of APOE Genotype to Persons with Mild Cognitive Impairment (MCI)." *Alzheimer's & Dementia* 8, no. 4 (2012): 423.

Greicius, Michael D., Gaurav Srivastava, Allan L. Reiss, and Vinod Menon. "Default-Mode Network Activity Distinguishes Alzheimer's Disease from Healthy Aging: Evidence from Functional MRI." *Proceedings of the National Academy of Sciences of the United States of America* 101, no. 13 (2004): 4637–42.

Griffiths, Paul E. "Developmental Systems Theory." In *Nature Encyclopedia of the Life Sciences*, 1. London: John Wiley, 2002.

Growdon, John H. "Apolipoprotein E and Alzheimer Disease." *Archives of Neurology* 55, no. 8 (1998): 1053–54.

Guan, Ji-Song, Stephen J. Haggarty, Emanuela Giacometti, Jan-Hermen Dannenberg, Nadine Joseph, Jun Gao, Thomas J. F. Nieland, et al. "HDAC2 Negatively Regulates Memory Formation and Synaptic Plasticity." *Nature* 459 (2009): 55–60.

Guerreiro, Rita, Aleksandra Wojtas, Jose Bras, Minerva Carrasquillo, Ekaterina Rogaeva, Elisa Majounie, Carlos Cruchaga, Celeste Sassi, John S. K. Kauwe, Steven Younkin, Lilinaz Hazrati, John Collinge, Jennifer Pocock, Tammaryn Lashley, Julie Williams, Jean-Charles Lambert, Philippe Amouyel, Alison Goate, Rosa Rademakers, Kevin Morgan, John Powell, Peter St George-Hyslop, Andrew Singleton, and John Hardy. "*Trem*2 Variants in Alzheimer's Disease." *New England Journal of Medicine 368* (November 14, 2012): 117–27.

Gureje, Oye, Adesola Ogunniyi, and Lola Kola. "The Profile and Impact of Probable Dementia in a Sub-Saharan African Community: Results from the Ibadan Study of Aging." *Journal of Psychosomatic Research* 61, no. 3 (2006): 327–33.

Hacking, Ian. "Introduction." In Thomas Kuhn, *The Structure of Scientific Revolutions*, 50th Anniversary ed., vii–xxxvii. Chicago : University of Chicago Press, 2012.

———. "The Looping Effects of Human Kinds." In *Causal Cognition : A Multidisciplinary Approach*, edited by D. Sperber, D. Premack, and A. J. Premack, 351–83. Oxford : Oxford Medical Publications, 1995.

———. "Making up People." In *Reconstructing Individualism : Autonomy, Individuality, and the Self in Western Thought*, edited by T. C. Heller, M. Sosna, and D. E. Wellberry, 222–36. Stanford : Stanford University Press, 1986. http://www.icesi.edu.co/blogs/antro_conocimiento/files/2012/02/Hacking_making-up-people.pdf.

———. *The Taming of Chance*. Cambridge : Cambridge University Press, 1990.

Hallowell, Nina. "Doing the Right Thing : Genetic Risk and Responsibility." *Sociology of Health & Illness* 21, no. 5 (1999) : 597–621.

Hampel, Harald, Simone Lista, and Zaven S. Khachaturian. "Development of Biomarkers to Chart All Alzheimer's Disease Stages : The Royal Road to Cutting the Therapeutic Gordian Knot." *Alzheimer's & Dementia* 8, no. 4 (2012) : 312–36.

Haraway, Donna J. *Simians, Cyborgs, and Women : The Reinvention of Nature*. New York : Routledge, 1991.

Harding, J. E. "The Nutritional Basis of the Fetal Origins of Adult Disease." *International Journal of Epidemiology* 30, no. 1 (2001) : 15–23.

Hardy, John A. "The Amyloid Cascade Hypothesis Has Misled the Pharmaceutical Industry." *Biochemical Society Transactions* 39, no. 4 (2011) : 920–23.

———. "ApoE, Amyloid, and Alzheimer's Disease." *Science* 263 (1994) : 454–55.

Hardy, John A., and Dennis J. Selkoe. "The Amyloid Hypothesis of Alzheimer's Disease : Progress and Problems on the Road to Therapeutics." *Science* 297 (2002) : 353–56.

Hardy, John A., and Gerald A. Higgins. "Alzheimer's Disease : The Amyloid Cascade Hypothesis." *Science* 256 (1992) : 184–85.

Hayden, Kathleen M., Peter P. Zandi, Constantine G. Lyketsos, Ara S. Khachaturian, Lori A. Bastian, Gene Charoonruk, JoAnn T. Tschanz, et al. "Vascular Risk Factors for Incident Alzheimer Disease and Vascular Dementia : The Cache County Study." *Alzheimer Disease & Associated Disorders* 20, no. 2 (2006) : 93–100.

Heath, Deborah, and Karen-Sue Taussig. "Genetic Citizenship." In *A Companion to the Anthropology of Politics*, edited by D. Nguyent and J. Vincent, 152–67. London : Blackwell, 2004.

Heinik, Jeremia. "V. A. Kral and the Origins of Benign Senescent Forgetfulness and Mild Cognitive Impairment." *International Psychogeriatrics* 22, no. 3 (2010) : 395–402.

Hendrie, Hugh. "Diagnosis of Dementia and Alzheimer's Disease in Indianapolis and Ibadan : Challenges in Cross-Cultural Studies of Aging and Dementia." *Alzheimer's & Dementia* 5, no. 4 (2009) : P122.

Herskovits, A. Zara, and John H. Growdon. "Sharpen That Needle." *Archives of Neurology* 67, no. 8 (2010) : 918–20.

Herskovits, E. "Struggling over Subjectivity : Debates about the 'Self' and Alzheimer Disease." *Medical Anthropology Quarterly* 9 (1996) : 146–64.

Heyman, J. C., M. L. Barer Hertzman, and R. G. Evans, eds. *Healthier Societies : From Analysis to*

Action. Oxford : Oxford University Press, 2006.
Hill, Shirley. *Managing Sickle Cell Disease in Low-Income Families*. Philadelphia : Temple University Press, 1994.
Holmes, Clive. "The Genetics of Alzheimer's Disease." *Menopause International* 8, no. 1 (2002) : 20–23.
Holmes, Clive, Delphine Boche, David Wilkinson, Ghasem Yadegarfar, Vivienne Hopkins, Anthony Bayer, Roy W. Jones, et al. "Long-Term Effects of A β 42 Immunisation in Alzheimer's Disease : Follow-Up of a Randomised, Placebo-Controlled Phase I Trial." *The Lancet* 372 (2008) : 216–23.
Holstein, Martha. "Alzheimer Disease and Senile Dementia, 1885–1920 : An Interpretive History of Disease Negotiation." *Journal of Aging Studies* 11 (1997) : 1–13.
House of Lords. *Science and Technology Committee : 6th Report*. London : Parliament, 2006. http://www.publications.parliament.uk/pa/ld200506/ldselect/ldsctech/146/14603.htm.
Hughes, Charles. "Insanity Defined on the Basis of Disease." *The Alienist and Neurologist* 20 (1887) : 170–74.
Hughes, Julian C., Stephen J. Louw, and Steven R. Sabat. *Dementia : Mind, Meaning, and the Person*. Oxford : Oxford University Press, 2006.
Huppert, Felicia A., Carol Brayne, and Daniel W. O'Conner, eds. *Dementia and Normal Aging*. Cambridge : Cambridge University Press, 1994.
Hyman, Bradley T. "Alzheimer's Disease or Alzheimer's Diseases? Clues from Molecular Epidemiology." *Annals of Neurology* 40, no. 2 (1996) : 135–36.
Hyman, Bradley T., Creighton H. Phelps, Thomas G. Beach, Eileen H. Bigio, Nigel J. Cairns, Maria C. Carrillo, Dennis W. Dickson, et al. "National Institute on Aging-Alzheimer's Association Guidelines for the Neuropathologic Assessment of Alzheimer's Disease." *Alzheimer's & Dementia* 8, no. 1 (2012) : 1–13.
Ignatieff, Michael. *Scar Tissue*. London : Chatto & Windus, 1993.
Ikels, Charlotte. "The Experience of Dementia in China." *Culture, Medicine, and Psychiatry* 22 (1998) : 257–83.
"Iris Murdoch's Last Novel Reveals First Signs of Alzheimer's Disease." *UCL News*, December 1, 2004. http://www.ucl.ac.uk/news/news-articles/news-releases-archive/murdoch.
Jablonka, Eva, and Marion J. Lamb. *Evolution in Four Dimensions : Genetic, Epigenetic, Behavioral, and Symbolic Variation in the History of Life*. Cambridge, Mass. : MIT Press, 2005.
Jack, Clifford R., Jr., Marilyn S. Albert, David S. Knopman, Guy M. McKhann, Reisa A. Sperling, Maria C. Carrillo, Bill Thies, and Creighton H. Phelps. "Introduction to the Recommendations from the National Institute on Aging-Alzheimer's Association Workgroups on Diagnostic Guidelines for Alzheimer's Disease." *Alzheimer's & Dementia* 7, no. 3 (2011) : 257–62.
Jack, Clifford R., Val J. Lowe, Stephen D. Weigand, Heather J. Wiste, Matthew L. Senjem, David S. Knopman, Maria M. Shiung, et al. "Serial PIB and MRI in Normal, Mild Cognitive Impairment and Alzheimer's Disease : Implications for Sequence of Pathological Events in Alzheimer's Disease." *Brain* 132, no. 5 (2009) : 1355–65.
Jackson, Richard, and Neil Howe. *The Graying of the Middle Kingdom : The Demographics and Economics of Retirement Policy in China*. Washington, D. C. : Center for Strategic &

International Studies, 2004. http://csis.org/files/media/csis/pubs/grayingkingdom.pdf.

Jackson, Richard, Keisuke Nakashima, and Neil Howe. *China's Long March to Retirement Reform : The Graying of the Middle Kingdom Revisited*. Washington, D.C. : Center for Strategic & International Studies, 2009. http://csis.org/files/media/csis/pubs/090422_gai_chinareport_en.pdf.

Jagust, William. "Aging, Amyloid and Neural Activity." *Alzheimer's & Dementia* 8, no. 4 (2012) : 427.

———. "Tracking Brain Amyloid-β in Presymptomatic Alzheimer's Disease." *The Lancet Neurology* 11 (2012) : 1018–20.

Jagust, W. J., S. M. Landau, L. M. Shaw, J. Q. Trojanowski, R. A. Koeppe, E. M. Reiman, N. L. Foster, et al. "Relationships between Biomarkers in Aging and Dementia." *Neurology* 73, no. 15 (2009) : 1193–99.

Jasen, Patricia. "Breast Cancer and the Language of Risk, 1750–1950." *Social History of Medicine* 15, no. 1 (2002) : 17–43.

Jilek, Wolfgang. "Emil Kraepelin and Comparative Sociocultural Psychiatry." *European Archives of Psychiatry and Clinical Neuroscience* 245 (1995) : 231–38.

Jonsson, Thorlakur, Jasvinder K. Atwal, Stacy Steinberg, Jon Snaedal, Palmi V. Jonsson, Sigurbjorn Bjornsson, Hreinn Stefansson, et al. "A Mutation in APP Protects Against Alzheimer's Disease and Age-Related Cognitive Decline." *Nature* 488 (2012) : 96–99.

Jonsson, Thorlakur, Hreinn Stefansson, Stacy Steinberg, Ingileif Jonsdottir, Palmi V. Jonsson, Jon Snaedal, Sigurbjorn Bjornsson, Johanna Huttenlocher, Allan I. Levey, James J. Lah, Dan Rujescu, Harald Hampel, Ina Giegling, Ole A. Andreassen, Knut Engedal, Ingun Ulstein, Srdjan Djurovic, Carla Ibrahim-Verbaa, Albert Hofman, M. Arfan Ikram, Cornelia M. van Duijn, Unnur Thorsteinsdottir, Augustine Kong, and Kari Stefansson. "Variant of *TREM2* Associated with the Risk of Alzheimer's Disease." *New England Journal of Medicine* 368 (November 14, 2012) : 107–16. doi:10.1056/NEJMoa1211103

Kamboh, M. I. "Apolipoprotein E Polymorphism and Susceptibility to Alzheimer's Disease." *Human Biology* 67, no. 2 (1995) : 195–215.

Karlawish, Jason. "Disclosing Amyloid Imaging Results." *Alzheimer's & Dementia* 8, no. 4 (2012) : 423.

Karran, Eric, Marc Mercken, and Bart De Strooper. "The Amyloid Cascade Hypothesis for Alzheimer's Disease : An Appraisal for the Development of Therapeutics." *Nature Reviews Drug Discovery* 10, no. 9 (2011) : 698–712.

Katzman, Robert. "The Prevalence and Malignancy of Alzheimer Disease : A Major Killer." *Archives of Neurology* 33 (1976) : 217–18.

Katzman, Robert, and Katherine L. Bick. "The Rediscovery of Alzheimer Disease in the 1960s and 1970s." In Whitehouse, Maurer, and Ballenger, *Concepts of Alzheimer Disease*, 104–14.

Kaufman, Sharon. *... And a Time to Die : How American Hospitals Shape the End of Life*. New York : Scribner, 2005.

Kaufman, Sharon, Julie Livingston, Hong Zhang, and Margaret Lock. "Transforming the Concepts of Aging : Three Case Studies from Anthropology." In *Oxford Textbook of Old Age Psychiatry*, edited by Tom Dening and Alan Thomas. 39–55. Oxford : Oxford University Press,

Kavanagh, Anne M., and Dorothy H. Broom. "Embodied Risk : My Body, Myself?" *Social Science &*

Medicine 46, no. 3 (1998) : 437–44.

Keating, Peter, and Alberto Cambrosio. *Biomedical Platforms : Realigning the Normal and the Pathological in Late-Twentieth-Century Medicine*. Cambridge, Mass. : MIT Press, 2003.

Keller, Evelyn Fox. *The Century of the Gene*. Cambridge, Mass. : Harvard University Press, 2000.

———. *The Mirage of a Space between Nature and Nurture*. Durham, N.C. : Duke University Press, 2010.

Keller, Matthew C., and Geoffrey Miller. "Resolving the Paradox of Common, Harmful, Heritable Mental Disorders : Which Evolutionary Genetic Models Work Best?" *Behavioral Brain Science* 29, no. 4 (2006) : 385–452.

Kerr, Anne, Sarah Cunningham-Burley, and Amanda Amos. "The New Genetics and Health : Mobilizing Lay Expertise." *Public Understanding of Science* 7, no. 1 (1998) : 41–60.

Kertzer, David L., and Peter Laslett. *Aging in the Past : Demography, Society and Old Age*. Berkeley : University of California Press, 1995.

Khachaturian, Ara S., Michelle M. Mielke, and Zaven S. Khachaturian. "Biomarker Development : A Population-Level Perspective." *Alzheimer's & Dementia* 8, no. 4 (2012) : 247–49.

Khachaturian, Zaven S. "Diagnosis of Alzheimer's Disease." *Archives of Neurology* 42, no. 11 (1985) : 1097–1105.

Khachaturian, Zaven S. "Perspective on the Alzheimer's Disease Neuroimaging Initiative : Progress Report and Future Plans." *Alzheimer's & Dementia* 6, no. 3 (2010) : 199–201.

———. "Plundered Memories." *The Sciences* 37, no. 4 (1997) : 20–23.

Khachaturian, Zaven S., and Ara S. Khachaturian. "Prevent Alzheimer's Disease by 2020 : A National Strategic Goal." *Alzheimer's & Dementia* 5, no. 2 (2009) : 81–84.

Kier, Frederick J., and Victor Molinari. " 'Do-It-Yourself' Dementia Testing : Issues Regarding an Alzheimer's Home Screening Test." *The Gerontologist* 43, no. 3 (2003) : 295–301.

Kirkwood, Tom. *Time of Our Lives : The Science of Human Aging*. Oxford : Oxford University Press, 1999.

Kitwood, Tom. *Dementia Reconsidered : The Person Comes First*. Maidenhead : Open University Press, 1997.

Klunk, William E., Henry Engler, Agneta Nordberg, Yanming Wang, Gunnar Blomqvist, Daniel P. Holt, Mats Bergstrom, et al. "Imaging Brain Amyloid in Alzheimer's Disease with Pittsburgh Compound-B." *Annals of Neurology* 55, no. 3 (2004) : 306–19.

Kolata, Gina. "Alzheimer's Tied to Mutation Harming Immune Response." *New York Times*, November 14, 2012.

———. "Drug Trials Test Bold Plan to Slow Alzheimer's." *New York Times*, July 16, 2010.

———. "Early Tests for Alzheimer's Pose Diagnosis Dilemma." *New York Times*, December 17, 2010.

———. "F.D.A. Sees Promise in Alzheimer's Imaging Drug." *New York Times*, January 20, 2011.

———. "Finding Suggests New Target for Alzheimer's Drugs." *New York Times*, September 1, 2010.

———. "Guidelines Seek Early Detection of Alzheimer's." *New York Times*, July 14, 2010. http://query.nytimes.com/gst/fullpage.html?res=9F06E6D91F3AF937A25754C0A9669D8B6.

———. "In Preventing Alzheimer's, Mutation May Aid Drug Quest." *New York Times*, July 11, 2012.

———. "In Spinal-Fluid Test, an Early Warning on Alzheimer's." *New York Times*, August 9, 2010.

———. "Insights Give New Hope for New Attack on Alzheimer's." *New York Times*, December 13, 2010.

———. "New Scan May Spot Alzheimer's." *New York Times*, July 13, 2010.

———. "Rare Sharing of Data Led to Results on Alzheimer's." *New York Times*, August 12, 2010, Health/Research sec. http://www.nytimes.com/2010/08/13/health/research/13alzheimer.html.

———. "Vast Gene Study Yields Insights on Alzheimer's." *New York Times*, April 3, 2011. Konrad, Monica. *Narrating the New Predictive Genetics : Ethics, Ethnography, and Science*. Cambridge : Cambridge University Press, 2005.

Kuhn, Thomas. *The Structure of Scientific Revolutions*. Chicago : University of Chicago Press, 1962.

Lambek, Michael. *Knowledge and Practice in Mayotte : Local Discourses of Islam, Sorcery and Spirit Possession*. Toronto : Toronto University Press, 1993.

Landecker, Hannah. *Culturing Life : How Cells Became Technologies*. Cambridge, Mass. : Harvard University Press, 2007.

Langreth, Robert. "Eli Lilly Alzheimer's Disease Failure Bolsters Amyloid Theory Skeptics—Forbes." *Forbes*, August 17, 2010. http://www.forbes.com/sites/robertlangreth/2010/08/17/eli-lilly-alzheimers-failure-bolsters-skeptics-on-amyloid-theory/.

Larusse, Susan, J. Scott Roberts, Theresa M. Marteau, Heather Katsen, Erin L. Linnenbringer, Melissa Barber, Peter Whitehouse, Kimberly Quaid, Tamsen Brown, Robert C. Green, and Norman R. Relkin. "Genetic Susceptibility Testing versus Family History-Based Risk Assessment : Impact on Perceived Risk of Alzheimer's Disease." *Genetic Medicine* 7 (2005) : 48–53.

Latour, Bruno. *Pandora's Hope : Essays on the Reality of Science Studies*. Cambridge, Mass. : Harvard University Press, 1999.

———. *The Pasteurization of France*. Cambridge, Mass. : Harvard University Press, 1988.

"Leading Edge : How Much Is Dementia Care Worth?" *The Lancet Neurology* 9, no. 11 (2010) : 1037.

Leale, M. "The Senile Degenerations, Their Symptom-Complex and Treatment." *International Clinics* 4 (1911) : 37–47.

Lee, Virginia M.-Y. "Tauists and Baptists United—Well Almost!" *Science* 293 (2001) : 1446–47.

Leibing, Annette, and Lawrence Cohen, eds. *Thinking about Dementia : Culture, Loss, and the Anthropology of Senility*. New Brunswick, N.J. : Rutgers University Press, 2006.

Levine, Judith. "Managing Dad." In Ballenger et al., *Treating Dementia*, 116–24.

Lewontin, Richard C. "Science and Simplicity." *New York Review of Books* 50 (2003) : 39–42.

Libon, David J., Catherine C. Price, Kenneth M. Heilman, and Murray Grossman. "Alzheimer's 'Other Dementia.' " *Cognitive and Behavioral Neurology* 19, no. 2 (2006) : 112–16.

Liddell, M. B., S. Lovestone, and M. J. Owen. "Genetic Risk of Alzheimer Disease : Advising Relatives." *British Journal of Psychiatry* 178 (2001) : 7–11.

Lin, Haiqun, Charles E. McCulloch, Bruce W. Turnbull, Elizabeth H. Slate, and Larry C. Clark. "A Latent Class Mixed Model for Analysing Biomarker Trajectories with Irregularly Scheduled Observations." *Statistics in Medicine* 19, no. 10 (2000) : 1303–18.

Lippa, Carol F., and John C. Morris. "Alzheimer Neuropathology in Nondemented Aging Keeping Mind over Matter." *Neurology* 66, no. 12 (2006) : 1801–2.

Lippman, Abby. "Led (Astray) by Genetic Maps : The Cartography of the Human Genome and

Human Care." *Social Science & Medicine* 35, no. 12 (1992) : 1469–96.

Lishman, W. A. "The History of Research into Dementia and Its Relationship to Current Concepts." In Huppert, Brayne, and O'Conner, *Dementia and Normal Aging*, 41–56.

Lock, Margaret. "The Alienation of Body Tissue and the Biopolitics of Immortalized Cell Lines." *Body & Society* 7, nos. 2–3 (2001) : 63–91.

———. "Centering the Household : The Remaking of Female Maturity in Japan." In *Re-Imagining Japanese Women*, edited by Anne Imamura, 73–103. Berkeley : University of California Press, 1996.

———. *Encounters with Aging : Mythologies of Menopause in Japan and North America*. Berkeley : University of California Press, 1993. http://www.ucpress.edu/book.php?isbn=9780520201620.

———. "Interrogating the Human Genome Diversity Project." *Social Science & Medicine* 39, no. 5 (1994) : 603–6.

———. "The Lure of the Epigenome." *The Lancet* 381 (2013) : 1896–1897.

Lock, Margaret, Julia Freeman, Gillian Chilibeck, Briony Beveridge, and Miriam Padolsky. "Susceptibility Genes and the Question of Embodied Identity." *Medical Anthropology Quarterly* 21, no. 3 (2007) : 256–76.

Lock, Margaret, Julia Freeman, Rosemary Sharples, and Stephanie Lloyd. "When It Runs in the Family : Putting Susceptibility Genes in Perspective." *Public Understanding of Science* 15, no. 3 (2006) : 277–300.

Lock, Margaret, Stephanie Lloyd, and Janalyn Prest. "Genetic Susceptibility and Alzheimer Disease : The Penetrance and Uptake of Genetic Knowledge." In Cohen and Leibing, *Thinking about Dementia*, 123–54.

Lock, Margaret M., and Vinh-Kim Nguyen. *An Anthropology of Biomedicine*. Oxford : Wiley-Blackwell, 2010.

Lock, Margaret, Allan Young, and Alberto Cambrosio, eds. *Living and Working with the New Medical Technologies : Intersections of Inquiry*. Cambridge : Cambridge University Press, 2000.

London, Alex John, and Jonathan Kimmelman. "Justice in Translation : From Bench to Bedside in the Developing World." *The Lancet* 372 (2008) : 82–85.

Lopez, Lorna M., Sarah E. Harris, Michelle Luciano, Dave Liewald, Gail Davies, Alan J. Gow, Albert Tenesa, et al. "Evolutionary Conserved Longevity Genes and Human Cognitive Abilities in Elderly Cohorts." *European Journal of Human Genetics* 20, no. 3 (2012) : 341–47.

Lumey, L. H. "Decreased Birthweights in Infants after Maternal in Utero Exposure to the Dutch Famine of 1944–1945." *Paediatric and Perinatal Epidemiology* 6, no. 2 (1992) : 240–53.

Lunn, Stephen. "End of Alzheimer's Curse 'a Decade Away.' " *The Australian*, September 19, 2001.

Mahley, R. W. "Apolipoprotein E : Cholesterol Transport Protein with Expanding Role in Cell Biology." *Science* 240 (1988) : 622–30.

Mahley, R. W., K. H. Weisgraber, and Y. Huang. "Apolipoprotein E4 : A Causative Factor and Therapeutic Target in Neuropathology, Including Alzheimer Disease." *Proceedings of the National Academy of Sciences* 103, no. 15 (2006) : 5644–51.

Mandavilli, Apoorva. "The Amyloid Code." *Nature Medicine* 12, no. 7 (2006) : 747–51.

Manolio, Teri A., Francis S. Collins, Nancy J. Cox, David B. Goldstein, Lucia A. Hindorff, David J. Hunter, Mark I. McCarthy, et al. "Finding the Missing Heritability of Complex Diseases." *Nature*

461 (2009) : 747–53.

Marks, Harry M. *The Progress of Experiment : Science and Therapeutic Reform in the United States, 1900–1990*. Cambridge : Cambridge University Press, 1997.

Marquez, Gabriel Garcia. *One Hundred Years of Solitude*. New York : HarperPerennial, 1991.

Martin, Paul M. V., and Estelle Martin-Granel. "2,500-Year Evolution of the Term Epidemic." *Emerging Infectious Diseases* 12, no. 6 (2006) : 976–80.

Massoud, Fadi, Gayatri Devi, Yaakov Stern, Arlene Lawton, James E. Goldman, Yan Liu, Steven S. Chin, and Richard Mayeux, "A Clinicopathological Comparison of Community-Based and Clinic-Based Cohorts of Patients with Dementia," *Archives of Neurology* 56, no. 11 (1999) : 1368–73.

Mastroeni, Diego, Andrew Grover, Elaine Delvaux, Charisse Whiteside, Paul D. Coleman, and Joseph Rogers. "Epigenetic Mechanisms in Alzheimer's Disease." *Neurobiology of Aging* 32, no. 7 (2011) : 1161–80.

Mastroeni, Diego, Ann McKee, Andrew Grover, Joseph Rogers, and Paul D. Coleman. "Epigenetic Differences in Cortical Neurons from a Pair of Monozygotic Twins Discordant for Alzheimer's Disease." *PLoS ONE* 4, no. 8 (2009). http://www.ncbi.nlm.nih.gov/pmc/articles/PMC2719870/.

Mattick, John S. "Challenging the Dogma : The Hidden Layer of Non-Protein-Coding RNAs in Complex Organisms." *BioEssays* 25, no. 10 (2003) : 930–39.

———. "The Hidden Genetic Program of Complex Organisms." *Scientific American* 291, no. 4 (2004) : 60–67.

Maurer, Konrad, and Ulrike Maurer. *Alzheimer : The Life of a Physician and the Career of a Disease* New York : Columbia University Press, 1986.

Maurer, Konrad, Stephan Volk, and Hector Gerbaldo. "Auguste D : The History of Alois Alzheimer's First Case." In Whitehouse, Maurer, and Ballenger, *Concepts of Alzheimer Disease*, 20–29.

Maury, C. P. J. "The Emerging Concept of Functional Amyloid." *Journal of Internal Medicine* 265, no. 3 (2009) : 329–34.

Mayr, Ernst. "Cause and Effect in Biology." *Science* 134 (1961) : 1501–6.

McGeer, Edith G., and Pat L. McGeer. "Neuroinflammation : Alzheimer Disease, and Other Aging Disorders." In *Pharmacological Mechanisms in Alzheimer's Therapeutics*, edited by A. C. Cuello, 149–66. New York : Springer, 2007. http://dx.doi.org/10.1007/978-0-387-71522-3.

McGowan, Patrick O., Aya Sasaki, Ana C. D'Alessio, Sergiy Dymov, Benoit Labonte, Moshe Szyf, Gustavo Turecki, and Michael J. Meaney. "Epigenetic Regulation of the Glucocorticoid Receptor in Human Brain Associates with Childhood Abuse." *Nature Neuroscience* 12, no. 3 (2009) : 342–48.

McGowan, Patrick O., and Moshe Szyf. "The Epigenetics of Social Adversity in Early Life : Implications for Mental Health Outcomes." *Neurobiology of Disease* 39, no. 1 (2010) : 66–72.

McKeown, Thomas. *The Modern Rise of Population*. New York : Academic Press, 1976.

McKie, Robin. "Discovery of 'Methuselah Gene' Unlocks Secret of Long Life." *The Observer*, February 3, 2002.

McMenemy, W. H. "Alzheimer's Disease : Problems Concerning Its Concept and Nature." *Acta Neurologica Scandinavica* 39 (1963) : 369–80.

Medical Research Council. *Senile and Presenile Dementias : A Report of the MRC Subcommittee,*

Compiled by W. A. Lishman. London : Medical Research Council, 1977.

Mercier, C. *Sanity and Insanity*. London : Walter Scott, 1895.

Mesulam, M. Marsel. "Neuroplasticity Failure in Alzheimer's Disease : Bridging the Gap between Plaques and Tangles." *Neuron* 24, no. 3 (1999) : 521–29.

Michie, Susan, Harriet Drake, Theresa Marteau, and Martin Bobrow. "A Comparison of Public and Professionals' Attitudes towards Genetic Developments." *Public Understanding of Science* 4, no. 3 (1995) : 243–53.

Midgley, Mary. *Science and Poetry*. London : Routledge, 2001.

Mintun, M. A., G. N. Larossa, Y. I. Sheline, C. S. Dence, S. Y. Lee, R. H. Mach, W. E. Klunk, C. A. Mathis, S. T. DeKosky, and J. C. Morris. "[11C] PIB in a Nondemented Population : Potential Antecedent Marker of Alzheimer Disease." *Neurology* 67, no. 3 (2006) : 446–52.

Mirowski, Philip, and Robert Van Horn. "The Contract Research Organization and the Commercialization of Scientific Research." *Social Studies of Science* 35, no. 4 (2005) : 503–48. Mitchell, John J., Annie Capua, Carol Clow, and Charles R. Scriver. "Twenty-Year Outcome Analysis of Genetic Screening Programs for Tay-Sachs and Beta-Thalassemia Disease Carriers in High Schools." *American Journal of Human Genetics* 59, no. 4 (1996) : 793–98.

Mitchell, Sandra D. *Unsimple Truths : Science, Complexity and Policy*. Chicago : University of Chicago Press, 2009.

Miyagi, S., N. Iwama, T. Kawabata, and K. Hasegawa. "Longevity and Diet in Okinawa, Japan : The Past, Present and Future." *Asia-Pacific Journal of Public Health* 15, suppl. (2003) : S3–S9.

Moller, Hans-Jurgen, and Manuel B. Graeber. "Johann F. : The Historical Relevance of the Case for the Concept of Alzheimer Disease." In Whitehouse, Maurer, and Ballenger, *Concepts of Alzheimer Disease*, 30–46.

Moreira, Tiago. "Truth and Hope in Drug Development and Evaluation in Alzheimer disease." In Ballenger et al., *Treating Dementia*, 210–30.

Moreira, Tiago, Carl May, and John Bond. "Regulatory Objectivity in Action Mild Cognitive Impairment and the Collective Production of Uncertainty." *Social Studies of Science* 39, no. 5 (2009) : 665–90.

Moreira, Tiago, and Paolo Palladino. "Ageing between Gerontology and Biomedicine."*BioSocieties* 4, no. 4 (2009) : 349–65.

Morris, John C. "The Relationship of Plaques and Tangles to Alzheimer Disease Phenotype." In *Pathobiology of Alzheimer's Disease*, edited by Alison M. Goate and Frank Ashall, 193–218. London : Academic Press, 1995.

———. "Revised Criteria for Mild Cognitive Impairment May Compromise the Diagnosis of Alzheimer Disease Dementia." *Archives of Neurology* 69, no. 6 (2012) : 700–708.

Morris, John C., Catherine M. Roe, Elizabeth A. Grant, Denise Head, Martha Storandt, Alison M. Goate, Anne M. Fagan, David M. Holtzman, and Mark A. Mintun. "Pittsburgh Compound B Imaging and Prediction of Progression from Cognitive Normality to Symptomatic Alzheimer Disease." *Archives of Neurology* 66, no. 12 (2009) : 1469–75.

Morris, John C., Catherine M. Roe, Chengjie Xiong, Anne M. Fagan, Alison M. Goate, David M. Holtzman, and Mark A. Mintun. "APOE Predicts A β but Not Tau Alzheimer's Pathology in Cognitively Normal Aging." *Annals of Neurology* 67, no. 1 (2010) : 122–31.

Mosammaparast, Nima, and Yang Shi. "Reversal of Histone Methylation : Biochemical and Molecular Mechanisms of Histone Demethylases." *Annual Review of Biochemistry* 79 (2010) : 155–79.

Mudher, Amritpal, and Simon Lovestone. "Alzheimer's Disease—Do Tauists and Baptists Finally Shake Hands?" *Trends in Neurosciences* 25, no. 1 (2002) : 22–26.

Mukherjee, Siddhartha. *The Emperor of All Maladies : A Biography of Cancer*. New York : Scribner, 2010.

Munir, Kerim, Suzanne Coulter, John H. Growdon, Ann MacDonald, Patrick J. Skerrett, and Jane A. Leopold. "How to Solve Three Puzzles." *Newsweek* 151, no. 3 (January 21, 2008) : 64–66.

Murphy, Tom. "Alzheimer's Drug Fails Study but Flashes Potential." *Associated Press*, August 24, 2012.

Nagy, Z., M. M. Esiri, K. A. Jobst, et al. "The Effects of Additional Pathology on the Cognitive Deficit in Alzheimer Disease." *Journal of Neuropathology & Experimental Neurology* 56 (1997) : 163–70.

Naj, Adam C., Gyungah Jun, Gary W. Beecham, Li-San Wang, Badri Narayan Vardarajan, Jacqueline Buros, Paul J. Gallins, et al. "Common Variants at MS4A4 / MS4A6E, CD2AP, CD33 and EPHA1 Are Associated with Late-Onset Alzheimer's Disease." *Nature Genetics* 43, no. 5 (2011) : 436–41.

Nascher, Ignatz. "Senile Mentality." *International Clinics* 4 (1911) : 48–59.

Nasreddine, Ziad S., Natalie A. Phillips, Valerie Bedirian, Simon Charbonneau, Victor Whitehead, Isabelle Collin, Jeffrey L. Cummings, and Howard Chertkow. "The Montreal Cognitive Assessment, MoCA : A Brief Screening Tool for Mild Cognitive Impairment." *Journal of the American Geriatric Society* 53, no. 4 (2005) : 695–99.

National Institutes of Health. *Alzheimer Disease Research Summit 2012 : Path to Treatment and Prevention*. Bethesda, Md. : National Institutes of Health, 2012. http://www.nia.nih.gov/about/events/2012/alzheimers-disease-research-summit-2012-path-treatment-and-prevention.

Nee, L. E., R. Eldridge, T. Sunderland, C. B. Thomas, D. Katz, K. E. Thompson, H. Weingartner, H. Weiss, C. Julian, and R. Cohen. "Dementia of the Alzheimer Type : Clinical and Family Study of 22 Twin Pairs." *Neurology* 37, no. 3 (1987) : 359–63.

Neumann-Held, Eva M., and Christopher Rehmann-Sutter. *Genes in Development : Rereading the Molecular Paradigm*. Durham, N.C. : Duke University Press, 2006.

Neuropathology Group of the Medical Research Council Cognitive Function and Ageing Study. "Pathological Correlates of Late-Onset Dementia in a Multicentre, Community-Based Population in England and Wales." *The Lancet* 357 (2001) : 169–75.

"New Alzheimer's Genes Identified." *CBC News—Health*, April 3, 2011. http://www.cbc.ca/news/health/story/2011/04/01/alzheimer-genes-identified.html.

Nichter, Mark. *Global Health : Why Cultural Perceptions, Social Representations, and Biopolitics Matter*. Tucson : University of Arizona Press, 2008.

Niewohner, Jorg. "Epigenetics : Embedded Bodies and the Molecularization of Biography and Milieu." *BioSocieties* 6 (2011) : 279–98.

Niewohner, Jorg , Martin Doring, Michalis Kontopodis, Jeannette Madarasz, and Christoph Heintze, "Cardiovascular Disease and Obesity Prevention in Germany : An Investigation into a

Heterogeneous Engineering Project," *Science, Technology & Human Values* 36, no. 5 (2011) : 723–51.

Noe, Alva. *Out of Our Heads : Why You Are Not Your Brain and Other Lessons from the Biology of Consciousness*. New York : Farrar, Straus and Giroux, 2009.

"Northern Ireland Dementia Total More Than Estimated." *BBC News*, February 3, 2010. http://news.bbc.co.uk/2/hi/uk_news/northern_ireland/8494975.stm.

Novas, Carlos, and Nikolas Rose. "Genetic Risk and the Birth of the Somatic Individual." *Economy and Society* 29, no. 4 (2000) : 485–513.

Office of Public Affairs, University of California, Santa Barbara. "Clinical Trials for Alzheimer's Disease Preventative Drug to Begin Early 2013." News release, May 21, 2012. http://www.ia.ucsb.edu/pa/display.aspx?pkey=2734.

Ortega, Francisco, and Fernando Vidal, eds. *Neurocultures : Glimpses into an Expanding Universe*. Frankfurt : Peter Lang, 2011.

"Over the Mountain to Alzheimer's." *Maclean's*, January 4, 2010. http://www2.macleans.ca/2010/01/04/over-the-mountain-to-alzheimers/.

Oyama, Susan, Paul E. Griffiths, and Russel D. Gray. *Cycles of Contingency : Developmental Systems and Evolution, Life and Mind*. Cambridge, Mass. : MIT Press, 2001.

Paradies, Yin C., Michael J. Montoya, and Stephanie M. Fullerton. "Racialized Genetics and the Study of Complex Diseases : The Thrifty Genotype Revisited." *Perspectives in Biology and Medicine* 50, no. 2 (2007) : 203–27.

Parra, Mario A., Sharon Abrahams, Robert H. Logie, Luis G. Mendez, Francisco Lopera, and Sergio Della Sala. "Visual Short-Term Memory Binding Deficits in Familial Alzheimer's Disease." *Brain* 133, no. 9 (2010) : 2702–13.

Parry, Sarah, and John Dupre. "Introducing Nature After the Genome." In *Nature After the Genome*, edited by Sarah Parry and John Dupre, 3–16. Oxford : Blackwell, 2010.

Patra, Prasanna Kumar, and Margaret Sleeboom-Faulkner. "Bionetworking : Experimental Stem Cell Therapy and Patient Recruitment in India." *Anthropology & Medicine* 16, no. 2 (2009) : 147–63.

Peine, Alexander. "Challenging Incommensurability : What We Can Learn from Ludwik Fleck and the Analysis of Configurational Innovation." *Minerva* 49 (2011) : 489–508.

Pepin, Jacques. *The Origin of AIDS*. Cambridge : Cambridge University Press, 2011.

Perry, Elaine K., Peter H. Gibson, Garry Blessed, Robert H. Perry, and Bernard E. Tomlinson. "Neurotransmitter Enzyme Abnormalities in Senile Dementia. Choline Acetyltransferase and Glutamic Acid Decarboxylase Activities in Necropsy Brain Tissue." *Journal of the Neurological Sciences* 34, no. 2 (1977) : 247–65.

Perry, Elaine K., Robert H. Perry, Peter H. Gibson, Garry Blessed, and Bernard E. Tomlinson. "A Cholinergic Connection between Normal Aging and Senile Dementia in the Human Hippocampus." *Neuroscience Letters* 6, no. 1 (1977) : 85–89.

Perry, George, Akihiko Nunomura, Arun K. Raina, and Mark A. Smith. "Amyloid-β Junkies." *The Lancet* 355 (2000) : 757.

Petersen, Ronald C. "The Current Status of Mild Cognitive Impairment—What Do We Tell Our Patients?" *Nature Clinical Practice Neurology* 3, no. 2 (2007) : 60–61.

———, ed. *Mild Cognitive Impairment : Aging to Alzheimer's Disease*. Oxford : Oxford University Press, 2003.

———. "Mild Cognitive Impairment Is Relevant." *Philosophy, Psychiatry, & Psychology* 13, no. 1 (2006) : 45–49.

Petersen, Ronald C., Rachelle Doody, Alexander Kurz, Richard C. Mohs, John C. Morris,
Peter V. Rabins, Karen Ritchie, Martin Rossor, Leon Thal, and Bengt Winblad. "Current Concepts in Mild Cognitive Impairment." *Archives of Neurology* 58, no. 12 (2001) : 1985–92.

Petersen, Ronald C., Stephen C. Waring, Glenn E. Smith, Eric G. Tangalos, and Stephen N. Thibodeau. "Predictive Value of APOE Genotyping in Incipient Alzheimer's Disease." *Annals of the New York Academy of Sciences* 802, no. 1 (1996) : 58–69.

Petronis, A. "Human Morbid Genetics Revisited : Relevance of Epigenetics." *Trends in Genetics* 17, no. 3 (2001) : 142–46.

Petryna, Adriana. "Clinical Trials Offshored : On Private Sector Science and Public Health." *BioSocieties* 2, no. 1 (March 2007) : 21–40.

Pickersgill, Martyn, Sarah Cunningham-Burley, and Paul Martin. "Constituting Neurologic Subjects : Neuroscience, Subjectivity and the Mundane Significance of the Brain." *Subjectivity* 4 (2011) : 346–65.

Pike, Kerryn E., Greg Savage, Victor L. Villemagne, Steven Ng, Simon A. Moss, Paul Maruff, Chester A. Mathis, William E. Klunk, Colin L. Masters, and Christopher C. Rowe. "B-amyloid Imaging and Memory in Non-demented Individuals : Evidence for Preclinical Alzheimer's Disease." *Brain* 130, no. 11 (2007) : 2837–44.

Pimplikar, Sanjay W. "Alzheimer's Isn't Up to the Tests." *New York Times*, July 19, 2010, Opinion sec. http://www.nytimes.com/2010/07/20/opinion/20pimplikar.html.

Pollack, Andrew. "Alzheimer's Drug Fails Its First Big Clinical Trial." *New York Times*, July 23, 2012.

Post, S. G., P. J. Whitehouse, R. H. Binstock, T. D. Bird, S. K. Eckert, L. A. Farrer, L. M. Fleck, et al. "The Clinical Introduction of Genetic Testing for Alzheimer Disease : An Ethical Perspective." *Journal of the American Medical Association* 277, no. 10 (1997) : 832–36.

Powers, Evan T., Richard I. Morimoto, Andrew Dillin, Jeffery W. Kelly, and William E. Balch. "Biological and Chemical Approaches to Diseases of Proteostasis Deficiency." *Annual Review of Biochemistry* 78 (2009) : 959–91.

Prainsack, Barbara, and Gil Siegal. "The Rise of Genetic Couplehood? A Comparative View of Premarital Genetic Testing." *BioSocieties* 1, no. 1 (2006) : 17–36.

Price, Joseph L., Daniel W. McKeel Jr., Virginia D. Buckles, Catherine M. Roe, Chengjie Xiong, Michael Grundman, Lawrence A. Hansen, et al. "Neuropathology of Nondemented Aging : Presumptive Evidence for Preclinical Alzheimer Disease." *Neurobiology of Aging* 30, no. 7 (2009) : 1026–36.

Prince, Martin, Daisy Acosta, Helen Chiu, Marcia Scazufca, and Mathew Varghese. "Dementia Diagnosis in Developing Countries : A Cross-Cultural Validation Study." *Lancet* 361 (2003) : 909–17.

Prince, Martin, Renata Bryce, Emiliano Albanese, Anders Wimo, Wagner Ribeiro, Cleusa P. Ferri. "The Global Prevalence of Dementia : A Systematic Review and Metaanalysis." *Alzheimer's and*

Dementia 9 (2013) : 63–75.

Purdy, Michael C. "Investigational Drugs Chosen for Major Alzheimer's Prevention Method." Washington University in St. Louis, 2012. http://www.wustel.edu.

Quaid, Kimberley A., and Michael Morris. "Reluctance to Undergo Predictive Testing : The Case of Huntington Disease." *American Journal of Medical Genetics* 45, no. 1 (1993) : 41–45.

Quiroz, Yakeel T., Andrew E. Budson, Kim Celone, Adriana Ruiz, Randall Newmark, Gabriel Castrillon, Francisco Lopera, and Chantal E. Stern. "Hippocampal Hyperactivation in Presymptomatic Familial Alzheimer's Disease." *Annals of Neurology* 68, no. 6 (2010) : 865–75.

Rabinow, Paul. "Afterword : Concept Work." In Gibbon and Novas, *Biosocialities, Genetics and the Social Sciences*, 188–92.

———. "Artificiality and Enlightenment : From Sociobiology to Biosociality." In *Essays on the Anthropology of Reason*, 91–111. Princeton : Princeton University Press, 1996.

Raeburn, Paul. "NY Times Strangely Quiet on Alzheimer's Test That 'Can Be 100 Percent Accurate.' " *Knight Science Journalism at MIT*, January 21, 2011. http://ksj.mit.edu/tracker/2011/01/ny-times-strangely-quiet-alzheimers-test.

Raiha, I., J. Kaprio, M. Koskenvuo, T. Rajala, and L. Sourander. "Alzheimer's Disease in Finnish Twins." *Lancet* 347 (1996) : 573–78.

Rapp, Rayna. "Cell Life and Death, Child Life and Death : Genomic Horizons, Genetic Diseases, Family Stories." In *Remaking Life and Death : Toward an Anthropology of the Biosciences*, edited by Sarah Franklin and Margaret Lock, 23–60 Santa Fe, N.Mex. : School of American Research Press, 2004.

———. *Testing Women, Testing the Fetus : The Social Impact of Amniocentesis*. New York : Routledge, 1999.

Rapp, Rayna, Deborah Heath, and Karen-Sue Taussig. "Genealogical Disease : Where Hereditary Abnormality, Biomedical Explanation, and Family Responsibility Meet." In *Relative Matters : New Directions in the Study of Kinship*, edited by Sarah Franklin and Susan MacKinnon, 384–412. Durham, N.C. : Duke University Press, 2001.

Redlich, F. C. "The Concept of Health in Psychiatry." In *Explorations in Social Psychiatry*, edited by Alexander H. Leighton, J. N. Clausen, and R. N. Wilson, 138–64. New York : Basic Books, 1957.

Reiman, Eric, Francisco Lopera, Jessica Langbaum, Adam Fleisher, Naparkamon Ayutyanont, Yakeel Quiros, Laura Jakimovitch, Carolyn Langlois, and Pierre Tariot. "The Alzheimer's Prevention Initiative." *Alzheimer's & Dementia* 8, no. 4 (2012) : 427.

Reiman, Eric, Yakeel T. Quiroz, Adam S. Fleisher, Kewei Chen, Carlos Velez-Pardo, Marlene Jimenez-Del-Rio, Anne M. Fagan, Aarti R. Shah, Sergio Alvarez, Andres Arbelaez, Margarita Giraldo, Natalia Acosta-Baena, Reisa A. Sperling, Brad Dickerson, Chantal E. Stern, Victoria Tirado, Claudia Munoz, Rebecca A. Reiman, Matthew J. Huentelman, Gene E. Alexander, Jessica B. S. Langbaum, Kenneth S. Kosik, Pierre N. Tariot, and Francisco Lopera. "Brain Imaging and Fluid Biomarker Analysis in Young Adults at Genetic Risk for Autosomal Dominant Alzheimer's Disease in the Presenilin 1 E280A Kindred : A Case-Control Study." *The Lancet Neurology* 11 (2012) : 1048–56.

Rheinberger, Hans-Jorg. "Beyond Nature and Culture : modes of reasoning in the age of molecular

biology and medicine." In Lock, Young, and Cambrosio, *Living and Working with the New Medical Technologies*, 19–30.

Relkin, Norman R. "Apolipoprotein E Genotyping in Alzheimer's Disease." *The Lancet* 347 (1996) : 1091–95.

Relkin, Norman R., Younga J. Kwon, Julia Tsai, and Samuel Gandy. "The National Institute on Aging / Alzheimer's Association Recommendations on the Application of Apolipoprotein E Genotyping to Alzheimer's Disease." *Annals of the New York Academy of Sciences* 802, no. 1 (1996) : 149–76.

Reynolds, Susan. *Questioning Misfortune : The Pragmatics of Uncertainty in Eastern Uganda*. Cambridge : Cambridge University Press, 1997.

Rheinberger, Hans-Jorg "Beyond Nature and Culture : Modes of Reasoning in the Age of Molecular Biology and Medicine." In Lock, Young, and Cambrosio, *Living and Working with the New Medical Technologies*, 19–30.

Richards, Marcus, and Carol Brayne. "What Do We Mean by Alzheimer Disease?" *British Medical Journal* 341 (2010) : 865–67.

Richards, Martin. "Lay and Professional Knowledge of Genetics and Inheritance." *Public Understanding of Science* 5, no. 3 (1996) : 217–30.

Ritchie, K., and A. M. Dupuy. "The Current Status of APOε4 as a Risk Factor for Alzheimer's Disease : An Epidemiological Perspective." *International Journal of Geriatric Psychiatry* 14, no. 9 (1999) : 695–700.

Ritchie, K., D. Leibovici, B. Lessert, and J. Touchon. "A Typology of Sub-clinical Senescent Cognitive Disorder." *British Journal of Psychiatry* 168 (1966) : 470–76.

Roberts, J. S., K. D. Christensen, and R. C. Green. "Using Alzheimer's Disease as a Model for Genetic Risk Disclosure : Implications for Personal Genomics." *Clinical Genetics* 80, no. 5 (2011) : 407–14.

Robertson, Jennifer. "Robo Sapiens Japanicus : Humanoid Robots and the Posthuman Family." *Critical Asian Studies* 39, no. 3 (2007) : 369–98.

Roman, Gustavo C., and Donald R. Royall. "Executive Control Function : A Rational Basis for the Diagnosis of Vascular Dementia." *Alzheimer Disease & Associated Disorders* 13 (1999) : S4–S8.

Rose, Nikolas. *The Politics of Life Itself : Biomedicine, Power, and Subjectivity in the Twenty-First Century*. Princeton : Princeton University Press, 2006.

Rosenberg, Charles E. "The Tyranny of Diagnosis : Specific Entities and Individual Experience." *Milbank Quarterly* 80, no. 2 (2002) : 237–60.

———. "What Is Disease? In Memory of Owsei Temkin." *Bulletin of the History of Medicine* 77, no. 3 (2003) : 491–505.

Roses, Allen D. "Apolipoprotein E and Alzheimer's Disease : A Rapidly Expanding Field with Medical and Epidemiological Consequences." *Annals of the New York Academy of Sciences* 802, no. 1 (1996) : 50–57.

———. "Apolipoprotein E and Alzheimer's Disease : The Tip of the Susceptibility Iceberg." *Annals of the New York Academy of Sciences* 855, no. 1 (1998) : 738–43.

Roth, Martin. "Dementia and Normal Aging of the Brain." In Huppert, Brayne, and O'Conner,

Dementia and Normal Aging, 57–76.

Roth, Martin, Bernard E. Thomlinson, and Gary Blessed. "Correlation between Scores for Dementia and Counts of Senile Plaques in Cerebral Grey Matter of Elderly Subjects." *Nature* 209 (1966) : 109–10.

Rothschild, David. "The Practical Value of Research in the Psychoses of Later Life." *Diseases of the Nervous System* 8, no. 4 (1947) : 123–28.

Runciman, David. "Will We Be All Right in the End?" *London Review of Books* 34, no. 1 (2012) : 3–5.

Sato, Ashida, Laura M. Koehly, J. Scott Roberts, Clara A. Chen, Susan Hiraki, and Robert C. Green. "Disclosing the Disclosure : Factors Associated with Communicating the Results of Genetic Susceptibility Testing for Alzheimer's Disease." *Journal of Health Communication* 14, no. 8 (2009) : 768–84.

Saunders, A. M., W. J. Strittmatter, D. Schmechel, P. H. St George-Hyslop, M. A. Pericak-Vance, S. H. Joo, B. L. Rosi, J. F. Gusella, D. R. Crapper-MacLachlan, and M. J. Alberts. "Association of Apolipoprotein E Allele Epsilon 4 with Late-Onset Familial and Sporadic Alzheimer's Disease." *Neurology* 43, no. 8 (1993) : 1467–72.

Savva, George M., Stephen B. Wharton, Paul G. Ince, Gillian Forster, Fiona E. Matthews, and Carol Brayne. "Age, Neuropathology, and Dementia." *New England Journal of Medicine* 360, no. 22 (2009) : 2302–9.

Schiffman, Mark, Nicolas Wentzensen, Sholom Wacholder, Walter Kinney, Julia C. Gage, and Philip E. Castle. "Human Papillomavirus Testing in the Prevention of Cervical Cancer." *Journal of the National Cancer Institute* 103, no. 5 (2011) : 368–83.

Schipper, Hyman M. "Presymptomatic Apolipoprotein E Genotyping for Alzheimer's Disease Risk Assessment and Prevention." *Alzheimer's & Dementia* 7, no. 4 (2011) : e118–e123.

Schneider, Julie A., Zoe Arvanitakis, Woojeong Bang, and David A. Bennett. "Mixed Brain Pathologies Account for Most Dementia Cases in Community-Dwelling Older Persons." *Neurology* 69, no. 24 (2007) : 2197–2204.

Schneider, Julie A., Zoe Arvanitakis, Sue E. Leurgans, and David A. Bennett. "The Neuropathology of Probable Alzheimer Disease and Mild Cognitive Impairment." *Annals of Neurology* 66, no. 2 (2009) : 200–208.

Scinto, Leonard F. M., and Kirk R. Daffner, eds. *The Early Diagnosis of Alzheimer's Disease*. Totowa, N.J. : Humana Press, 2000.

Scriver, C. R., and P. J. Waters. "Monogenic Traits Are Not Simple : Lessons from Phenylketonuria." *Trends in Genetics* 15, no. 7 (1999) : 267–72.

Segelken, Roger H. "Alzheimer Activist." *New York Times*, September 24, 2008.

Selkoe, Dennis J. "The Pathophysiology of Alzheimer's Disease." In Scinto and Daffner, *The Early Diagnosis of Alzheimer's Disease*, 83–104.

Seremetakis, Nadia C. *The Last Word : Women, Death, and Divination in Inner Mani*. Chicago : University of Chicago Press, 1991.

Shah, Yogesh. "Gray Tsunami : Challenges and Solutions of Global Aging." *DMU Magazine*, Summer 2011. http://www.dmu.edu/magazine/summer-2011/my-turn-summer-2011/gray-tsunami-challenges-and-solutions-of-global-aging/.

Sheriff, Natasija. "Dental Health Linked to Risk of Developing Dementia." *Globe and Mail*, August 22, 2012.

Shi, Hui, Christopher Medway, James Bullock, Kristelle Brown, Noor Kalsheker, and Kevin Morgan. "Analysis of Genome-Wide Association Study (GWAS) Data Looking for Replicating Signals in Alzheimer's Disease (AD)." *International Journal of Molecular Epidemiology and Genetics* 1, no. 1 (2009) : 53–66.

Siegmund, Kimberly D., Caroline M. Connor, Mihaela Campan, Tiffany I. Long, Daniel J. Weisenberger, Detlev Biniszkiewicz, Rudolf Jaenisch, Peter W. Laird, and Schahram Akbarian. "DNA Methylation in the Human Cerebral Cortex Is Dynamically Regulated throughout the Life Span and Involves Differentiated Neurons." *PLoS ONE* 2, no. 9 (2007). http://www.ncbi.nlm.nih.gov/pmc/articles/PMC1964879/.

Simchowicz, T. "Histologische Studien uber die senile Demenz." In *Histologische und histopathologische Arbeiten*, vol. 4, edited by F. Nissl and A. Alzheimer, 267–444. Jena : Fischer, 1913.

Slaby, Jan. "Steps towards a Critical Neuroscience." *Phenomenology and the Cognitive Sciences* 9, no. 3 (2010) : 397–416.

Small, G. W., S. Komo, A. La Rue, S. Saxena, M. E. Phelps, J. C. Mazziotta, A. M. Saunders, J. L. Haines, M. A. Pericak-Vance, and A. D. Roses. "Early Detection of Alzheimer's Disease by Combining Apolipoprotein E and Neuroimaging." *Annals of the New York Academy of Sciences* 802 (1996) : 70–78.

Smith, Eric E., and Steven M. Greenberg. "Beta-Amyloid, Blood Vessels and Brain Function." *Stroke* 40, no. 7 (2009) : 2601–6.

Smith, Glenn E., Ronald C. Petersen, Joseph E. Parisi, Robert J. Ivnik, Emre Kokmen, Eric G. Tangalos, and Stephen Waring. "Definition, Course, and Outcome of Mild Cognitive Impairment." *Aging, Neuropsychiatry and Cognition* 3 (1996) : 141–47.

Snowdon, David. "Aging and Alzheimer Disease : Lessons from the Nun Study." *The Gerontologist* 35 (1997) : 150–56.

———. *Aging with Grace : What the Nun Study Teaches Us about Leading Longer, Healthier and More Meaningful Lives*. New York : Bantam Books, 2001.

Sontag, Estelle, Christa Hladik, Lisa Montgomery, Ampa Luangpirom, Ingrid Mudrak, Egon Ogris, and Charles L. White III. "Downregulation of Protein Phosphatase 2A Carboxyl Methylation and Methyltransferase May Contribute to Alzheimer Disease Pathogenesis." *Journal of Neuropathology & Experimental Neurology* 63, no. 10 (2004) : 1080–91.

Soscia, Stephanie J., James E. Kirby, Kevin J. Washicosky, Stephanie M. Tucker, Martin Ingelsson, Bradley Hyman, Mark A. Burton, et al. "The Alzheimer's Disease-Associated Amyloid β-Protein Is an Antimicrobial Peptide." *PLoS ONE* 5, no. 3 (2010) : e9505.

Sperling, Reisa A., Paul S. Aisen, Laurel A. Beckett, David A. Bennett, Suzanne Craft, Anne M. Fagan, Takeshi Iwatsubo, et al. "Toward Defining the Preclinical Stages of Alzheimer's Disease : Recommendations from the National Institute on Aging-Alzheimer's Association Workgroups on Diagnostic Guidelines for Alzheimer's Disease." *Alzheimer's & Dementia* 7, no. 3 (2011) : 280–92.

Sperling, Reisa A., and Scott Roberts. "Disclosure of Amyloid Status in Secondary Prevention Trials for Alzheimer's Disease." *Alzheimer's & Dementia* 8, no. 4 (2012) : 423.

Stanford, P. K. *Exceeding Our Grasp : Science, History and the Problem of Unconceived Alternatives*. New York : Oxford University Press, 2006.

Star, Susan Leigh. "Cooperation without Consensus in Scientific Problem Solving : Dynamics of Closure in Open Systems." In *CSCW : Cooperation or Conflict?*, edited by Steve Easterbrook, 93–106. London : Springer, 1993.

Steenhuysen, Julie. "Roche Alzheimer's Drug Picked for Major Test." *Reuters*, May 15, 2012. http://www.reuters.com/article/2012/05/15/us-alzheimers-genentech-idUSBRE84E0UJ20120515.

Stix, Gary. "Obama's War on Alzheimer's : Will We Be Able to Treat the Disease by 2025?" *Scientific American*, January 31, 2012. http://blogs.scientificamerican.com/observations/2012/01/31/obamas-war-on-alzheimers-will-we-be-able-to-treat-the-disease-by-2025/.

Storandt, Martha, Mark A. Mintun, Denise Head, and John C. Morris. "Cognitive Decline and Brain Volume Loss Are Signatures of Cerebral A β Deposition Identified with PIB." *Archives of Neurology* 66, no. 12 (2009) : 1476–81.

Stotz, Karola, Adam Bostanci, and Paul Griffiths. "Tracking the Shift to 'Postgenomics.' " *Community Genetics* 9, no. 3 (2006) : 190–96.

Strittmatter, W. J., D. Y. Huang, R. Bhasin, A. D. Roses, and D. Goldgaber. "Avid Binding of Beta A Amyloid Peptide to Its Own Precursor." *Experimental Neurology* 122, no. 2 (1993) : 327–34.

Strobel, Gabrielle. "Paper Alert : GWAS Hits Clusterin, CR1, PICALM Formally Published." *Alzheimer Research Forum*, September 7, 2009. http://www.alzforum.org/new/detail.asp?id=2233.

Strohman, R. "A New Paradigm for Life : Beyond Genetic Determinism." *California Monthly* 111 (2001) : 4–27.

Sullivan, Michele G. "Studies Take Aim at Groups at High Risk for Alzheimer's." *WorldCare Clinical*, March 21, 2011.

Swartz, R. H., S. E. Black, and P. St George-Hyslop. "Apolipoprotein E and Alzheimer's Disease : A Genetic, Molecular and Neuroimaging Review." *Canadian Journal of Neurological Sciences* 26, no. 2 (1999) : 77–88.

Szyf, Moshe. "The Early Life Social Environment and DNA Methylation : DNA Methylation Mediating the Long-Term Impact of Social Environments Early in Life." *Epigenetics* 8 (2011) : 971–78.

Szyf, Moshe, Patrick McGowan, and Michael J. Meaney. "The Social Environment and the Epigenome." *Environmental and Molecular Mutagenesis* 49, no. 1 (2008) : 46–60.

Taussig, Karen-Sue, Rayna Rapp, and Deborah Heath. "Flexible Eugenics : Technologies of the Self in the Age of Genetics." In Goodman, Heath, and Lindee, *Genetic Nature / Culture*, 58–76.

Tedde, Andrea, Benedetta Nacmias, Monica Ciantelli, Paolo Forleo, Elena Cellini, Silvia Bagnoli, Carolina Piccini, Paolo Caffarra, Enrico Ghidoni, Marco Paganini, Laura Bracco, and Sandro Sorbi. "Identification of New Presenilin Gene Mutations in Early-Onset Familial Alzheimer Disease." *Archives of Neurology* 60, no. 11 (2003) : 1541–44.

Templeton, Alan R. "The Complexity of the Genotype-Phenotype Relationship and the Limitations of Using Genetic 'Markers' at the Individual Level." *Science in Context* 11, nos. 3–4 (1998) : 373–89.

Teng, E. L., and H. C. Chui. "The Modified Mini-Mental State (3MS) Examination." *Journal of*

Clinical Psychiatry 48, no. 8 (1987) : 314–18.

Tilley, L., K. Morgan, and N. Kalsheker. "Genetic Risk Factors in Alzheimer's Disease." *Molecular Pathology* 51, no. 6 (1998) : 293–304.

Torack, Richard M. *The Pathologic Physiology of Dementia, with Indications for Diagnosis and Treatment*. Berlin : Springer-Verlag, 1978.

Traphagan, John W. *Taming Oblivion : Aging Bodies and the Fear of Senility in Japan*. Albany : State University of New York Press, 2000.

Turney, J. "The Public Understanding of Science—Where Next?" *European Journal of Genetics in Society* 1, no. 2 (1995) : 5–22.

"2008 Alzheimer's Disease Facts and Figures." *Alzheimer's & Dementia* 4, no. 2 (2008) : 110–33.

United Nations Department of Economic and Social Affairs, Population Division. *World Population Ageing : 1950–2050*. 2002. http://www.un.org/esa/population/publications/worldageing19502050/.

Victoroff, J., W. J. Mack, S. A. Lyness, and H. C. Chui. "Multicenter Clinicopathological Correlation in Dementia." *American Journal of Psychiatry* 152, no. 10 (1995) : 1476–84.

Von Dras, D. D., and H. T. Blumenthal. "Dementia of the Aged : Disease or Atypical-Accelerated Aging? Biopathological and Psychological Perspectives." *Journal of the American Geriatrics Society* 40, no. 3 (1992) : 285–94.

Waalen, Jill, and Ernest Beutler. "Genetic Screening for Low-Penetrance Variants in Protein-Coding Genes." *Annual Review of Genomics and Human Genetics* 10 (2009) : 431–50.

Wadman, Meredith. "Fleshing Out the US Alzheimer's Strategy." *Nature News*, January 19, 2012. http://www.nature.com/news/fleshing-out-the-us-alzheimer-s-strategy-1.9856.

Wadman, Meredith, and Nature Magazine. "U.S. Government Sets Out Alzheimer's Plan." *Scientific American*, May 23, 2012. http://www.scientificamerican.com/article.cfm?id=us-government-sets-alzheimers-plan.

Wailoo, Keith, and Stephen Pemberton. *The Troubled Dream of Genetic Medicine : Ethnicity and Innovation in Tay-Sachs, Cystic Fibrosis, and Sickle Cell Disease*. Baltimore : Johns Hopkins University Press, 2006.

Wang, Sun-Chong, Beatrice Oelze, and Axel Schumacher. "Age-Specific Epigenetic Drift in Late-Onset Alzheimer's Disease." *PLoS ONE* 3, no. 7 (2008) : e2698.

Waters, C. K. "Causes That Make a Difference." *Journal of Philosophy* 104 (2007) : 551–79.

Weiner, Jonathan. *The Beak of the Finch*. New York : Vintage Books, 1994.

Weiner, Michael W., Paul S. Aisen, Clifford R. Jack Jr., William J. Jagust, John Q. Trojanowski, Leslie Shaw, Andrew J. Saykin, et al. "The Alzheimer's Disease Neuroimaging Initiative : Progress Report and Future Plans." *Alzheimer's & Dementia* 6, no. 3 (2010) : 202–11.

Weiss, Kenneth M., and Anne V. Buchanan. "Is Life Law-Like?" *Genetics* 188, no. 4 (2011) : 761–71.

———. *The Mermaid's Tale : Four Billion Years of Cooperation in the Making of Living Things*. Cambridge, Mass. : Harvard University Press, 2009.

Wenk, G. L. "Neuropathologic Changes in Alzheimer's Disease." *Journal of Clinical Psychiatry* 64 (2003) : 7–10.

Wexler, Alice. *Mapping Fate : A Memoir of Family Risk and Genetic Research*. Berkeley :

University of California Press, 1995.

Whitehouse, Peter J. "Can We Fix This with a Pill? Qualities of Life and the Aging Brain." In Ballenger et al., *Treating Dementia*, 168–82.

———. "Mild Cognitive Impairment—A Confused Concept?" *Nature Clinical Practice Neurology* 3, no. 2 (2007): 62–63.

Whitehouse, Peter J., and Daniel George. *The Myth of Alzheimer's: What You Aren't Being Told about Today's Most Dreaded Diagnosis*. New York: St. Martin's, 2008.

Whitehouse, Peter J., Konrad Maurer, and Jesse F. Ballenger, eds. *Concepts of Alzheimer Disease: Biological, Clinical, and Cultural Perspectives*. Baltimore: Johns Hopkins University Press, 2000.

Whitehouse, Peter J., Donald L. Price, Arthur W. Clark, Joseph T. Coyle, and Mahlon R. DeLong. "Alzheimer Disease: Evidence for Selective Loss of Cholinergic Neurons in the Nucleus Basalis." *Annals of Neurology* 10, no. 2 (1981): 122–26.

Whyte, Susan Reynolds. *Questioning Misfortune: The Pragmatics of Uncertainty in Eastern Uganda*. Cambridge: Cambridge University Press, 1997.

Wilkinson, Alec. "The Lobsterman." *The New Yorker*, July 31, 2006, 56–65.

Winblad, B., K. Palmer, M. Kivipelto, V. Jelic, L. Fratiglioni, L.-O.

Wahlund, A. Nordberg, et al. "Mild Cognitive Impairment—Beyond Controversies, towards a Consensus: Report of the International Working Group on Mild Cognitive Impairment." *Journal of Internal Medicine* 256, no. 3 (2004): 240–46.

Winnefeld, Marc, and Frank Lyko. "The Aging Epigenome: DNA Methylation from the Cradle to the Grave." *Genome Biology* 13, no. 7 (2012): 165–68.

Wisniewski, H. M., A. Rabe, W. Silverman, and W. Zigman. "Neuropathological Diagnosis of Alzheimer Disease: A Survey of Current Practices." *Alzheimer Disease & Associated Disorders* 2, no. 4 (1988): 396–414.

Yang, Benjamin. "A United Disease Theory Brings Two Groups of Alzheimer's Disease Researchers Together." *Discovery Medicine*, May 10, 2009. http://www.discoverymedicine.com/Benjamin-Yang/2009/05/10/a-united-disease-theory-brings-two-groups-of-alzheimer-researchers-together/.

Yasuda, Kazuki, Kazuaki Miyake, Yukio Horikawa, Kazuo Hara, Haruhiko Osawa, Hiroto Furuta, Yushi Hirota, et al. "Variants in KCNQ1 Are Associated with Susceptibility to Type 2 Diabetes Mellitus." *Nature Genetics* 40, no. 9 (2008): 1092–97.

Yip, Agustin G., Carol Brayne, and Fiona E. Matthews. "Risk Factors for Incident Dementia in England and Wales: The Medical Research Council Cognitive Function and Ageing Study. A Population-Based Nested Case-Control Study." *Age and Ageing* 35, no. 2 (2006): 154–60.

Yong, Ed. "Life Begins at 100: Secrets of the Centenarians." *Mind Power News*, 2009. http://www.mindpowernews.com/LifeBeginsAt100.htm.

Yoxen, Edward J. "Constructing Genetic Diseases." In *The Problem of Medical Knowledge: Examining the Social Construction of Medicine*, edited by P. Wright and A. Treacher, 144–61. Edinburgh: University of Edinburgh, 1982.

Zhang, Hong. "Who Will Care for Our Parents? Changing Boundaries of Family and Public Roles in Providing Care for the Aged in China." *Journal of Long-Term Home Health Care* 25 (2007): 39–46.

Zheng, Wei, Jirong Long, Yu-Tang Gao, Chun Li, Ying Zheng, Yong-Bin Xiang, Wanqing Wen, et al. "Genome-wide Association Study Identifies a New Breast Cancer Susceptibility Locus at 6q25. 1." *Nature Genetics* 41, no. 3 (2009) : 324–28.

Zuk, Or, Eliana Hechter, Shamil R. Sunyaev, and Eric S. Lander. "The Mystery of Missing Heritability : Genetic Interactions Create Phantom Heritability." *Proceedings of the National Academy of Sciences*, December 5, 2011. http://www.pnas.org/content/early/2012/01/04/1119675109.

注

はじめに

（1）Robert Butler, *The Longevity Revolution : The Benefits and Challenges of Living a Long Life* (New York : Public Affairs, 2008), 121.

（2）ガーナのような開発途上国でも，60 歳以上の高齢者が増えつつある。割合としては，今のところ 10 パーセント以下にとどまっているが，絶対数が大きいので，この変化は「老化のエピデミック」と見なされている。http://www.modernghana.com/news2/137880/1/ageing-epidemic-looms-in-ghana.html を参照のこと。また，経済がすでに発展していながら，さらに発展しつつある中国においては，社会の高齢化は，いっそう劇的であると言える。中国人たちは，それを「未富先老（金持ちになるよりも前に老人になってしまうこと）」としている。Hong Zhang, "Vignette 2 : China," in Sharon Kaufman, Julie Livingston, Hong Zhang, and Margaret Lock, "Transforming the Concepts of Aging : Three Case Studies from Anthropology," in *Oxford Textbook of Old Age Psychiatry*, ed. Tom Dening and Alan Thomas (Oxford : Oxford University Press, 2013) を参照のこと。また，Richard Jackson, Keisuke Nakashima, and Neil Howe, *China's Long March to Retirement Reform : The Graying of the Middle Kingdom Revisited* (Washington, D. C. : Center for Strategic & International Studies, 2009), http://csis.org/files/media/csis/pubs/090422_gai_chinareport_en.pdf も参照のこと。

（3）Paul M. V. Martin and Estelle Martin-Granel, "2,500-Year Evolution of the Term Epidemic," *Emerging Infectious Diseases* 12, no. 6 (2006) : 976-80.

（4）http://www.google.ca/#hl=en&source=hp&biw=1471&bih=1009&q=Alzheimer%27s+epidemic&aq=f&aqi=g1g-m1g-v2&aql=&oq=&fp=484a924e15169ff5 (accessed March 10, 2011) を参照のこと。

（5）Meredith Wadman and Nature Magazine, "U. S. Government Sets Out Alzheimer's Plan," *Scientific American*, May 23, 2012, http://www.scientificamerican.com/article.cfm?id=us-government-sets-alzheimers-plan.

（6）「エピジェネティクス」という言葉は，1942 年に，C. H. ウォディントンによって造られた語である。ウォディントンがこの言葉を造ったときには，まだ遺伝子の役割や物理的性質は知られていなかった。彼は，どのようにして遺伝子が環境と相互に作用し合って表現型を生み出すのかを示す，概念のモデルとしてこの語を用いた。現在の科学的言説においては，より狭義で使われており，基にある DNA の塩基配列の変化は伴わずに（一連の細胞分裂によって，時には世代を超えて），遺伝される形質を指すものとなっている。http://en.wikipedia.org/wiki/Epigenetics を参照のこと。

（7）Peter J. Whitehouse and Daniel George, *The Myth of Alzheimer's : What You Aren't Being Told about Today's Most Dreaded Diagnosis* (New York : St. Martin's, 2008).

（8）ポストゲノム研究とは，ヒトゲノムがマッピングされ，遺伝子の機能が状況に応じてどのように変化するかが明らかになったことにより実現した研究である。

（9）Karen Barad, *Meeting the Universe Halfway : Quantum Physics and the Entanglement of*

Matter and Meaning (Durham, N. C.: Duke University Press, 2007), 56.

(10) Ibid., 33.

(11) 同書のほか，Lorraine Daston and Peter Galison, *Objectivity* (New York: Zone Books, 2007), and Margaret M. Lock and Vinh-Kim Nguyen, *An Anthropology of Biomedicine* (Oxford: Wiley-Blackwell, 2010) を参照のこと。

(12) Ian Hacking, "Making up People," in *Reconstructing Individualism: Autonomy, Individuality, and the Self in Western Thought*, ed. T. C. Heller, M. Sosna, and D. E. Wellberry (Stanford: Stanford University Press, 1986), 222–36, http://www.icesi.edu.co/blogs/antro_conocimiento/files/2012/02/Hacking_making-up-people.pdf; Donna J. Haraway, *Simians, Cyborgs, and Women: The Reinvention of Nature* (New York: Routledge, 1991); Bruno Latour, *Pandora's Hope: Essays on the Reality of Science Studies* (Cambridge, Mass.: Harvard University Press, 1999); Hans-Jorg Rheinberger, "Beyond Nature and Culture: Modes of Reasoning in the Age of Molecular Biology and Medicine," in *Living and Working with the New Medical Technologies: Intersections of Inquiry*, ed. Margaret Lock, Allan Young, and Alberto Cambrosio (Cambridge: Cambridge University Press, 2000), 19–30.

(13) Lock and Nguyen, *Anthropology of Biomedicine*, 94.

(14) Ludwik Fleck, *Genesis and Development of a Scientific Fact* (Chicago: University of Chicago Press, 1979). Charles E. Rosenberg, "What Is Disease? In Memory of Owsei Temkin," *Bulletin of the History of Medicine* 77, no. 3 (2003): 491–505 も参照のこと。

(15) Warwick Anderson, *The Collectors of Lost Souls: Turning Kuru Scientists into White Men* (Baltimore: Johns Hopkins University Press, 2008); Lock and Nguyen, *Anthropology of Biomedicine*, 103–7; Jacques Pepin, *The Origin of AIDS* (Cambridge: Cambridge University Press, 2011).

(16) Bruno Latour, *The Pasteurization of France* (Cambridge, Mass.: Harvard University Press, 1988).

(17) Alan Cassels, "Drug Bust," *Common Ground*, November 2010, http://www.commonground.ca/iss/232/cg232_cassels.shtml.

(18) たとえば Michael Lambek, *Knowledge and Practice in Mayotte: Local Discourses of Islam, Sorcery and Spirit Possession* (Toronto: Toronto University Press, 1993); Susan Reynolds Whyte, *Questioning Misfortune: The Pragmatics of Uncertainty in Eastern Uganda* (Cambridge: Cambridge University Press, 1997) を参照のこと。

(19) この立場の詳細については，たとえば，Felicia A. Huppert, Carol Brayne, and Daniel W. O'Conner, eds., *Dementia and Normal Aging* (Cambridge: Cambridge University Press, 1994); Marcus Richards and Carol Brayne, "What Do We Mean by Alzheimer Disease?," *British Medical Journal* 341 (2010): 865–67 を参照のこと。

(20) Ian Hacking, *The Taming of Chance* (Cambridge: Cambridge University Press, 1990), 2.

(21) Lorraine Daston, *Classical Probability in the Enlightenment* (Princeton: Princeton University Press, 1988).

(22) Hacking, *Taming of Chance*, 2.

(23) Ulrich Beck, *World at Risk* (Cambridge: Polity Press, 2007), 5.

(24) Ibid., 5.

(25) Ibid., 216.

(26) Ibid., 8.
(27) Ibid., 9.
(28) Alzheimer's Disease International, *World Alzheimer Report 2009 : Executive Summary* (2009), 1, http://www.alz.co.uk/research/files/WorldAlzheimerReport-ExecutiveSummary.pdf.
(29) Ibid., 11.
(30) "Leading Edge : How Much Is Dementia Care Worth?," *The Lancet Neurology* 9, no. 11 (2010) : 1037.
(31) "Over the Mountain to Alzheimer's," *Maclean's*, January 4, 2010, http://www2.macleans.ca/2010/01/04/over-the-mountain-to-alzheimers/.
(32) "2008 Alzheimer's Disease Facts and Figures," *Alzheimer's & Dementia* 4, no. 2 (2008) : 110–33.
(33) Carolyn Abraham, "Dementia Researchers Feel Blocked by Ottawa, Big Pharma, Medical Dogma," *Globe and Mail*, September 17, 2010, http://www.theglobeandmail.com/life/health-and-fitness/dementia-researchers-feel-blocked-by-ottawa-big-pharma-medical-dogma/article4389415/.
(34) "Northern Ireland Dementia Total More Than Estimated," *BBC News*, February 3, 2010, http://news.bbc.co.uk/2/hi/uk_news/northern_ireland/8494975.stm.
(35) 文化人類学研究は，病気の近因——体内で起きた異常——に関する生物医学的説明を世界中の人々が受け入れていることを，繰り返し示している。しかし一方で，非常に多くの人が，「どうしてこの私が」という疑問をもち，過去の行動や日々の生活における何が，起こった問題の原因なのかを問いつづける。たとえば，Mark Nichter, *Global Health : Why Cultural Perceptions, Social Representations, and Biopolitics Matter* (Tucson : University of Arizona Press, 2008) を参照のこと。
(36) Lawrence Cohen, *No Aging in India : Alzheimer's, the Bad Family, and Other Modern Things* (Berkeley : University of California Press, 1998), 184.
(37) Margaret Lock, "Centering the Household : The Remaking of Female Maturity in Japan," in *Re-Imagining Japanese Women*, ed. Anne Imamura (Berkeley : University of California Press, 1996), 73–103 ; Milton Ezrati, "Japan's Aging Economics," *Foreign Affairs*, May/June 1997, http://www.foreignaffairs.com/articles/53050/milton-ezrati/japans-aging-economics.
(38) Jennifer Robertson, "Robo Sapiens Japanicus : Humanoid Robots and the Posthuman Family," *Critical Asian Studies* 39, no. 3 (2007) : 369–98.
(39) United Nations Department of Economic and Social Affairs, Population Division, *World Population Ageing : 1950–2050* (2002), http://www.un.org/esa/population/publications/worldageing19502050/.
(40) Yogesh Shah, "Gray Tsunami : Challenges and Solutions of Global Aging," *DMU Magazine*, Summer 2011, http://www.dmu.edu/magazine/summer-2011/my-turn-summer-2011/gray-tsunami-challenges-and-solutions-of-global-aging/.
(41) Richard Jackson and Neil Howe, *The Graying of the Middle Kingdom : The Demographics and Economics of Retirement Policy in China* (Washington, D. C. : Center for Strategic & International Studies, 2004), http://csis.org/files/media/csis/pubs/grayingkingdom.pdf.
(42) David Barboza, "China, in a Shift, Takes on Its Alzheimer's Problem," *New York Times*, January 12, 2011.
(43) Hong Zhang, "Who Will Care for Our Parents? Changing Boundaries of Family and Public

Roles in Providing Care for the Aged in China," *Journal of Long-Term Home Health Care* 25 (2007): 39–46. Kaufman et al., "Transforming the Concepts of Aging" も参照のこと。

(44) Kaufman et al., "Transforming the Concepts of Aging." における Hong Zhang による節を参照のこと。

(45) David L. Kertzer and Peter Laslett, *Aging in the Past: Demography, Society and Old Age* (Berkeley: University of California Press, 1995).

(46) Ed Yong, "Life Begins at 100: Secrets of the Centenarians," *Mind Power News*, 2009, http://www.mindpowernews.com/LifeBeginsAt100.htm.

(47) Butler, *Longevity Revolution*, 13. Thomas McKeown, *The Modern Rise of Population* (New York: Academic Press, 1976) も参照のこと。

(48) United Nations Department of Economic and Social Affairs, Population Division, *World Population Ageing*.

(49) アルツハイマー病に取り組んでいる研究者間のグローバルなネットワーク構築に関するこの考察は，ピーター・キーティングとアルベルト・カンブロジオが提唱した「バイオメディカル・プラットフォーム」のコンセプトと，多くの共通点をもつ。Peter Keating and Alberto Cambrosio, *Biomedical Platforms: Realigning the Normal and the Pathological in Late-Twentieth-Century Medicine* (Cambridge, Mass.: MIT Press, 2003). キーティングとカンブロジオは，「このコンセプトは，現在の生物医学の特徴である『正常と病理に焦点を当てた研究』に，新しい光を投げかける」と述べる。彼らの目的は，「バイオメディカル・プラットフォームは科学でもテクノロジーでもなく，この二つを接合する手段である」ということを示すことである。第二次世界大戦終結後に現れた，この科学とテクノロジーのハイブリッドスペースは，今日，バイオメディカル研究を評価するための基準として最もよく知られている。

(50) このテーマの展開については，Alexander Peine, "Challenging Incommensurability: What We Can Learn from Ludwik Fleck and the Analysis of Configurational Innovation," *Minerva* 49 (2011): 489–508, 493 を参照のこと。

(51) Susan Leigh Star, "Cooperation without Consensus in Scientific Problem Solving: Dynamics of Closure in Open Systems," in *CSCW: Cooperation or Conflict?*, ed. Steve Easterbrook (London: Springer, 1993), 93–106; Peter Galison and David Stump, eds., *The Disunity of Science—Boundaries, Contexts, and Power* (Stanford: Stanford University Press, 1996) も参照のこと。

(52) たとえば，Cohen, *No Aging in India*; E. Herskovits, "Struggling over Subjectivity: Debates about the 'Self' and Alzheimer Disease," *Medical Anthropology Quarterly* 9 (1996): 146–64; Charlotte Ikels, "The Experience of Dementia in China," *Culture, Medicine, and Psychiatry* 22 (1998): 257–83; Annette Leibing and Lawrence Cohen, eds., *Thinking about Dementia: Culture, Loss, and the Anthropology of Senility* (New Brunswick, N. J.: Rutgers University Press, 2006); Daniel R. George, "Overcoming the Social Death of Dementia through Language," *Lancet* 376 (2010): 586–87; Judith Levine, "Managing Dad," in *Treating Dementia: Do We Have a Pill for It?*, ed. Jesse F. Ballenger, Peter Whitehouse, Constantine G. Lykestsos, Peter V. Rabins, and Jason H. T. Karlawish (Baltimore: Johns Hopkins University Press, 2009), 116–24; John W. Traphagan, *Taming Oblivion: Aging Bodies and the Fear of Senility in Japan* (Albany: State University of New York Press, 2000) を参照のこと。

第 1 章　アルツハイマー病の構築

（1）Jonathan Franzen, "My Father's Brain," *The New Yorker*, September 10, 2001, 85.

（2）Richard M. Torack, *The Pathologic Physiology of Dementia, with Indications for Diagnosis and Treatment* (Berlin : Springer-Verlag, 1978).

（3）一方，やはりシェイクスピアの戯曲である『リア王』は，もちろん喜劇ではない。主人公のリアは，文芸批評家たちによってしばしば認知症になったと解釈されるが，ひどい幻覚や完全な錯乱状態におちいり，その後正常に戻ったように見えるリアの甚だしい行動上の変化は，真実を求める医学的精神によってではなく，シェイクスピアが用いた文学的手法として理解されるべきである。『お気に召すまま』の中のジェイクィーズの言葉は，19 世紀まで続いた，人間の一生に関する当時の支配的な考え方を表している。M. Lock, *Encounters with Aging : Mythologies of Menopause in Japan and North America* (Berkeley : University of California Press, 1993), 305–6, http://www.ucpress.edu/book.php?isbn=9780520201620 を参照のこと。

（4）Torack, *Pathologic Physiology*, 1.

（5）Eric Engstrom, "Researching Dementia in Imperial Germany : Alois Alzheimer and the Economies of Psychiatric Practice," *Culture, Medicine, and Psychiatry* 31, no. 3 (2007) : 405–13.

（6）H. Braak and E. Braak, "Neuropathological Stageing of Alzheimer-Related Changes," *Journal of Neuropathology & Experimental Neurology* 59 (2000) : 733–48.

（7）Konrad Maurer and Ulrike Maurer, *Alzheimer : The Life of a Physician and the Career of a Disease* (New York : Columbia University Press, 1986), 41.

（8）Ibid., ix.

（9）Theodore M. Brown, "Mental Diseases," in *Companion Encyclopedia of the History of Medicine*, vol. 1, ed. W. F. Bynum and Roy Porter (London : Routledge, 1993), 442.

（10）Ibid., 444.

（11）Michel Foucault, *The Birth of the Clinic : An Archaeology of Medical Perception*, trans. A. M. Sheridan Smith (New York : Vintage Books, 1973), 131.

（12）Charles Hughes, "Insanity Defined on the Basis of Disease," *The Alienist and Neurologist* 20 (1887) : 170–74, 173.

（13）G. E. Berrios, "Alzheimer Disease : A Conceptual History," *International Journal of Geriatric Psychiatry* 5 (1990) : 355–65, 356.

（14）Cohen, *No Aging in India*, 63.

（15）Maurer and Maurer, *Alzheimer*, 2, 4.

（16）Ibid., 151–52.

（17）Berrios, "Alzheimer Disease."

（18）Atwood Gaines and Peter Whitehouse, "Building a Mystery : Alzheimer Disease, Mild Cognitive Impairment, and Beyond," *Philosophy, Psychiatry, & Psychology* 13 (2006) : 61–74, 63.

（19）Braak and Braak, "Neuropathological Stageing."

（20）Cathy Gere, " 'Nature's Experiment' : Epilepsy, Localization of Brain Function and the Emergence of the Cerebral Subject," in *Neurocultures : Glimpses into an Expanding Universe*, ed. Francisco Ortega and Fernando Vidal (Frankfurt : Peter Lang, 2011), 235–47. このギアの論文

に取り上げられているのは，てんかん患者を被験者として，20世紀初頭に行なわれた神経学の研究である。1950年代には，その研究の集大成として，1100名以上のてんかん患者を対象とした脳の実験が，モントリオール神経学研究所のワイルダー・ペンフィールドによって，局所麻酔を用いて行なわれた。

(21) Berrios, "Alzheimer Disease," 358.

(22) Maurer and Maurer, *Alzheimer*, 163.

(23) Ibid., 142.

(24) Hans-Jurgen Moller and Manuel B. Graeber, "Johann F.: The Historical Relevance of the Case for the Concept of Alzheimer Disease," in *Concepts of Alzheimer Disease: Biological, Clinical, and Cultural Perspectives*, ed. Peter J. Whitehouse, Konrad Maurer, and Jesse F. Ballenger (Baltimore: Johns Hopkins University Press, 2000), 30-46.

(25) Maurer and Maurer, *Alzheimer*, 217.

(26) Berrios, "Alzheimer Disease," 360.

(27) ジェシー・バレンジャーの見解を参考にした。

(28) Berrios, "Alzheimer Disease," 362.

(29) Wolfgang Jilek, "Emil Kraepelin and Comparative Sociocultural Psychiatry," *European Archives of Psychiatry and Clinical Neuroscience* 245 (1995): 231-38.

(30) David J. Libon, Catherine C. Price, Kenneth M. Heilman, and Murray Grossman, "Alzheimer's 'Other Dementia,' " *Cognitive and Behavioral Neurology* 19, no. 2 (2006): 112-16; Torack, *Pathologic Physiology*.

(31) Konrad Maurer, Stephan Volk, and Hector Gerbaldo, "Auguste D: The History of Alois Alzheimer's First Case," in Whitehouse, Maurer, and Ballenger, *Concepts of Alzheimer Disease*, 20-29, 20.

(32) Berrios, "Alzheimer Disease."

(33) T. Simchowicz, "Histologische Studien uber die senile Demenz," in *Histologische und histopathologische Arbeiten*, vol. 4, ed. F. Nissl and A. Alzheimer (Jena: Fischer, 1913), 267-444.

(34) 1933年に行なわれたN. ゲラーズテッドによる報告である。W. A. Lishman, "The History of Research into Dementia and Its Relationship to Current Concepts," in Huppert, Brayne, and O'Conner, *Dementia and Normal Aging*, 41-56を参照のこと。

(35) Ibid., 44.

(36) Thomas G. Beach, "The History of Alzheimer Disease: Three Debates," *Journal of the History of Medicine* 42 (1987): 327-42.

(37) Ibid.

(38) M. Leale, "The Senile Degenerations, Their Symptom-Complex and Treatment," *International Clinics* 4 (1911): 37-47.

(39) C. Mercier, *Sanity and Insanity* (London: Walter Scott, 1895).

(40) Martha Holstein, "Alzheimer Disease and Senile Dementia, 1885-1920: An Interpretive History of Disease Negotiation," *Journal of Aging Studies* 11 (1997): 1-13, 7. T. Cole, *The Journey of Life: A Cultural History of Aging in America* (Cambridge: Cambridge University Press, 1991) も参照のこと。

(41) Ignatz Nascher, "Senile Mentality," *International Clinics* 4 (1911): 48-59.

(42) Jesse F. Ballenger, *Self, Senility, and Alzheimer's Disease in Modern America : A History* (Baltimore : Johns Hopkins University Press, 2006), 30.

(43) Ibid., 119.

(44) Cited in ibid., 48.

(45) Ibid., 56–80 を参照のこと。

(46) Martin Roth, Bernard E. Thomlinson, and Gary Blessed, "Correlation between Scores for Dementia and Counts of Senile Plaques in Cerebral Grey Matter of Elderly Subjects," *Nature* 209 (1966) : 109–10, 109.

(47) Ballenger, *Self, Senility, and Alzheimer's Disease*, 91.

(48) Alex Comfort, *A Good Age* (New York : Simon & Schuster, 1976), 47.

(49) Robert Katzman, "The Prevalence and Malignancy of Alzheimer Disease : A Major Killer," *Archives of Neurology* 33 (1976) : 217–18.

(50) Konrad Dillman, "Epistemological Lessons from History," in Whitehouse, Maurer, and Ballenger, *Concepts of Alzheimer Disease*, 129–57, 141.

(51) Robert Katzman and Katherine L. Bick, "The Rediscovery of Alzheimer Disease in the 1960s and 1970s," in Whitehouse, Maurer, and Ballenger, *Concepts of Alzheimer Disease*, 104–14.

(52) Ballenger, *Self, Senility, and Alzheimer's Disease*, 98.

(53) Roger H. Segelken, "Alzheimer Activist," *New York Times*, September 24, 2008.

(54) Patrick Fox, "From Senility to Alzheimer Disease : The Rise of the Alzheimer Disease Movement," *Milbank Quarterly* 67 (1989) : 58–102.

(55) R. Binstock and S. G. Post, eds., *Too Old for Health Care? Controversies in Medicine, Law, Economics, and Ethics* (Baltimore : Johns Hopkins University Press, 1991).

(56) Whitehouse, Maurer, and Ballenger, *Concepts of Alzheimer Disease*, 206–7.

(57) Medical Research Council, *Senile and Presenile Dementias : A Report of the MRC Subcommittee, Compiled by W. A. Lishman* (London : Medical Research Council, 1977).

(58) Patrick Fox, "The Role of the Concept of Alzheimer Disease," in Whitehouse, Maurer, and Ballenger, *Concepts of Alzheimer Disease*, 209–33.

(59) M. J. Delvecchio Good, B. J. Good, C. Schaffer, and S. E. Lind, "American Oncology and the Discourse on Hope," *Culture, Medicine, and Psychiatry* 14, no. 1 (1990) : 59–79.

(60) Fox, "From Senility to Alzheimer Disease" ; Claudia Chaufan, Brooke Hollister, Jennifer Nazareno, and Patrick Fox, "Medical Ideology as a Double-Edged Sword : The Politics of Cure and Care in the Making of Alzheimer's Disease," *Social Science & Medicine* 74 (2012) : 788–95.

(61) Chaufan et al., "Medical Ideology."

(62) Lishman, "History of Research," 50.

(63) Ibid., 50–51.

(64) これは，私の同僚のアラン・ヤングが用いた表現である。

(65) Lishman, "History of Research," 52.

(66) Martin Roth, "Dementia and Normal Aging of the Brain," in Huppert, Brayne, and O'Conner, *Dementia and Normal Aging*, 57–76, 65.

(67) Foucault, *Birth of the Clinic*.

(68) Ibid., chap. 8 を参照のこと。

(69) Hacking, *Taming of Chance*. Georges Canguilhem, *The Normal and the Pathological* (New

York : Zone Books, 1991）も参照のこと。

(70) Lock, *Encounters with Aging*.

(71) Hacking, *Taming of Chance*, 164.

(72) Canguilhem, *Normal and the Pathological*, 228.

(73) David Snowdon, *Aging with Grace : What the Nun Study Teaches Us about Leading Longer, Healthier and More Meaningful Lives* (New York : Bantam Books, 2001).

(74) R. H. Swartz, S. E. Black, and P. St George-Hyslop, "Apolipoprotein E and Alzheimer's Disease : A Genetic, Molecular and Neuroimaging Review," *Canadian Journal of Neurological Sciences* 26, no. 2 (1999) : 77–88.

(75) David Snowdon, "Aging and Alzheimer Disease : Lessons from the Nun Study," *The Gerontologist* 35 (1997) : 150–56, 150.

(76) George M. Savva, Stephen B. Wharton, Paul G. Ince, Gillian Forster, Fiona E. Matthews, and Carol Brayne, "Age, Neuropathology, and Dementia," *New England Journal of Medicine* 360, no. 22 (2009) : 2302–9, 2306.

(77) Ibid., 2308.

(78) Carol Brayne and Paul Calloway, "Normal Ageing, Impaired Cognitive Function, and Senile Dementia of the Alzheimer's Type : A Continuum?," *The Lancet* 331 (1988) : 1265–67.

(79) Julie A. Schneider, Zoe Arvanitakis, Sue E. Leurgans, and David A. Bennett, "The Neuropathology of Probable Alzheimer Disease and Mild Cognitive Impairment," *Annals of Neurology* 66, no. 2 (2009) : 200–208 ; Eric E. Smith and Steven M. Greenberg, "Beta-Amyloid, Blood Vessels and Brain Function," *Stroke* 40, no. 7 (2009) : 2601–6 ; Neuropathology Group of the Medical Research Council Cognitive Function and Ageing Study, "Pathological Correlates of Late-Onset Dementia in a Multicentre, Community-Based Population in England and Wales," *The Lancet* 357 (2001) : 169–75.

(80) Howard A. Crystal, Dennis Dickson, Peter Davies, David Masur, Ellen Grober, and Richard B. Lipton, "The Relative Frequency of 'Dementia of Unknown Etiology' Increases with Age and Is Nearly 50% in Nonagenarians," *Archives of Neurology* 57, no. 5 (2000) : 713–19.

(81) Carol F. Lippa and John C. Morris, "Alzheimer Neuropathology in Nondemented Aging Keeping Mind over Matter," *Neurology* 66, no. 12 (2006) : 1801–2.

(82) Richards and Brayne, "What Do We Mean?"

(83) Ibid., 865.

(84) Ibid., 866.

(85) Robert N. Butler, Richard A. Miller, Daniel Perry, Bruce A. Carnes, T. Franklin Williams, Christine Cassel, Jacob Brody, et al., "New Model of Health Promotion and Disease Prevention for the 21st Century," *British Medical Journal* 337 (2008) : a399.

(86) Tiago Moreira and Paolo Palladino, "Ageing between Gerontology and Biomedicine," *BioSocieties* 4, no. 4 (2009) : 349–65, 351–52.

(87) House of Lords, *Science and Technology Committee : 6th Report* (London : Parliament, 2006), http://www.publications.parliament.uk/pa/ld200506/ldselect/ldsctech/146/14603.htm.

(88) Moreira and Palladino, "Ageing between Gerontology and Biomedicine," 351–52.

(89) Tom Kirkwood, *Time of Our Lives : The Science of Human Aging* (Oxford : Oxford University Press, 1999), cited in House of Lords, *Science and Technology Committee*. Moreira and Palladino,

“Ageing between Gerontology and Biomedicine,” 363 も参照のこと。

第 2 章　アルツハイマー病の基準化を目指して

(1) Zaven Khachaturian, “Plundered Memories,” *The Sciences* 37, no. 4 (1997) : 20–23.

(2) Charles E. Rosenberg, “The Tyranny of Diagnosis : Specific Entities and Individual Experience,” *Milbank Quarterly* 80, no. 2 (2002) : 237–60, 237.

(3) Ibid., 240.

(4) Marc Berg, *Rationalizing Medical Work : Decision-Support Techniques and Medical Practices* (Cambridge, Mass. : MIT Press, 1997) ; N. A. Christakis, “The Ellipsis of Prognosis in Modern Medical Thought,” *Social Science & Medicine* 44, no. 3 (1997) : 301–15 ; Lock and Nguyen, *Anthropology of Biomedicine* ; Harry M. Marks, *The Progress of Experiment : Science and Therapeutic Reform in the United States, 1900–1990* (Cambridge : Cambridge University Press, 1997) も参照のこと。

(5) Aimee Pasqua Borazanci, Meghan K. Harris, Robert N. Schwendimann, Eduardo Gonzalez-Toledo, Amir H. Maghzi, Masoud Etemadifar, Nadejda Alekseeva, James Pinkston, Roger E. Kelley, and Alireza Minagar, “Multiple Sclerosis : Clinical Features, Pathophysiology, Neuroimaging and Future Therapies,” *Future Neurology* 4, no. 2 (2009) : 229–46.

(6) 医学では，感受性の概念が，問題の病気を有していると正確に同定された人々のパーセンテージを測るのに対して，疾患特異性は，正確に同定された陰性の人々，すなわちその病気を有していないと正確に同定された健康な人々のパーセンテージを測る。

(7) これがモントリオールにおける実状であると，マギル大学の附属病院に置かれているブレインバンクの責任者である神経病理学者が，私に述べた。

(8) Siddhartha Mukherjee, *The Emperor of All Maladies : A Biography of Cancer* (New York : Scribner, 2010) も参照のこと。

(9) Canadian Study of Health and Aging Working Group, “The Incidence of Dementia in Canada,” *Neurology* 55, no. 1 (2000) : 66–73.

(10) Kathleen M. Hayden, Peter P. Zandi, Constantine G. Lyketsos, Ara S. Khachaturian, Lori A. Bastian, Gene Charoonruk, JoAnn T. Tschanz, et al., “Vascular Risk Factors for Incident Alzheimer Disease and Vascular Dementia : The Cache County Study,” *Alzheimer Disease & Associated Disorders* 20, no. 2 (2006) : 93–100 ; David A. Bennett, Philip L. De Jager, Sue E. Leurgans, and Julie A. Schneider, “Neuropathologic Intermediate Phenotypes Enhance Association to Alzheimer Susceptibility Alleles,” *Neurology* 72, no. 17 (2009) : 1495–1503 ; Neuropathology Group of the Medical Research Council Cognitive Function and Ageing Study, “Pathological Correlates.”

(11) Carol Brayne, “Research and Alzheimer's Disease : An Epidemiological Perspective,” *Psychological Medicine* 23, no. 2 (1993) : 287–96 and Carol Brayne and Daniel Davis, “Making Alzheimer's and Dementia Research Fit for Populations,” *The Lancet* 380 (2012) : 1441–43 を参照のこと。

(12) Zaven S. Khachaturian, “Diagnosis of Alzheimer's Disease,” *Archives of Neurology* 42, no. 11 (1985) : 1097–1105.

(13) ミニメンタルステート検査は，「認知機能障害」をスクリーニングするために，世界で最も広く用いられ，基準化されている方法である。これは，1975 年に生み出されたもの

で，そのフォーマットは 10 の言語に翻訳されている。ミニと呼ばれるのは，それまであったいくつかの検査よりもサイズが縮小され，また，気分や心理状態のアセスメントを行なうことが意図されていないからである。フルで行なわれることはめったになく，通常 10 分ぐらいで終わるこの検査は，一部の人には短すぎると，そして一部の人には長すぎると批判されてきた。2010 年には，修正版が作成されている。サイコロジカル・アセスメント・リソーシズ社がこの検査の権利をもっており，それは今日，アンドロイドのスマートフォンアプリとして購入できる。また，一般開業医・精神科医・神経科医による使用ばかりではなく，個人・家庭における使用も推奨されている。M. F. Folstein, S. E. Folstein, and P. R. McHugh, " 'Mini-mental State' : A Practical Method for Grading the Cognitive State of Patients for the Clinician," *Journal of Psychiatric Research* 12, no. 3 (1975) : 189–98 ; E. L. Teng and H. C. Chui, "The Modified Mini-Mental State (3MS) Examination," *Journal of Clinical Psychiatry* 48, no. 8 (1987) : 314–18 を参照のこと。

(14) T. Erkinjuntti, T. Ostbye, R. Steenhuis, and V. Hachinski, "The Effect of Different Diagnostic Criteria on the Prevalence of Dementia," *New England Journal of Medicine* 337, no. 23 (1997) : 1667–74.

(15) Janice E. Graham, Kenneth Rockwood, B. Lynn Beattie, Ian McDowell, Robin Eastwood, and Serge Gauthier, "Standardization of the Diagnosis of Dementia in the Canadian Study of Health and Aging," *Neuroepidemiology* 15, no. 5 (1996) : 246–56 ; Z. Nagy, M. M. Esiri, K. A. Jobst, et al., "The Effects of Additional Pathology on the Cognitive Deficit in Alzheimer Disease," *Journal of Neuropathology & Experimental Neurology* 56 (1997) : 163–70 ; K. Ritchie, D. Leibovici, B. Lessert, and J. Touchon, "A Typology of Sub-clinical Senescent Cognitive Disorder." *British Journal of Psychiatry* 168 (1966) : 470–76 ; Gustavo C. Roman and Donald R. Royall, "Executive Control Function : A Rational Basis for the Diagnosis of Vascular Dementia," *Alzheimer Disease & Associated Disorders* 13 (1999) : S4–S8.

(16) Graham et al., "Standardization of the Diagnosis."

(17) Danny George and Peter Whitehouse, "The Classification of Alzheimer Disease and Mild Cognitive Impairment," in Ballenger et al., *Treating Dementia*, 5–24 を参照のこと。

(18) Fadi Massoud, Gayatri Devi, Yaakov Stern, Arlene Lawton, James E. Goldman, Yan Liu, Steven S. Chin, and Richard Mayeux, "A Clinicopathological Comparison of Community-Based and Clinic-Based Cohorts of Patients with Dementia," *Archives of Neurology* 56, no. 11 (1999) : 1368–73.

(19) C. Duyckaerts, P. Delaere, J. -J. Hauw, A. L. Abbamondi-Pinto, S. Sorbi, I. Allen, J. P. Brion, et al., "Rating of the Lesions in Senile Dementia of the Alzheimer Type : Concordance between Laboratories. A European Multicenter Study under the Auspices of EURAGE," *Journal of the Neurological Sciences* 97, nos. 2–3 (1990) : 295–323.

(20) John V. Bowler, David G. Munoz, Harold Merskey, and Vladimir Hachinski, "Fallacies in the Pathological Confirmation of the Diagnosis of Alzheimer's Disease," *Journal of Neurology, Neurosurgery & Psychiatry* 64, no. 1 (1998) : 18–24.

(21) C. J. Gilleard, "Is Alzheimer's Disease Preventable? A Review of Two Decades of Epidemiological Research," *Aging and Mental Health* 4 (2000) : 101–18, 102.

(22) Ibid., 102 ; S. S. Erlich and R. L. Davis, "Alzheimer's Disease in the Very Aged," *Journal of Neuropathology & Experimental Neurology* 39, no. 3 (1980) : 352–54 ; H. M. Wisniewski, A.

Rabe, W. Silverman, and W. Zigman, "Neuropathological Diagnosis of Alzheimer Disease : A Survey of Current Practices," *Alzheimer Disease & Associated Disorders* 2, no. 4 (1988) : 396–414 も参照のこと。

(23) John C. Morris, "The Relationship of Plaques and Tangles to Alzheimer Disease Phenotype," in *Pathobiology of Alzheimer's Disease*, ed. Alison M. Goate and Frank Ashall (London : Academic Press, 1995), 193–218.

(24) John C. S. Breitner, "Dementia—Epidemiological Considerations, Nomenclature, and a Tacit Consensus Definition," *Journal of Geriatric Psychiatry and Neurology* 19, no. 3 (2006) : 129–36, 136.

(25) Jesse F. Ballenger, "DSM-V : Continuing the Confusion about Aging, Alzheimer's and Dementia," *H-madness : History of Psychiatry*, March 19, 2010, http://historypsychiatry.com/2010/03/19/dsm-v-continuing-the-confusion-about-aging-alzheimer%e2%80%99s-and-dementia/.

(26) Carol Brayne, "The Elephant in the Room—Healthy Brains in Later Life, Epidemiology and Public Health," *Nature Reviews Neuroscience* 8, no. 3 (2007) : 233–39.

(27) Catalina Amador-Ortiz, Wen-Lang Lin, Zeshan Ahmed, David Personett, Peter Davies, Ranjan Duara, Neill R. Graff-Radford, Michael L. Hutton, and Dennis W. Dickson, "TDP-43 Immunoreactivity in Hippocampal Sclerosis and Alzheimer's Disease," *Annals of Neurology* 61, no. 5 (2007) : 435–45.

(28) Khachaturian, "Plundered Memories," 21.

(29) Brayne and Davis, "Making Alzheimer's and Dementia Research Fit," 1441.

(30) Whitehouse and George, *Myth of Alzheimer's*.

(31) John A. Hardy and Gerald A. Higgins, "Alzheimer's Disease : The Amyloid Cascade Hypothesis," *Science* 256 (1992) : 184–85.

(32) Ibid., 184.

(33) Ibid., 184, 加筆修正されている。

(34) Ballenger et al., *Treating Dementia*. Whitehouse and George, *Myth of Alzheimer's*, esp. chap. 5, "Waiting for Godot" も参照のこと。

(35) George Perry, Akihiko Nunomura, Arun K. Raina, and Mark A. Smith, "Amyloid-β Junkies," *The Lancet* 355 (2000) : 757.

(36) John A. Hardy and Dennis J. Selkoe, "The Amyloid Hypothesis of Alzheimer's Disease : Progress and Problems on the Road to Therapeutics," *Science* 297 (2002) : 353–56.

(37) たとえば Stephanie J. Soscia, James E. Kirby, Kevin J. Washicosky, Stephanie M. Tucker, Martin Ingelsson, Bradley Hyman, Mark A. Burton, et al., "The Alzheimer's Disease-Associated Amyloid β-Protein Is an Antimicrobial Peptide," *PLoS ONE* 5, no. 3 (2010) : e9505 を参照のこと。

(38) Amritpal Mudher and Simon Lovestone, "Alzheimer's Disease—Do Tauists and Baptists Finally Shake Hands?," *Trends in Neurosciences* 25, no. 1 (2002) : 22–26.

(39) Ibid.

(40) Ibid., 25.

(41) Virginia M. -Y. Lee, "Tauists and Baptists United—Well Almost!," *Science* 293 (2001) : 1446–47.

(42) Benjamin Yang, "A United Disease Theory Brings Two Groups of Alzheimer's Disease

Researchers Together," *Discovery Medicine*, May 10, 2009, http://www.discoverymedicine.com/Benjamin-Yang/2009/05/10/a-united-disease-theory-brings-two-groups-of-alzheimer-researchers-together/.
(43) The Editors, "Alzheimer Disease," *Nature Medicine* 12, no. 7 (2006) : 746–84.
(44) Apoorva Mandavilli, "The Amyloid Code," *Nature Medicine* 12, no. 7 (2006) : 747–51.
(45) Ibid., 747.
(46) Edith G. McGeer and Pat L. McGeer, "Neuroinflammation : Alzheimer Disease, and Other Aging Disorders," in *Pharmacological Mechanisms in Alzheimer's Therapeutics*, ed. A. C. Cuello (New York : Springer, 2007), 149–66.
(47) C. P. J. Maury, "The Emerging Concept of Functional Amyloid," *Journal of Internal Medicine* 265, no. 3 (2009) : 329–34.
(48) Rudy J. Castellani, Hyoung-gon Lee, Sandra L. Siedlak, Akihiko Nunomura, Takaaki Hayashi, Masao Nakamura, Xiongwei Zhu, George Perry, and Mark A. Smith, "Reexamining Alzheimer's Disease : Evidence for a Protective Role for Amyloid-β Protein Precursor and Amyloid-β," *Journal of Alzheimer's Disease* 18, no. 2 (2009) : 447–52.
(49) Jesse F. Ballenger, "Necessary Interventions : Antidementia Drugs and Heightened Expectations for Aging in Modern American Cultures and Society," in Ballenger et al., *Treating Dementia*, 189–209, 199.
(50) Ibid., 201.
(51) Tiago Moreira, "Truth and Hope in Drug Development and Evaluation in Alzheimer Disease," in Ballenger et al., *Treating Dementia*, 210–30.
(52) たとえば Elaine K. Perry, Peter H. Gibson, Garry Blessed, Robert H. Perry, and Bernard E. Tomlinson, "Neurotransmitter Enzyme Abnormalities in Senile Dementia. Choline Acetyltransferase and Glutamic Acid Decarboxylase Activities in Necropsy Brain Tissue," *Journal of the Neurological Sciences* 34, no. 2 (1977) : 247–65 ; Elaine K. Perry, Robert H. Perry, Peter H. Gibson, Garry Blessed, and Bernard E. Tomlinson, "A Cholinergic Connection between Normal Aging and Senile Dementia in the Human Hippocampus," *Neuroscience Letters* 6, no. 1 (1977) : 85–89 を参照のこと。
(53) Peter J. Whitehouse, Donald L. Price, Arthur W. Clark, Joseph T. Coyle, and Mahlon R. DeLong, "Alzheimer Disease : Evidence for Selective Loss of Cholinergic Neurons in the Nucleus Basalis," *Annals of Neurology* 10, no. 2 (1981) : 122–26.
(54) Ballenger, "Necessary Interventions" ; Moreira, "Truth and Hope" ; Peter J. Whitehouse, "Can We Fix This with a Pill? Qualities of Life and the Aging Brain," in Ballenger et al., *Treating Dementia*, 168–82.
(55) Alison Abbott, "The Plaque Plan," *Nature* 456 (2008) : 161–64.
(56) Robert Langreth, "Eli Lilly Alzheimer's Disease Failure Bolsters Amyloid Theory Skeptics—Forbes," *Forbes*, August 17, 2010, http://www.forbes.com/sites/robertlangreth/2010/08/17/eli-lilly-alzheimers-failure-bolsters-skeptics-on-amyloid-theory/.
(57) Clive Holmes, Delphine Boche, David Wilkinson, Ghasem Yadegarfar, Vivienne Hopkins, Anthony Bayer, Roy W. Jones, et al., "Long-Term Effects of A β 42 Immunisation in Alzheimer's Disease : Follow-Up of a Randomised, Placebo-Controlled Phase I Trial," *The Lancet* 372 (2008) : 216–23, 222.

(58) Ballenger, *Self, Senility, and Alzheimer's Disease*, 99.

(59) たとえばI. J. Bennett, E. J. Golob, E. S. Parker, and A. Starr, "Memory Evaluation in Mild Cognitive Impairment Using Recall and Recognition Tests," *Journal of Clinical and Experimental Neuropsychology* 28, no. 8 (2006): 1408–22 を参照のこと。

(60) Bruno Dubois, Howard H. Feldman, Claudia Jacova, Steven T. DeKosky, Pascale Barberger-Gateau, Jeffrey Cummings, Andre Delacourte, et al., "Research Criteria for the Diagnosis of Alzheimer's Disease: Revising the NINCDS-ADRDA Criteria," *The Lancet Neurology* 6, no. 8 (2007): 734–46.

(61) Ibid., 734.

(62) Ibid., 743.

(63) Abbott, "The Plaque Plan."

(64) Ibid., 163.

(65) Ibid., 164.

(66) John A. Hardy, "The Amyloid Cascade Hypothesis Has Misled the Pharmaceutical Industry," *Biochemical Society Transactions* 39, no. 4 (2011): 920–23.

第 3 章　アルツハイマー病予防への道

(1) John Bayley, *Iris: A Memoir of Iris Murdoch* (London: Abacus, 2002), 216–17.

(2) Patricia Jasen, "Breast Cancer and the Language of Risk, 1750–1950," *Social History of Medicine* 15, no. 1 (2002): 17–43.

(3) Francois Ewald, "Insurance and Risk," in *The Foucault Effect: Studies in Governmentality*, edited by Graham Burchell, Colin Gordon, and Peter Miller (Hemel Hempstead: Harvester Wheatsheaf, 1991), 197–210, 208 を参照のこと。

(4) Ibid., 208.

(5) Mary Douglas, "Risk as a Forensic Resource," *Daedalus* 119, no. 4 (1990): 1–16.

(6) Michel Foucault, *The History of Sexuality*, vol. 1 (New York: Vintage Books, 1980).

(7) Robert Castel, "From Dangerousness to Risk," in Burchell, Gordon, and Miller, *The Foucault Effect*, 281–98, see 289.

(8)「体質によるリスク（corporeal or embodied risk)」という語を最初に使ったのはアン・M. キャヴァナーとドロシー・H. ブルームであると，私は認識している。Anne M. Kavanagh and Dorothy H. Broom, "Embodied Risk: My Body, Myself?," *Social Science & Medicine* 46, no. 3 (1998): 437–44.

(9) Mark Schiffman, Nicolas Wentzensen, Sholom Wacholder, Walter Kinney, Julia C. Gage, and Philip E. Castle, "Human Papillomavirus Testing in the Prevention of Cervical Cancer," *Journal of the National Cancer Institute* 103, no. 5 (2011): 368–83; Marc B. Garnick, "The Great Prostate Cancer Debate," *Scientific American* 306, no. 2 (2012): 38–43.

(10) http://medical-dictionary.thefreedictionary.com/biomarker を参照のこと。

(11) もちろん保険会社は，いわゆる「欠陥遺伝子」の責任を個人に押しつけようとするかもしれない。優生学が実践されていた時代には，遺伝子に倫理的価値が組み込まれていたが，第 6 章で見るように，ポストゲノム時代になると，遺伝子の構造と機能が明らかにされ，それにしたがって遺伝子と人間の責任を関連づけることが難しくなった。

(12) インタビューした患者や家族の名前は，すべて仮名である。

(13) ヴェルダン・プロテスタント病院とも呼ばれていた，このプロテスタント精神病院は，最初，患者たちが世話をしていた農地に設置された慈善施設だった。この施設は今日では，ダグラス精神保健大学研究所，あるいは非公式にダグラスと呼ばれているが，患者たちはやはり，美しい土地の世話をし，また研究の実務の補助を行なったりしている。

(14) Jeremia Heinik, "V. A. Kral and the Origins of Benign Senescent Forgetfulness and Mild Cognitive Impairment," *International Psychogeriatrics* 22, no. 3 (2010) : 395–402, 398.

(15) James Golomb, Alan Kluger, and Steven H. Ferris, "Mild Cognitive Impairment : Historical Development and Summary of Research," *Dialogues in Clinical Neuroscience* 6, no. 4 (2004) : 351–67, 352.

(16) Glenn E. Smith, Ronald C. Petersen, Joseph E. Parisi, Robert J. Ivnik, Emre Kokmen, Eric G. Tangalos, and Stephen Waring, "Definition, Course, and Outcome of Mild Cognitive Impairment," *Aging, Neuropsychiatry and Cognition* 3 (1996) : 141–47.

(17) Ronald C. Petersen, Rachelle Doody, Alexander Kurz, Richard C. Mohs, John C. Morris, Peter V. Rabins, Karen Ritchie, Martin Rossor, Leon Thal, and Bengt Winblad, "Current Concepts in Mild Cognitive Impairment," *Archives of Neurology* 58, no. 12 (2001) : 1985–92, 1991.

(18) Cited in Tiago Moreira, Carl May, and John Bond, "Regulatory Objectivity in Action Mild Cognitive Impairment and the Collective Production of Uncertainty," *Social Studies of Science* 39, no. 5 (2009) : 665–90, 205 of the FDA report, www.fda.gov/ohrms/dockets/AC/01/transcripts/3724t1.pdf.

(19) Moreira, May, and Bond, "Regulatory Objectivity," 684.

(20) Ronald C. Petersen, ed., *Mild Cognitive Impairment : Aging to Alzheimer's Disease* (Oxford : Oxford University Press, 2003), 12.

(21) Moreira, May, and Bond, "Regulatory Objectivity," 685.

(22) Ibid., 672.

(23) B. Winblad, K. Palmer, M. Kivipelto, V. Jelic, L. Fratiglioni, L. -O. Wahlund, A. Nordberg, et al., "Mild Cognitive Impairment—Beyond Controversies, towards a Consensus : Report of the International Working Group on Mild Cognitive Impairment," *Journal of Internal Medicine* 256, no. 3 (2004) : 240–46.

(24) Moreira, May, and Bond, "Regulatory Objectivity," 666. Here Moreira and colleagues follow the lead of Keating and Cambrosio, *Biomedical Platforms*.

(25) Serge Gauthier, Barry Reisberg, Michael Zaudig, Ronald C. Petersen, Karen Ritchie, Karl Broich, Sylvie Belleville, et al., "Mild Cognitive Impairment," *Lancet* 367 (2006) : 1262–70.

(26) Ibid., 1268.

(27)「健忘性（amnestic）」というのは，記憶の一部あるいはすべてを失う性質のことを意味する。今日では，健忘性認知障害は，最も一般的に診断される認知障害の型である。

(28) Ronald C. Petersen, "The Current Status of Mild Cognitive Impairment—What Do We Tell Our Patients?," *Nature Clinical Practice Neurology* 3, no. 2 (2007) : 60–61, 60.

(29) Ibid., 61.

(30) Ronald C. Petersen, "Mild Cognitive Impairment Is Relevant," *Philosophy, Psychiatry, & Psychology* 13, no. 1 (2006) : 45–49.

(31) Peter J. Whitehouse, "Mild Cognitive Impairment—A Confused Concept?," *Nature Clinical Practice Neurology* 3, no. 2 (2007) : 62–63, 63.

(32) Ziad S. Nasreddine, Natalie A. Phillips, Valerie Bedirian, Simon Charbonneau, Victor Whitehead, Isabelle Collin, Jeffrey L. Cummings, and Howard Chertkow, "The Montreal Cognitive Assessment, MoCA : A Brief Screening Tool for Mild Cognitive Impairment," *Journal of the American Geriatric Society* 53, no. 4 (2005) : 695–99.

(33) 英国ではメモリークリニックが次々に生まれているが，老年精神医学が実際に扱っているのは，主に早発性認知症である。MCI や認知症の初期段階に対するアプローチは，神経科医と精神科医のどちらが主たる臨床専門医であるかということなどに応じて，国によって非常に異なる。フランスには，精神科医をスタッフとするメモリークリニックが 150 もある。

(34) この研究は，マギル大学の倫理基準を満たすとともに，実際にインタビューが行なわれたメモリークリニックの所長のサポートを得ている。インタビューした患者全員が，インタビューの開始前にインフォームドコンセントの書類に署名した。そして自らの意思で，いつでもインタビューをやめられるようになっていた。前述したように，インタビューを引用する際には，つねに仮名を用いた。

(35) MoCA は，MCI という「中間的カテゴリー」の検査において，MMSE よりもすぐれている。MCI を有している者と「正常な研究対照群」を，これほど信頼性をもって素早くスクリーニングする方法は他にはない，と言われている。

(36) Erin Andersen, "Isolated by Affliction, Isolated by Language," *Globe and Mail*, December 18, 2010.

(37) Gina Kolata, "Finding Suggests New Target for Alzheimer's Drugs," *New York Times*, September 1, 2010.

(38) Gina Kolata, "New Scan May Spot Alzheimer's," *New York Times*, July 13, 2010.

(39) Gina Kolata, "In Spinal-Fluid Test, an Early Warning on Alzheimer's," *New York Times*, August 9, 2010.

(40) Arthur Brisbane, "The Trouble with Absolutes," *New York Times*, July 13, 2010, Public Editor's Journal sec., http://publiceditor.blogs.nytimes.com/2010/08/24/the-trouble-with-absolutes/.

(41) Alliance for Human Research Protection, "NY Times Corrects Gina Kolata Re : Alzheimer's," September 16, 2010, http://www.ahrp.org/cms/content/view/726/1/. Health News Review, http://www.healthnewsreview.org/2012/06/historian-writes-on-medical-journalism-in-the-war-on-alzheimers, および Science Journalism Tracker, http://ksj.mit.edu/tracker/2011/01/ny-times-strangely-quiet-alzheimers-test も参照のこと。

(42) Gina Kolata, "Guidelines Seek Early Detection of Alzheimer's," *New York Times*, July 14, 2010, http://query.nytimes.com/gst/fullpage.html.

(43) Ibid.

(44) Gina Kolata, "Drug Trials Test Bold Plan to Slow Alzheimer's," *New York Times*, July 16, 2010.

(45) Gina Kolata, "Insights Give New Hope for New Attack on Alzheimer's," *New York Times*, December 13, 2010.

(46) Quoted in Gina Kolata, "Early Tests for Alzheimer's Pose Diagnosis Dilemma," *New York Times*, December 17, 2010.

(47) Gina Kolata, "F. D. A. Sees Promise in Alzheimer's Imaging Drug," *New York Times*, January 20, 2011.

(48) Bruno Dubois, Howard H. Feldman, Claudia Jacova, Jeffrey L. Cummings, Steven T. Dekosky, Pascale Barberger-Gateau, Andre Delacourte, et al., "Revising the Definition of Alzheimer's Disease : A New Lexicon," *The Lancet Neurology* 9, no. 11 (2010) : 1118–27, 1118.
(49) Ibid., 1118.
(50) Ibid., 1124–25.
(51) Ibid., 1125.

第 4 章　体内に潜むリスクの顕在化

(1) John Berger, *Ways of Seeing* (London : Penguin, 1972), 7.
(2) Sanjay W. Pimplikar, "Alzheimer's Isn't Up to the Tests," *New York Times*, July 19, 2010, Opinion sec., http://www.nytimes.com/2010/07/20/opinion/20pimplikar.html.
(3) Garnick, "Great Prostate Cancer Debate."
(4) Whitehouse and George, *Myth of Alzheimer's*, 4.
(5) Bradley T. Hyman, Creighton H. Phelps, Thomas G. Beach, Eileen H. Bigio, Nigel J. Cairns, Maria C. Carrillo, Dennis W. Dickson, et al., "National Institute on Aging-Alzheimer's Association Guidelines for the Neuropathologic Assessment of Alzheimer's Disease," *Alzheimer's & Dementia* 8, no. 1 (2012) : 1–13.
(6) Clifford R. Jack, Jr., Marilyn S. Albert, David S. Knopman, Guy M. McKhann, Reisa A. Sperling, Maria C. Carrillo, Bill Thies, and Creighton H. Phelps, "Introduction to the Recommendations from the National Institute on Aging-Alzheimer's Association Workgroups on Diagnostic Guidelines for Alzheimer's Disease," *Alzheimer's & Dementia* 7, no. 3 (2011) : 257–62, 258 を参照のこと。
(7) Ibid., 259 を参照のこと。
(8) アルツハイマー病の，新しい神経病理学的アセスメントに関するガイドラインについては，Hyman et al., "National Institute on Aging" を参照のこと。
(9) Jack et al., "Introduction to the Recommendations" を参照のこと。
(10) Jack et al., "Introduction to the Recommendations" を参照のこと。
(11) Harald Hampel, Simone Lista, and Zaven S. Khachaturian, "Development of Biomarkers to Chart All Alzheimer's Disease Stages : The Royal Road to Cutting the Therapeutic Gordian Knot," *Alzheimer's & Dementia* 8, no. 4 (2012) : 312–36.
(12) Thomas Kuhn, *The Structure of Scientific Revolutions* (Chicago : University of Chicago Press, 1962).
(13) Ibid. 50th Anniversary ed. (Chicago : University of Chicago Press, 2012), 91 を参照のこと。
(14) Ian Hacking, "Introduction," in Kuhn, *The Structure of Scientific Revolutions*, 50th Anniversary ed., vii–xxxvii.
(15) Reisa A. Sperling, Paul S. Aisen, Laurel A. Beckett, David A. Bennett, Suzanne Craft, Anne M. Fagan, Takeshi Iwatsubo, et al., "Toward Defining the Preclinical Stages of Alzheimer's Disease : Recommendations from the National Institute on Aging-Alzheimer's Association Workgroups on Diagnostic Guidelines for Alzheimer's Disease," *Alzheimer's & Dementia* 7, no. 3 (2011) : 280–92, 282.
(16) Ibid., 282.
(17) Ibid., 282.

(18) Ibid., 283.

(19) Ibid., 284.

(20) Ibid., 287.

(21) John C. Morris, "Revised Criteria for Mild Cognitive Impairment May Compromise the Diagnosis of Alzheimer Disease Dementia," *Archives of Neurology* 69, no. 6 (2012) : 700–708, 700.

(22) Ibid., 700.

(23) Ibid., 705.

(24) Ibid., 706.

(25) Leonard F. M. Scinto and Kirk R. Daffner, eds., *The Early Diagnosis of Alzheimer's Disease* (Totowa, N. J. : Humana Press, 2000).

(26) A. Zara Herskovits and John H. Growdon, "Sharpen That Needle," *Archives of Neurology* 67, no. 8 (2010) : 918–20, 918.

(27) Geert De Meyer, Fred Shapiro, Hugo Vanderstichele, Eugeen Vanmechelen, Sebastiaan Engelborghs, Peter Paul De Deyn, Els Coart, et al., "Diagnosis-Independent Alzheimer Disease Biomarker Signature in Cognitively Normal Elderly People," *Archives of Neurology* 67, no. 8 (2010) : 949–56, 949.

(28) Ibid., 954. 加筆修正されている。

(29) Haiqun Lin, Charles E. McCulloch, Bruce W. Turnbull, Elizabeth H. Slate, and Larry C. Clark, "A Latent Class Mixed Model for Analysing Biomarker Trajectories with Irregularly Scheduled Observations," *Statistics in Medicine* 19, no. 10 (2000) : 1303–18.

(30) William E. Klunk, Henry Engler, Agneta Nordberg, Yanming Wang, Gunnar Blomqvist, Daniel P. Holt, Mats Bergstrom, et al., "Imaging Brain Amyloid in Alzheimer's Disease with Pittsburgh Compound-B," *Annals of Neurology* 55, no. 3 (2004) : 306–19, 317.

(31) G. G. Glenner, "Alzheimer's Disease : The Commonest Form of Amyloidosis," *Archives of Pathology & Laboratory Medicine* 107, no. 6 (1983) : 281–82.

(32) Kerryn E. Pike, Greg Savage, Victor L. Villemagne, Steven Ng, Simon A. Moss, Paul Maruff, Chester A. Mathis, William E. Klunk, Colin L. Masters, and Christopher C. Rowe, "β-amyloid Imaging and Memory in Non-demented Individuals : Evidence for Preclinical Alzheimer's Disease," *Brain* 130, no. 11 (2007) : 2837–44.

(33) Howard Jay Aizenstein, Robert D. Nebes, Judith A. Saxton, Julie C. Price, Chester A. Mathis, Nicholas D. Tsopelas, Scott K. Ziolko, et al., "Frequent Amyloid Deposition without Significant Cognitive Impairment among the Elderly," *Archives of Neurology* 65, no. 11 (2008) : 1509–17.

(34) Kerim Munir, Suzanne Coulter, John H. Growdon, Ann MacDonald, Patrick J. Skerrett, and Jane A. Leopold, "How to Solve Three Puzzles," *Newsweek* 151, no. 3 (January 21, 2008) : 64–66, 65.

(35) M. A. Mintun, G. N. Larossa, Y. I. Sheline, C. S. Dence, S. Y. Lee, R. H. Mach, W. E. Klunk, C. A. Mathis, S. T. DeKosky, and J. C. Morris, "[11C] PIB in a Nondemented Population : Potential Antecedent Marker of Alzheimer Disease," *Neurology* 67, no. 3 (2006) : 446–52 ; Clifford R. Jack, Val J. Lowe, Stephen D. Weigand, Heather J. Wiste, Matthew L. Senjem, David S. Knopman, Maria M. Shiung, et al., "Serial PIB and MRI in Normal, Mild Cognitive Impairment and Alzheimer's Disease : Implications for Sequence of Pathological Events in Alzheimer's

Disease," *Brain* 132, no. 5 (2009): 1355–65, 1363.

(36) Sperling, "Toward Defining the Preclinical Stages of Alzheimer's Disease," 282.

(37) Jack et al., "Serial PIB and MRI," 1363.

(38) Ibid., 1363.

(39) C. M. Clark and J. A. Schneider, "Use of Florbetapir-PET for Imaging β-amyloid Pathology," *Journal of the American Medical Association* 305, no. 3 (2011): 275–83.

(40) Ibid., 280.

(41) Monique Breteler, "Mapping Out Biomarkers for Alzheimer Disease," *Journal of the American Medical Association* 305, no. 3 (2011): 304–5, 304.

(42) Ibid., 305.

(43) Ibid., 305.

(44) Michael Carome and Sidney Wolfe, "Florbetapir-PET Imaging and Postmortem β-amyloid Pathology," *Journal of the American Medical Association* 305, no. 18 (2011): 1857–58.

(45) Joseph Dumit, "Critically Producing Brain Images of Mind," in *Critical Neuroscience: A Handbook of the Social and Cultural Contexts of Neuroscience*, ed. Suparna Choudhury and Jan Slaby (Chichester, UK: Wiley-Blackwell, 2012), 195–226, 222.

(46) W. J. Jagust, S. M. Landau, L. M. Shaw, J. Q. Trojanowski, R. A. Koeppe, E. M. Reiman, N. L. Foster, et al., "Relationships between Biomarkers in Aging and Dementia," *Neurology* 73, no. 15 (2009): 1193–99.

(47) マーク・ミンタンは，「一見，認知機能は正常に見えるが，PET スキャンで脳にアミロイドがあることが示されている被験者は，アミロイドを有していない被験者に比べると，認知・記憶機能が衰えているということを，統計学的に示す，様々な論文が現在存在する」と述べている。しかしながら彼は，これらの研究は横断的研究（ある時点における状況を調査する研究）なので，将来を予知するものではない，とつけ加えている。PIB 陽性のグループの人々の認知機能が，ある経年的測定において下降しつづけていたことを指摘したストランドらによる論文を，ミンタンは非常に有意義なものだとしたが，唯一の問題点は，「長期的データのほとんどが，PIB を用いたアミロイドの PET スキャンの前に，これらの被験者の経年的研究への長期のコミットメントに際して得られたものなので，それによって行なわれたものは，真に前向きな研究とは呼べない」ことであると，つけ加えた。Martha Storandt, Mark A. Mintun, Denise Head, and John C. Morris, "Cognitive Decline and Brain Volume Loss Are Signatures of Cerebral A β Deposition Identified with PIB," *Archives of Neurology* 66, no. 12 (2009): 1476–81 を参照のこと。ミンタンが注目した二つ目の論文は，モリスらによるものである。そこでは，認知機能が正常な高齢者が PIB 陽性である場合には，高い頻度で実際に認知症に「進む」ことが示されている。しかしながらミンタンは，この研究に関する問題点を，経過観察期間が非常に短かったこと，そして実際に認知機能障害を起こした人々の絶対数が非常に少なかったことであると述べている。John C. Morris, Catherine M. Roe, Elizabeth A. Grant, Denise Head, Martha Storandt, Alison M. Goate, Anne M. Fagan, David M. Holtzman, and Mark A. Mintun, "Pittsburgh Compound B Imaging and Prediction of Progression from Cognitive Normality to Symptomatic Alzheimer Disease," *Archives of Neurology* 66, no. 12 (2009): 1469–75 を参照のこと。

(48) F. C. Redlich, "The Concept of Health in Psychiatry," in *Explorations in Social Psychiatry*, ed.

Alexander H. Leighton, J. N. Clausen, and R. N. Wilson (New York : Basic Books, 1957), 138-64.

(49) Zaven Khachaturian, "Perspective on the Alzheimer's Disease Neuroimaging Initiative : Progress Report and Future Plans," *Alzheimer's & Dementia* 6, no. 3 (2010) : 199-201, 201.

(50) Zaven S. Khachaturian and Ara S. Khachaturian, "Prevent Alzheimer's Disease by 2020 : A National Strategic Goal," *Alzheimer's & Dementia* 5, no. 2 (2009) : 81-84, 82.

(51) Ibid., 84.

(52) Michael W. Weiner, Paul S. Aisen, Clifford R. Jack Jr., William J. Jagust, John Q. Trojanowski, Leslie Shaw, Andrew J. Saykin, et al., "The Alzheimer's Disease Neuroimaging Initiative : Progress Report and Future Plans," *Alzheimer's & Dementia* 6, no. 3 (2010) : 202-11.

(53) Ibid., 204.

(54) Ibid., 204.

(55) Ibid., 209.

(56) Gina Kolata, "Rare Sharing of Data Led to Results on Alzheimer's," *New York Times*, August 12, 2010, Health/ Research sec., http://www.nytimes.com/2010/08/13/health/research/13alzheimer.html.

(57) Weiner et al., "Alzheimer's Disease Neuroimaging Initiative," 209.

(58) Nikolas Rose, *The Politics of Life Itself : Biomedicine, Power, and Subjectivity in the Twenty-First Century* (Princeton : Princeton University Press, 2006), 192.

(59) Simon Cohn, "Disrupting Images : Neuroscientific Representations in the Lives of Psychiatric Patients," in Choudhury and Slaby, *Critical Neuroscience*, 179-94.

(60) Julie A. Schneider, Zoe Arvanitakis, Woojeong Bang, and David A. Bennett, "Mixed Brain Pathologies Account for Most Dementia Cases in Community-Dwelling Older Persons," *Neurology* 69, no. 24 (2007) : 2197-2204 ; Carol Brayne, Blossom C. M. Stephan, and Fiona E. Matthews, "A European Perspective on Population Studies of Dementia," *Alzheimer's & Dementia* 7, no. 1 (2011) : 3-9 ; Savva et al., "Age, Neuropathology, and Dementia."

(61) Khachaturian, "Plundered Memories," 22.

(62) Stephen Lunn, "End of Alzheimer's Curse 'a Decade Away,' " *The Australian*, September 19, 2001.

第 5 章　アルツハイマー病遺伝子

(1) Michael Ignatieff, *Scar Tissue* (London : Chatto & Windus, 1993), 50.

(2) Khachaturian, "Plundered Memories," 21.

(3) どちらかの親から常染色体の突然変異が優性遺伝されれば，疾患は必ず引き起こされる。したがって，片方の親がその突然変異を有していれば，子供がその突然変異を受け継ぐ可能性は，50 パーセントである。

(4) A. Goate, M. C. Chartier-Harlin, M. Mullan, J. Brown, F. Crawford, L. Fidani, L. Giuffra, A. Haynes, N. Irving, and L. James, "Segregation of a Missense Mutation in the Amyloid Precursor Protein Gene with Familial Alzheimer's Disease," *Nature* 349 (1991) : 704-6.

(5) "Alzheimer's Disease : Amyloid Precursor Protein—Good, Bad or Both?," *ScienceDaily*, December 29, 2009, http://www.sciencedaily.com/releases/2009/10/091018171806.htm.

(6) Andrea Tedde, Benedetta Nacmias, Monica Ciantelli, Paolo Forleo, Elena Cellini, Silvia

Bagnoli, Carolina Piccini, Paolo Caffarra, Enrico Ghidoni, Marco Paganini, Laura Bracco, and Sandro Sorbi, "Identification of New Presenilin Gene Mutations in Early-Onset Familial Alzheimer Disease," *Archives of Neurology* 60, no. 11 (2003) : 1541–44.

(7) L. Tilley, K. Morgan, and N. Kalsheker, "Genetic Risk Factors in Alzheimer's Disease," *Molecular Pathology* 51, no. 6 (1998) : 293–304 ; I. Raiha, J. Kaprio, M. Koskenvuo, T. Rajala, and L. Sourander, "Alzheimer's Disease in Finnish Twins," *Lancet* 347 (1996) : 573–78 ; L. E. Nee, R. Eldridge, T. Sunderland, C. B. Thomas, D. Katz, K. E. Thompson, H. Weingartner, H. Weiss, C. Julian, and R. Cohen, "Dementia of the Alzheimer Type : Clinical and Family Study of 22 Twin Pairs," *Neurology* 37, no. 3 (1987) : 359–63.

(8) Carlos Cruchaga, Sumitra Chakraverty, Kevin Mayo, Francesco L. M. Vallania, Robi D. Mitra, Kelley Faber, Jennifer Williamson, Tom Bird, Ramon Diaz-Arrastia, Tatiana M. Foroud, Bradley F. Boeve, Neill R. Graff-Radford, Pamela St. Jean, Michael Lawson, Margaret G. Ehm, Richard Mayeux, and Alison M. Goate, "Rare Variants in APP, PSEN1 and PSEN2 Increase Risk for AD in Late-Onset Alzheimer's Disease Families," *PLoS ONE* 7, no. 2 (2012) : e31039.

(9) Bradley T. Hyman, "Alzheimer's Disease or Alzheimer's Diseases? Clues from Molecular Epidemiology," *Annals of Neurology* 40, no. 2 (1996) : 135–36.

(10) Ibid., 136.

(11) Gabriel Garcia Marquez, *One Hundred Years of Solitude* (New York : HarperPerennial, 1991), 47.

(12) "The Colombian Alzheimer's Family Testing Possible Cures," *BBC News*, May 19, 2011, Latin America & Caribbean sec., http://www.bbc.co.uk/news/world-latin-america-13428265.

(13) Pam Belluck, "Alzheimer's Stalks a Columbian Family," *New York Times*, June 1, 2010, Health sec., http://www.nytimes.com/2010/06/02/health/02alzheimers.html.

(14) "Colombian Alzheimer's Family Testing."

(15) Belluck, "Alzheimer's Stalks." Pam Belluck and Salvador Rodriguez, "Hoping to Crack Alzheimer's, Together as a Family," *New York Times*, October 3, 2011, Health sec., http://www.nytimes.com/2011/10/04/health/04alzheimers.html も参照のこと。

(16) Michele G. Sullivan, "Studies Take Aim at Groups at High Risk for Alzheimer's," *WorldCare Clinical*, March 21, 2011.

(17) Julie Steenhuysen, "Roche Alzheimer's Drug Picked for Major Test," *Reuters*, May 15, 2012, http://www.reuters.com/article/2012/05/15/us-alzheimers-genentechidUSBRE84E0UJ20120515.

(18) Ibid.

(19) Pam Belluck, "New Drug Trial Seeks to Stop Alzheimer's Before It Starts," *New York Times*, May 15, 2012, Health/ Research sec., http://www.nytimes.com/2012/05/16/health/research/prevention-is-goal-of-alzheimers-drug-trial.html.

(20) Office of Public Affairs, University of California, Santa Barbara, "Clinical Trials for Alzheimer's Disease Preventative Drug to Begin Early 2013," news release, May 21, 2012, http://www.ia.ucsb.edu/pa/display.aspx?pkey=2734.

(21) Steenhuysen, "Roche Alzheimer's Drug."

(22) Alex John London and Jonathan Kimmelman, "Justice in Translation : From Bench to Bedside in the Developing World," *The Lancet* 372 (2008) : 82–85.

(23) Margaret Lock, "Interrogating the Human Genome Diversity Project," *Social Science &*

Medicine 39, no. 5 (1994) : 603–6 ; Margaret Lock, "The Alienation of Body Tissue and the Biopolitics of Immortalized Cell Lines," *Body & Society* 7, nos. 2–3 (2001) : 63–91 ; Adriana Petryna, "Clinical Trials Offshored : On Private Sector Science and Public Health," *BioSocieties* 2, no. 1 (March 2007) : 21–40 ; Philip Mirowski and Robert Van Horn, "The Contract Research Organization and the Commercialization of Scientific Research," *Social Studies of Science* 35, no. 4 (2005) : 503–48 ; Prasanna Kumar Patra and Margaret Sleeboom-Faulkner, "Bionetworking : Experimental Stem Cell Therapy and Patient Recruitment in India," *Anthropology & Medicine* 16, no. 2 (2009) : 147–63.

(24) Natalia Acosta-Baena, Diego Sepulveda-Falla, Carlos Mario Lopera-Gomez, Mario Cesar Jaramillo-Elorza, Sonia Moreno, Daniel Camilo Aguirre-Acevedo, Amanda Saldarriaga, and Francisco Lopera, "Pre-dementia Clinical Stages in Presenilin 1 E280A Familial Early-Onset Alzheimer's Disease : A Retrospective Cohort Study," *The Lancet Neurology* 10, no. 3 (2011) : 213–20.

(25) John J. Mitchell, Annie Capua, Carol Clow, and Charles R. Scriver, "Twenty-Year Outcome Analysis of Genetic Screening Programs for Tay-Sachs and Beta-Thalassemia Disease Carriers in High Schools," *American Journal of Human Genetics* 59, no. 4 (1996) : 793–98 ; Stefan Beck and Jorg Niewohner, "Translating Genetic Testing and Screening in Cyprus and Germany : Contingencies, Continuities, Ordering Effects and Bio-Cultural Intimacy," in *The Handbook of Genetics & Society : Mapping the New Genomic Era*, ed. Paul Atkinson, Peter Glasner, and Margaret Lock (New York : Routledge, 2009), 76–93 ; Barbara Prainsack and Gil Siegal, "The Rise of Genetic Couplehood? A Comparative View of Premarital Genetic Testing," *BioSocieties* 1, no. 1 (2006) : 17–36 ; J. Ekstein and H. Katzenstein, "The Dor Yeshorim Story : Community-Based Carrier Screening for Tay-Sachs Disease," *Advances in Genetics* 44 (2001) : 297–310.

(26) W. J. Strittmatter, D. Y. Huang, R. Bhasin, A. D. Roses, and D. Goldgaber, "Avid Binding of Beta A Amyloid Peptide to Its Own Precursor," *Experimental Neurology* 122, no. 2 (1993) : 327–34 ; E. H. Corder, A. M. Saunders, W. J. Strittmatter, D. E. Schmechel, P. C. Gaskell, G. W. Small, A. D. Roses, J. L. Haines, and M. A. Pericak-Vance, "Gene Dose of Apolipoprotein E Type 4 Allele and the Risk of Alzheimer's Disease in Late Onset Families," *Science* 261 (1993) : 921–23 ; A. M. Saunders, W. J. Strittmatter, D. Schmechel, P. H. George-Hyslop, M. A. Pericak-Vance, S. H. Joo, B. L. Rosi, J. F. Gusella, D. R. Crapper-MacLachlan, and M. J. Alberts, "Association of Apolipoprotein E Allele Epsilon 4 with Late-Onset Familial and Sporadic Alzheimer's Disease," *Neurology* 43, no. 8 (1993) : 1467–72.

(27) Allen D. Roses, "Apolipoprotein E and Alzheimer's Disease : A Rapidly Expanding Field with Medical and Epidemiological Consequences," *Annals of the New York Academy of Sciences* 802, no. 1 (1996) : 50– 57 ; Ronald C. Petersen, Stephen C. Waring, Glenn E. Smith, Eric G. Tangalos, and Stephen N. Thibodeau, "Predictive Value of APOE Genotyping in Incipient Alzheimer's Disease," *Annals of the New York Academy of Sciences* 802, no. 1 (1996) : 58–69.

(28) R. M. Corbo and R. Scacchi, "Apolipoprotein E (APOE) Allele Distribution in the World : Is APOE ε 4 a 'Thrifty' Allele?" *Annals of Human Genetics* 63 (1999) : 301–10.

(29) Dennis J. Selkoe, "The Pathophysiology of Alzheimer's Disease," in Scinto and Daffner, *The Early Diagnosis of Alzheimer's Disease*, 83–104.

(30) Corder et al., "Gene Dose of Apolipoprotein E Type 4."

(31) Tilley, Morgan, and Kalsheker, “Genetic Risk Factors.”

(32) John A. Hardy, “ApoE, Amyloid, and Alzheimer’s Disease,” *Science* 263 (1994) : 454–55.

(33) M. I. Kamboh, “Apolipoprotein E Polymorphism and Susceptibility to Alzheimer’s Disease,” *Human Biology* 67, no. 2 (1995) : 195–215.

(34) Lars Bertram and Rudolph E. Tanzi, “Alzheimer’s Disease : One Disorder, Too Many Genes?,” *Human Molecular Genetics* 13, no. 90001 (January 13, 2004) : R135–R141, R135.

(35) Ibid., R137.

(36) Graham et al., “Standardization of the Diagnosis.”

(37) M. B. Liddell, S. Lovestone, and M. J. Owen, “Genetic Risk of Alzheimer Disease : Advising Relatives,” *British Journal of Psychiatry* 178 (2001) : 7–11 ; K. Ritchie and A. M. Dupuy, “The Current Status of APO ε 4 as a Risk Factor for Alzheimer’s Disease : An Epidemiological Perspective,” *International Journal of Geriatric Psychiatry* 14, no. 9 (1999) : 695–700.

(38)「異型接合」というのは，アポ E4 遺伝子を一つとアポ E2（あるいはアポ E3）を一つ有していることであり，「同型接合」というのは二つともアポ E4 であることである。

(39) Martin R. Farlow, “Alzheimer’s Disease : Clinical Implications of the Apolipoprotein E Genotype,” *Neurology* 48, no. 5, suppl. 6 (1997) : S30–S34.

(40) Clive Holmes, “The Genetics of Alzheimer’s Disease,” *Menopause International* 8, no. 1 (2002) : 20–23 ; Farlow, “Alzheimer’s Disease.”

(41) Holmes, “Genetics of Alzheimer’s Disease” ; Swartz, Black, and St George-Hyslop, “Apolipoprotein E and Alzheimer’s Disease.”

(42) Holmes, “Genetics of Alzheimer’s Disease.”

(43) Deborah Blacker and Rudolph E. Tanzi, “Genetic Testing in the Early Diagnosis of Alzheimer Disease,” in Scinto and Daffner, *The Early Diagnosis of Alzheimer’s Disease*, 105–26.

(44) John H. Growdon, “Apolipoprotein E and Alzheimer Disease,” *Archives of Neurology* 55, no. 8 (1998) : 1053–54, for a summary of these early findings を参照のこと。

(45) Alan R. Templeton, “The Complexity of the Genotype-Phenotype Relationship and the Limitations of Using Genetic ‘Markers’ at the Individual Level,” *Science in Context* 11, nos. 3–4 (1998) : 373–89, 376.

(46) G. W. Small, S. Komo, A. La Rue, S. Saxena, M. E. Phelps, J. C. Mazziotta, A. M. Saunders, J. L. Haines, M. A. Pericak-Vance, and A. D. Roses, “Early Detection of Alzheimer’s Disease by Combining Apolipoprotein E and Neuroimaging,” *Annals of the New York Academy of Sciences* 802 (1996) : 70–78, 76.

(47) Roses, “Apolipoprotein E and Alzheimer’s Disease : A Rapidly Expanding Field.”

(48) Allen D. Roses, “Apolipoprotein E and Alzheimer’s Disease : The Tip of the Susceptibility Iceberg,” *Annals of the New York Academy of Sciences* 855, no. 1 (1998) : 738–43.

(49) アポ E2 遺伝子は，アポ E の受容体結合領域の 112 位と 158 位にシスチンがある。アポ E3 は 112 位にシスチンが，158 位にアルギニンがある。アポ E4 は，両方の位置にアルギニンがある。Nader Ghebranious, Lynn Ivacic, Jamie Mallum, and Charles Dokken, “Detection of ApoE E2, E3 and E4 Alleles Using MALDI-TOF Mass Spectrometry and the Homogeneous Mass-Extend Technology,” *Nucleic Acids Research* 33, no. 17 (2005) : e149 を参照のこと。

(50) Daniel Glass and Steven E. Arnold, “Some Evolutionary Perspectives on Alzheimer’s Disease

Pathogenesis and Pathology," *Alzheimer's and Dementia* 8, no. 4 (2012): 343–50.
(51) C. E. Finch and R. M. Sapolsky, "The Evolution of Alzheimer Disease, the Reproductive Schedule, and apoE Isoforms," *Neurobiology of Aging* 20, no. 4 (1999): 407–28.
(52) Ibid.
(53) M. Gearing, G. W. Rebeck, B. T. Hyman, J. Tigges, and S. S. Mirra, "Neuropathology and Apolipoprotein E Profile of Aged Chimpanzees: Implications for Alzheimer Disease," *Neurobiology, Proceedings of the National Academy of Sciences of the United States of America* 91, no. 20 (1994): 9382–86. 人間以外の哺乳類における認知症を野生の状態で調べるのは非常に難しい。ほとんどの動物が老齢になる前に死亡するからである。
(54) R. W. Mahley, "Apolipoprotein E: Cholesterol Transport Protein with Expanding Role in Cell Biology," *Science* 240 (1988): 622–30.
(55) Matthew C. Keller and Geoffrey Miller, "Resolving the Paradox of Common, Harmful, Heritable Mental Disorders: Which Evolutionary Genetic Models Work Best?," *Behavioral Brain Science* 29, no. 4 (2006): 385–452.
(56) Yin C. Paradies, Michael J. Montoya, and Stephanie M. Fullerton, "Racialized Genetics and the Study of Complex Diseases: The Thrifty Genotype Revisited," *Perspectives in Biology and Medicine* 50, no. 2 (2007): 203–27.
(57) Corbo and Scacchi, "Apolipoprotein E (APOE) Allele Distribution."
(58) Stephanie M. Fullerton, Andrew G. Clark, Kenneth M. Weiss, Deborah A. Nickerson, Scott L. Taylor, Jari H. Stengard, Veikko Salomaa, Erkki Vartiainen, Markus Perola, Eric Boerwinkle, and Charles F. Sing, "Apolipoprotein E Variation at the Sequence Haplotype Level: Implications for the Origin and Maintenance of a Major Human Polymorphism," *American Journal of Human Genetics* 67, no. 4 (2000): 881–900.
(59) Hugh Hendrie, "Diagnosis of Dementia and Alzheimer's Disease in Indianapolis and Ibadan: Challenges in Cross-Cultural Studies of Aging and Dementia," *Alzheimer's & Dementia* 5, no. 4 (2009): P122; Oye Gureje, Adesola Ogunniyi, and Lola Kola, "The Profile and Impact of Probable Dementia in a Sub-Saharan African Community: Results from the Ibadan Study of Aging," *Journal of Psychosomatic Research* 61, no. 3 (2006): 327–33. L. A. Farrer, "Familial Risk for Alzheimer Disease in Ethnic Minorities: Nondiscriminating Genes," *Archives of Neurology* 57, no. 1 (2000): 28–29 も参照のこと。
(60) Neill R. Graff-Radford, Robert C. Green, Rodney C. P. Go, Michael L. Hutton, Timi Edeki, David Bachman, Jennifer L. Adamson, et al., "Association between Apolipoprotein E Genotype and Alzheimer Disease in African American Subjects," *Archives of Neurology* 59, no. 4 (2002): 594–600.
(61) L. A. Farrer, "Intercontinental Epidemiology of Alzheimer Disease: A Global Approach to Bad Gene Hunting," *Journal of the American Medical Association* 285, no. 6 (2001): 796–98.
(62) デフォルトモードネットワークとは，人間が，外界に目を向けておらず，目を閉じてゆったりしている時に活動する，脳領域のネットワークである。Michael D. Greicius, Gaurav Srivastava, Allan L. Reiss, and Vinod Menon, "Default-Mode Network Activity Distinguishes Alzheimer's Disease from Healthy Aging: Evidence from Functional MRI," *Proceedings of the National Academy of Sciences of the United States of America* 101, no. 13 (2004): 4637–42 も参照のこと。

(63) R. W. Mahley, K. H. Weisgraber, and Y. Huang, "Apolipoprotein E4 : A Causative Factor and Therapeutic Target in Neuropathology, Including Alzheimer Disease," *Proceedings of the National Academy of Sciences* 103, no. 15 (2006) : 5644–51. The abstract of this article is as follows :

この論文は，アポリポたんぱく（アポ）E4が，神経変性の要因となる以外にも様々な働きをもっていることを前提としており，そこには以下のように述べられている。アポEは，脂質の恒常性《ホメオスタシス》を保つために，中枢神経系細胞に脂質を運搬する。また，損傷したニューロンを修復したり，樹状細胞とシナプスとの結びつきを維持したり，有毒物質を除去するなど，重要な役割を果たしている。一方でアポEは，アルツハイマー病などの神経病理に影響をあたえる様々な経路において，直接的に，あるいは高齢，頭部外傷，酸化ストレス，局所貧血，炎症，アミロイドβペプチドの過剰産生とあいまって，神経疾患を引き起こし，その進行を早め，予後を変更し，発病年齢を早める。我々は，アポE4のユニークな構造的特徴が，神経病理を引き起こしているのだと考えている。アポE4の構造は，アポE2，アポE3と同様，動的平衡状態にあるが，様々な神経疾患において有害であるアポE4は，他の二つと異なり，病理学的構造をもっている可能性が高い。重要なのは，アポE4には，領域間の相互作用（小型構造をもたらすような，たんぱく質のN末端領域とC末端領域の相互作用）と，モルテ・グロビュール状態の形成（病理学的活動を行なう可能性のある，安定した，反応性の高い，中間物の形成）が見られるということである。ところで，中枢神経系の，ストレスあるいは損傷に反応して，ニューロンがアポEを合成している可能性があるのだが，アポE4は，それ自体が独自に，ニューロンによるたんぱく質分解を受け，生物活性的有毒物質の断片を生み出すことがわかっている。その断片は，細胞脂質ゾルに入り込み，細胞骨格を変化させ，ミトコンドリアのエネルギーバランスをくずし，細胞死を引き起こす。我々の研究結果により示唆される将来的な治療戦略としては，アポE4をアポE3のような分子に変えるための構造矯正装置，有毒なアポE4断片の作成を防ぐためのプロテアーゼ阻害剤，そして細胞のエネルギー崩壊を防ぐための「ミトコンドリア・プロテクター」などが考えられる。

(64) John C. Morris, Catherine M. Roe, Chengjie Xiong, Anne M. Fagan, Alison M. Goate, David M. Holtzman, and Mark A. Mintun, "APOE Predicts A β but Not Tau Alzheimer's Pathology in Cognitively Normal Aging," *Annals of Neurology* 67, no. 1 (2010) : 122–31, 127.

(65) Joseph L. Price, Daniel W. McKeel Jr., Virginia D. Buckles, Catherine M. Roe, Chengjie Xiong, Michael Grundman, Lawrence A. Hansen, et al., "Neuropathology of Nondemented Aging : Presumptive Evidence for Preclinical Alzheimer Disease," *Neurobiology of Aging* 30, no. 7 (2009) : 1026–36.

(66) Morris et al., "APOE Predicts," 127.

(67) Ibid., 128.

(68) Eric Karran, Marc Mercken, and Bart De Strooper, "The Amyloid Cascade Hypothesis for Alzheimer's Disease : An Appraisal for the Development of Therapeutics," *Nature Reviews Drug Discovery* 10, no. 9 (2011) : 698–712, 701, 705.

(69) Ibid., 710.

第6章　ゲノムワイド関連分析

（1）Anne V. Buchanan, Samuel Sholtis, Joan Richtsmeier, and Kenneth M. Weiss, “What Are Genes ‘for’ or Where Are Traits ‘from’? What Is the Question?,” *BioEssays* 31, no. 2 (2009) : 198–208.

（2）遺伝子多型とは，一つの集団に二つ以上の型が存在しているような，遺伝的形質のことである。すなわち，同じ集団に属する人々の同じ遺伝子座に，二つ以上の対立遺伝子（アレル）が見られるようなケースを言う。慣例により，それらの対立遺伝子が存在する頻度が1パーセントより多くなければ，遺伝子多型とは呼ばれない。遺伝子多型の最も一般的なタイプは，一つの塩基対のバリエーションとして存在するものである。しかし遺伝子多型には，その中にDNAの長い鎖を内包するような，ずっと大きなサイズのものもある。集団における対立遺伝子の出現率を主に決定するのは，自然淘汰や遺伝的浮動，そして遺伝子の流動（すなわち人間の移動）などであるが，突然変異は頻度が少ないため，それ自体がアレルの出現率における変化の直接的な要因になることはない。

（3）一塩基多型（SNP）に関する詳細については，http://learn.genetics.utah.edu/content/health/pharma/snips/ を参照のこと。SNPは，最も単純な形であり，ヒトゲノムにおける遺伝子多型の最も一般的な原型である。ヒトのDNA多型全体の約90パーセントを占めている。

（4）「ありふれた疾患共通変異仮説」に関しては専門家のあいだで意見が分かれているが，私が話をしたAD遺伝学者たちはみな，ここに述べたような考え方をしており，彼らの論文もその仮説を裏づけている。そしてこの仮説は，GWAS研究に多額の資金をかちとることに，大きく貢献してきた。

（5）Lars Bertram and Rudolph E. Tanzi, “Genome-wide Association Studies in Alzheimer’s Disease,” *Human Molecular Genetics* 18, no. R2 (2009) : 270–81.

（6）Ibid.

（7）Hui Shi, Christopher Medway, James Bullock, Kristelle Brown, Noor Kalsheker, and Kevin Morgan, “Analysis of Genome-Wide Association Study (GWAS) Data Looking for Replicating Signals in Alzheimer’s Disease (AD),” *International Journal of Molecular Epidemiology and Genetics* 1, no. 1 (2009) : 53–66, 53.

（8）Gabrielle Strobel, “Paper Alert : GWAS Hits Clusterin, CR1, PICALM Formally Published,” *Alzheimer Research Forum*, September 7, 2009, http://www.alzforum.org/new/detail.asp?id=2233.

（9）Julie Williams, 2009, comment in Strobel, “Paper Alert.”

（10）http://www.news-medical.net/news/20090907/CLU-and-PICALM-genes-associated-with-Alzheimers-disease.aspx.

（11）Adam C. Naj, Gyungah Jun, Gary W. Beecham, Li-San Wang, Badri Narayan Vardarajan, Jacqueline Buros, Paul J. Gallins, et al., “Common Variants at MS4A4/ MS4A6E, CD2AP, CD33 and EPHA1 Are Associated with Late-Onset Alzheimer’s Disease,” *Nature Genetics* 43, no. 5 (2011) : 436–41, 436.

（12）Ibid., 443.

（13）Walter Gilbert, “A Vision of the Grail,” in *The Code of Codes : Scientific and Social Issues in the Human Genome Project*, ed. Daniel Kevles and Leroy Hood (Cambridge, Mass. : Harvard University Press, 1992), 83–97.

(14) Gina Kolata, "Vast Gene Study Yields Insights on Alzheimer's," *New York Times*, April 3, 2011.

(15) 残念ながら私は，第5章で取り上げたコロンビアの家族たちに研究が計画されていることについてどう思うかを，シェレンベルクに尋ねなかった。

(16) p値の統計学的概念に関する説明については，http://en.wikipedia.org/wiki/P-value を参照のこと。

(17) オッズ比とは，二つの「二項のデータ」の値の間の関連の強さを示して，その事柄の影響の大きさを測るものである。それは，記述統計においても用いられ，ロジスティック回帰においても重要な役割を果たしている。たとえば，相対危険度のような，「二項のデータ」の関連を測る他の測定法とは異なり，オッズ比は，対称的に比較された二つの変数を扱うので，非無作為抽出を用いて評価することができる。http://en.wikipedia.org/wiki/Odds_ratio を参照のこと。

(18) "New Alzheimer's Genes Identified," *CBC News—Health*, April 3, 2011, http://www.cbc.ca/news/health/story/2011/04/01/alzheimer-genes-identified.html, emphasis added.

(19) http://www.youtube.com/watch?v=WKCa5Cv_fDg&feature=relmfu を参照のこと。

(20) Meredith Wadman, "Fleshing Out the US Alzheimer's Strategy," *Nature News*, January 19, 2012, http://www.nature.com/news/fleshing-out-the-us-alzheimer-s-strategy-1.9856.

(21) 遺伝可能性とは，遺伝的な要素が形質に影響を与える割合のことである。形質のバリエーションを決定するのは遺伝だけではなく，環境，偶然などすべての要因であるが，そのうち遺伝的要因が，ある集団の表現型のバリエーション全体にどの程度貢献しているかということを相対的に測り，分析することによって得られる。「失われた遺伝可能性」という語は，研究者たちが，ある疾患に関して，遺伝的要素の貢献を明らかに示すことができないときに用いられる。

(22) Teri A. Manolio, Francis S. Collins, Nancy J. Cox, David B. Goldstein, Lucia A. Hindorff, David J. Hunter, Mark I. McCarthy, et al., "Finding the Missing Heritability of Complex Diseases," *Nature* 461 (2009): 747–53, 747.

(23) Ibid., 751. Wei Zheng, Jirong Long, Yu-Tang Gao, Chun Li, Ying Zheng, Yong-Bin Xiang, Wanqing Wen, et al., "Genome-wide Association Study Identifies a New Breast Cancer Susceptibility Locus at 6q25. 1," *Nature Genetics* 41, no. 3 (2009): 324–28 も参照のこと。

(24) Samuel P. Dickson, Kai Wang, Ian Krantz, Hakon Hakonarson, and David B. Goldstein, "Rare Variants Create Synthetic Genome-Wide Associations," *PLoS Biology* 8, no. 1 (2010): e1000294.

(25) Or Zuk, Eliana Hechter, Shamil R. Sunyaev, and Eric S. Lander, "The Mystery of Missing Heritability: Genetic Interactions Create Phantom Heritability," *Proceedings of the National Academy of Sciences*, December 5, 2011, http://www.pnas.org/content/early/2012/01/04/1119675109.

(26) Lars Bertram, Christina M. Lill, and Rudolph E. Tanzi, "The Genetics of Alzheimer Disease: Back to the Future," *Neuron* 68, no. 2 (2010): 270–81.

(27) この件に関しては，ケン・ワイスの見解を参考にした。

(28) Cruchaga et al., "Rare Variants," emphasis original.

(29) Khachaturian, "Plundered Memories," 21.

(30) Alzheimer's Association, William Thies, and Laura Bleiler, "2011 Alzheimer's Disease Facts

and Figures," *Alzheimer's & Dementia* 7, no. 2 (2011) : 208–44, 235.

第 7 章　具現化した前兆とともに生きる

(1) E. E. Evans-Pritchard, *Witchcraft, Oracles and Magic among the Azande* (Oxford : Clarendon, 1937).

(2) Nadia C. Seremetakis, *The Last Word : Women, Death, and Divination in Inner Mani* (Chicago : University of Chicago Press, 1991).

(3)「ゲノム全体に及ぶ研究」を意味するエピゲノミクスについては，次章で取り上げる。

(4) Edward J. Yoxen, "Constructing Genetic Diseases," in *The Problem of Medical Knowledge : Examining the Social Construction of Medicine*, ed. P. Wright and A. Treacher (Edinburgh : University of Edinburgh, 1982), 144–61, 144 を参照のこと。

(5) Rose, *Politics of Life Itself.*

(6) たとえば Whyte, *Questioning Misfortune* を参照のこと。

(7) Yoxen, "Constructing Genetic Diseases."

(8) Abby Lippman, "Led (Astray) by Genetic Maps : The Cartography of the Human Genome and Human Care," *Social Science & Medicine* 35, no. 12 (1992) : 1469–96, 1470.

(9) たとえば Troy Duster, *Backdoor to Eugenics* (New York : Routledge, 1990) ; Troy Duster, "Buried Alive : The Concept of Race in Science," in Goodman, Heath, and Lindee, *Genetic Nature / Culture : Anthropology and Science beyond the Two Culture Divide*, ed. Alan H. Goodman, Deborah Heath, and M. Susan Lindee (Berkeley : University of California Press, 2003), 258–77 ; Keith Wailoo and Stephen Pemberton, *The Troubled Dream of Genetic Medicine : Ethnicity and Innovation in Tay-Sachs, Cystic Fibrosis, and Sickle Cell Disease* (Baltimore : Johns Hopkins University Press, 2006) を参照のこと。

(10) Rose, *Politics of Life Itself*, 125.

(11) Sarah Franklin, "Life," in *The Encyclopedia of Bioethics*, ed. Warren T. Reich (New York : Simon & Schuster, 1995), 456–62.

(12) Nina Hallowell, "Doing the Right Thing : Genetic Risk and Responsibility," *Sociology of Health & Illness* 21, no. 5 (1999) : 597–621 ; Anne Kerr, Sarah Cunningham-Burley, and Amanda Amos, "The New Genetics and Health : Mobilizing Lay Expertise," *Public Understanding of Science* 7, no. 1 (1998) : 41–60 ; Susan Michie, Harriet Drake, Theresa Marteau, and Martin Bobrow, "A Comparison of Public and Professionals' Attitudes towards Genetic Developments," *Public Understanding of Science* 4, no. 3 (1995) : 243–53 ; Carlos Novas and Nikolas Rose, "Genetic Risk and the Birth of the Somatic Individual," *Economy and Society* 29, no. 4 (2000) : 485–513.

(13) Deborah Heath and Karen-Sue Taussig, "Genetic Citizenship," in *A Companion to the Anthropology of Politics*, ed. D. Nguyent and J. Vincent (London : Blackwell, 2004), 152–67 ; Rayna Rapp, "Cell Life and Death, Child Life and Death : Genomic Horizons, Genetic Diseases, Family Stories," in *Remaking Life and Death : Toward an Anthropology of the Biosciences*, ed. Sarah Franklin and Margaret Lock (Santa Fe, N. Mex. : School of American Research Press, 2004), 23–60.

(14) C. M. Condit, "How the Public Understands Genetics : Non-Deterministic and Non-Discriminatory Interpretations of the 'Blueprint' Metaphor," *Public Understanding of Science* 8,

no. 3 (1999) : 169–80 ; Margaret Lock, Stephanie Lloyd, and Janalyn Prest, "Genetic Susceptibility and Alzheimer Disease : The Penetrance and Uptake of Genetic Knowledge," in Cohen and Leibing, *Thinking about Dementia*, 123–54.

(15) S. Cox and W. McKellin, " 'There's This Thing in Our Family' : Predictive Testing and the Construction of Risk for Huntington Disease," in *Sociological Perspectives on the New Genetics*, ed. P. Conrad and J. Gabe (London : Blackwell, 1999), 121–48, 140.

(16) Kerr, Cunningham-Burley, and Amos, "New Genetics and Health."

(17) Diagnosing Huntington Disease, http://www.nhs.uk/Conditions/Huntingtons-disease/Pages/Diagnosis.aspx ; Diane Beeson and Theresa Doksum, "Family Values and Resistance to Genetic Testing," in *Bioethics in Social Context*, ed. Barry Hoffmaster (Philadelphia : Temple University Press, 2001), 153–79 ; Kimberley A. Quaid and Michael Morris, "Reluctance to Undergo Predictive Testing : The Case of Huntington Disease," *American Journal of Medical Genetics* 45, no. 1 (1993) : 41–45.

(18) Shirley Hill, *Managing Sickle Cell Disease in Low-Income Families* (Philadelphia : Temple University Press, 1994) ; Rayna Rapp, *Testing Women, Testing the Fetus : The Social Impact of Amniocentesis* (New York : Routledge, 1999).

(19) Kira A. Apse, Barbara B. Biesecker, Francis M. Giardiello, Barbara P. Fuller, and Barbara A. Bernhardt, "Perceptions of Genetic Discrimination among At-Risk Relatives of Colorectal Cancer Patients," *Genetics in Medicine* 6, no. 6 (2004) : 510–16.

(20) Monica Konrad, *Narrating the New Predictive Genetics : Ethics, Ethnography, and Science* (Cambridge : Cambridge University Press, 2005).

(21) Alice Wexler, *Mapping Fate : A Memoir of Family Risk and Genetic Research* (Berkeley : University of California Press, 1995), 224.

(22) Ibid., 238.

(23) Hallowell, "Doing the Right Thing."

(24) Ian Hacking, "The Looping Effects of Human Kinds," in *Causal Cognition : A Multidisciplinary Approach*, ed. D. Sperber, D. Premack, and A. J. Premack (Oxford : Oxford Medical Publications, 1995), 351–83.

(25) Paul Rabinow, "Artificiality and Enlightenment : From Sociobiology to Biosociality," in *Essays on the Anthropology of Reason* (Princeton : Princeton University Press, 1996), 91–111.

(26) Paul Rabinow, "Afterword : Concept Work," in *Biosocialities, Genetics and the Social Sciences : Making Biologies and Identities*, ed. Sarah Gibbon and Carlos Novas (London : Routledge, 2007), 188–92. Gibbon and Novas, *Biosocialities, Genetics and the Social Sciences* ; Lock and Nguyen, *Anthropology of Biomedicine* も参照のこと。

(27) Duana Fullwiley, *The Enculturated Gene : Sickle Cell Health Politics and Biological Difference in West Africa* (Princeton : Princeton University Press, 2012).

(28) Jill Waalen and Ernest Beutler, "Genetic Screening for Low-Penetrance Variants in Protein-Coding Genes," *Annual Review of Genomics and Human Genetics* 10 (2009) : 431–50.

(29) C. R. Scriver and P. J. Waters, "Monogenic Traits Are Not Simple : Lessons from Phenylketonuria," *Trends in Genetics* 15, no. 7 (1999) : 267–72.

(30) S. G. Post, P. J. Whitehouse, R. H. Binstock, T. D. Bird, S. K. Eckert, L. A. Farrer, L. M. Fleck, et al., "The Clinical Introduction of Genetic Testing for Alzheimer Disease : An Ethical

Perspective," *Journal of the American Medical Association* 277, no. 10 (1997) : 832-36 ; Norman R. Relkin, "Apolipoprotein E Genotyping in Alzheimer's Disease," *The Lancet* 347 (1996) : 1091-95 ; Norman R. Relkin, Younga J. Kwon, Julia Tsai, and Samuel Gandy, "The National Institute on Aging / Alzheimer's Association Recommendations on the Application of Apolipoprotein E Genotyping to Alzheimer's Disease," *Annals of the New York Academy of Sciences* 802, no. 1 (1996) : 149-76;

(31) http://www.alz.org/national/documents/topicsheet_genetictesting.pdf ; http://www.alzheimers.org.uk/site/scripts/documents_info.php?documentID=434 ; http://www.alzheimer.ca/~/media/Files/national/brochures-tough-issues/Tough_Issues_Genetics_2007_e.ashx ; http://www. francealzheimer.org.

(32) 反対意見としては，たとえば，自分のアポEの状態を知ることは，人々に，食事に関してもっと注意を払うことを促すといったものがある。ハイマン・シッパーの論文を参照のこと。Hyman M. Schipper, "Presymptomatic Apolipoprotein E Genotyping for Alzheimer's Disease Risk Assessment and Prevention," *Alzheimer's & Dementia* 7, no. 4 (2011) : e118-e123.

(33) ロバート・グリーンとの個人的やり取りから。January 2012.

(34) Frederick J. Kier and Victor Molinari, " 'Do-It-Yourself ' Dementia Testing : Issues Regarding an Alzheimer's Home Screening Test," *The Gerontologist* 43, no. 3 (2003) : 295-301.

(35) リヴィール・プロジェクトは，国立ヒトゲノム研究所のELSI（倫理検討委員会）に置かれたブランチの資金提供を受けている。そして追加的サポートが，ボストン大学のジェネラル・クリニカル・リサーチセンターによって，また，グリーン博士に対するメンター賞という形でNIAによって，提供されている。

(36) Ashida Sato, Laura M. Koehly, J. Scott Roberts, Clara A. Chen, Susan Hiraki, and Robert C. Green, "Disclosing the Disclosure : Factors Associated with Communicating the Results of Genetic Susceptibility Testing for Alzheimer's Disease," *Journal of Health Communication* 14, no. 8 (2009) : 768-84.

(37) L. Adrienne Cupples, Lindsay A. Farrer, A. Dessa Sadovnick, Norman Relkin, Peter Whitehouse, and Robert C. Green, "Estimating Risk Curves for First-degree Relatives of Patients with Alzheimer's Disease : The REVEAL Study," *Genetics in Medicine* 6, no. 4 (2004) : 192-96.

(38) Robert C. Green, V. C. Clarke, N. J. Thompson, J. L. Woodard, and R. Letz, "Early Detection of Alzheimer Disease : Methods, Markers, and Misgivings," *Alzheimer Disease & Associated Disorders* 11, suppl. 5 (1997) : S1-S5, discussion S37-S39.

(39) L. A. Farrer, L. A. Cupples, J. L. Haines, B. Hyman, W. A. Kukull, R. Mayeux, R. H. Myers, M. A. Pericak-Vance, N. Risch, and C. M. van Duijn, "Effects of Age, Sex, and Ethnicity on the Association between Apolipoprotein E Genotype and Alzheimer Disease. A Meta-analysis. APOE and Alzheimer Disease Meta Analysis Consortium," *Journal of the American Medical Association* 278, no. 16 (1997) : 1349-56.

(40) リヴィール・プロジェクト2においては，短縮した開示セッションが，一部の被験者だけに，遺伝カウンセラーではなく彼らの臨床医によって行なわれたが，その目的は，「そのような開示のセッションを一般の診療の一部にできるか」という観点から，開示のより短い形が，従来のものと同様に満足のいくものになるかを調べることであった。

(41) Susan Larusse, J. Scott Roberts, Theresa M. Marteau, Heather Katsen, Erin L. Linnenbringer,

Melissa Barber, Peter Whitehouse, Kimberly Quaid, Tamsen Brown, Robert C. Green, and Norman R. Relkin, "Genetic Susceptibility Testing versus Family History-Based Risk Assessment : Impact on Perceived Risk of Alzheimer's Disease," *Genetic Medicine* 7 (2005) : 48-53 ; J. S. Roberts, K. D. Christensen, and R. C. Green, "Using Alzheimer's Disease as a Model for Genetic Risk Disclosure : Implications for Personal Genomics," *Clinical Genetics* 80, no. 5 (2011) : 407-14.

(42) Cupples et al., "Estimating Risk Curves." L. A. Farrer, L. A. Cupples, J. L. Haines, B. Hyman, W. A. Kukull, R. Mayeux, R. H. Myers, M. A. Pericak-Vance, N. Risch, and C. M. van Duijn, "Effects of Age, Sex, and Ethnicity on the Association between Apolipoprotein E Genotype and Alzheimer Disease. A Meta-analysis. APOE and Alzheimer Disease Meta Analysis Consortium," *Journal of the American Medical Association* 278, no. 16 (1997) : 1349-56 も参照のこと。

(43) Margaret Lock, Julia Freeman, Gillian Chilibeck, Briony Beveridge, and Miriam Padolsky, "Susceptibility Genes and the Question of Embodied Identity," *Medical Anthropology Quarterly* 21, no. 3 (2007) : 256-76.

(44) Jill S. Goldman, Susan E. Hahn, Jennifer Williamson Catania, Susan LaRusse-Eckert, Melissa Barber Butson, Malia Rumbaugh, Michelle N. Strecker, et al., "Genetic Counseling and Testing for Alzheimer Disease : Joint Practice Guidelines of the American College of Medical Genetics and the National Society of Genetic Counselors," *Genetics in Medicine* 13, no. 6 (2011) : 597-605.

(45) Sato et al., "Disclosing the Disclosure."

(46) Robert C. Green, J. Scott Roberts, L. Adrienne Cupples, Norman R. Relkin, Peter J. Whitehouse, Tamsen Brown, Susan LaRusse Eckert, et al., "Disclosure of APOE Genotype for Risk of Alzheimer's Disease," *New England Journal of Medicine* 361, no. 3 (2009) : 245-54.

(47)「アルツハイマー病のリスクを熟知させる」という言い方は，ジリアン・チリベックに倣った。

(48) Martin Richards, "Lay and Professional Knowledge of Genetics and Inheritance," *Public Understanding of Science* 5, no. 3 (1996) : 217-30.

(49) J. Turney, "The Public Understanding of Science—Where Next?" *European Journal of Genetics in Society* 1, no. 2 (1995) : 5-22, 12.

(50) Katie Featherstone, Paul Atkinson, Aditva Bharadwai, and Angus Clarke, *Risky Relations : Family, Kinship and the New Genetics* (Oxford : Berg, 2006) ; C. Emslie, K. Hunt, and G. Watt, "A Chip Off the Old Block? Lay Understandings of Inheritance amongst Men and Women in Mid-life," *Public Understanding of Science* 12, no. 1 (2003) : 47-65 ; Richards, "Lay and Professional Knowledge."

(51) Barbara Duden and Silja Samerki, " 'Pop Genes' : An Investigation of 'the Gene' in Popular Parlance," in *Biomedicine as Culture : Instrumental Practices, Technoscientific Knowledge, and New Modes of Life*, ed. R. V. Burri and J. Dumit (New York : Routledge, 2007), 167-90, 167.

(52) Goldman et al., "Genetic Counseling and Testing" ; Roberts, Christensen, and Green, "Using Alzheimer's Disease."

(53) Martyn Pickersgill, Sarah Cunningham-Burley, and Paul Martin, "Constituting Neurologic Subjects : Neuroscience, Subjectivity and the Mundane Significance of the Brain," *Subjectivity* 4 (2011) : 346-65, 361.

(54) Joseph Dumit, *Picturing Personhood : Brain Scans and Biomedical Identity* (Princeton : Princeton University Press, 2004) ; Ortega and Vidal, *Neurocultures* ; Jan Slaby, "Steps towards a Critical Neuroscience," *Phenomenology and the Cognitive Sciences* 9, no. 3 (2010) : 397–416, "Hermeneutics of Subjectification," 403 を参照のこと。

(55) Lock et al., "Susceptibility Genes and the Question of Embodied Identity."

(56) Roberts, Christensen, and Green, "Using Alzheimer's Disease."

(57) パドルスキーは，2005 年に 1 年間にわたり，ASO のクラスやワークショップ，そしていくつかの特別行事で，参与観察研究を行なった。また，彼女は ASO のスタッフ 9 名にインタビューを行なったが，その内訳は，チームディレクター，常任理事，事務職員 1 名，そして，家族支援チームのほとんどのメンバーたちであった。さらに，ASC と ASO の出版物を，英国や合衆国のアルツハイマー病協会が出版した資料と比較した。

(58) Alzheimer Society of Canada, Alzheimer Care : Ethical Guidelines ; Genetic Testing (2006), http://www.alzheimer.ca/english/care/ethics-genetictest.htm.

(59) Lock et al., "Susceptibility Genes and the Question of Embodied Identity."

(60) ここで言う「AD に関する記事」を掲載した新聞のうち 10 紙は，カナダ，合衆国，英国，オーストラリアで発行されたものである。また雑誌のうち 7 つは，カナダあるいは合衆国で発行されたものである。

(61) Margaret Lock, Julia Freeman, Rosemary Sharples, and Stephanie Lloyd, "When It Runs in the Family : Putting Susceptibility Genes in Perspective," *Public Understanding of Science* 15, no. 3 (2006) : 277–300 ; Lock et al., "Susceptibility Genes and the Question of Embodied Identity." AD に関する新聞報道を詳細に分析したのは，ブリオーニ・ビバリッジである。

(62) Rayna Rapp, Deborah Heath, and Karen-Sue Taussig, "Genealogical Disease : Where Hereditary Abnormality, Biomedical Explanation, and Family Responsibility Meet," in *Relative Matters : New Directions in the Study of Kinship*, ed. Sarah Franklin and Susan MacKinnon (Durham, N. C. : Duke University Press, 2001), 384–412 ; Rapp, "Cell Life and Death."

(63) Michel Callon and Vololona Rabeharisoa, "Gino's Lesson on Humanity : Genetics, Mutual Entanglements and the Sociologist's Role," *Economy and Society* 33, no. 1 (2004) : 1–27 ; Heath and Taussig, "Genetic Citizenship" ; Rapp, "Cell Life and Death" ; Karen-Sue Taussig, Rayna Rapp, and Deborah Heath, "Flexible Eugenics : Technologies of the Self in the Age of Genetics," in Goodman, Heath, and Lindee, *Genetic Nature/Culture*, 58–76.

第 8 章　いつ訪れるかわからないチャンス，そして運命の奪還

(1) Rene Dubos, *Mirage of Health* (London : Harper and Row, 1959), 1–2.

(2) National Institutes of Health, *Alzheimer Disease Research Summit 2012 : Path to Treatment and Prevention* (Bethesda, Md. : National Institutes of Health, 2012), http://www.nia.nih.gov/about/events/2012/alzheimers-disease-research-summit-2012-path-treatment-and-prevention.

(3) ただし，いくつかの政府は依然として，AD の増加を認めることに激しく抵抗しつづけている。

(4) たとえば Howard Gleckman, "The Obama Administration's War on Alzheimer's," *Forbes*, January 11, 2012, http://www.forbes.com/sites/howardgleckman/2012/01/11/the-obama-administrations-war-on-alzheimers/ を参照のこと。

(5) Gary Stix, "Obama's War on Alzheimer's : Will We Be Able to Treat the Disease by 2025?,"

Scientific American, January 31, 2012, http://blogs.scientificamerican.com/observations/2012/01/31/obamas-war-on-alzheimers-will-we-be-able-to-treat-the-disease-by-2025/.
(6) Gina Kolata, "In Preventing Alzheimer's, Mutation May Aid Drug Quest," *New York Times*, July 11, 2012.
(7) Thorlakur Jonsson, Jasvinder K. Atwal, Stacy Steinberg, Jon Snaedal, Palmi V. Jonsson, Sigurbjorn Bjornsson, Hreinn Stefansson, et al., "A Mutation in APP Protects Against Alzheimer's Disease and Age-Related Cognitive Decline," *Nature* 488 (2012): 96–99, 96.
(8) Ibid, 98.
(9) Kolata, "In Preventing Alzheimer's."
(10) Lauren Gravitz, "Drugs: A Tangled Web of Targets," *Nature* 475 (2011): S9–S11.
(11) Randall Bateman and John Morris, "The Dominantly Inherited Alzheimer's Network Trials: An Opportunity to Prevent Alzheimer's Disease," *Alzheimer's & Dementia* 8, no. 4 (2012): 427.
(12) Eric Reiman, Francisco Lopera, Jessica Langbaum, Adam Fleisher, Naparkamon Ayutyanont, Yakeel Quiros, Laura Jakimovitch, Carolyn Langlois, and Pierre Tariot, "The Alzheimer's Prevention Initiative," *Alzheimer's & Dementia* 8, no. 4 (2012): 427.
(13) William Jagust, "Aging, Amyloid and Neural Activity," *Alzheimer's & Dementia* 8, no. 4 (2012): 427.
(14) Glass and Arnold, "Some Evolutionary Perspectives."
(15) Robert Green, Scott Roberts, Jason Karlawish, Thomas Obisesan, L. Adrienne Cupples, Denise Lautenbach, Margaret Bradbury, et al., "Disclosure of APOE Genotype to Persons with Mild Cognitive Impairment (MCI)," *Alzheimer's & Dementia* 8, no. 4 (2012): 423.
(16) Reisa A. Sperling and Scott Roberts, "Disclosure of Amyloid Status in Secondary Prevention Trials for Alzheimer's Disease," *Alzheimer's & Dementia* 8, no. 4 (2012): 423.
(17) Jason Karlawish, "Disclosing Amyloid Imaging Results," *Alzheimer's & Dementia* 8, no. 4 (2012): 423.
(18) Hampel, Lista, and Khachaturian, "Development of Biomarkers," 332.
(19) Ibid., 313.
(20) Ara S. Khachaturian, Michelle M. Mielke, and Zaven S. Khachaturian, "Biomarker Development: A Population-Level Perspective," *Alzheimer's & Dementia* 8, no. 4 (2012): 247–49.
(21) Alzheimer's Association International Conference, "Sleep Duration, Sleep Disorders, and Circadian Patterns Are Risk Factors and Indicators of Cognitive Decline" (press release, 2012), http://www.prnewswire.com/news-releases/sleep-duration-sleep-disorders-and-circadian-patterns-are-risk-factors-and-indicators-of-cognitive-decline-162589416.html.
(22) Andrew Pollack, "Alzheimer's Drug Fails Its First Big Clinical Trial," *New York Times*, July 23, 2012.
(23) Tom Murphy, "Alzheimer's Drug Fails Study but Flashes Potential," *Associated Press*, August 24, 2012.
(24) Michael C. Purdy, "Investigational Drugs Chosen for Major Alzheimer's Prevention Method (Washington University in St. Louis, 2012), http://www.wustel.edu.
(25) Eric Reiman, Yakeel T. Quiroz, Adam S. Fleisher, Kewei Chen, Carlos Velez-Pardo, Marlene Jimenez-Del-Rio, Anne M. Fagan, Aarti R. Shah, Sergio Alvarez, Andres Arbelaez, Margarita

Giraldo, Natalia Acosta-Baena, Reisa A. Sperling, Brad Dickerson, Chantal E. Stern, Victoria Tirado, Claudia Munoz, Rebecca A. Reiman, Matthew J. Huentelman, Gene E. Alexander, Jessica B. S. Langbaum, Kenneth S. Kosik, Pierre N. Tariot, and Francisco Lopera, "Brain Imaging and Fluid Biomarker Analysis in Young Adults at Genetic Risk for Autosomal Dominant Alzheimer's Disease in the Presenilin 1 E280A Kindred : A Case-Control Study," *The Lancet Neurology* 11 (2012) : 1048–56 ; Adam S. Fleisher, Kewei Chen, Yakeel T. Quiroz, Laura J. Jakimovich, Madelyn Gutierrez Gomez, Carolyn M. Langois, Jessica B. S. Langbaum, Napatkamon Ayutyanont, Auttawut Roontiva, Pradeep Thiyyagura, Wendy Lee, Hua Mo, Liliana Lopez, Sonia Moreno, Natalia Acosta-Baena, Margarita Giraldo, Gloria Garcia, Rebecca A. Reiman, Matthew J. Huentelman, Kenneth S. Kosik, Pierre N. Tariot, Francisco Lopera, and Eric M. Reiman, "Florbetapir PET Analysis of Amyloid-β Deposition in the Presenilin 1 E280A Autosomal Dominant Alzheimer's Disease Kindred : A Cross-Sectional Study," *The Lancet Neurology* 11 (2012) : 1057–65 ; Nick Fox, "When, Where, and How Does Alzheimer's Disease Start?," *The Lancet Neurology* 11 (2012) : 1017–18 ; William Jagust, "Tracking Brain Amyloid-β in Presymptomatic Alzheimer's Disease," *The Lancet Neurology* 11 (2012) : 1018–20.

(26) Mo Costandi, "Disrupted Sleep Might Signal Early Stages of Alzheimer's," *Scientific American*, October 18, 2012, http://www.scientificamerican.com/article.cfm?id=disrupted-sleep-might-signal-early-stages-of-alzheimers.

(27) Karola Stotz, Adam Bostanci, and Paul Griffiths, "Tracking the Shift to 'Postgenomics,'" *Community Genetics* 9, no. 3 (2006) : 190–96.

(28) Evelyn Fox Keller, *The Century of the Gene* (Cambridge, Mass. : Harvard University Press, 2000), 277.

(29) S. R. Eddy, "Non-coding RNA Genes and the Modern RNA World," *Nature Reviews Genetics* 2, no. 12 (2001) : 919–29 ; John S. Mattick, "Challenging the Dogma : The Hidden Layer of Non-Protein-Coding RNAs in Complex Organisms," *BioEssays* 25, no. 10 (2003) : 930–39 ; John S. Mattick, "The Hidden Genetic Program of Complex Organisms," *Scientific American* 291, no. 4 (2004) : 60–67.

(30) Mattick, "Challenging the Dogma."

(31) A. Petronis, "Human Morbid Genetics Revisited : Relevance of Epigenetics," *Trends in Genetics* 17, no. 3 (2001) : 142–46.

(32) 多面発現とは，一つの遺伝子あるいは一対の遺伝子が，複数の臓器や機能に多様な影響を及ぼすことである。

(33) I. I. Gottesman, "Schizophrenia Epigenesis : Past, Present, and Future," *Acta Psychiatrica Scandinavica. Supplementum* 384 (1994) : 26–33.

(34) Keller, *Century of the Gene*, 147.

(35) Kenneth M. Weiss and Anne V. Buchanan, *The Mermaid's Tale : Four Billion Years of Cooperation in the Making of Living Things* (Cambridge, Mass. : Harvard University Press, 2009), 89.

(36) Paul E. Griffiths, "Developmental Systems Theory," in *Nature Encyclopedia of the Life Sciences* (London : John Wiley, 2001), 1. Susan Oyama, Paul E. Griffiths, and Russel D. Gray, *Cycles of Contingency : Developmental Systems and Evolution, Life and Mind* (Cambridge, Mass. : MIT Press, 2001) も参照のこと。

(37) Eva Jablonka and Marion J. Lamb, *Evolution in Four Dimensions : Genetic, Epigenetic, Behavioral, and Symbolic Variation in the History of Life* (Cambridge, Mass. : MIT Press, 2005), 82.

(38) Barry Barnes and John Dupre, *Genomes : And What to Make of Them* (Chicago : University of Chicago Press, 2008), 50.

(39) Sarah Parry and John Dupre, "Introducing Nature After the Genome," in *Nature After the Genome*, ed. Sarah Parry and John Dupre (Oxford : Blackwell, 2010), 3–16.

(40) John Dupre, "The Polygenomic Organism," in *Nature After the Genome*, ed. Sarah Parry and John Dupre (Oxford : Blackwell, 2010), 19–31, 25.

(41) R. Strohman, "A New Paradigm for Life : Beyond Genetic Determinism," *California Monthly* 111 (2001) : 4–27, 8.

(42) Eva M. Neumann-Held and Christopher Rehmann-Sutter, *Genes in Development : Rereading the Molecular Paradigm* (Durham, N. C. : Duke University Press, 2006), 2.

(43) Evan T. Powers, Richard I. Morimoto, Andrew Dillin, Jeffery W. Kelly, and William E. Balch, "Biological and Chemical Approaches to Diseases of Proteostasis Deficiency," *Annual Review of Biochemistry* 78 (2009) : 959–91.

(44) Richard C. Lewontin, "Science and Simplicity," *New York Review of Books* 50 (2003) : 39–42, 39.

(45) Jonathan Weiner, *The Beak of the Finch* (New York : Vintage Books, 1994).

(46) Alec Wilkinson, "The Lobsterman," *The New Yorker*, July 31, 2006, 56–65.

(47) Kenneth M. Weiss and Anne V. Buchanan, "Is Life Law-Like?" *Genetics* 188, no. 4 (2011) : 761–71, 761. P. K. Stanford, *Exceeding Our Grasp : Science, History and the Problem of Unconceived Alternatives* (New York : Oxford University Press, 2006) ; C. K. Waters, "Causes That Make a Difference," *Journal of Philosophy* 104 (2007) : 551–79 も参照のこと。

(48) Weiss and Buchanan, "Is Life Law-Like?," 761.

(49) David Runciman, "Will We Be All Right in the End?," *London Review of Books* 34, no. 1 (2012) : 3–5.

(50) Gillian Chilibeck, Margaret Lock, and Megha Sehdev, "Postgenomics, Uncertain Futures, and the Familiarization of Susceptibility Genes," *Social Science & Medicine* 72, no. 11 (2011) : 1768–75, see 1773–74.

(51) Mary Midgley, *Science and Poetry* (London : Routledge, 2001), 120.

(52) Nima Mosammaparast and Yang Shi, "Reversal of Histone Methylation : Biochemical and Molecular Mechanisms of Histone Demethylases," *Annual Review of Biochemistry* 79 (2010) : 155–79.

(53) Patrick O. McGowan, Aya Sasaki, Ana C. D'Alessio, Sergiy Dymov, Benoit Labonte, Moshe Szyf, Gustavo Turecki, and Michael J. Meaney, "Epigenetic Regulation of the Glucocorticoid Receptor in Human Brain Associates with Childhood Abuse," *Nature Neuroscience* 12, no. 3 (2009) : 342–48 ; Patrick O. McGowan and Moshe Szyf, "The Epigenetics of Social Adversity in Early Life : Implications for Mental Health Outcomes," *Neurobiology of Disease* 39, no. 1 (2010) : 66–72 ; L. H. Lumey, "Decreased Birthweights in Infants after Maternal in Utero Exposure to the Dutch Famine of 1944–1945," *Paediatric and Perinatal Epidemiology* 6, no. 2 (1992) : 240–53 ; J. E. Harding, "The Nutritional Basis of the Fetal Origins of Adult Disease,"

International Journal of Epidemiology 30, no. 1 (2001) : 15–23.

(54) Moshe Szyf, Patrick McGowan, and Michael J. Meaney, "The Social Environment and the Epigenome," *Environmental and Molecular Mutagenesis* 49, no. 1 (2008) : 46–60 ; Lucia Daxinger and Emma Whitelaw, "Understanding Transgenerational Epigenetic Inheritance via the Gametes in Mammals," *Nature Reviews Genetics* 13, no. 3 (2012) : 153–62. Margaret Lock, "The Lure of the Epigenome," *The Lancet* 381 (2013) : 1986–1897 も参照のこと。

(55) Ji-Song Guan, Stephen J. Haggarty, Emanuela Giacometti, Jan-Hermen Dannenberg, Nadine Joseph, Jun Gao, Thomas J. F. Nieland, et al., "HDAC2 Negatively Regulates Memory Formation and Synaptic Plasticity," *Nature* 459 (2009) : 55–60.

(56) Sun-Chong Wang, Beatrice Oelze, and Axel Schumacher, "Age-Specific Epigenetic Drift in Late-Onset Alzheimer's Disease," *PLoS ONE* 3, no. 7 (2008) : e2698, citing Dana C. Dolinoy, Radhika Das, Jennifer R. Weidman, and Randy L. Jirtle, "Metastable Epialleles, Imprinting, and the Fetal Origins of Adult Diseases," *Pediatric Research* 61, no. 5, pt. 2 (2007) : 30R–37R.

(57) Wang, Oelze, and Schumacher, "Age-Specific Epigenetic Drift."

(58) Diego Mastroeni, Ann McKee, Andrew Grover, Joseph Rogers, and Paul D. Coleman, "Epigenetic Differences in Cortical Neurons from a Pair of Monozygotic Twins Discordant for Alzheimer's Disease," *PLoS ONE* 4, no. 8 (2009), http://www.ncbi.nlm.nih.gov/pmc/articles/PMC2719870/.

(59) Wang, Oelze, and Schumacher, "Age-Specific Epigenetic Drift."

(60) Jablonka and Lamb, *Evolution in Four Dimensions*, 128.

(61) たとえば Estelle Sontag, Christa Hladik, Lisa Montgomery, Ampa Luangpirom, Ingrid Mudrak, Egon Ogris, and Charles L. White III, "Downregulation of Protein Phosphatase 2A Carboxyl Methylation and Methyltransferase May Contribute to Alzheimer Disease Pathogenesis," *Journal of Neuropathology & Experimental Neurology* 63, no. 10 (2004) : 1080–91 ; Kimberly D. Siegmund, Caroline M. Connor, Mihaela Campan, Tiffany I. Long, Daniel J. Weisenberger, Detlev Biniszkiewicz, Rudolf Jaenisch, Peter W. Laird, and Schahram Akbarian, "DNA Methylation in the Human Cerebral Cortex Is Dynamically Regulated throughout the Life Span and Involves Differentiated Neurons," *PLoS ONE* 2, no. 9 (2007), http://www.ncbi.nlm.nih.gov/pmc/articles/PMC1964879/ ; Diego Mastroeni, Andrew Grover, Elaine Delvaux, Charisse Whiteside, Paul D. Coleman, and Joseph Rogers, "Epigenetic Mechanisms in Alzheimer's Disease," *Neurobiology of Aging* 32, no. 7 (2011) : 1161–80 を参照のこと。

(62) Marc Winnefeld and Frank Lyko, "The Aging Epigenome : DNA Methylation from the Cradle to the Grave," *Genome Biology* 13, no. 7 (2012) : 165–68.

(63) Rita Guerreiro, Aleksandra Wojtas, Jose Bras, Minerva Carrasquillo, Ekaterina Rogaeva, Elisa Majounie, Carlos Cruchaga, Celeste Sassi, John S. K. Kauwe, Steven Younkin, Lilinaz Hazrati, John Collinge, Jennifer Pocock, Tammaryn Lashley, Julie Williams, Jean-Charles Lambert, Philippe Amouyel, Alison Goate, Rosa Rademakers, Kevin Morgan, John Powell, Peter St George-Hyslop, Andrew Singleton, and John Hardy, "*Trem*2 Variants in Alzheimer's Disease," *New England Journal of Medicine 368* (November 14, 2012) : 117–27 ; Thorlakur Jonsson, Hreinn Stefansson, Stacy Steinberg, Ingileif Jonsdottir, Palmi V. Jonsson, Jon Snaedal, Sigurbjorn Bjornsson, Johanna Huttenlocher, Allan I. Levey, James J. Lah, Dan Rujescu, Harald Hampel, Ina Giegling, Ole A. Andreassen, Knut Engedal, Ingun Ulstein, Srdjan Djurovic, Carla Ibrahim-

Verbaa, Albert Hofman, M. Arfan Ikram, Cornelia M. van Duijn, Unnur Thorsteinsdottir, Augustine Kong, and Kari Stefansson, "Variant of *TREM2* Associated with the Risk of Alzheimer's Disease," *New England Journal of Medicine* 368 (November 14, 2012) : 107–16, doi : 10. 1056/ NEJMoa1211103.

(64) Gina Kolata, "Alzheimer's Tied to Mutation Harming Immune Response," *New York Times*, November 14, 2012.

第9章　解決しがたい問題に取り組む

(1) Sandra D. Mitchell, *Unsimple Truths : Science, Complexity and Policy* (Chicago : University of Chicago Press, 2009), 11.

(2) Martin Prince, Renata Bryce, Emiliano Albanese, Anders Wimo, Wagner Ribeiro, Cleusa P. Ferri, "The Global Prevalence of Dementia : A Systematic Review and Metaanalysis," *Alzheimer's and Dementia* 9 (2013) : 63–75.

(3) David Rothschild, "The Practical Value of Research in the Psychoses of Later Life," *Diseases of the Nervous System* 8, no. 4 (1947) : 123–28.

(4) Tom Kitwood, *Dementia Reconsidered : The Person Comes First* (Maidenhead : Open University Press, 1997).

(5) Farrer, "Familial Risk for Alzheimer Disease" ; Hugh Hendrie, "Diagnosis of Dementia," 122.

(6) J. C. Heyman, M. L. Barer Hertzman, and R. G. Evans, eds., *Healthier Societies : From Analysis to Action* (Oxford : Oxford University Press, 2006).

(7) Patricia Churchland, *Brain-Wise : Studies in Neurophilosophy* (Cambridge, Mass. : MIT Press, 2002), 1.

(8) Alva Noe, *Out of Our Heads : Why You Are Not Your Brain and Other Lessons from the Biology of Consciousness* (New York : Farrar, Straus and Giroux, 2009), 10.

(9) Ibid., 181.

(10) Scott F. Gilbert, "The Genome in Its Ecological Context : Philosophical Perspectives on Interspecies Epigenesis," *Annals of the New York Academy of Sciences* 981 (2002) : 202–18, 213.

(11) Julian C. Hughes, Stephen J. Louw, and Steven R. Sabat, *Dementia : Mind, Meaning, and the Person* (Oxford : Oxford University Press, 2006).

(12) Ernst Mayr, "Cause and Effect in Biology," *Science* 134 (1961) : 1501–6.

(13) Kirkwood, *Time of Our Lives*, cited in House of Lords, *Science and Technology Committee*. Moreira and Palladino, "Ageing between Gerontology and Biomedicine," 363 も参照のこと。

(14) Savva et al., "Age, Neuropathology, and Dementia," 2308.

(15) Agustin G. Yip, Carol Brayne, and Fiona E. Matthews, "Risk Factors for Incident Dementia in England and Wales : The Medical Research Council Cognitive Function and Ageing Study. A Population-Based Nested Case-Control Study," *Age and Ageing* 35, no. 2 (2006) : 154–60.

(16) Sharon Kaufman, *... And a Time to Die : How American Hospitals Shape the End of Life* (New York : Scribner, 2005) ; D. D. Von Dras and H. T. Blumenthal, "Dementia of the Aged : Disease or Atypical-Accelerated Aging? Biopathological and Psychological Perspectives," *Journal of the American Geriatrics Society* 40, no. 3 (1992) : 285–94 も参照のこと。

(17) Carol Brayne, Paul G. Ince, Hannah A. D. Keage, Ian G. McKeith, Fiona E. Matthews, Tuomo

Polvikoski, and Raimo Sulkava, "Education, the Brain and Dementia : Neuroprotection or Compensation? EClipSE Collaborative Members," *Brain* 133, no. 8 (2010) : 2210–16.

(18) Martin Prince, Daisy Acosta, Helen Chiu, Marcia Scazufca, and Mathew Varghese, "Dementia Diagnosis in Developing Countries : A Cross-Cultural Validation Study," *Lancet* 361 (2003) : 909–17.

(19) M. Marsel Mesulam, "Neuroplasticity Failure in Alzheimer's Disease : Bridging the Gap between Plaques and Tangles," *Neuron* 24, no. 3 (1999) : 521–29, 526.

(20) Ibid., 529.

(21) Roth, "Dementia and Normal Aging," 65.

(22) Hampel, Lista, and Khachaturian, "Development of Biomarkers," 315.

(23) Ibid., 315.

(24) Evelyn Fox Keller, *The Mirage of a Space between Nature and Nurture* (Durham, N. C. : Duke University Press, 2010), 7.

(25) McGowan and Szyf, "Epigenetics of Social Adversity," 加筆修正されている。

(26) Moshe Szyf, "The Early Life Social Environment and DNA Methylation : DNA Methylation Mediating the Long-Term Impact of Social Environments Early in Life," *Epigenetics* 8 (2011) : 971–78, 971.

(27) Daxinger and Whitelaw, "Understanding Transgenerational Epigenetic Inheritance."

(28) Jorg Niewohner, "Epigenetics : Embedded Bodies and the Molecularization of Biography and Milieu," *BioSocieties* 6 (2011) : 279–98, 291.

(29) Ibid.

(30) Jorg Niewohner, Martin Doring, Michalis Kontopodis, Jeannette Madarasz, and Christoph Heintze, "Cardiovascular Disease and Obesity Prevention in Germany : An Investigation into a Heterogeneous Engineering Project," *Science, Technology & Human Values* 36, no. 5 (2011) : 723–51.

(31) Niewohner, "Epigenetics," 290–92.

(32) Lock, *Encounters with Aging*.

(33) Zaven S. Khachaturian and Ara S. Khachaturian, "Prevent Alzheimer's Disease by 2020," 84.

(34) Danny George, Peter Whitehouse, Simon d'Alton, and Jesse Ballinger, "Through the Amyloid Gateway," *The Lancet* 380 (2012) : 1986–87 も参照のこと。

(35) Lock and Nguyen, *Anthropology of Biomedicine*, 1.

(36) Robin McKie, "Discovery of 'Methuselah Gene' Unlocks Secret of Long Life," *The Observer*, February 3, 2002 ; Lorna M. Lopez, Sarah E. Harris, Michelle Luciano, Dave Liewald, Gail Davies, Alan J. Gow, Albert Tenesa, et al., "Evolutionary Conserved Longevity Genes and Human Cognitive Abilities in Elderly Cohorts," *European Journal of Human Genetics* 20, no. 3 (2012) : 341–47.

(37) S. Miyagi, N. Iwama, T. Kawabata, and K. Hasegawa, "Longevity and Diet in Okinawa, Japan : The Past, Present and Future," *Asia-Pacific Journal of Public Health* 15, suppl. (2003) : S3–S9.

(38) David Brindle, "Older People Are an Asset, Not a Drain," *Guardian*, March 2, 2011.

(39)「生命の政治学」および「生命の微分値」については Didier Fassin, "Another Politics of Life Is Possible," *Theory, Culture & Society* 26, no. 5 (2009) : 44–60 を参照のこと。

おわりに

(1) Sebastian J. Crutch, Ron Isaacs, and Martin N. Rossor, "Some Workmen Can Blame Their Tools : Artistic Change in an Individual with Alzheimer's Disease," *The Lancet* 357 (2001) : 2129–33.

(2) Alzheimer's Association, *Portraits From the Mind : The Works of William Utermohlen 1955–2000 : A Retrospective of the Artist's Work Before and After His Diagnosis with Alzheimer's Disease* (Salt Lake City, Utah : Myriad Pharmaceuticals, 2008), 22. ウィリアム・ユターモーレンの看護師ロン・アイザックスは,『ランセット』誌の記事の著者の一人であった。

(3) Crutch, Isaacs, and Rossor, "Some Workmen Can Blame Their Tools," 2130.

(4) Galerie Beckel-Odille-Boicos, *William Utermohlen : Paintings and Drawings 1955–1997* (Paris, 2000), extract from exhibition notes.

(5) Crutch, Isaacs, and Rossor, "Some Workmen Can Blame Their Tools," 2132.

(6) Ibid., 2133. Lock-AlzheimerConundrum. indb 276